W0381041

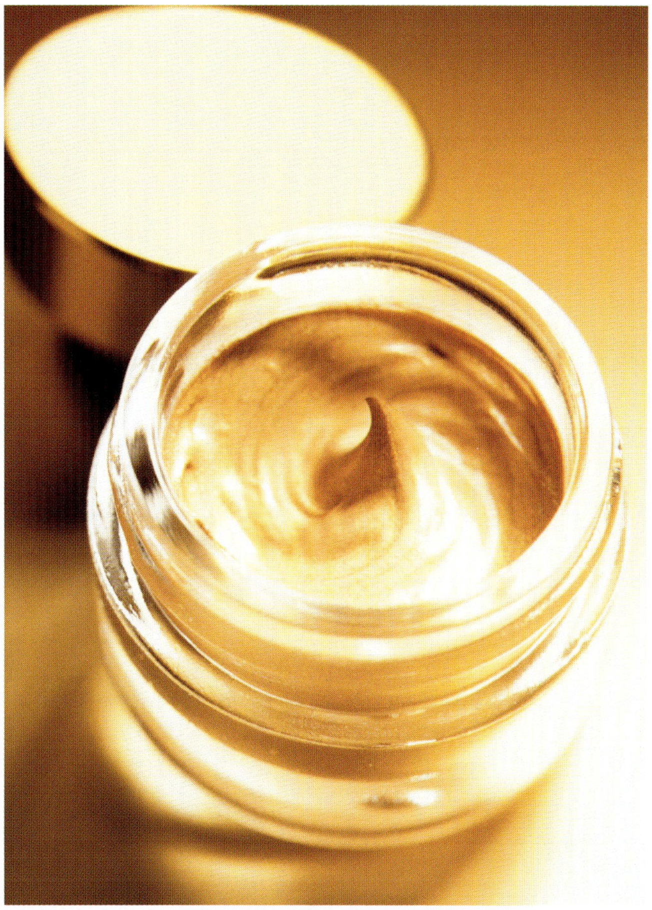

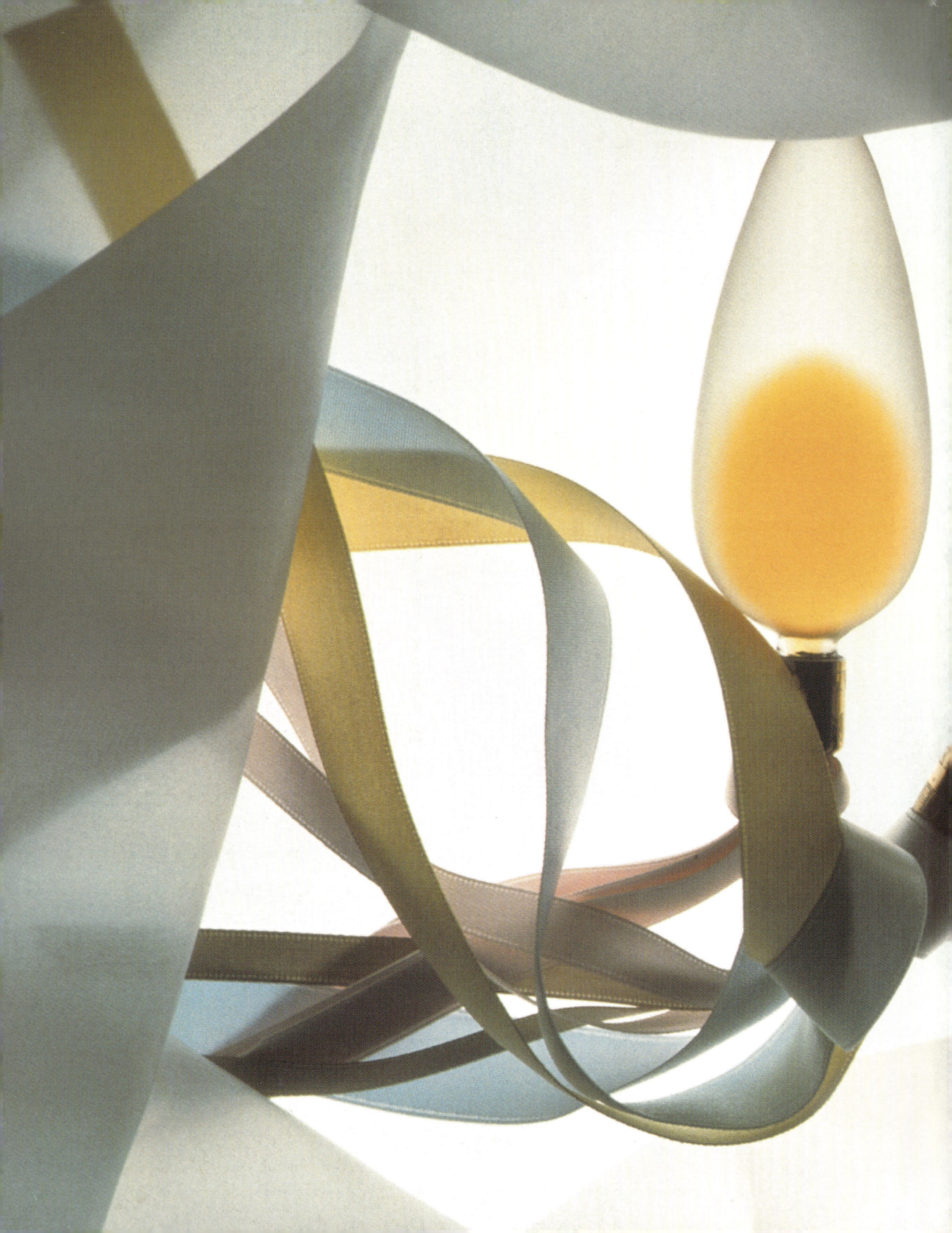

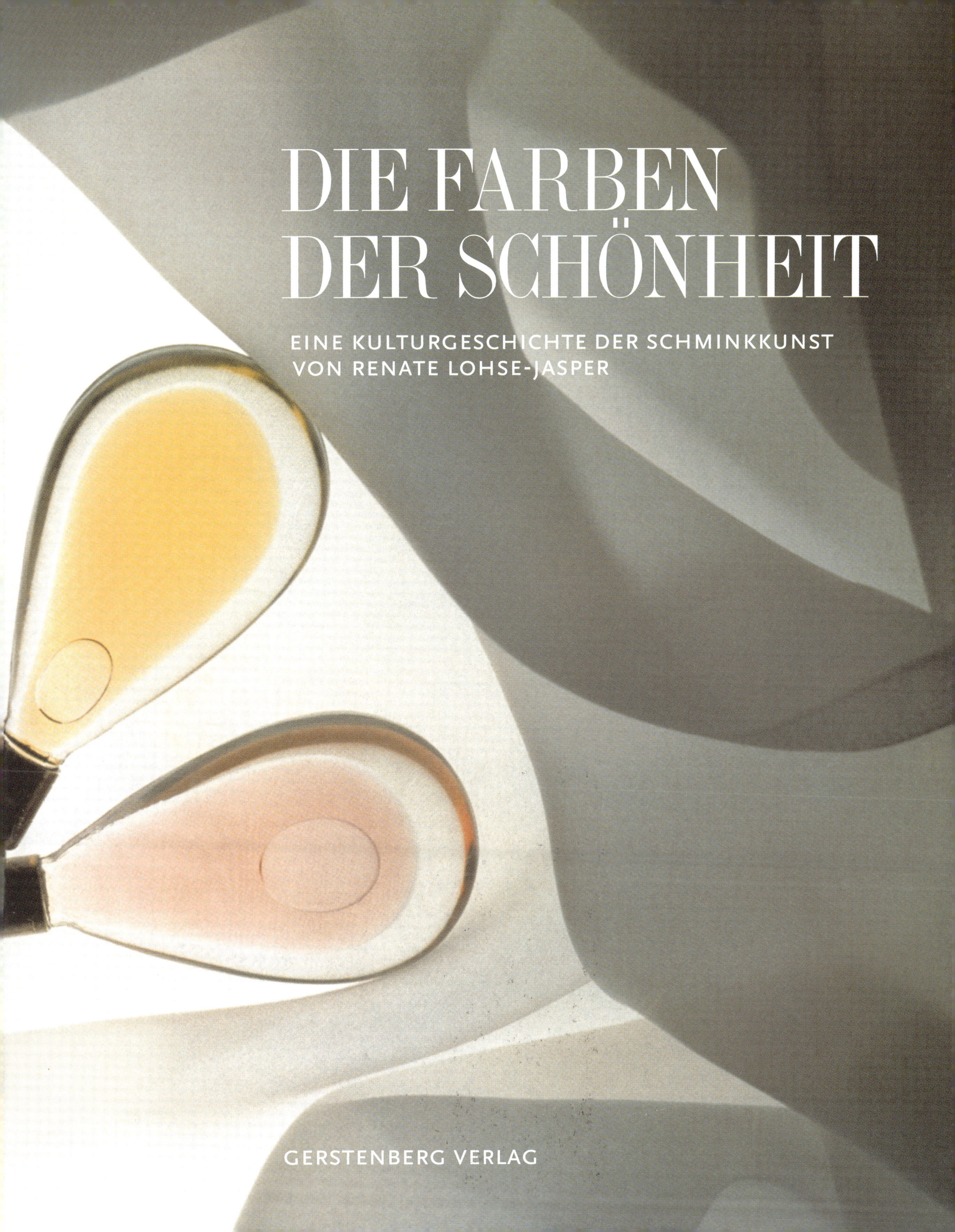

DIE FARBEN DER SCHÖNHEIT

EINE KULTURGESCHICHTE DER SCHMINKKUNST

VON RENATE LOHSE-JASPER

GERSTENBERG VERLAG

Inhalt

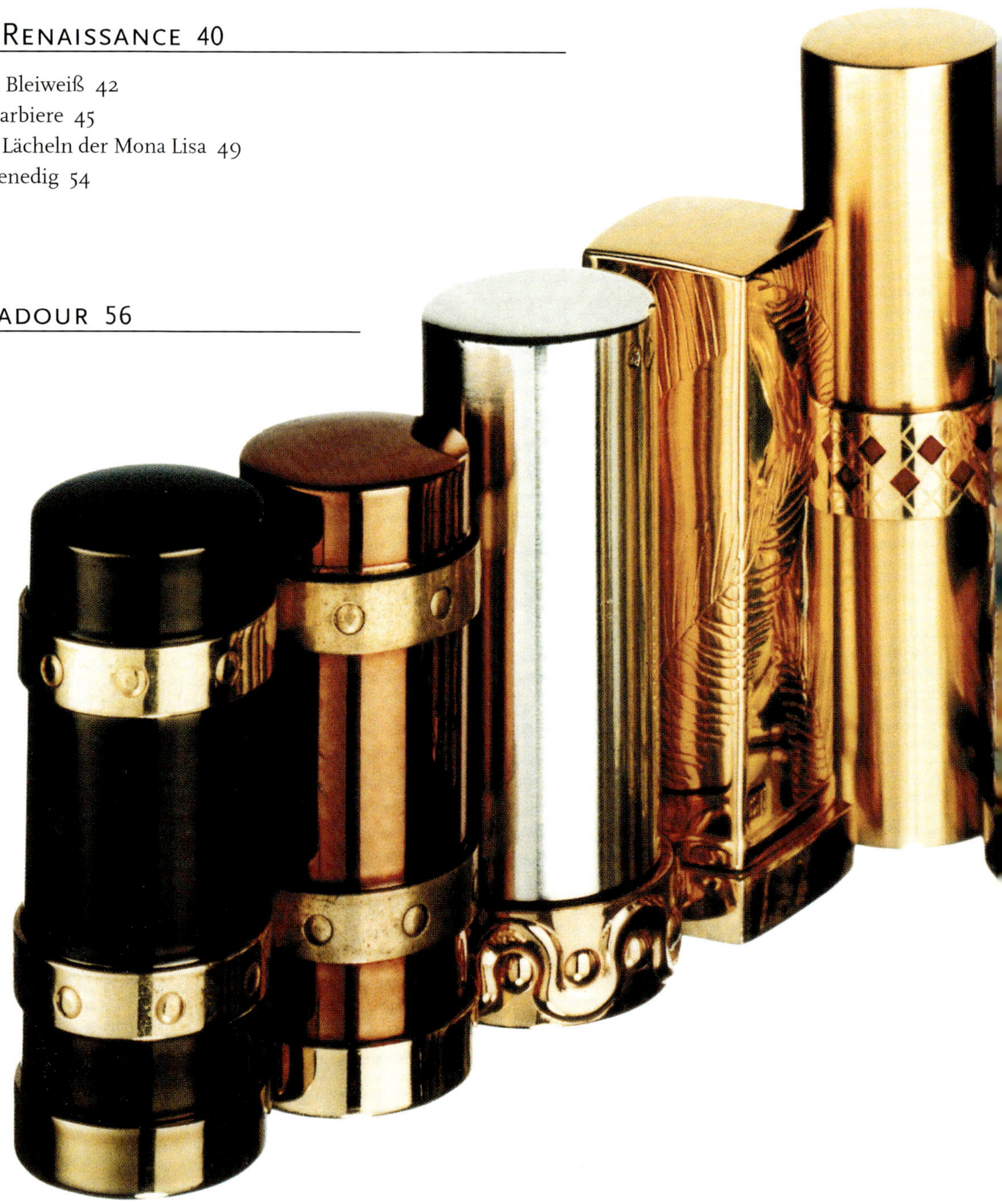

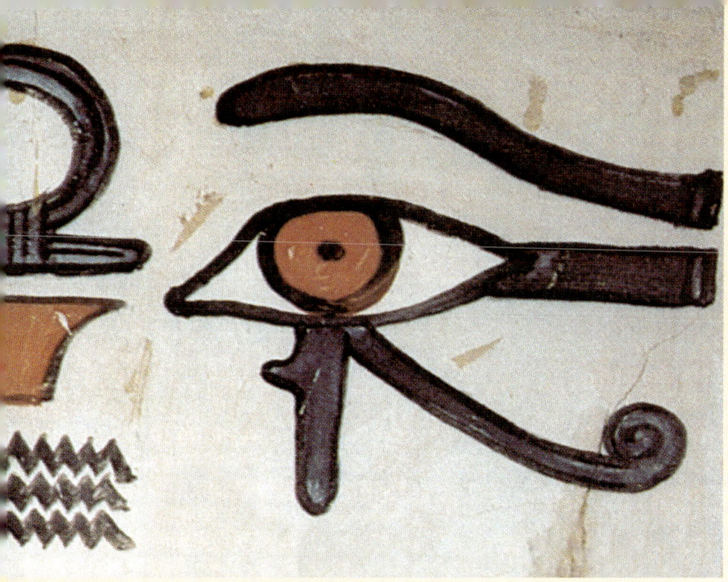

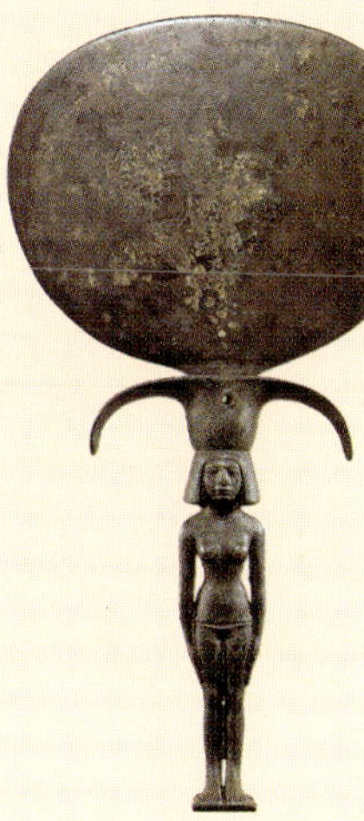

linke Seite Bronzefigur der Göttin Isis mit dem Horuskind aus der Ptolemäerzeit.
oben Altägyptische Augensymbolik, Wandgemälde.
rechte Seite oben Jugendliche Frauenfigur als Griff eines bronzenen Handspiegels, um 1500 v. Chr.
unten Spiegel und Gefäß mit Augenschminke unter einem Stuhl. Wandgemälde in einer ägyptischen Grabkammer, 15. Jh. v. Chr.

schwarzer Strich gezogen. Auf diese Weise wurde eine sehr starke Kontrastwirkung erzielt. Die dabei verwendete Schminke wurde in kleinen Säcken oder in Töpfen aus Alabaster, Marmor, glasierter Kieselerde oder Holz aufbewahrt und dann mit stempelartigen Stäbchen, die meist aus Roteisenstein gefertigt waren, aufgetragen. In den als Grabbeigaben aufgestellten Töpfen haben sich zahlreiche Überreste der Schminkstoffe so gut erhalten gefunden, dass ihre chemische Analyse möglich war.

In den Gräbern und Pyramiden zwischen Memphis und Theben fanden sich Schminktäfelchen zum Anreiben der Schminke, verschiedene Schminkdosen und Salbenbüchsen aus Alabaster, Schminklöffel und Schminkstifte. Rasiermesser und Pinzetten zum Auszupfen der Haare (Epilieren) hat es damals auch schon gegeben, und ebenfalls von bleibendem Wert war die Erfindung der Haarnadel. Gefärbte Fingernägel sind keinesfalls ein Privileg der Frauen unserer Zeit. Im Gegenteil, die Mode der farbigen Nägel könnte direkt von den ägyptischen Frauen übernommen sein. Die Niltöchter benutzten nun allerdings keine schnell trocknenden Lacke in Glasflaschen mit Pinselverschluss, und sie konnten sich sicher nicht mit einem flüssigen Nagellackentferner jederzeit von ihrem Nagelschmuck wieder befreien. Sie färbten mit einem Extrakt aus rotem Henna; an hohen Festtagen erschienen sie sogar mit goldenem Auftrag. Urkunden weisen darauf hin, dass es sich um echtes Gold handelte. Und: Handtäschchen und Spiegel gehörten zu den lebenswichtigen Utensilien des Schönheitsalltags. Der ägyptische Spiegel bestand aus einer flachen Kupfer- oder Bronzescheibe von kreisrunder oder elliptischer, oben und unten etwas abgeflachter Form. Er ahmte in seinem Äußeren die Sonnenscheibe nach. Der Griff des Spiegels sollte die Kraft haben, Dämonen zu vertreiben, und wurde als Verjüngung verbürgendes Amulett verwendet. Religiöse Darstellungen auf der Rückseite des Spiegels sollten den Benutzer und sein Ich schützen, denn eine weit verbreitete Ansicht war, dass bei jedem Blick in den Spiegel ein Teil der Persönlichkeit zurückbleibt. Um

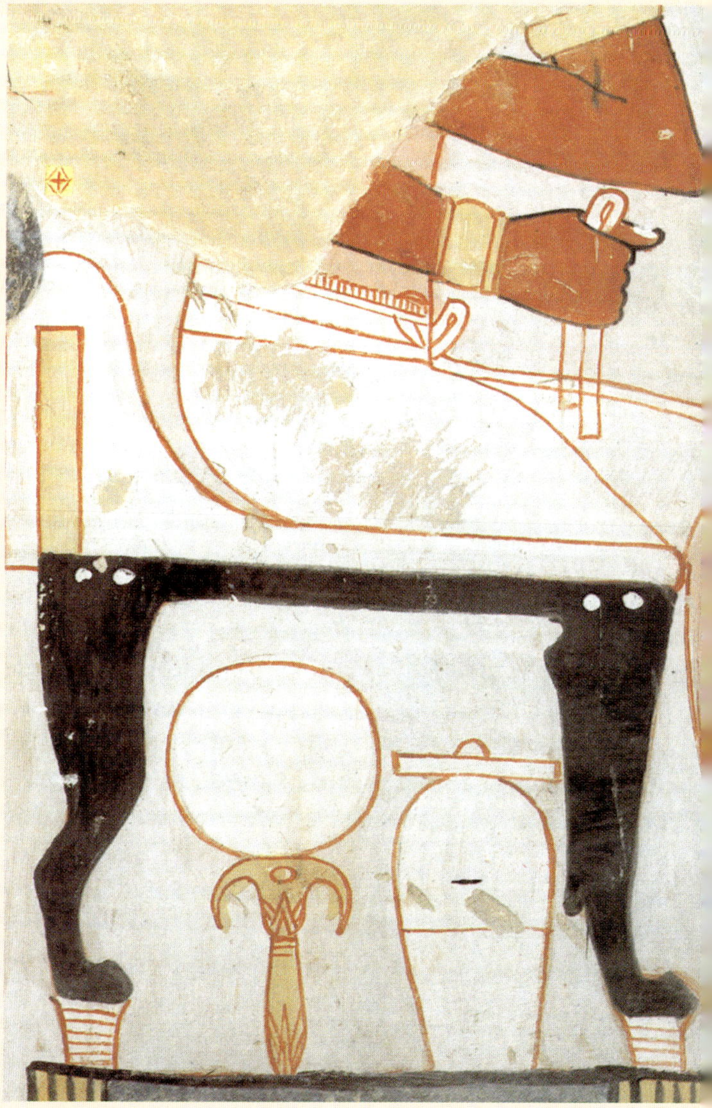

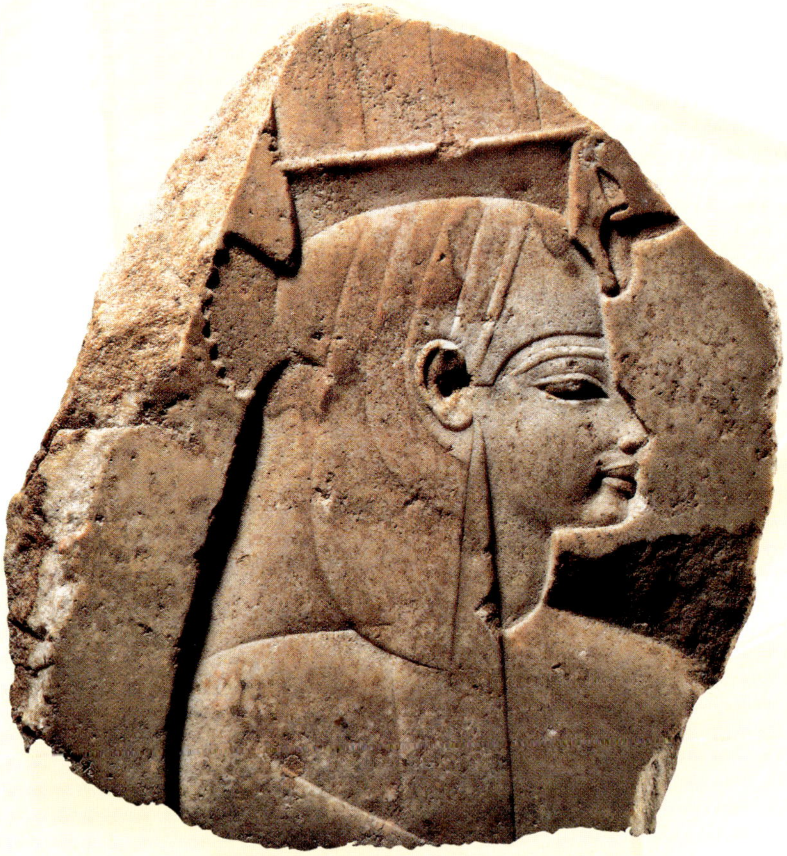

links Reliefbild der Königin Teje. Quarzit, aus Theben-West, um 1360 v. Chr.
unten Kostbarer Lippenstiftbehälter mit Spiegel, Silber, Türkis.

unten Mädchenkopf mit der sogenannten Idealfrisur aus römischer Zeit. Marmor, um 200 n. Chr. Vergleichbare Kopfgefässe wurde auch zum Aufbewahren von Salben und ähnlichem verwendet.

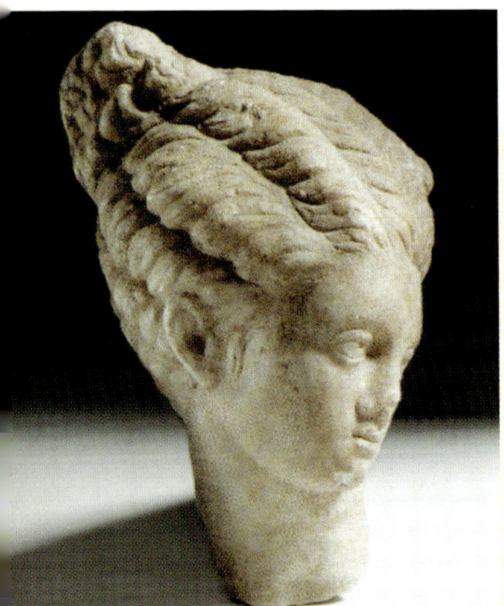

die glatte Metalloberfläche vor Beschädigung zu bewahren, fertigte man, meist aus Holz, Spiegelfutterale an, die mit Ornamenten aus Elfenbein und Ebenholz verziert wurden.

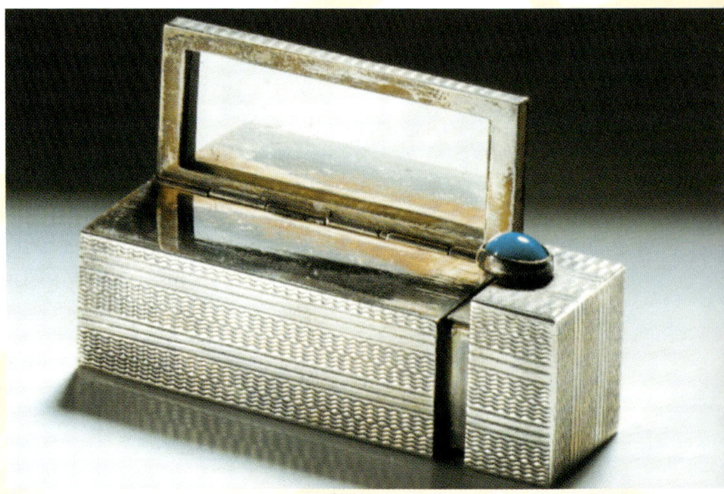

Göttinnen und Frauenkarrieren

Im Verhältnis zu anderen Ländern der Antike nahm in Ägypten die Frau eine gleichberechtigtere Stellung neben dem Mann ein; besonders deutlich wird dies durch die hervorgehobene Rolle von Göttinnen und Königinnen in der Geschichte und in den Mythen. Für die Weltordnung war die weibliche Göttergestalt Maat zuständig. Und im Bild der Göttin Isis vereinigten sich menschliche Wärme und übermenschliche Majestät zum Inbegriff des Weiblichen und Mütterlichen. Die sitzende Gottesmutter, die ihrem Sohn Horus die Brust reicht, ging über die hellenistisch-römische Kultur in die Bilderwelt des christlichen Abendlandes ein.

Ein eindrucksvolles Beispiel für eine irdische Frauenkarriere in Ägypten ist die Biographie von Teje, der Gemahlin von Amenophis III. (1400-1362 v. Chr.). Teje stammte nicht aus einer Herrscherdynastie, sondern war die Tochter eines einfachen Priesters. Die kluge und energische Frau gewann schon bald großen Einfluss auf den König. In den königlichen Erlassen erschien ihr Name stets neben dem von Amenophis. In der Überlieferung gilt sie nicht als herausragende Schönheit – wirkungsvoller war der Zauber ihrer geistigen Regsamkeit. In späteren Jahren löste sie sich vom traditionellen Amunglauben und wandte sich dem Sonnenkult des Aton zu. Aus der Zeit um 1370 v. Chr. ist von Teje ein außerordentlich realistischer Porträtkopf erhalten. Die Mundwinkel sind tief eingefurcht und nach unten gezogen; die mandelförmigen Augen treten aus ihren Höhlen hervor, die Wangenknochen zeichnen sich unter einer nicht mehr ganz jugendstraffen Haut ab. Schminkspuren sind kaum zu erkennen. Allerdings war das ursprüngliche Erscheinungsbild dieses Porträts etwas

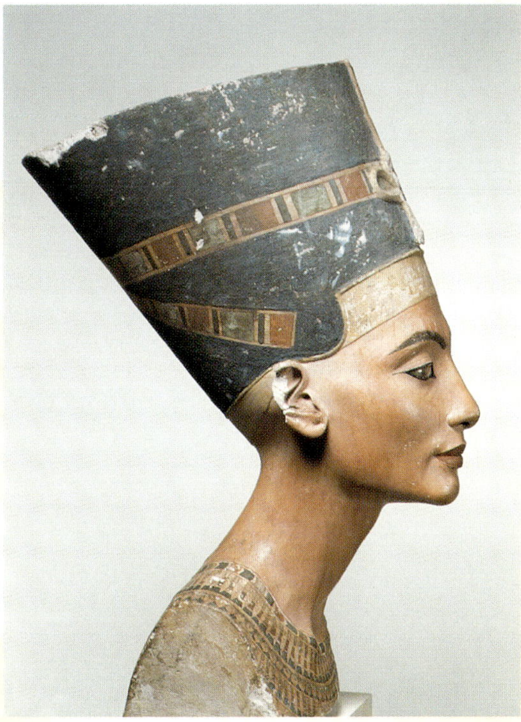

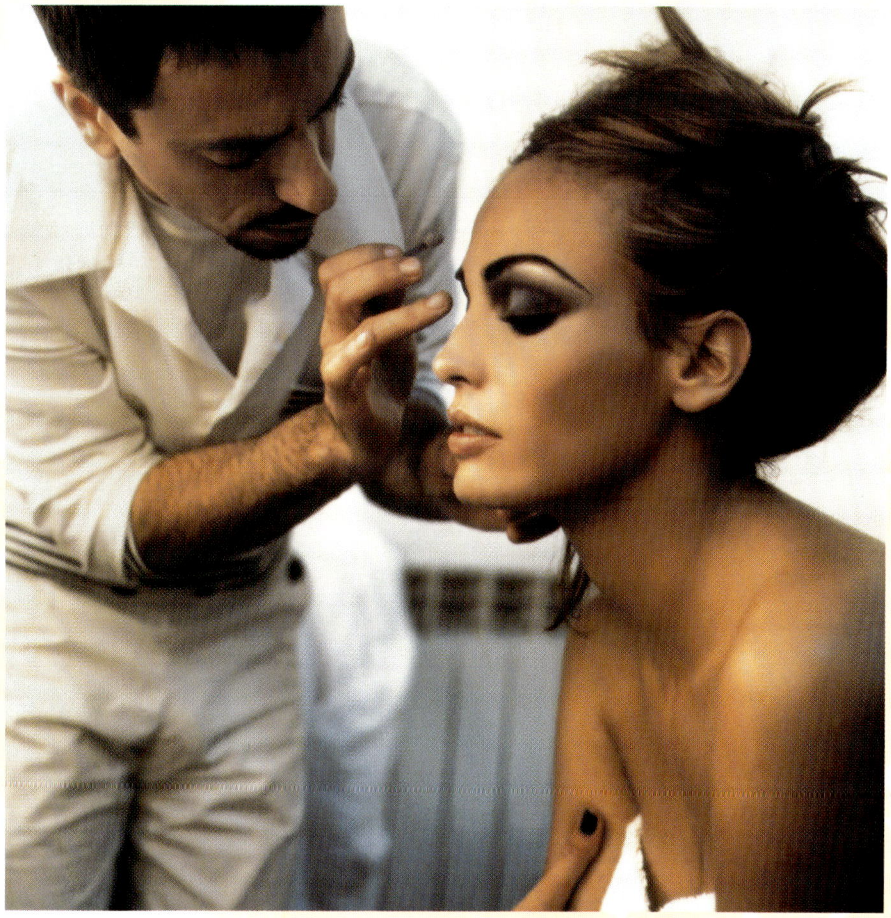

links oben Modellbüste der Königin Nofretete aus Armana, Kalkstein um 1340 v. Chr.
rechts oben Am zeitlosen Schönheitsideal der Nofretete-Büste orientierten sich nicht nur Pop-Art-Künstler wie Andy Warhol, sondern auch heutige Star-Maquilleure. Hier Fred Farrugia mit Inès Sastre.

anders. Die Farbe des Eibenholzes verlieh dem Gesicht einen hellorange Teint. Den Kopf bedeckte eine aus Silberblech gefertigte kugelige Haube, die mit zwei goldenen Uräusschlangen verziert war. Die Verhüllung des Kopfes mit dieser kostbar geschmückten Silberhaube erfolgte offensichtlich nach dem Tod von Amenophis III., als Teje ihre Stellung als Große Königliche Gemahlin an Nofretete abgeben musste.
Von Nofretete, Gattin des Teje-Sohnes Amenophis IV. (ca. 1361-1340 v. Chr.), der sich später Echnaton nannte, schuf der Bildhauer Thutmose um 1340 v. Chr. die weltberühmte Berliner Modellbüste aus Kalkstein, die ein zeitloses Schönheitsideal verkörpert. Obwohl die Bemalung des linken Auges unvollendet blieb, wirkt Nofretete wie eine strahlende Märchenfigur. Sie trägt eine oben abgeflachte, blaue Kronenkappe, die in Darstellungen von Frauen nur selten zu finden ist. Die Farben des darum geschlungenen Bandes deuten Gold und Edelsteine an, das Band um die Stirn ist golden. Ein rötliches Gelb tönt die Haut. Der Kragen in den Farben des Goldes und der Halbedelsteine ist doppelt um den Hals gelegt. Auch wenn die akademische Perfektion der Porträtbüste eher untypisch für den zeitgenössischen Stil ist, dokumentiert sie doch die hoch entwickelte Schminkkunst der damaligen Zeit. Noch heute fungiert Nofretete als millionenfache Werbeträgerin der Kosmetik. Sie schminkte sich die Lippen, legte Rouge auf Gesicht und Hals und rasierte sich sorgfältig die Augenbrauen. Ihre Wimpern waren vermutlich mit schwarzem Schwefelantimon gefärbt; es könnte aber ebenso gut verkohltes Elfenbein oder Kienruß gewesen sein. Ihre Lidspalten verlängerte sie durch einen feinen Strich nach außen. Sie bevorzugte Malachitgrün für die Lidwölbung und Pechschwarz für die Lidränder. Den Lippen verlieh sie mit Stiften exakte Kontur.

Die Rezepte des Papyrus Ebers und Kleopatras Handbuch der Kosmetik

Am Nil mischten und brauten nicht etwa Quacksalber oder Alchimisten die Salben, duftenden Öle oder Puder zusammen. Dies oblag vielmehr den Priestern und ihren Gehilfen. Sogar Königinnen verschmähten es nicht, auf diesem Gebiet rührig zu sein. Das älteste uns bekannte Werk mit kosmetischen Rezepten,

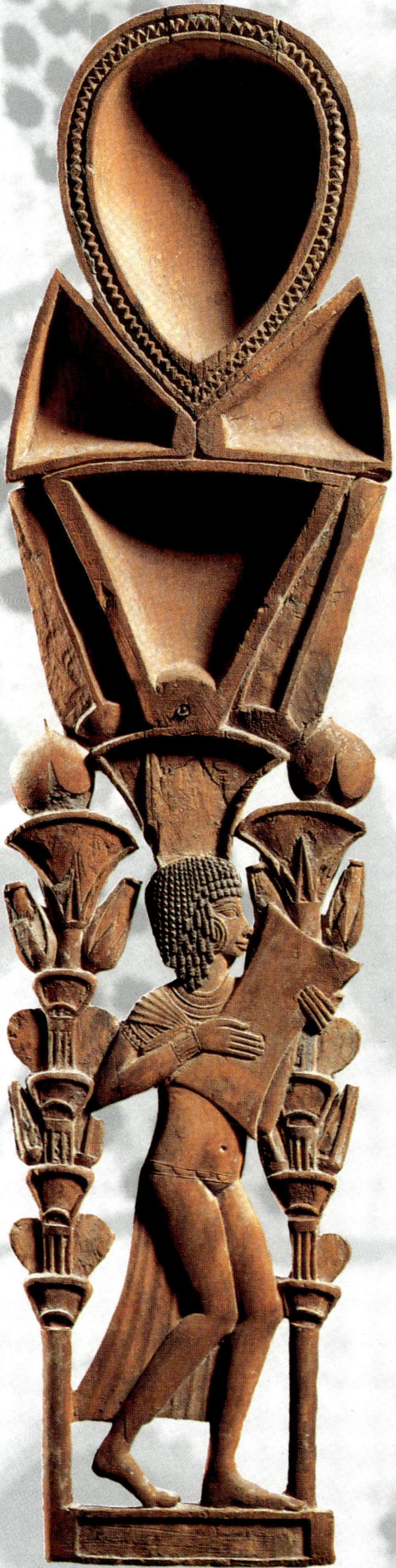

der *Papyrus Ebers*, der 1874 in Luxor entdeckt wurde und der etwa 1500 v. Chr. entstanden ist, ist eine wahre Fundgrube. Die Bedeutung, die kosmetischen Rezepturen beigemessen wurde, erklärt sich daraus, dass es damals kaum eine Trennung zwischen Medizin und Kosmetik gab, zumal Priester fast immer Arzt und Kosmetiker in Personalunion waren. Das Werk empfiehlt Pasten, Salben und Duftöle unter anderem aus Bienenwachs, Olivenöl, Talg, Ambra, Moschus, Myrrhe und Zibet (von der Zibetkatze ausgeschiedene, moschusartig riechende Substanz) – alles Stoffe, die in unseren Kosmetikbetrieben noch heute verwendet werden, wenn sie auch teilweise auf synthetischer Grundlage produziert werden. Die wertvolle, zwanzig Meter lange Papyrusrolle enthält viele für den heutigen Menschen vernünftig erscheinende medizinische wie auch kosmetische Ratschläge und Rezepte; andere aber lassen den heutigen Leser erschaudern. Eine erstaunliche Kenntnis der Heilkräfte der Natur wird mit für uns unfassbarem Aberglauben vermengt. Ganz einleuchtend liest es sich zum Beispiel, wenn für eine Hautsalbe Alabastermehl, Natronmehl, Seesalz und Honig vermischt werden sollen. Die Haut sollte davon eine hellere Farbe erhalten. Die Haut der Frauen hatte vor allem

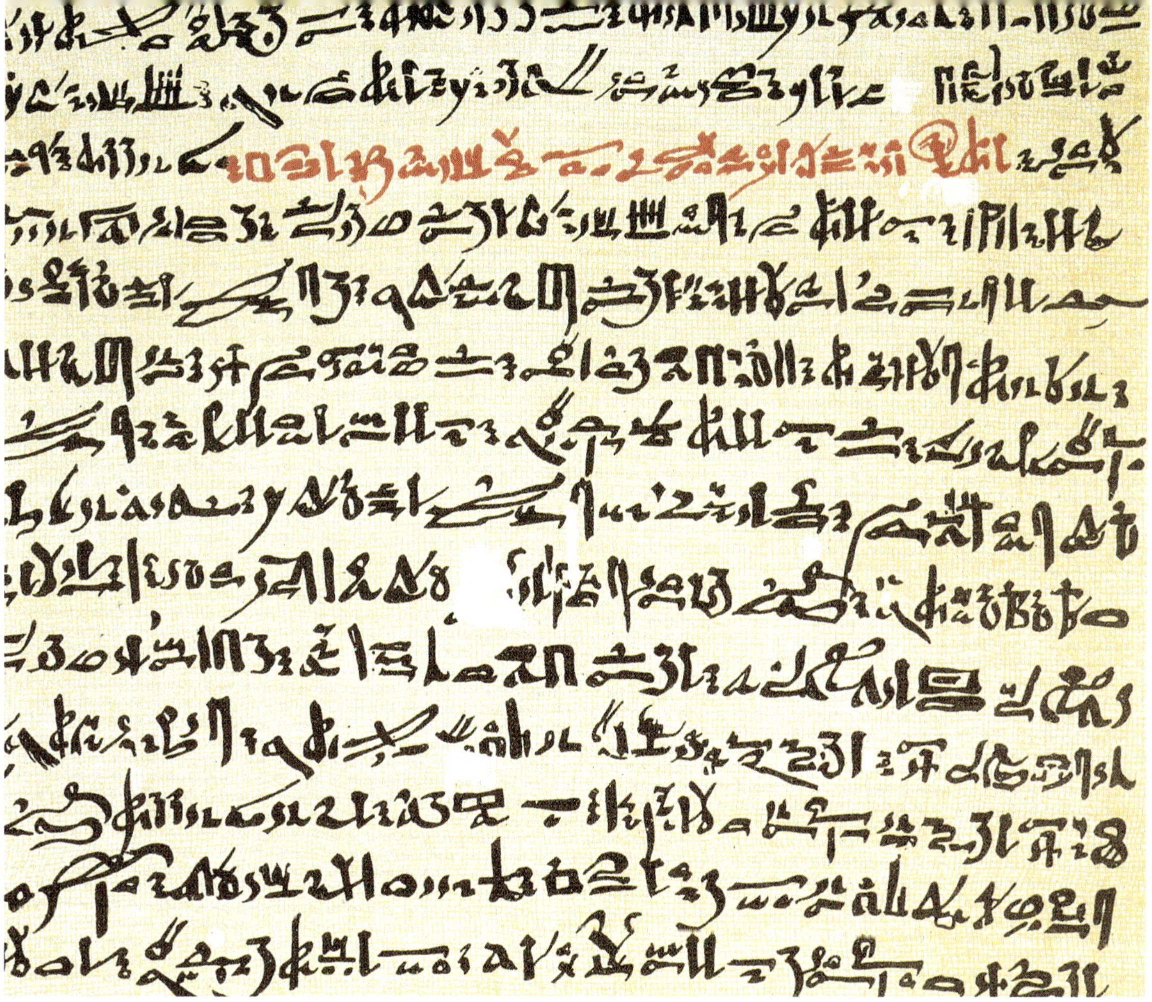

linke Seite Hölzener Schminklöffel aus Medinet-el-Gurob, um 1360 v. Chr.
rechte Seite oben Ausschnitt aus dem *Papyrus Ebers*. Die Schreiben des Lehrers Ani. Rohrfeder auf Papyrus.

an Gesicht, Unterarm und Ellenbogen weiß zu sein, »weißer als Elfenbein«, wie der griechische Dichter Homer das Schönheitsideal beschrieb. Der Teint der sportlichen und kriegerischen Männer hingegen durfte durchaus von der Sonne berührt sein. Zum Vertreiben von Runzeln verfolgten aber auch sie den Rat, etwas Knochenmehl in Quellwasser aufzuweichen und dann aufzutragen. Allerdings gab es auch eine spezielle »Frauenschminke«: Rindergalle, Öl, Brotteig, zerstoßenes Straußenei, Natronsalz und Harz mussten in frischer Milch zu einem Brei vermischt und zum täglichen Waschen benutzt werden. Berühmt und über Jahrtausende hinweg angewendet wurden Rezepte für »Cachous«, lakritzähnliche, ausgerollte Stängel, deren wichtigste Substanzen Myrrhe, Aloeholz, Kalmus und Honig waren. Zerbrochen und zerkaut machen sie den Atem wohlriechend. Scheußlich muten hingegen andere Rezepte an. Gegen graues Haar wird im *Papyrus Ebers* empfohlen: geröstete Eselshufe, Vulva einer Hündin, eine Portion »hemet«-Körner, schwarzen »heft«-Wurm und »kot«-Wurm in Öl kochen; oder: Blut von einem schwarzen Kalb in Öl kochen und die Haare damit einreiben; oder: Schildkrötenschale und Kehle vom »gabgu«-Vogel in Öl kochen und das Haar häufig damit einreiben. Ein Mittel gegen Haarausfall: die Krallen eines Windhundes, die Hufe eines Esels und die Blüten von Dattelbäumen kochen und mit dem Sud die gelichteten Stellen behandeln. Ob diese Mixtur auch zum Erfolg führte, ist in den alten Aufzeichnungen nicht erwähnt. Schönheitsdienst galt nicht als Zeitverschwendung; er gehörte zum Tagesablauf. Für jede Stunde war ein eigenes Schönheitsgebot vorgeschrieben. Und für alles gab es Dutzende von Salbgefäßen aus kostbarstem Material: Alabaster, farbigem Glas, poliertem und gehämmertem Silber oder Gold, Ebenholz und Elfenbein. Einfachere Gefäße wurden aus Ton geformt, gebrannt und mit leuchtend bunten Fayenceglasuren überzogen.

Neben den dekorativen Verschönerungskünsten betrieben die wohlhabenden Frauen und Männer in Ägypten auch einen exzessiven Duftkult. Sie benutzten unter anderem Produkte von duftenden Sträuchern, wie Amyris, Olibanum, Zimtholz, kostbare Harze, Balsam und Myrrhe. Die Duftstoffe wurden zwar erst nur im kultischen Bereich verwendet, aber mit der Zeit immer weltlicher, und man wusste bereits um die erotisierende Wirkung bestimmter Düfte. Sehr beliebt waren im 2. Jahrhundert v. Chr. schalenförmige Ohrgehänge, die stark parfümierte

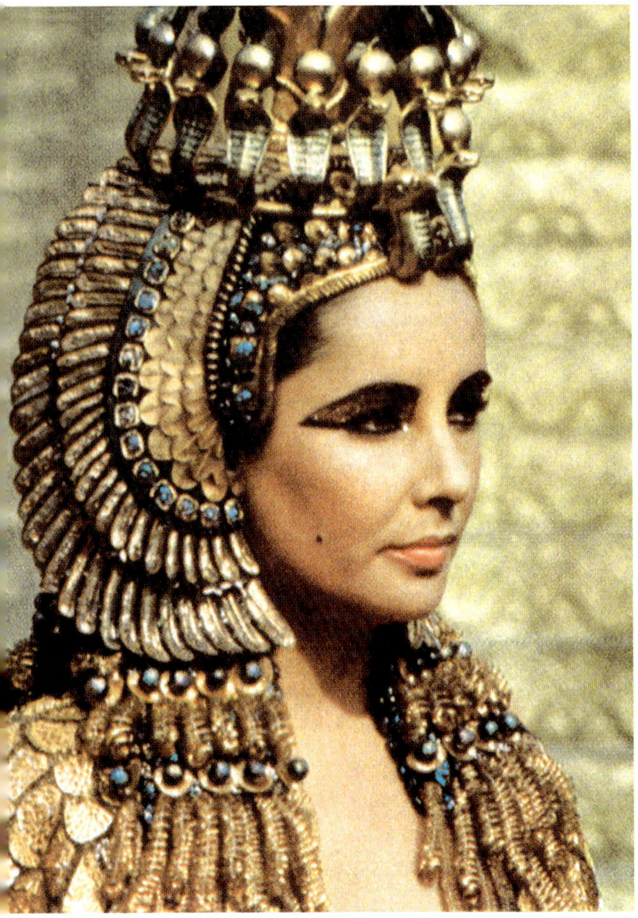

Öle enthielten. Durch ein kleines Loch im Boden tropfte von Zeit zu Zeit etwas vom Inhalt auf die Schultern der Trägerin und hüllte sie in Duftwolken.

Das erste von einer Frau verfasste *Handbuch der Kosmetik* stammt von Kleopatra, der letzten Königin aus der Ptolemäerdynastie. Sie soll im Jahre 68 v. Chr. geboren sein. Es ist bekannt, dass sie ihre Schönheit und ihre Verführungskünste auch als politische Waffen gegen die römischen Herrscher Cäsar und Antonius eingesetzt hat, um die Kapitulation Ägyptens vor dem römischen Imperium hinauszuzögern. Als ihre Reize bei dem nüchternen Oktavian schließlich keine Wirkung mehr zeigten, ließ sie sich im Jahre 30 v. Chr. von einer Giftschlange einen tödlichen Biss zufügen. Kleopatras Ruhm blieb nicht nur durch Schauspiele und Dramen lebendig – auch ihr Kosmetikbuch wurde von hervorragenden Ärzten des Altertums, wie Dioskurides oder Galen, anerkennend zitiert. Eines ihrer bekanntesten Rezepte empfiehlt für die Herstellung von Gesichtspuder, den Mist von Krokodilen zu pulverisieren und ihn mit gestoßenen Farben zu mischen. Für weiße Schminken schreibt sie Bleiweiß vor, Zinnober für rote und Schwefelantimon für schwarze. Außer diesen Farbstoffen gehörten tierische Fette zu den Hauptbestandteilen der Schminkpasten. Das Repertoire umfasste auch einfache »Lippenstifte«: In hohle Pflanzenstängel wurde eine Fett- oder Talgmasse gegossen, die mit dem Farbstoff der Purpurschnecke gerötet wurde.

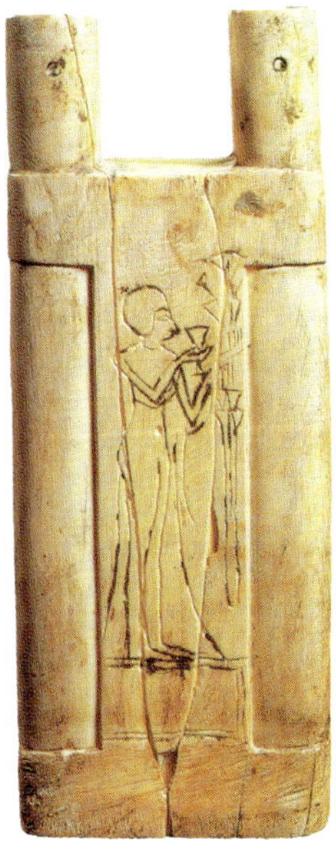

In der technischen Ausrüstung der Kosmetik hatte sich seit Nofretete einiges geändert. Stäbchen und Pinsel zum Auftragen waren zu den Schminktöpfchen und Salbenbüchsen gekommen. Die Pinsel bestanden aus Tierhaaren an einem hölzernen Stiel – wie wir sie heute kennen. Die Salbenbüchsen waren aus kostbarstem Material hergestellt, zum Beispiel aus Lapislazuli, als Gemme geschnitzt und verziert. Es gibt Hinweise, dass man zur Zeit Kleopatras auch schon versucht hat, Spiegelglas zu verwenden.

Als die Griechen und Römer mit Ägyptens Kultur in Berührung kamen, war diese dreitausend Jahre alt und vom Tode gezeichnet. Ägypten starb, aber die ägyptische Kunst der Schönheitspflege überlebte.

Josephs Schönheit

Aber nicht nur die vornehmen Frauen am Hofe der Pharaonen schminkten sich – nein, auch die Männer taten es eifrig. Sogar die Sklavinnen im hunderttorigen Theben oder im Tempelzentrum Memphis, die zur ausgesuchten und bevorzugten Bedienung hoch gestellter Personen gehörten, wurden zu einem tadellosen Makeup verpflichtet. Eine besonders anschauliche Beschreibung der Wirkung von altägyptischer Männerschönheit finden wir in Thomas Manns dreiteiligem Roman *Joseph und seine Brüder*, in dem es heißt: »Josephs Schönheit [war] zu dieser Frist dem Stadium vormännlicher Jugendanmut entwachsen ... Er war bei vierundzwanzig Jahren noch immer und erst recht zum Gaffen schön ... seine Schönheit hatte aber ihre Gefühlswirksamkeit viel entschiedener in einer Richtung, nämlich in der auf den weiblichen Sinn gesammelt. Dabei hatte sie sich, indem sie männlicher wurde, sogar veredelt.«

linke Seite oben Elizabeth Taylor als Kleopatra in dem gleichnamigen Film von Joseph L. Mankiewicz.
unten Schminkbehälter aus Elfenbein, um 1200 v. Chr. Die vier schlanken Röhren sind ausgehöhlten Pflanzenstängeln nachempfunden.
rechte Seite Ägyptische Männerschönheit (Sennefer) aus der Zeit des Neuen Reiches. Grabmalerei um 1500 v. Chr.

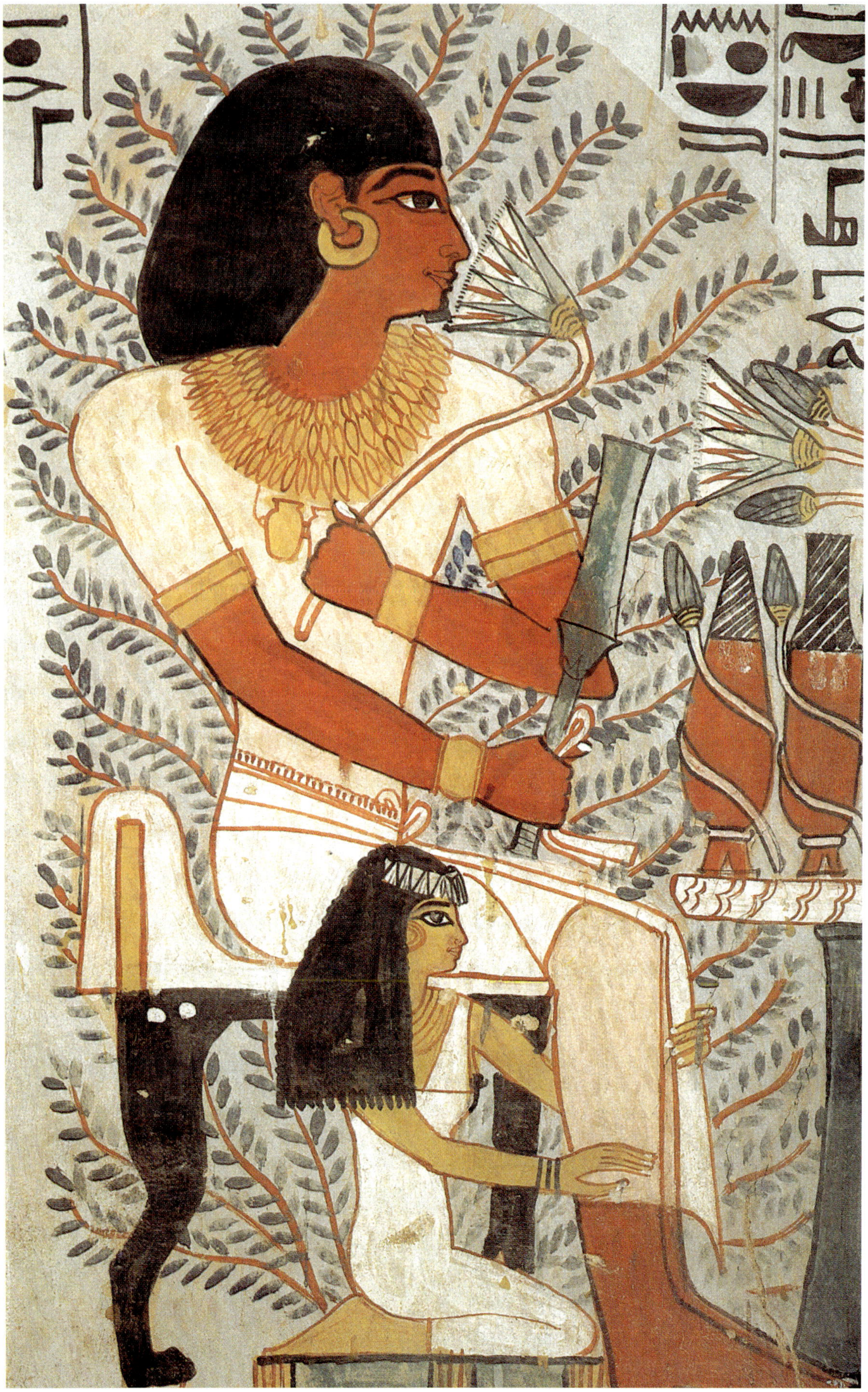

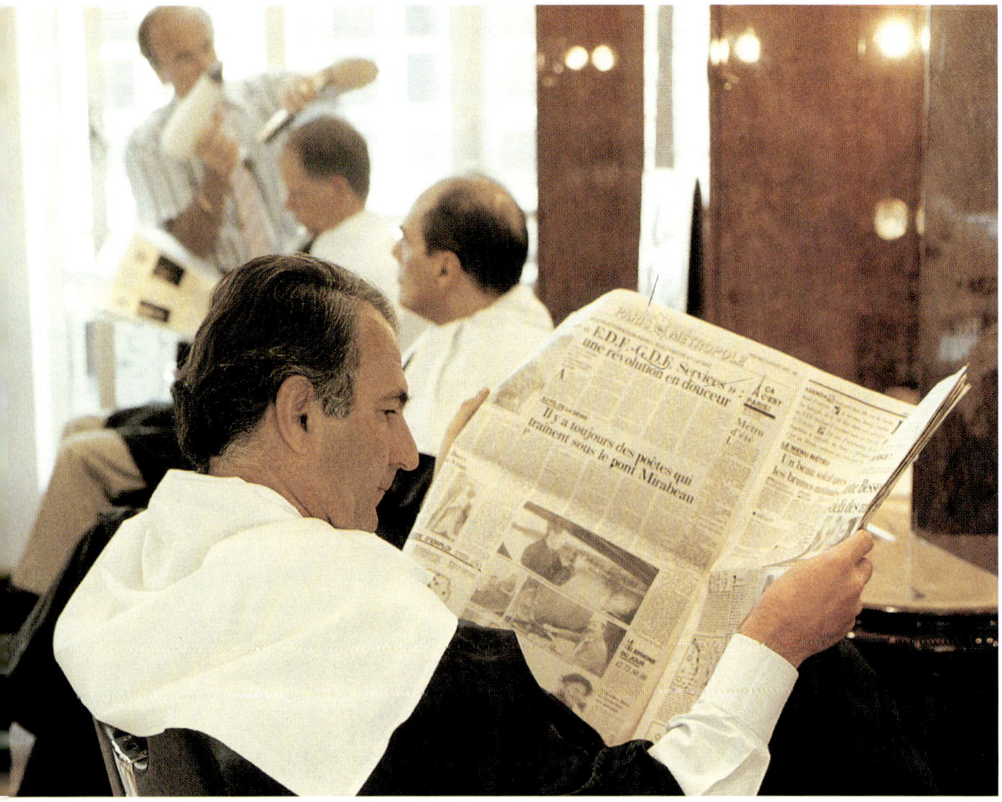

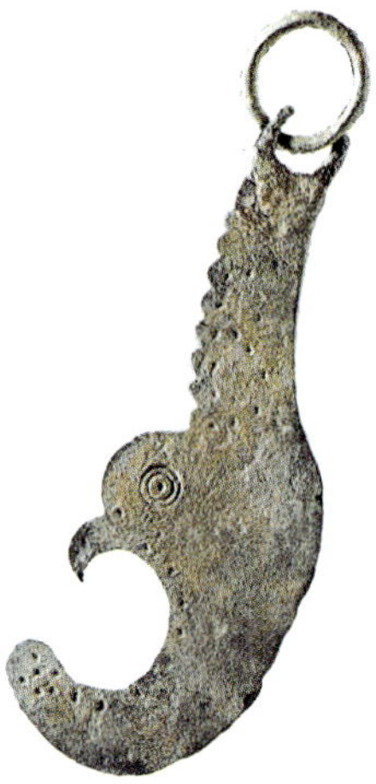

ganz oben Für heutige Männer ist der Friseursalon ihr Schönheitssalon.
oben Rasiermesser mit Schneide auf der gebogenen Außenseite. Bronze, 5. Jh. v. Chr.
rechts In Ägypten wechselten Perücken- und Haarmoden. Die üppige Lockenpracht gehörte zur eleganten Haarmode des Mannes in der Spätphase. Ton, um 200 v. Chr.

Und Thomas Mann unterschlägt nicht, dass die Kleidermode, die »weiße Linnentracht ..., bei der die Unterkleidung durch die obere schimmerte«, und die Perücke zu Josephs Schönheit beitrugen. Seine Beschreibung endet mit der von der Schminkkunst des Helden: »... die Miene ein wenig ins hieratisch Bildmäßige verfremdet durch Künstlichkeiten, die er anpassungswillig in seine Morgentoilette aufgenommen hatte, eine ebenmäßig nachziehende Verstärkung der Brauen, eine lineare Verlängerung der oberen Augenlider gegen die Schläfen hin.«

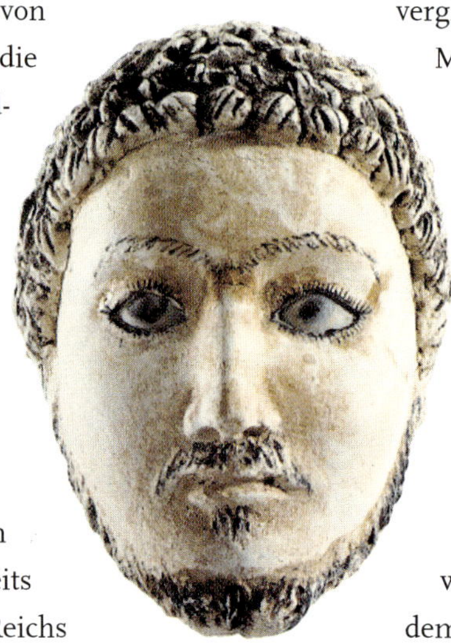

»Kalasiris«, die von Thomas Mann beschriebene Tracht, entspricht bereits der modischen Eleganz des Neuen Reichs (etwa bis 1100 v. Chr.), in dem man sich in Ägypten von der Kulturwelt Syriens oder Palästinas anregen ließ. In Herrscherkreisen wurde allerdings das Leinen des Gewandes durch einen Stoff ersetzt, der aus Goldfäden gewebt und mit Edelsteinen bestickt war. Die weibliche Tracht war in der Regel ein glatter, enger und von Schulterbändern gehaltener Rock. Er reichte von den Schultern bis zu den Knöcheln, war anfangs einfarbig und leuchtete später in verschiedenen bunten Farben. Ergänzt wurde er durch einen auf der Brust geknüpften Leinenmantel. Die Ägypter gingen übrigens meist barfuß, auch der Pharao ließ sich die Sandalen durch Sklaven nachtragen. Im Neuen Reich wechselten die Moden der Perücken und Frisuren. Die Frauen setzten auf das Haar einen mit Parfum getränkten Salbkegel, der langsam schmolz und Duft verbreitete. Die Männer rasierten sich, nur der König trug einen kleinen Kinnbart. Der Schmuck (bei Frauen und Männern) bestand einesteils aus emaillierten Armringen; darüber hinaus trug man auch große farbige Halskragen aus Metall, Leder oder Stoff, bei hoch gestellten Persönlichkeiten aus Goldplättchen, die mit Halbedelsteinen und buntem Glas besetzt waren. In ihren Grundzügen blieben Kleidung und Schmuck der Ägypter über Jahrtausende unverändert. Die Tradition war stärker als der Drang nach Neuem – eine Haltung, die der ägyptischen Kunst insgesamt ein auffallend konservatives Gepräge verliehen hat.

Die Mumien von Theben

Für die alten Ägypter und ihre Kultur war das Dasein auf den Tod und die Unsterblichkeit ausgerichtet – so sehr, dass ihnen die Lebensspanne auf Erden vergleichsweise unbedeutend erschien: Man baute Wohnhäuser aus schlichten, billigen Lehmziegeln, Gräber dagegen aus dauerhaftem Stein. Der Tod erschien den Ägyptern einerseits als Feind, als Gewalttat und Unrecht, andererseits als Heimkehr und als Geheimnis. Durch die Totenriten – Einbalsamierung, Mumifizierung – wird der Tote in gewisser Weise wieder zu einem Mitglied der Gesellschaft, wird wieder in sie zurückgeholt, nachdem er durch den Tod aus ihrer Ordnung herausgefallen war. Die Ägypter waren vom Glauben durchdrungen, dass der Tod Geist und Seele nicht vom Fleische trenne. Der tote Körper war für sie nicht nur eine vom Leben abgenutzte Hülle. Die Seele, so stellten sie sich vor, habe den Körper nur vorübergehend verlassen und verweile eine Zeit lang in einem frei herumfliegenden Vogel. Später würde sie aus diesem »Seelenvogel« in den alten Körper

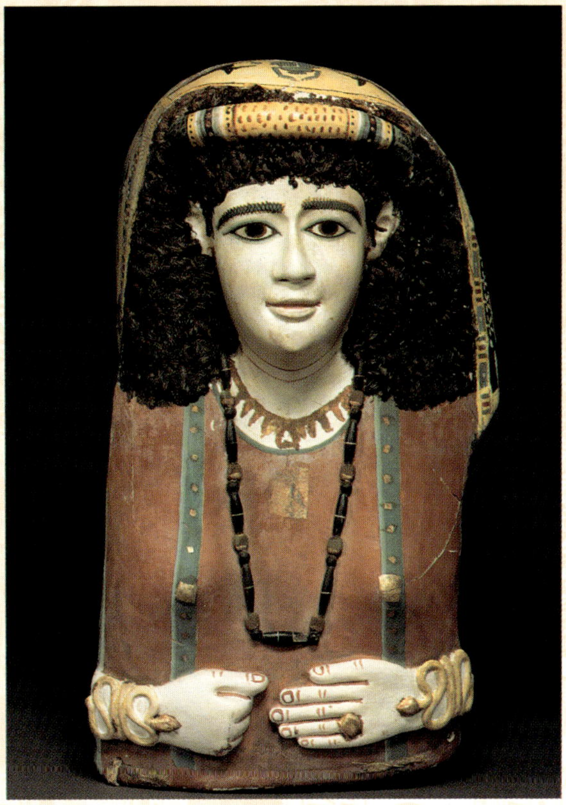

oben Mumienmaske aus der Ptolemäerzeit. Die Frauenmaske orientiert sich in Tracht und Schmuck an der aktuellen Mode der Hauptstadt Alexandria.
rechts Brautkleid aus gestricktem Kokon. Entwurf Yves Saint Laurent, 1965.
rechts außen Der Außensarg des Nes-pa-nai, um 600 v. Chr.
Im Hintergrund Rekonstruktion der Grabkammer des Sen-nefer, die den maßstabgetreuen Eindruck vermittelt.

zurückkehren, aber nur, wenn dieser gut erhalten wäre. So verfielen die Ägypter auf das Einbalsamieren. Sie rieben den Körper, dem die Eingeweide entnommen waren, mit edlen Salben und teurem »mum«-Wachs ein (daher die Bezeichnung Mumie). Im Allgemeinen dauerte die Einbalsamierung dreißig Tage. Bei Vornehmen, von den Priestern aufwärts, dauerte sie länger, beim Pharao sogar siebzig Tage. Zuletzt griffen die »Kosmetiker« ein. Sie schminkten das Gesicht der Leiche, färbten Nägel und Lippen, Handflächen und Fußsohlen. Zeitweise wurden auch die Leichen beiderlei Geschlechts rasiert. Nach weiteren Prozeduren wickelte man den Körper in unzählige Meter feinstes Linnen. Der gesamte Leichnam wurde mit einer Harzlösung überstrichen. So verlief dem griechischen Weltreisenden Herodot zufolge die Einbalsamierung erster Klasse. Reiche Verstorbene wurden mit Gold und Edelsteinen geschmückt. So fand man in den Gräbern kostbare Amulette, Goldringe, kunstvoll eingelegte Goldvögel, getriebene Goldfiguren, schöne Statuetten aus Lapislazuli, Amulette aus Beryll und Karneol sowie einen enormen Reichtum an Talismanen.

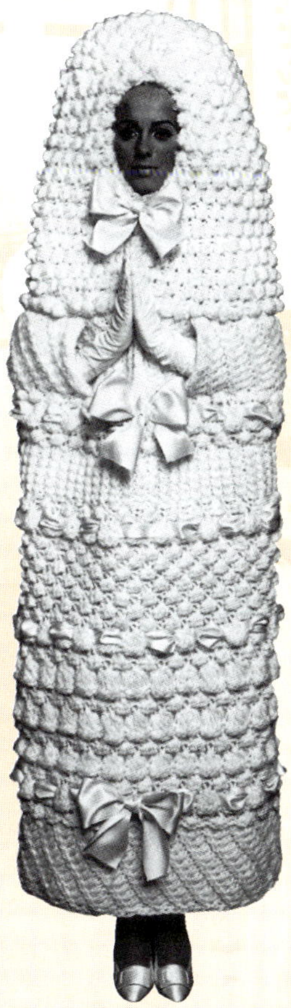

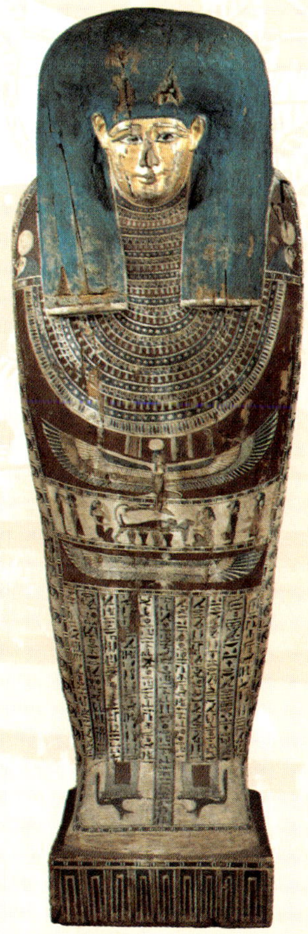

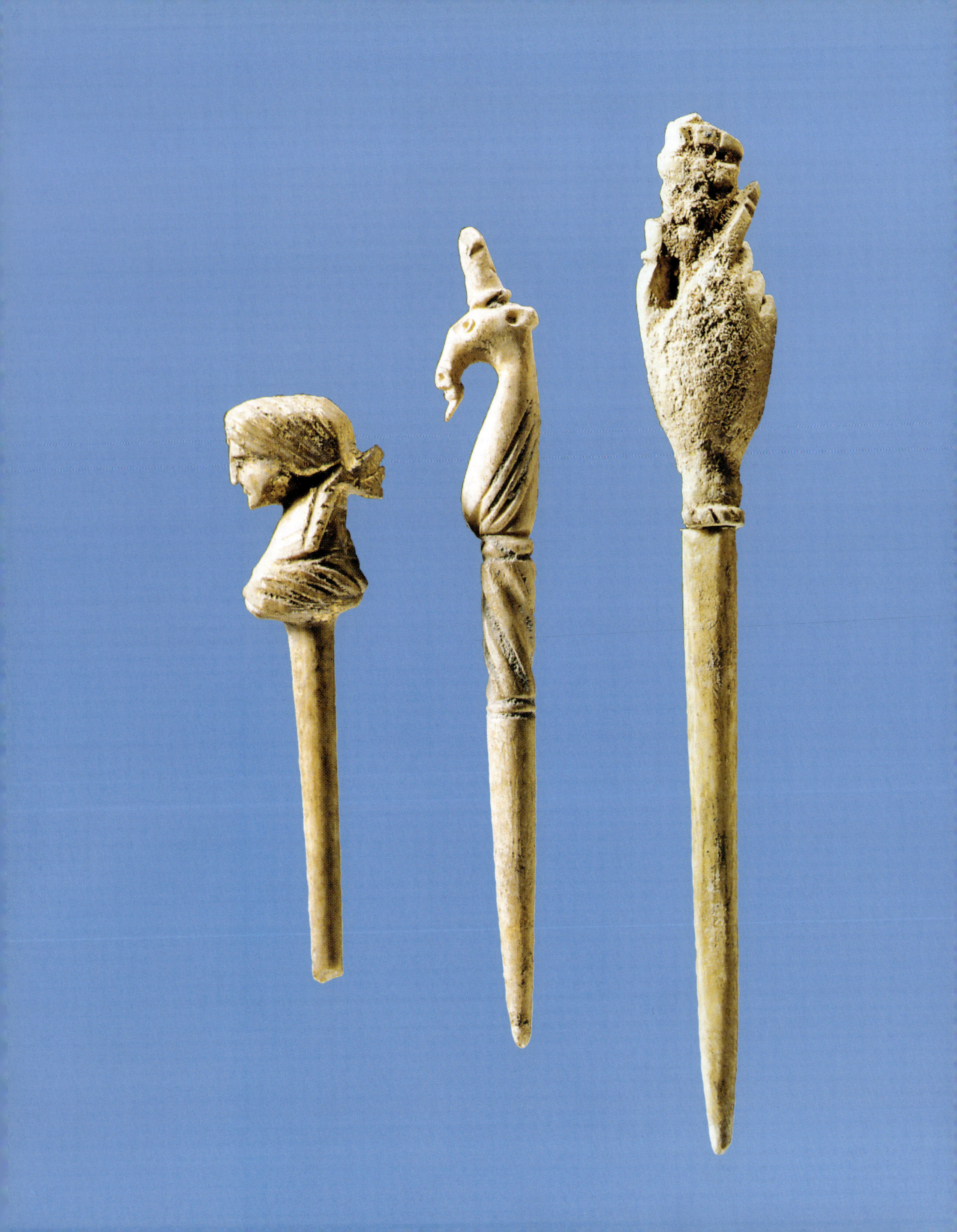

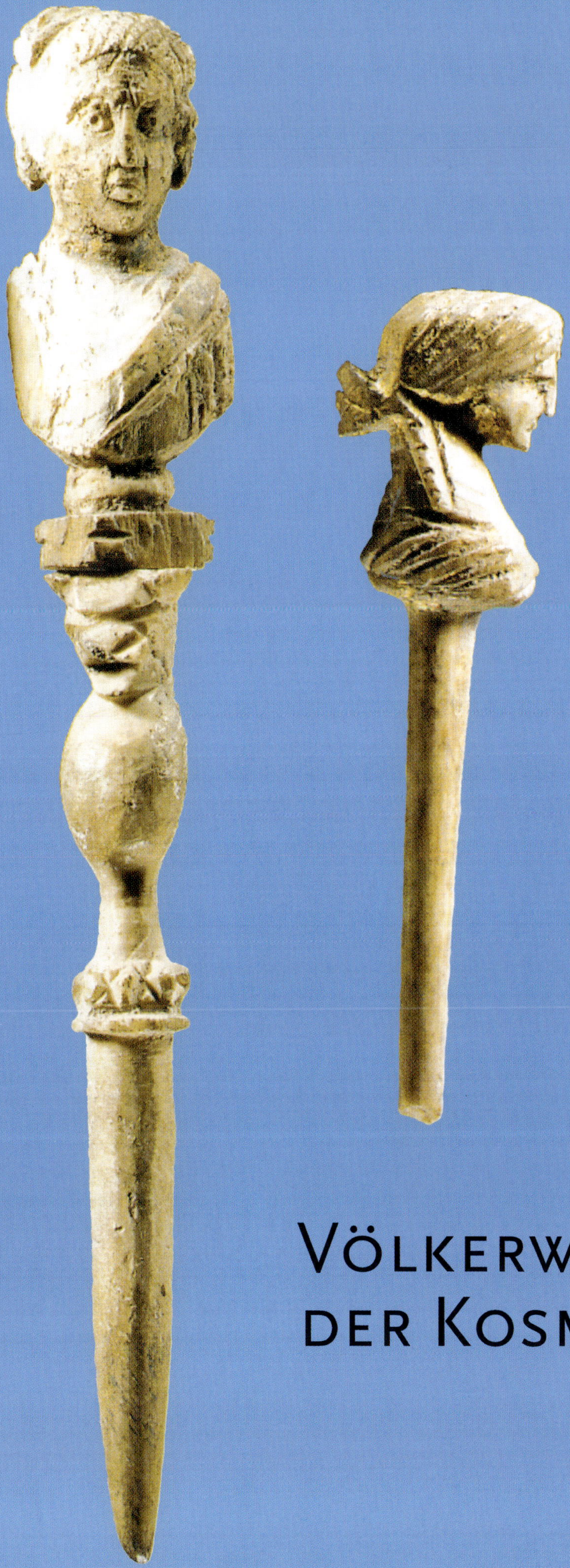

Völkerwanderungen der Kosmetik

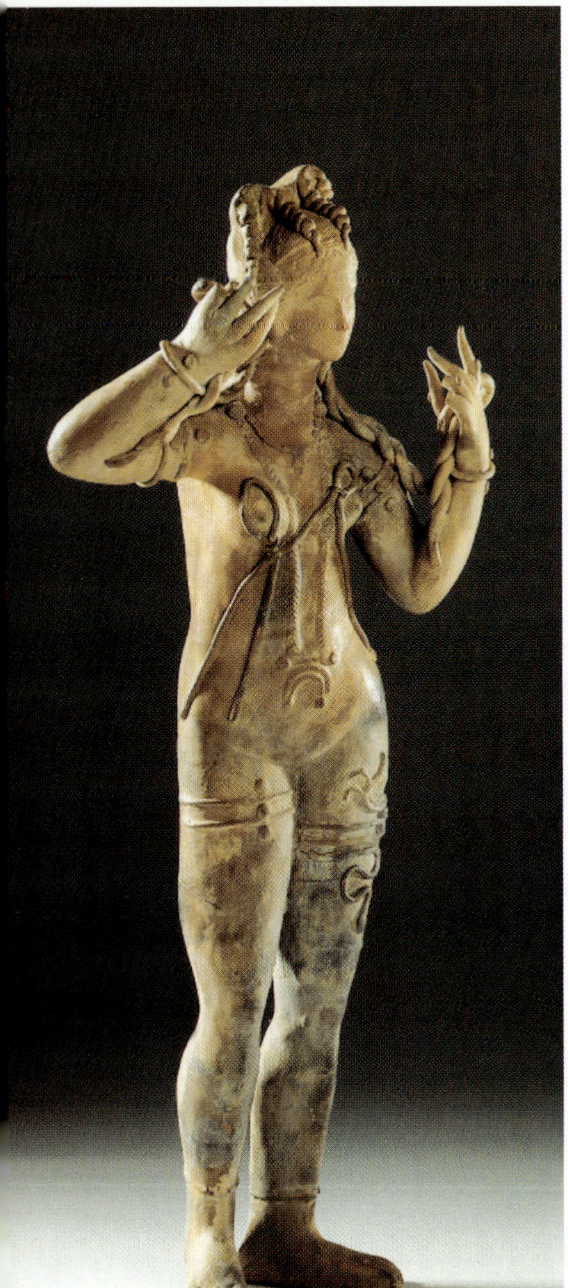
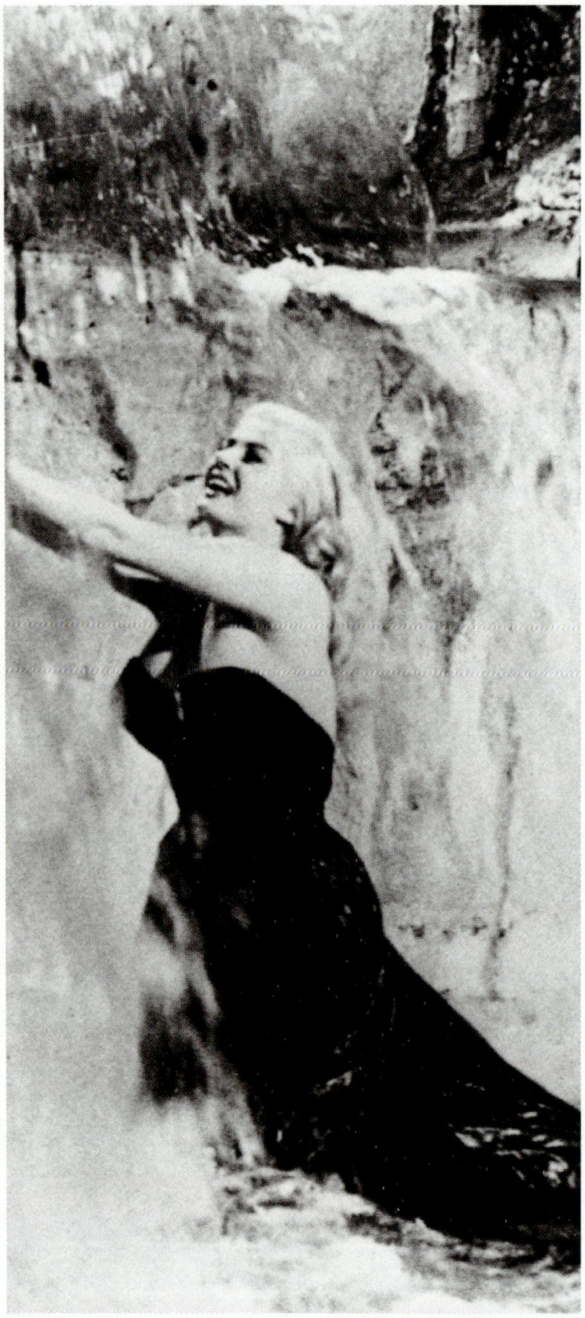
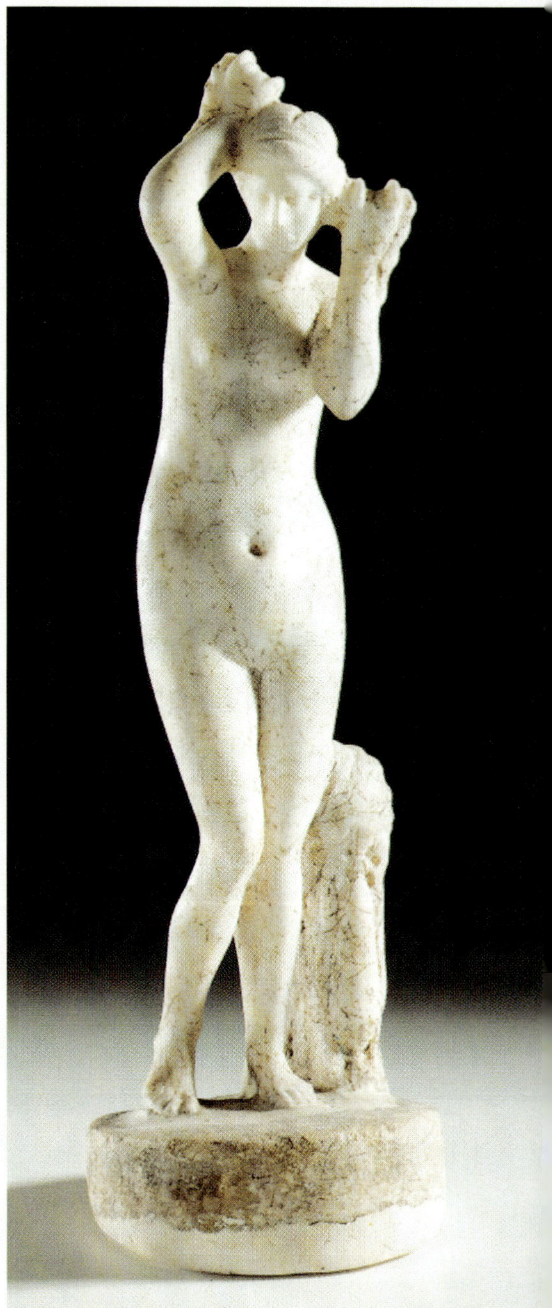

Die Schaumgeborene

Vermutlich hatte die Seefahrernation der Phönizier im »Land des roten Purpurs« an der Verbreitung einer Kultur der Schönheit und ihrer Pflege besonderen Anteil. Eine ihrer frühen Handelskolonien befand sich auf Zypern. In kaum einer anderen frühen Zivilisation mischten sich die verschiedenen Kulturen so wie auf der »Insel der Aphrodite«. Nacheinander und nebeneinander finden sich hier auch in der Kosmetikgeschichte vor allem die durch die Phönizier vermittelten Einflüsse Assyriens, Ägyptens und Persiens sowie die Griechenlands. Symbolisch spiegelt sich dies in den verschiedenen mythologischen Ursprüngen des Aphrodite-Kultes wider. Der bekannteste dieser Mythen erzählt, dass Kronos seinem Vater Uranos die Geschlechtsteile abschneidet und sie ins Meer wirft. Aus dem »unsterblichen Fleisch« – so die Legende – entstand der Schaum, aus dem die schöne Jungfrau Aphrodite dem Meer entstieg. Von der heiligen Insel Kythera kam sie nach Kypros – Zypern. Die »Schaumgeborene« ist ursprünglich als Göttin des Meeres und der Schifffahrt verehrt worden. Ihre Ankunft macht die See zum Spiegel ihres göttlichen Lächelns und sichert glückliche Fahrt. Ihr Sohn ist der geflügelte Knabe Eros, und ihre Dienerinnen sind die Chariten, die Göttinnen des Liebreizes und der Anmut. Aphrodite verleiht der Erde Wachstum und Blütenzauber und entfacht in allen Geschöpfen die Liebe. Niemand vermag sich ihrer Macht zu entziehen – selbst der brutale Kriegsgott Ares vergisst bei ihrem Anblick sein blutiges Handwerk. Aus ihrem ewigen Liebeswunder keimt der Frieden der Welt. Doch oft weckt Aphrodite auch eine unerfüllbare Sehnsucht, die die Verzauberten ins Unglück stürzt.

Emanzipation der Sinnlichkeit

Unübersehbar sind die Zusammenhänge des griechischen Aphrodite-Kultes mit der älteren Verehrung der Muttergottheiten im östlichen Mittelmeerraum. Die Griechen, die um 1200 v. Chr. in Zypern einwanderten, nahmen diese Kulte in ihr Religionssystem auf. Das Aphroditen-Heiligtum in Paphos erhielt bei ihnen den Rang eines »Nabels der Welt«. Auch heute sind die Spuren des Aphrodite-Kultes auf Zypern noch gegenwärtig. Die künstlerische Darstellung der Aphrodite durch die Griechen hat das weibliche

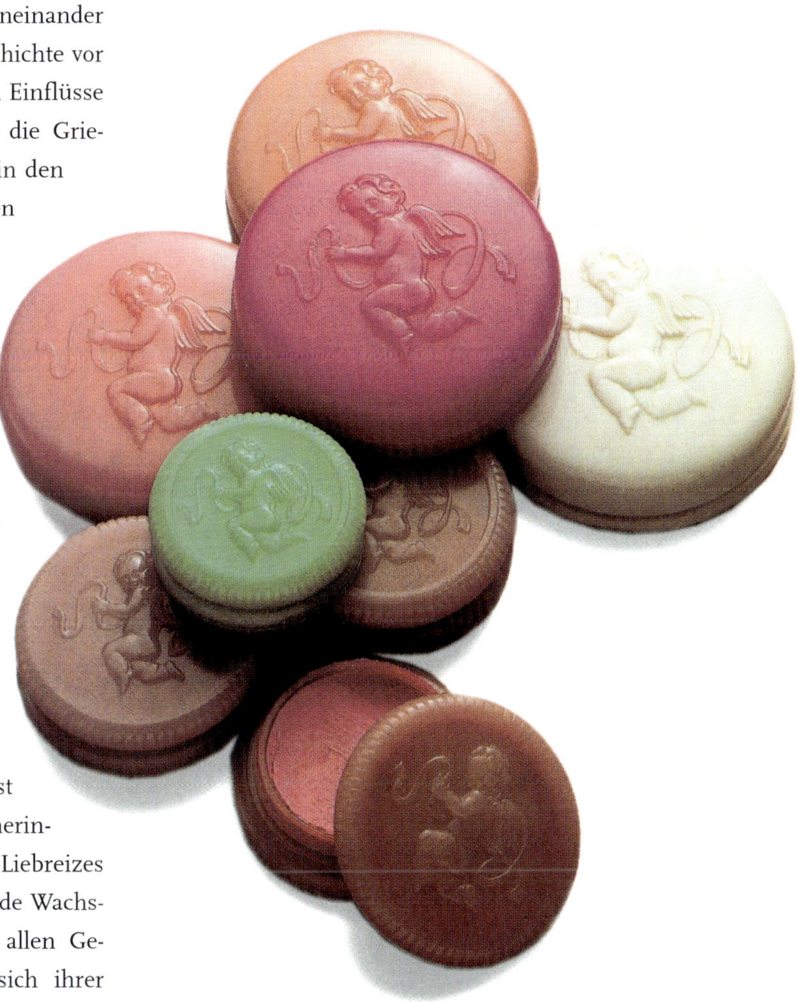

Schönheitsideal des Abendlandes geprägt und damit die Geschichte der Kosmetik entscheidend beeinflusst.

Die schöne Aphrodite, deren Kult aus dem Nahen Osten nach Griechenland kam und von den Römern später als Verehrung der Venus fortgesetzt wurde, konnte sich in der abendländischen Kultur bis heute als Sinnbild der Erotik behaupten. Doch ohne Widerspruch verlief diese Emanzipation erotischer Sinnlichkeit nicht. Obwohl der griechische Bildhauer Pra-

vorhergehende Seiten Haarnadeln waren unentbehrlich, um die kompliziert angeordneten und oftmals aus mehreren Haarteilen zusammengesetzten Frisuren zu halten. Bein/Holz, Mittelmeerraum, 3.–4. Jh. n. Chr.
linke Seite außen Aphrodites nackter Körper ist mit Amuletten und magischen Knoten geschmückt. Ton, römisch, um 100 n. Chr.
Mitte Anita Ekberg kühlt sich in den frühen römischen Morgenstunden im Trevi-Brunnen ab, aus *Das süße Leben*, Regie Federico Fellini, 1959.
rechts Aphrodite wringt ihr Haar aus, nachdem sie dem Meer entstiegen ist. Marmor, römisch, 1. Jh. n. Chr.
rechte Seite Der Erosknabe als Schmuck moderner Seifen.

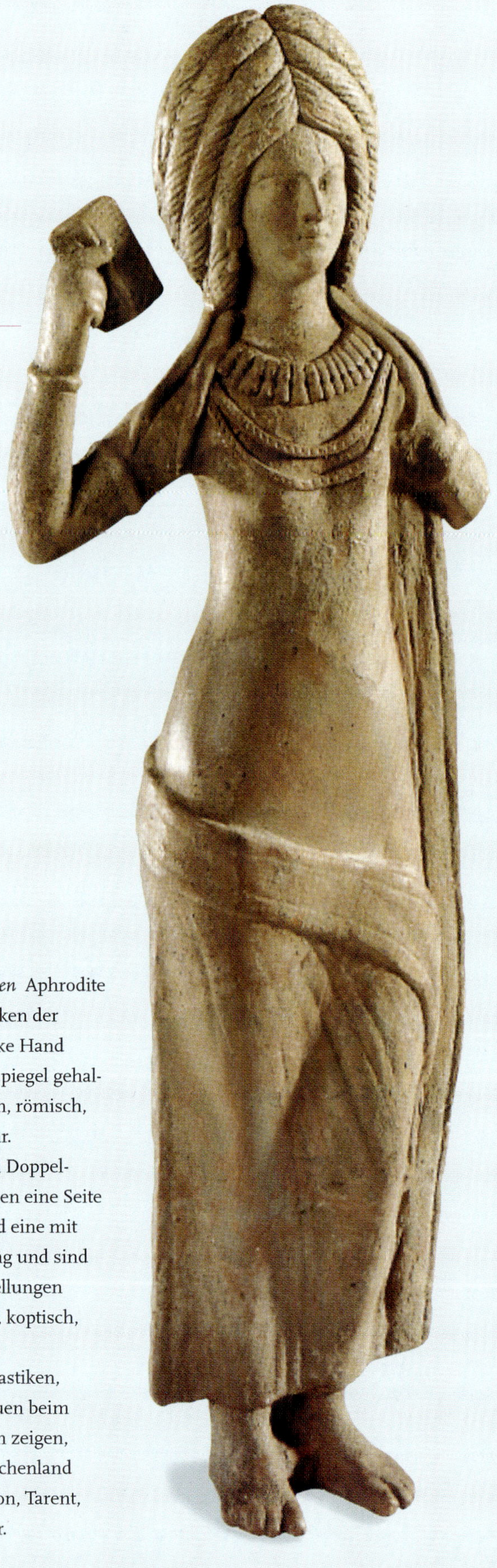

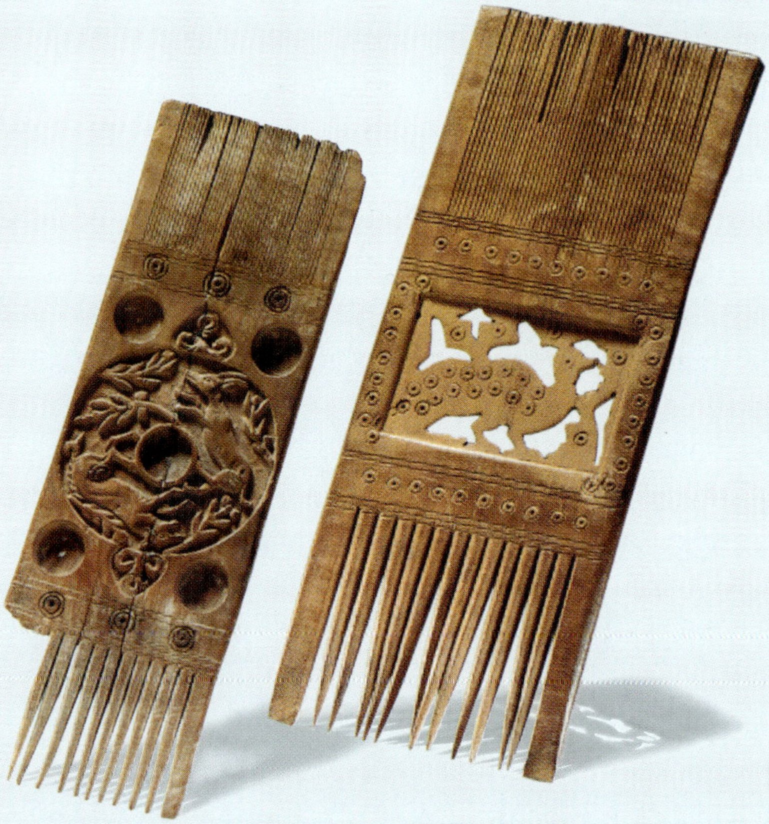

linke Seite außen Aphrodite beim Schmücken der Haare, die linke Hand dürfte einen Spiegel gehalten haben. Ton, römisch, um 200 n. Chr.
oben Die zwei Doppelkämme besitzen eine Seite mit weiter und eine mit enger Zahnung und sind mit Tierdarstellungen verziert. Holz, koptisch, 6. Jh. n. Chr.
rechte Seite Plastiken, die junge Frauen beim Haarewaschen zeigen, waren in Griechenland eher selten. Ton, Tarent, um 300 v. Chr.

xiteles die erste Großplastik einer völlig unbekleideten Frau bereits 340 v. Chr. schuf, wurde die Darstellung menschlicher Nacktheit in der Kunst immer wieder bekämpft, vor allem durch die christliche Religion. Nackte Statuen, so der Kirchenlehrer Theodoret im 5. Jahrhundert, seien noch schamloser als Dirnen, »denn wer hätte je eine Dirne nackt und ohne Kleid auf dem Markt gesehen?« Im Verlauf der Christianisierung wurden Aphrodite und ihre Schwestern als heidnische Idole dämonisiert. Erst ab Mitte des 15. Jahrhunderts gehörten nackte Figuren wieder zum künstlerischen Alltag.

Die Nymphen von Kreta

Die bedeutendste und älteste Kultur, mit der die Griechen in Berührung kamen, war die Kultur Kretas. Sie muss als erstes Glied der europäischen Kette in der Geschichte der Zivilisation betrachtet werden. Homer beschreibt die Insel als reich und mächtig, mit großen Städten, aber für ihn ist der Glanz der alten Pracht schon fast im Dunkel der Vergangenheit erloschen. Was wir von der kretischen Zeit wissen, verdanken wir vor allem den Ausgrabungen in Knossos und Phaistos.

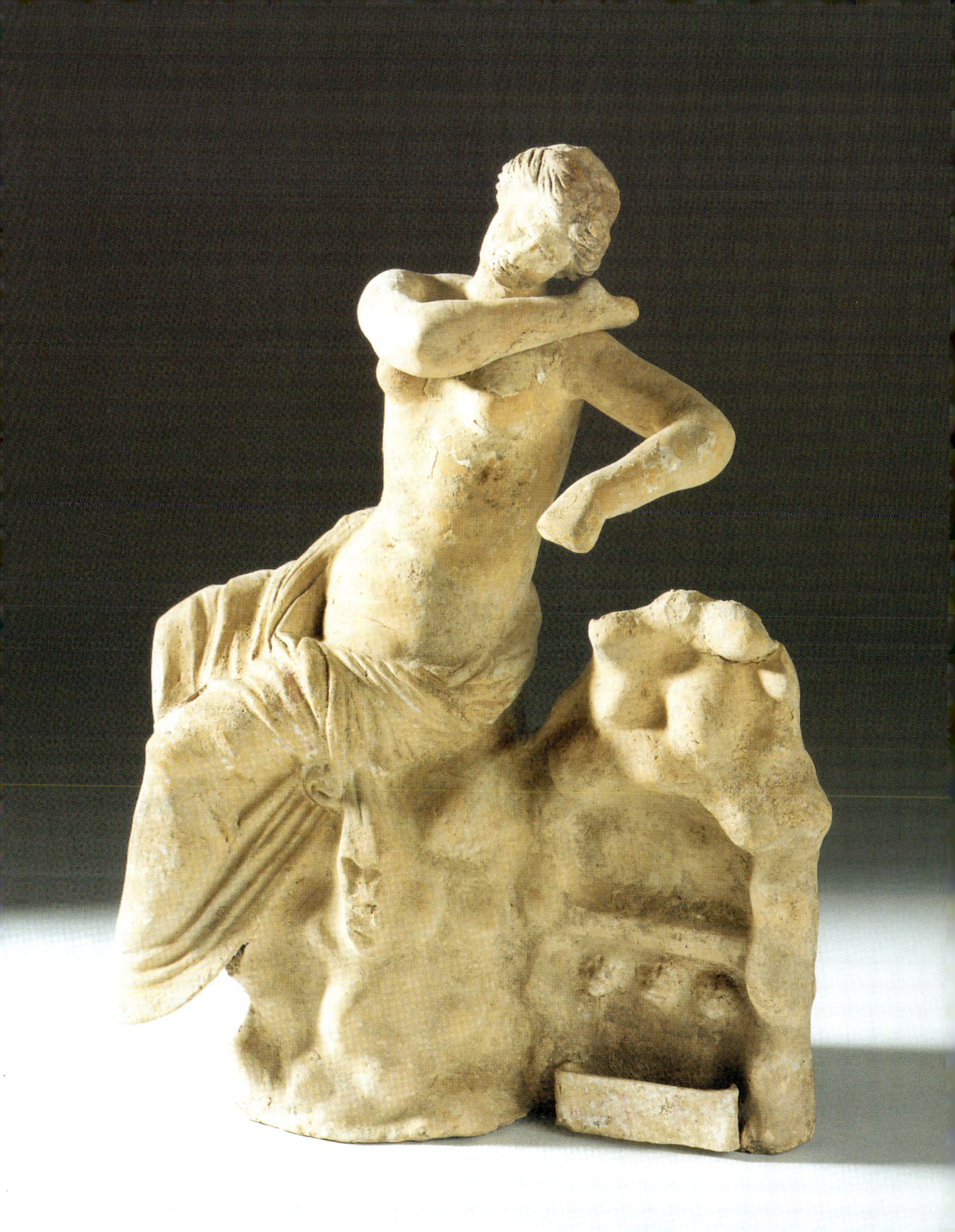

Anscheinend waren im alten Kreta vor allem weibliche Gottheiten die Vermittlungsinstanzen zwischen irdischer und überirdischer Welt. Unter dem Einfluss eines lang andauernden Friedens und einer verfeinerten höfischen Kultur scheint die Frau eine wichtige gesellschaftliche Stellung eingenommen zu haben. Bereits auf Fresken der ältesten kretischen Paläste von 2500 v. Chr. begegnen uns Frauen mit weißer Hautfarbe und übergroßen Augen, in luxuriöser Aufmachung mit Glockenröcken, eng geschnürter Taille und prächtigen Hüten. Die jungen Männer hingegen sind in dunkelbrauner Hautfarbe dargestellt. Ihr Oberkörper ist nackt, die Haare sind mit Bändern verziert, und um die Hüften tragen sie einen kurzen bunten Schurz. Meist sind Arme und Beine mit Spangen geschmückt. Frauen und Männer posieren vor dem Hintergrund von gesellschaftlichen Veranstaltungen, Kulthandlungen, sportlichen Spielen und Festzügen.

Schon in diesen frühen kretischen Motiven ist jene Harmonie von Geist, Seele und Körper angedeutet, die die gesamte spätere griechische Kultur vom Mittelalter über das »Goldene Zeitalter« unter Perikles und die Herrschaft Alexanders bis hin zur »hellenistischen« Periode (323 bis 146 v. Chr.) charakterisieren sollte.

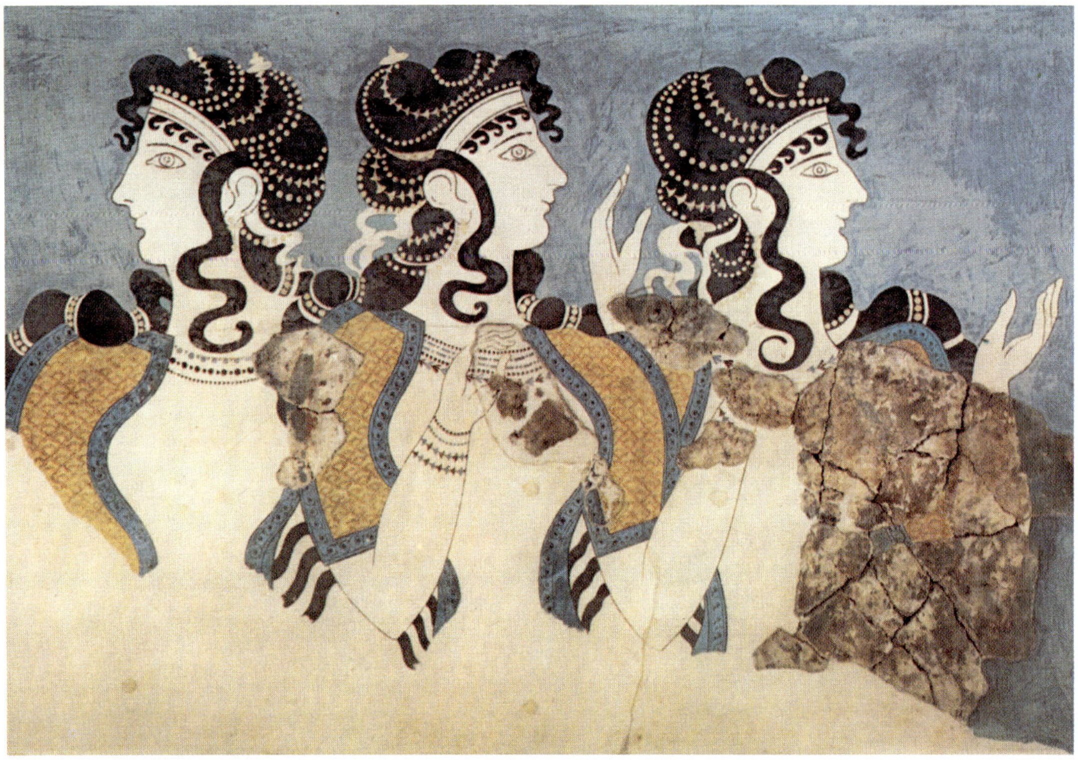

oben Damen in Blau. Fresko aus dem Palast von Knossos. Neuere Forschungen lassen vermuten, daß es sich um Priesterinnen handelt.
rechte Seite Fußbodenmosaik der Villa von Piazza Armerina, Sizilien, mit den berühmten »Bikinimädchen«.

Körperkult und Seelenheil

Um einen schönen, ebenmäßigen Körper zu erhalten, betrieben die Griechen gymnastische Übungen. Daraus entwickelte sich eine ganze Lehre, die tief im Volke wurzelte und das öffentliche Leben mitbestimmte. Es entstanden Sportstätten, die Gymnasien. Vielerlei Übungen sorgten für die gleichmäßige Ausbildung aller Teile des Körpers. Weitspringen, Speerwerfen, Diskuswerfen, Schnelllauf und Ringen waren die Grundübungen, zusammengefasst unter dem Namen Pentathlon. Völlig nackt, der frischen Luft und dem Sonnenlicht ausgesetzt, oft von einer zuschauenden und anfeuernden Menge umgeben, übten schon die Kinder. Öl und Massage taten ein Übriges, um bereits die jungen Körper zu verschönern und die älteren elastisch und ansehnlich zu erhalten. Später erst wurden die Gymnasien erweitert und ausgeschmückt, bildeten sich aus den Übungsplätzen die ersten »Schulen« heraus. Zu den Aufgaben des Gymnasiums gehörte es nun nicht mehr nur, die sportlichen Spiele zu pflegen, sondern es wurde eine Stätte der Bildung überhaupt. Immer aber, und in Sparta sogar zum über-wiegenden Teil, gehörten die gymnastischen Übungen zu den Hauptfächern. Man darf sich unter diesen Bildungsstätten noch keine obligatorische Schule mit Stundenplan und Lehrern vorstellen, jedoch fanden die Gymnasien regen Zuspruch. Hier hörten die Jüngeren zum ersten Mal von der Kunst des Hexameters und den Epen Homers. Die Älteren diskutierten eine neue philosophische Richtung oder befassten sich mit mathematischen Lehrsätzen. Der Staat förderte diese Einrichtungen und ließ, wie beispielsweise die Stadt Athen, ganze Gebäudekomplexe erbauen, in denen Arenen, Hallen, Bäder und Wandelgänge vereinigt waren. Bald gab es die ersten angestellten Lehrer, sogenannte Gymnasiarchen, und auch Schönheitspfleger, »Kosmeten« genannt.

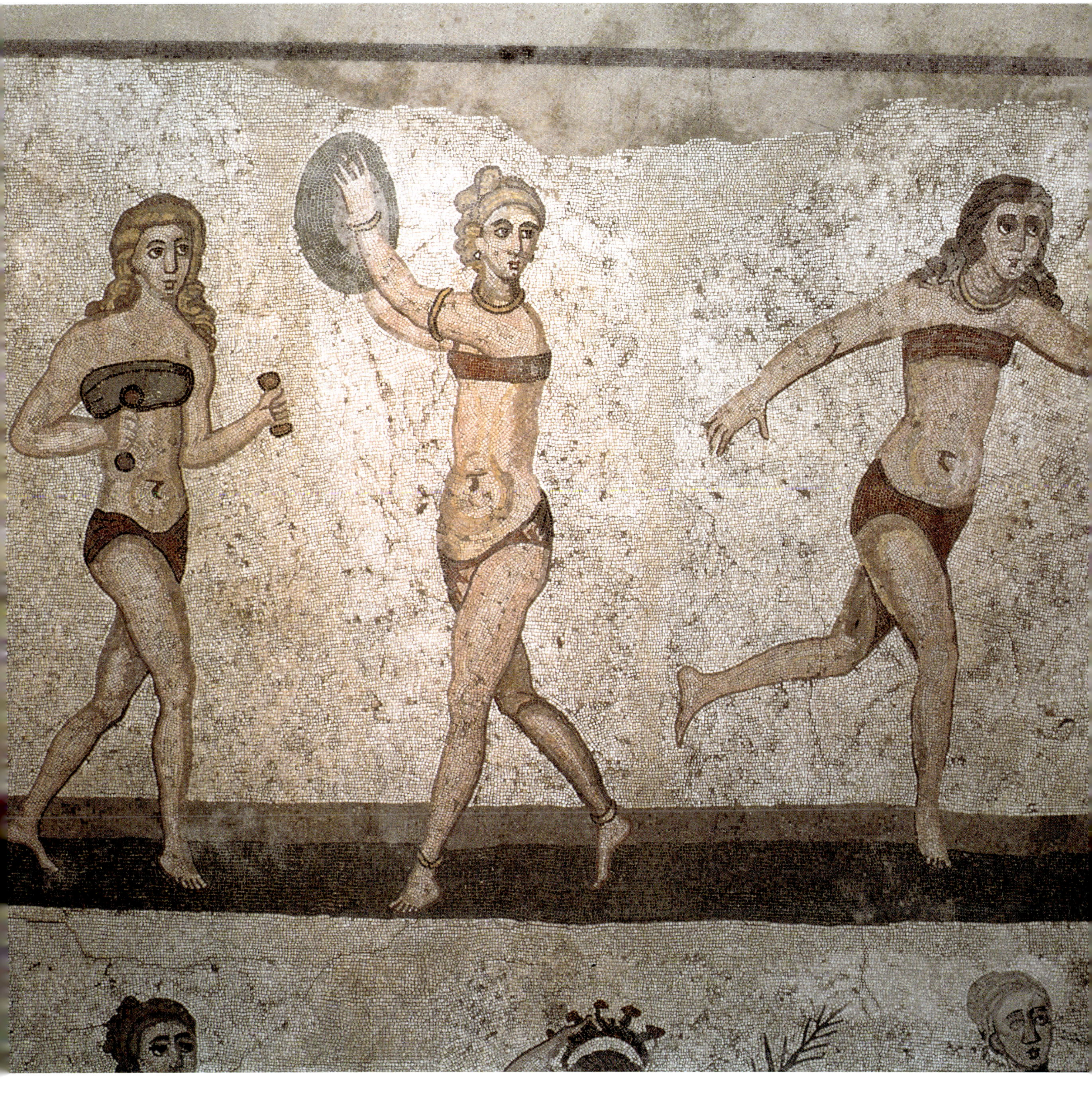

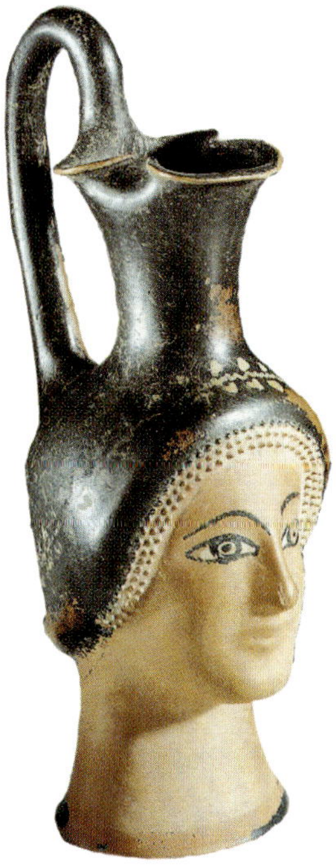

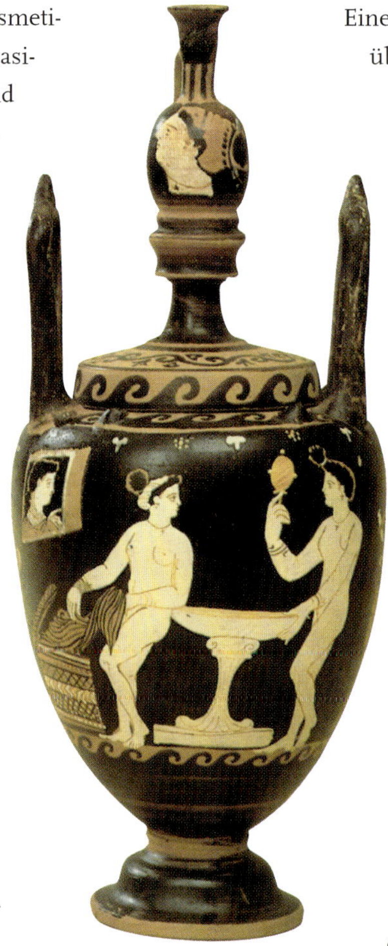

Bei den Griechen fanden die kosmetischen Künste Ägyptens und Vorderasiens willkommene Aufnahme, und die Badekultur war schon im kretischen Knossos hoch entwickelt. Später gab es auch auf dem Festland in allen Palästen und in wohlhabenden Häusern Badewannen. Homers *Ilias* enthält den ersten autorisierten Bericht über diese nützlichen Gefäße. Homer besingt, wie Diomedes und Odysseus nach einem nächtlichen Gemetzel in »schöngeglättete Wannen« stiegen, um sich in warmem Wasser zu entspannen. In der um 700 v. Chr. entstandenen *Odyssee* beschreibt der Dichter, wie Telemach, der Sohn des Odysseus, die Auszeichnung erhält, als Gast am Hofe des Nestor von dessen jüngster Tochter Polykaste im Badehaus betreut zu werden:

Doch den Telemach badet indes Polykaste, die schöne,
Als die jüngste Tochter des Nestor, Sohnes des Neleus.
Als sie ihn nun gebadet und eingerieben mit Salböl,
Warf sie ihm um einen schönen Mantel und Leibrock,
Und aus der Wanne stieg er darauf, den Unsterblichen ähnlich.

Männerparfum und freie Liebe

Obwohl die Griechen einen schönen Frauenkörper hoch schätzten, blieben die Mädchen im öffentlichen Leben der nachkretischen Kulturepochen – außer in Sparta – weitgehend unbeachtet. Im athenischen Staat war es ihnen nicht erlaubt, Gymnasien zu besuchen. Die griechischen Ehefrauen waren meist ungebildet und traten nur selten aus dem engen Kreis häuslicher Pflichten heraus. So mussten sie in Liebesdingen oft das Feld den Hetären überlassen. Diese waren in der Regel gebildeter, weil sie sich auf ihre Stellung als Gesellschafterinnen der vermögenden Griechen vorbereiten mussten. Schönheit, Gesangs- und Lautenkunst sowie geistreiche Gesprächsführung gehörten zu den Anforderungen ihres Berufes.

Eine der wenigen Möglichkeiten für die übrigen Frauen, zumindest vorübergehend die strengen Sittenregeln zu durchbrechen, waren die orgiastischen Feiern zu Ehren des Dionysos. Hier waren Frauen weitgehend unter sich und ließen – wie es überliefert wird – ihre Haare wild und augelöst flattern. Ansonsten trugen die Griechinnen meist Zopffrisuren, die mit Stirnbinden oder Haarnetzen zusammengehalten wurden. Natürlich zeichneten sich die vornehmen und reichen Frauen durch einen besonderen, kostbaren Haarschmuck aus. In Egon Friedells *Kulturgeschichte Griechenlands* findet sich ein zwar etwas geschöntes, aber insgesamt anschauliches Bild der vornehmen Gesellschaft im ausgehenden griechischen Mittelalter, einer Zeit, als die Frauen des Adels noch unabhängiger waren als die Frauen der demokratischen Gesellschaft der klassischen Zeit. Der Autor berichtet über »Frauen mit Fußspangen und vergoldeten Schnabelschuhen, mächtigem Chignon (Haarknoten) und Diadem oder bebänderter Kegelhaube, Ärmeljäckchen und zierlich gerafftem Rock, Schleier und Sonnenschirm, am Gürtel den eiförmigen gestielten Federfächer und den metallenen Handspiegel mit der elfenbeinernen Aphrodite am Griff, das Antlitz mit Bleiweiß und Mennige gemalt …« Aber auch die griechische Männereitelkeit dieser Zeit, die auf dem Marktplatz, der Agora, zur Schau getragen wurde, hat Friedell beschrieben: »Alle Welt drängte nach der Agora, dem Sammelplatz, wo alles Gute und alles Böse geschah, oder nach dem Hafen, wo es stets zu gaffen gab – die Männer mit geflochtenem oder stilisiertem Bart, die Oberlippe rasiert, die Zöpfe mit goldenen Zikaden festgesteckt, in grün oder rot gestickte Gewänder gehüllt, mit Armbändern, Halsketten und Ordenskränzen geschmückt, die Stutzer mit salbenduftenden Korkenzieherlocken, langen schwer nachschleifen-

linke Seite außen Das Kopfgefäß gehörte zu einer im frühen 5. Jh. v. Chr. sehr beliebten Vasengruppe. Ton, attisch.
Mitte Hochzeitsgefäß, pästanisch, um 350 v. Chr. Die Frauen am Brunnen tragen die sogenannte Lampadionfrisur. Das Haar wird zurückgestrichen und am Hinterkopf mit einem Band oder Tuch umschlungen. Die Haarenden stehen wie die Flammen einer kleinen Fackel, griechisch: Lampadion.
Im Hintergrund linke Seite Der Klappspiegel, mit plastisch aufgesetzten Frauenköpfen, zeigt Aphrodite in Blütenranken eingerahmt. Bronze, Griechenland, um 200 v. Chr.
rechte Seite Büste eines Jünglings mit auffälliger Haartracht. Ton, wahrscheinlich Kleinasien, 2. Jh.
Im Hintergrund oben Bei den Griechen und Römern diente das Schabeisen – Strigilis – zur Körperreinigung und wurde von Frauen und Männern gleichermaßen verwendet. Bronze, römisch, um 100 n. Chr.

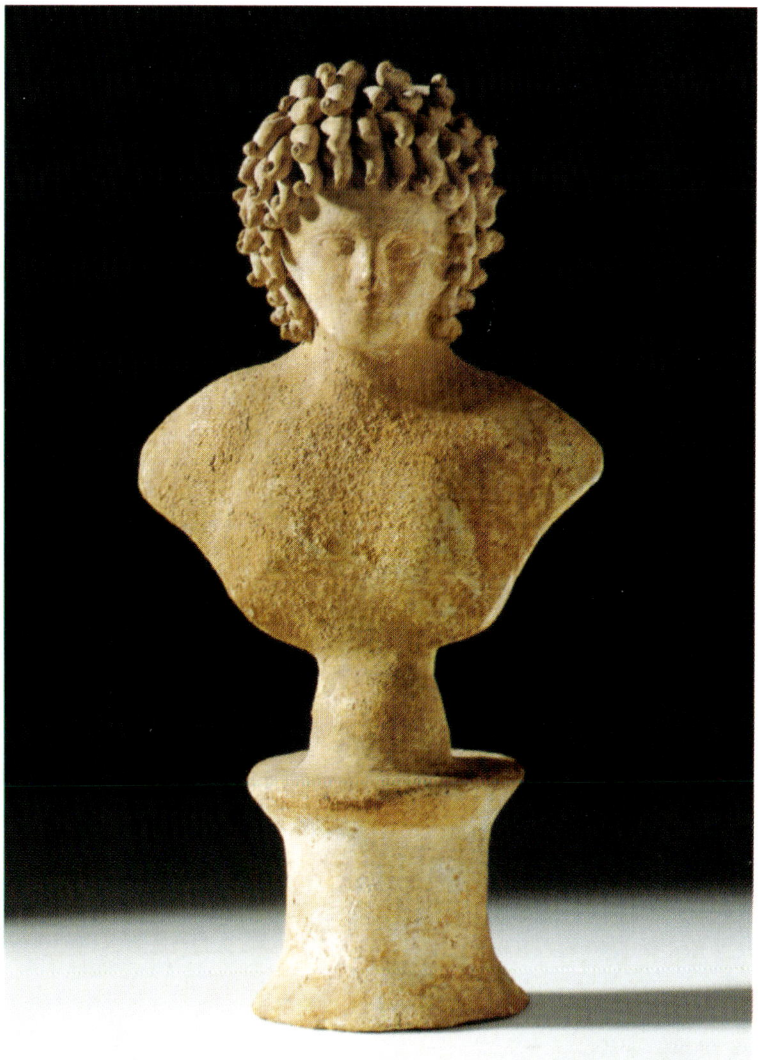

den Schleppen und mannshohen blumenumwundenen Spazierstöcken ...« Der männliche Vollbart hielt sich bei den Griechen bis in die klassische Zeit, danach bestimmte das glatt rasierte Gesicht die Mode. Mit der Mode des Rasierens stieg die Bedeutung der Barbierstube als Zentrum der städtischen Kommunikation. Der »Termin« beim Friseur und das Ausprobieren neuer Salben und Parfums waren damals offensichtlich überwiegend eine Männerangelegenheit.

Um 550 v. Chr. sah sich Solon, der als einer der »Sieben Weisen« des Altertums galt, veranlasst, in Athen ein Gesetz verabschieden zu lassen, das vor allem den Männern den Verkauf von Duftwässern und Salben untersagte. Allerdings vermochte auch der weise Solon die kosmetischen Begierden der Athener nur vorübergehend etwas einzudämmen, aber nicht zu beseitigen. Kaum war er abgetreten, wurden seine Gesetze revidiert, und die Kosmetika feierten noch größere Triumphe. Gut hundert Jahre später trieben es die Männer und Frauen Altgriechenlands so toll, dass Sokrates mehr als einmal missbilligende und tadelnde Worte für die Verschwendung von Parfums und Salben fand. Man muss allerdings wissen, dass dieser Tadel vor allem dem Umstand galt, dass übermäßiger Parfumkonsum zur Begleiterscheinung der freien Liebe geworden war. Händlerinnen und Händler waren meist Kurtisanen, Kupplerinnen oder Bordellwirte. Es gibt aus jener Zeit sogar die Überlieferung, dass Männer und Frauen sich nicht scheuten, ihr gesamtes Hab und Gut in Parfums umzusetzen. Wer sich auf dem Markt der Eitelkeiten behaupten wollte, musste für jeden Körperteil ein anderes Aromatikum benutzen. Die Griechinnen, die es sich leisten konnten, nahmen beispielsweise Minze für die Arme, Efeuextrakt für Hals und Knie, und verrieben Palmöl auf Brust und Wangen. Die Gärten Athens reichten nicht aus, die Rosen und Veilchen zu liefern, aus denen das duftende Öl hergestellt wurde. Der Handel mit anderen Mittelmeerländern blühte und gedieh.

Kosmetik als Wissenschaft

Wie eng die kosmetischen Künste in der Antike mit der ernsthaften Wissenschaft zusammenhingen, belegen die zahlreichen Hinweise auf kosmetische Rezepte in den Werken des großen Hippokrates, des Vaters der Medizin. Einige davon, die reine Schönheitsmittel beschreiben, werden in einer Abhandlung über Frauenkrankheiten genannt: Für eine Gesichtspaste solle die Leber einer Eidechse mit Olivenöl vermischt und mit unverdünntem Wein aufgetragen werden. Man müsse sich nur hüten, die Galle der grünen Eidechse hineinzurühren, denn dies zerstöre die Schönheit. Zur Glättung der Runzeln verreibe man Molybdän in einem steinernen Mörser, gieße

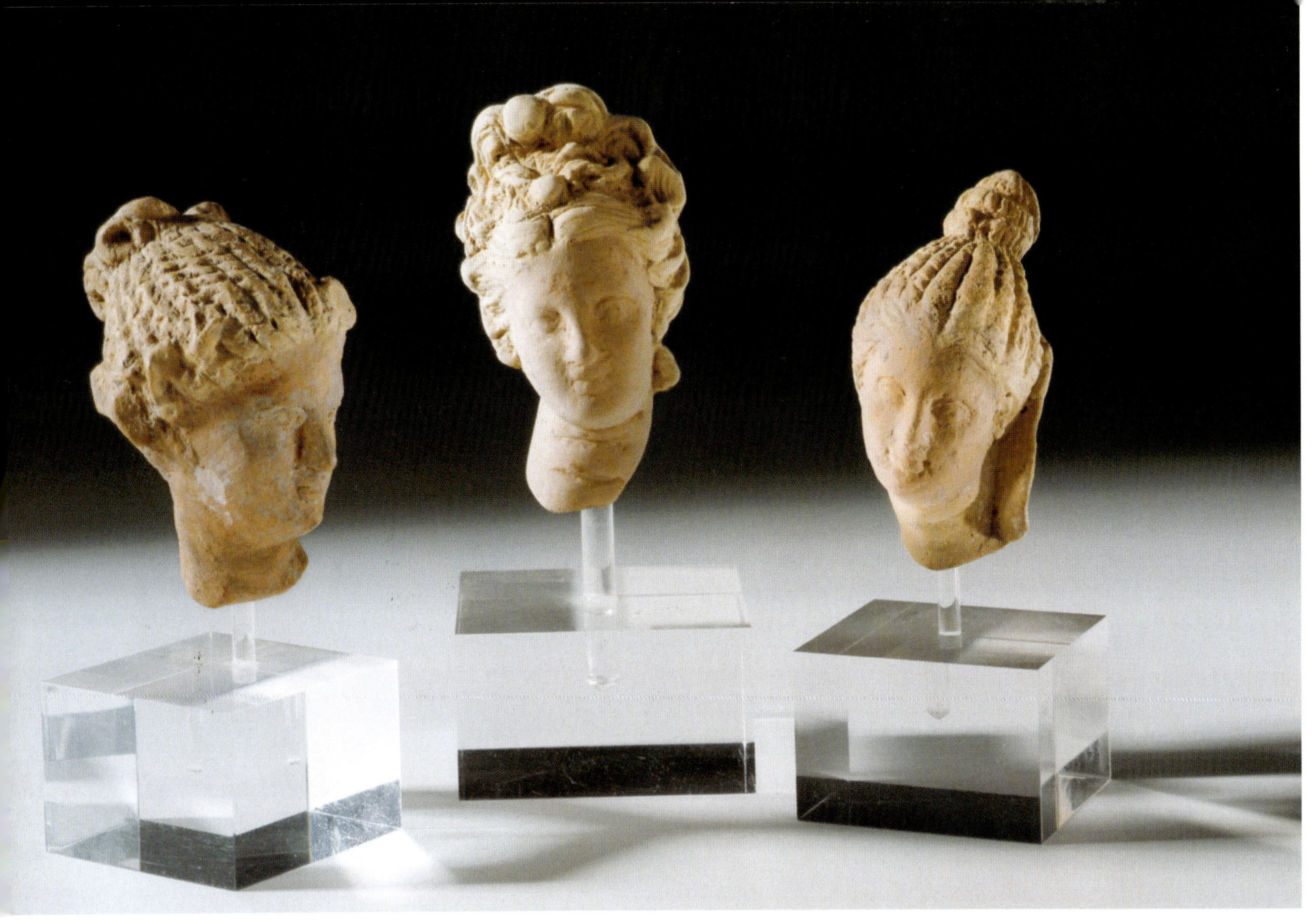

oben Melonenfrisuren, bei denen die Haarflechten zu einem Chignon eingedreht waren. Ton, Tarent, 3.–2. Jh. v. Chr.
unten In der Frühzeit trugen die Etrusker zu Zöpfen geflochtene Haare, die an ihren unteren Enden von Haarspiralen gehalten wurden. Gold, Etrurien, 7. Jh. v. Chr.

Wasser darüber, das einen Monat lang gestanden hat, und forme daraus Kügelchen. Sind die Kugeln getrocknet, lasse man sie in Olivenöl zergehen und verreibe sie über die runzligen Stellen. Gegen Haarausfall wird empfohlen, Ladanum – ein Harz von Cistusarten auf Zypern, Kreta und Naxos – mit Roggen- oder Liliensalbe zu vermengen und mit Wein aufzutragen. Gegen Sommersprossen schließlich weiß Hippokrates unfehlbare Mittelchen: Ervenmehl, Runkelrübensaft, Eiweiß, Getreideschleim oder die getrocknete Wurzel der Eselsgurke sollen die ungebetenen braunen Gesichtsbewohner vertreiben.

In den Schilderungen des Hippokrates, noch mehr aber bei dem Arzt Theophrast, tauchen Andeutungen auf, die einen Umschwung in den Herstellungsverfahren erkennen lassen. Es handelt sich um das Wasserbad. Sicher hatten die griechischen Mediziner, denen die Zubereitung duftender Salben und Öle am Herzen lag, recht unangenehme Erfahrungen gesammelt, wenn sie Öl und Blütenblätter in einem Topf aufs Feuer stellten. Die zu große und vor allem ungleichmäßige Hitze verdarb ihnen bestimmt so manche Menge feinster Blütenblätter oder Zweigspitzen. Aber dann kam jemand auf die Idee, den Topf mit den wertvollen Rohstoffen in einen größeren, mit Wasser gefüllten zu stellen, um so eine langsame und gleichmäßige Erwärmung zu erzielen. Dieses Wasserbad, das eine schonende Zubereitung ermöglicht, wird auch heute noch verwendet.

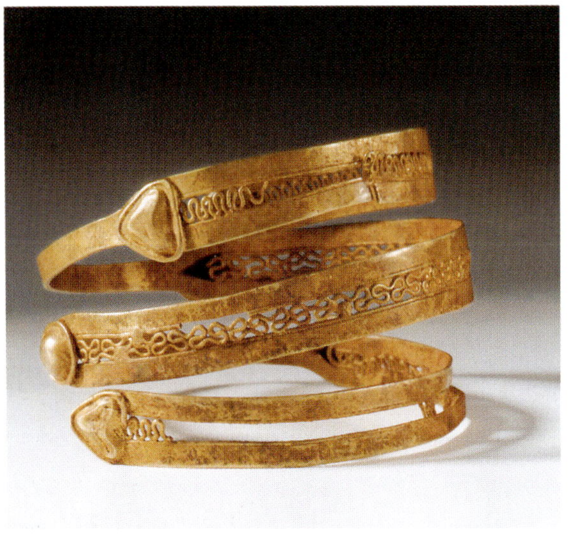

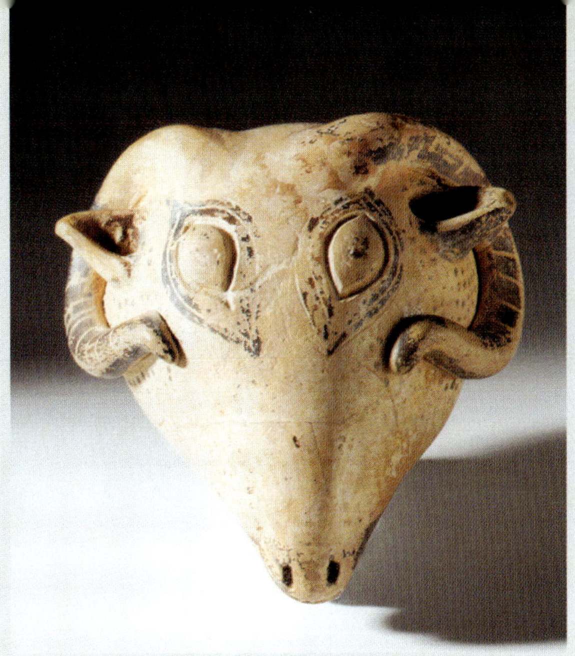

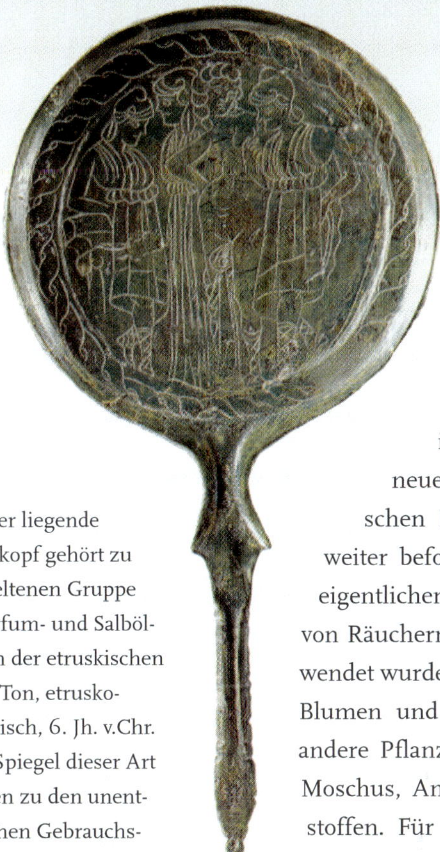

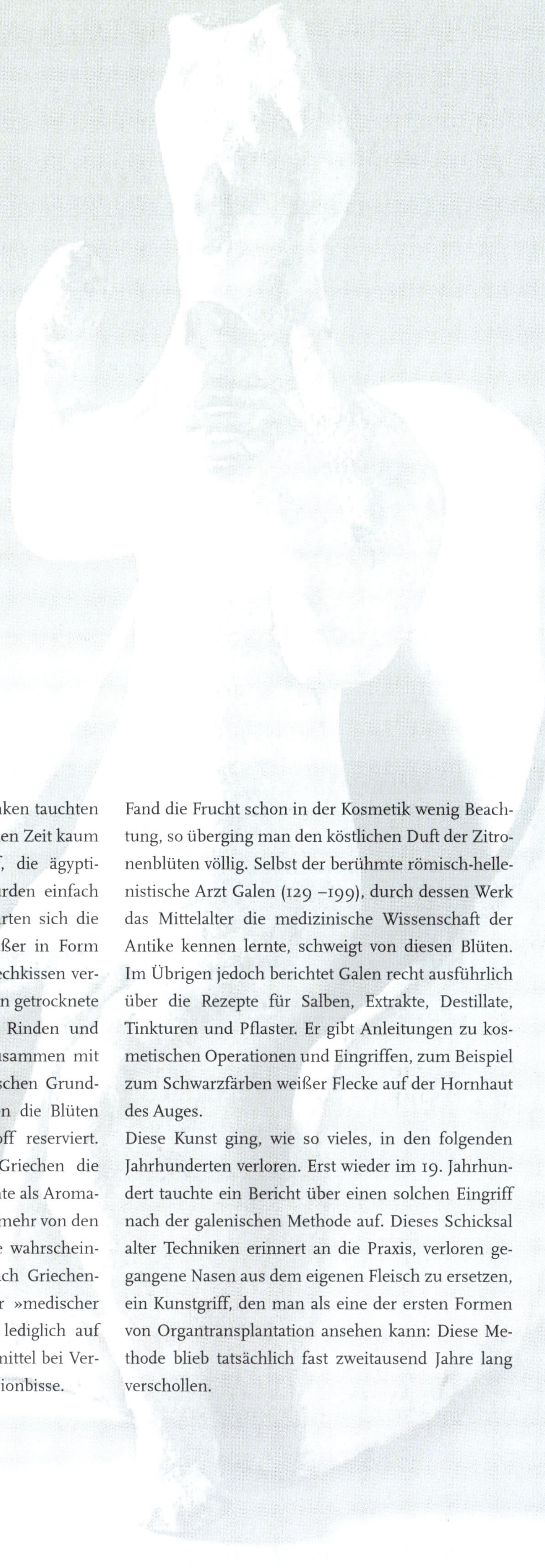

oben Der liegende Widderkopf gehört zu einer seltenen Gruppe von Parfum- und Salbölgefäßen der etruskischen Töpfer. Ton, etrusko-korinthisch, 6. Jh. v.Chr.
unten Spiegel dieser Art gehörten zu den unentbehrlichen Gebrauchsgegenständen der etruskischen Frauen. Bronze, Ende des 4. Jh. v. Chr.
Im Hintergrund Die Gestalt der vornehmen Griechin hielt ursprünglich einen Kamm und einen Spiegel in den erhobenen Händen. Ton, Griechenland, 5. Jh. v. Chr.

Bei den Schminken tauchten in der altgriechischen Zeit kaum neue Bestandteile auf, die ägyptischen Empfehlungen wurden einfach weiter befolgt. Dagegen mehrten sich die eigentlichen Parfums, die außer in Form von Räuchermitteln auch in Riechkissen verwendet wurden. Meist nahm man getrocknete Blumen und duftende Gräser, Rinden und andere Pflanzenbestandteile, zusammen mit Moschus, Ambra und balsamischen Grundstoffen. Für die Hetären waren die Blüten einer Wasserrohrart als Duftstoff reserviert.

Merkwürdigerweise entging den Griechen die hervorragende Eignung der Zitrusfrüchte als Aromatikum; diese wurden aber später umso mehr von den Römern genutzt. Die Zitrone gelangte wahrscheinlich durch Vermittlung der Meder nach Griechenland, denn die alte Bezeichnung war »medischer Apfel«. Geschätzt wurde die Zitrone lediglich auf rein medizinischem Gebiet als Gegenmittel bei Vergiftungen durch Schlangen- oder Skorpionbisse. Fand die Frucht schon in der Kosmetik wenig Beachtung, so überging man den köstlichen Duft der Zitronenblüten völlig. Selbst der berühmte römisch-hellenistische Arzt Galen (129 –199), durch dessen Werk das Mittelalter die medizinische Wissenschaft der Antike kennen lernte, schweigt von diesen Blüten. Im Übrigen jedoch berichtet Galen recht ausführlich über die Rezepte für Salben, Extrakte, Destillate, Tinkturen und Pflaster. Er gibt Anleitungen zu kosmetischen Operationen und Eingriffen, zum Beispiel zum Schwarzfärben weißer Flecke auf der Hornhaut des Auges.

Diese Kunst ging, wie so vieles, in den folgenden Jahrhunderten verloren. Erst wieder im 19. Jahrhundert tauchte ein Bericht über einen solchen Eingriff nach der galenischen Methode auf. Dieses Schicksal alter Techniken erinnert an die Praxis, verloren gegangene Nasen aus dem eigenen Fleisch zu ersetzen, ein Kunstgriff, den man als eine der ersten Formen von Organtransplantation ansehen kann: Diese Methode blieb tatsächlich fast zweitausend Jahre lang verschollen.

Die Kosmetikgeschichte hat Galen vieles zu verdanken, denn er ordnete und legte exakt nieder, was aus den Aufzeichnungen der antiken Historiker und Schriftsteller zum Teil recht verschwommen überliefert ist.

Der Luxus von Rom

Lange vor der Gründung des alten Roms (nach der Überlieferung 753 v. Chr.) war die Apenninenhalbinsel schon von verschiedenen Kulturvölkern besiedelt, unter anderem auch von Griechen und Etruskern. Die aus Kleinasien eingewanderten Etrusker waren in der ersten Hälfte des 1. Jahrtausends v. Chr. die führende Macht Italiens. Der Kernbereich ihrer Herrschaft und Kultur entwickelte sich in der heutigen Toskana und reichte bis zur antiken Stadt Capua nördlich von Neapel. Das Erbe der alten Kulturen auf dem Boden Italiens wurde von Rom übernommen, wenn auch zunächst oft verändert und nur in grober Nachahmung. Die kosmetischen Künste übernahm die römische Oberschicht direkt von den Etruskern und Griechen. So war es kein Zufall, dass die Salbenhändler der ehemals etruskischen Stadt Capua weit über das römische Imperium hinaus berühmt wurden. Ihre Läden bildeten in dieser Stadt eine ganze Straße, und die Geschäfte waren so einträglich, dass Cicero vom »Sitz der Schwelgerei« sprach. Noch größer war der Luxus, den die Römer mit der von den Griechen übernommenen Badekultur und -technik trieben. Im kaiserlichen Rom besaß nicht nur jeder wohlhabende Bürger sein privates Warm- und Kaltbad, das von Sklaven versorgt wurde, auch der Öffentlichkeit standen Badehäuser und Badepaläste zur Verfügung. Die Thermen des Diokletian oder des Caracalla aus dem 3. Jahrhundert ermöglichten es, dass Tausende gleichzeitig baden konnten. Zwar waren die eigentlichen Schwimmbecken relativ klein, doch die Massageräume und Anlagen für Schwitzbäder und Duschen dafür umso größer. Neben den unzähligen Privatbädern gab es in der römischen Blütezeit – wie die Archäologin Marga Weber nachgerechnet hat – mehr als 800 öffentliche Thermen, gigantische »Badezimmer«, bis zu 56 000 Quadratmeter groß, mit einigen tausend Alabasterwannen und fußballfeldgroßen Anlagen mit Schwimmbecken, Restaurants und Bibliotheken. In einer Studie über die deutschen Badezimmer unserer Tage, deren Standardeinrichtung in der Regel aus Wanne, Dusche, Waschbecken und Toilette besteht und de-

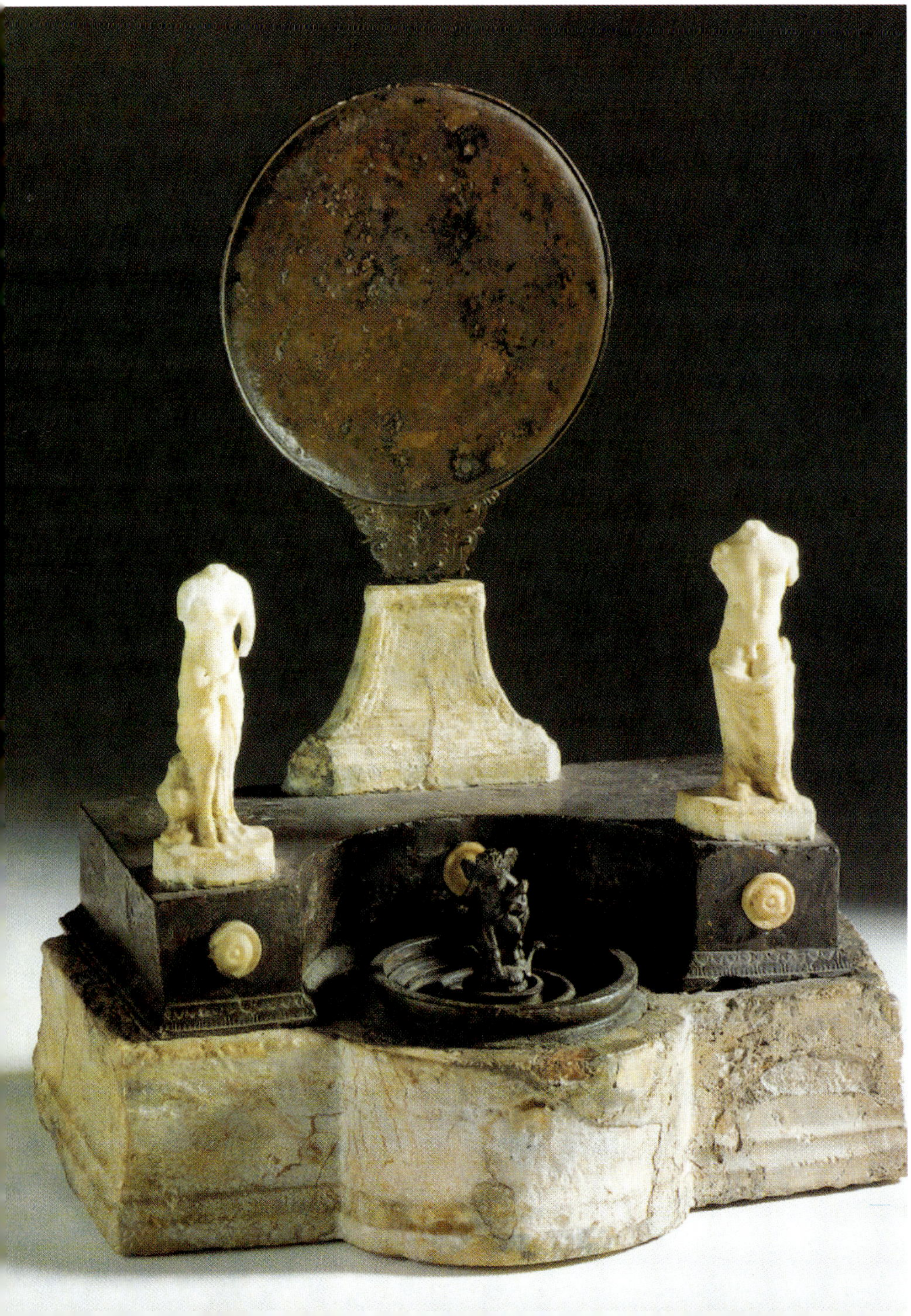

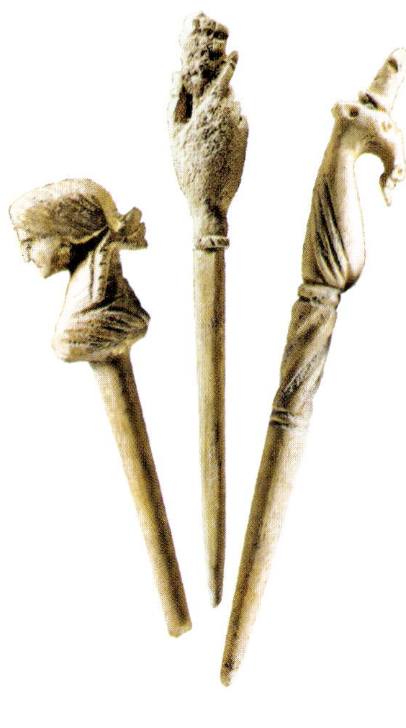

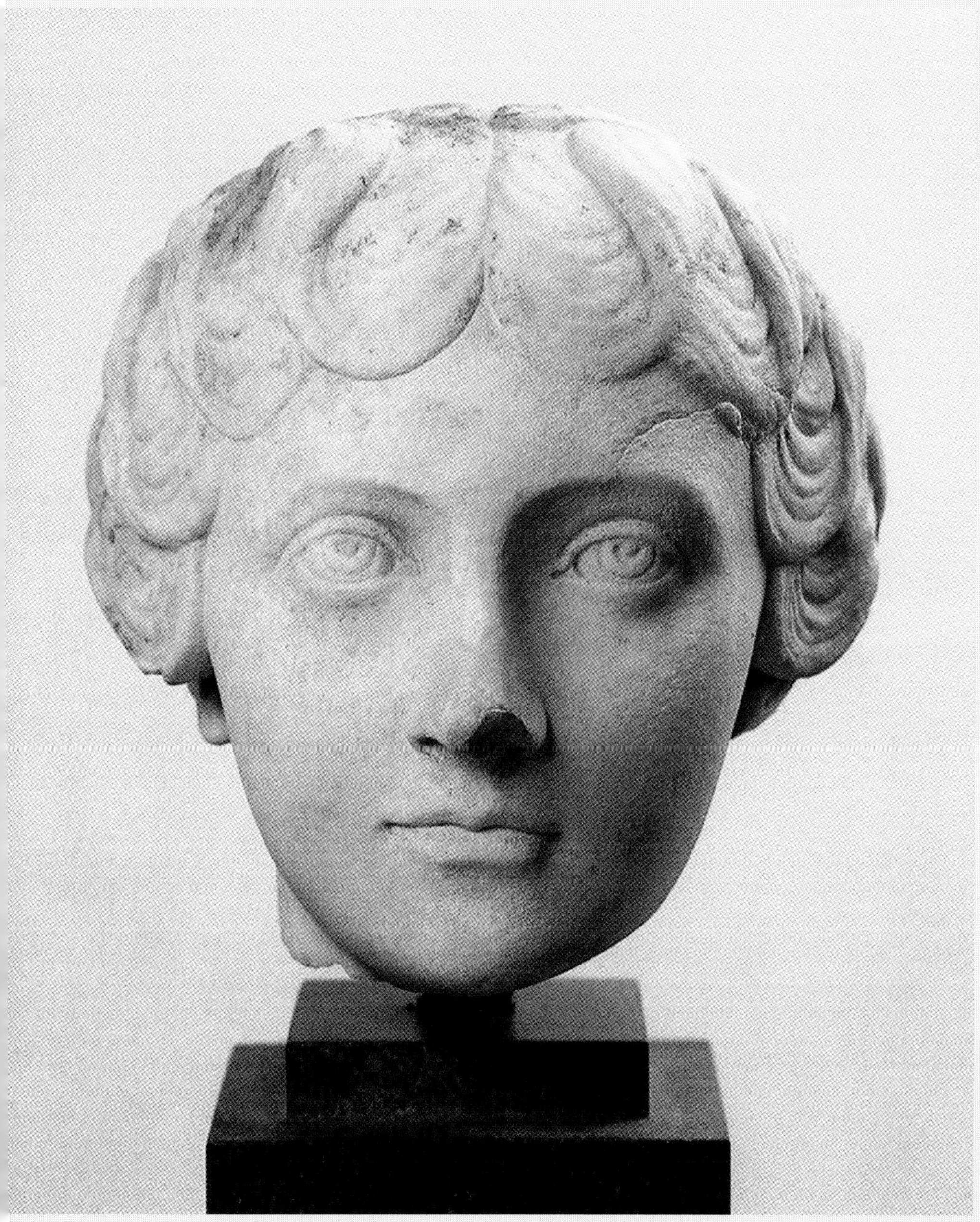

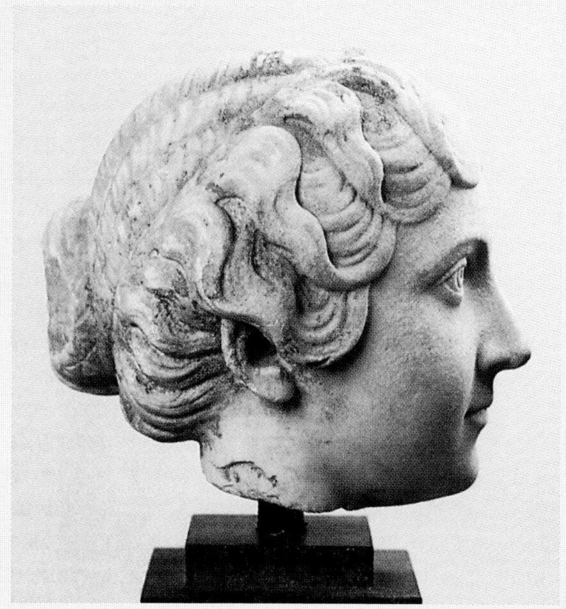

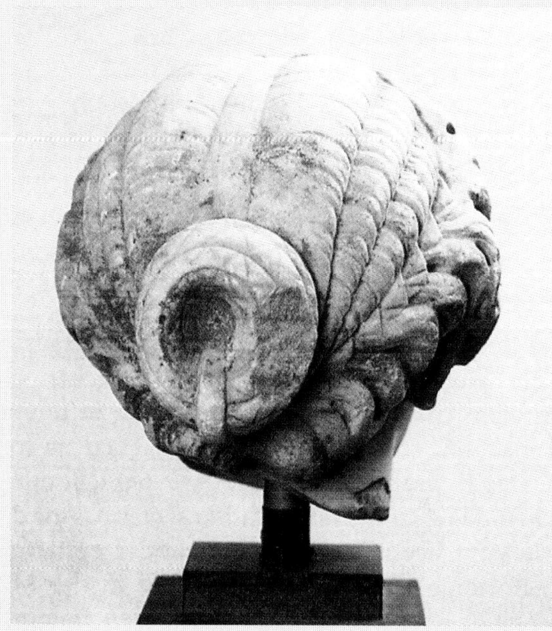

linke Seite außen Schmink-tisch-Aufsatz aus dem 1. Jahrhundert mit griechischem Spiegel aus dem 5. Jh. v. Chr. Marmor, Travertin, Stuck, Bronze.
innen Haarnadeln.
rechte Seite oben Porträtansichten der Kaiserin Faustina, Mitte 2. Jh.

ren Größe selten fünf Quadratmeter überschreitet, hat der Soziologe Alphons Silbermann die triste Realität der modernen »Nasszelle« als zivilisatorischen Absturz im Vergleich zur Antike beschrieben.

Ein besonderer Ort des Luxus war das Privatbad des reichen Römers. Aus den Aufzeichnungen der Chronisten geht hervor, dass die Entwicklung der kosmetischen Künste eng mit der Verfeinerung des Baderituals verbunden war. Am frühen Morgen begann der Schönheitsdienst, der übertrieben genau genommen wurde. Zunächst gelüstete es einen Römer oder eine Römerin, sei es in der Stadtwohnung oder im Landhaus, nach einem Bad. Ob sie es nun in einer hölzernen oder silbernen Badewanne nahmen oder in ein gemauertes Marmorbecken stiegen, hing ganz vom persönlichen Geschmack und den finanziellen Verhältnissen ab. Als Badezusätze lieferten Blüten ihren Duft. Bei der Verwendung von Seifen indes erreichten die Römer erst relativ spät Anschluss an die Pflegekultur der Sumerer. Bekannter war in Rom die germanische oder gallische Seife, »spuma Batava« oder »sapo Gallicus«. Mit dem, was was wir heute unter Seife verstehen, hatten diese kugelartigen Gebilde nicht viel Ähnlichkeit. Sie bestanden zumeist aus Buchenasche und Ziegenfett. Mit dieser scharfen Pomade wurde das Haar gewaschen und manchmal auch nach dem Vorbild der blonden nordischen Gefangenen »gebleicht«. Die modische Attraktivität

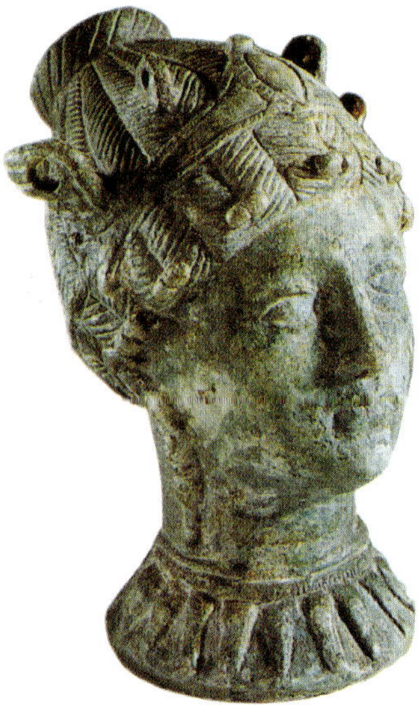

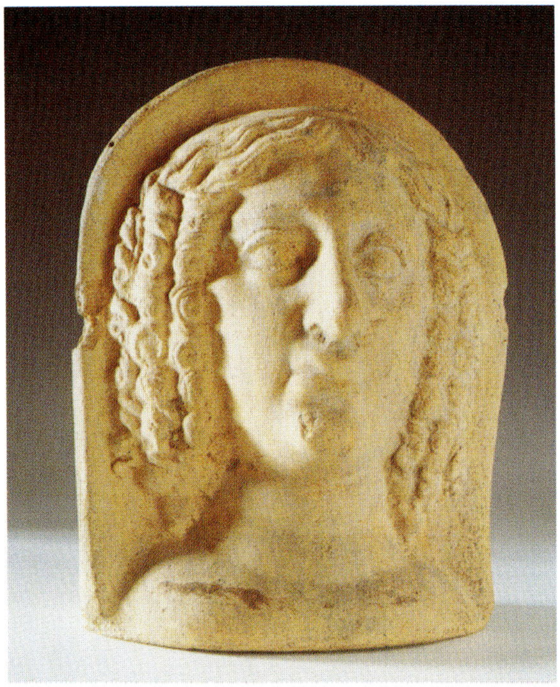

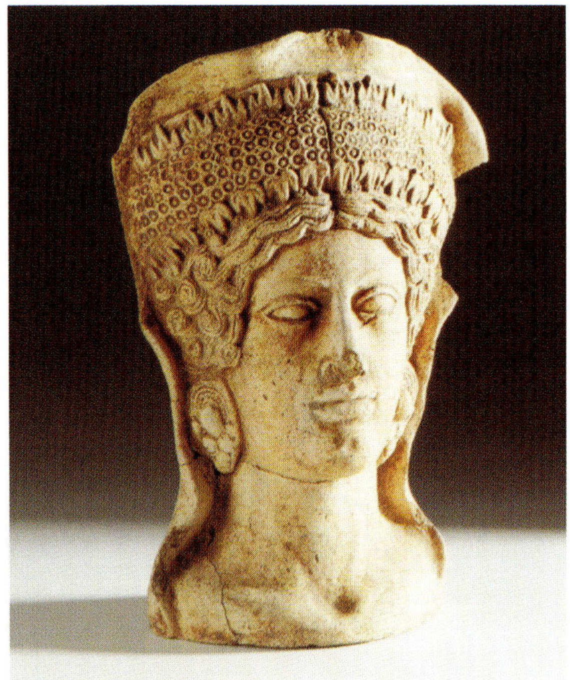

oben links Salbgefäß in Gestalt eines Frauenkopfes, etruskisch, Ende des 3. Jh. v. Chr.
oben Mitte Weibliche Weihebüste, etruskisch. Ende des 4. Jh. v. Chr.
oben rechts Das gescheitelte, gleichmäßig gewellte Haar wird von einem Diadem mit ornamentalem Dekor geschmückt. Ton, Etrurien, um 250 v. Chr.

des blonden Haars verhalf außerdem den Perückenmachern zu gewaltigen Einkommenssteigerungen. Nach dem Bad eilten Badesklaven und -sklavinnen herbei, um den verwöhnten und oft auch verweichlichten Körper zu frottieren. Dann begann das Einreiben und Massieren mit Olivenöl und anderen wohlriechenden Essenzen. Zufällig anwesenden Gästen wurde die Teilhabe an diesen Genüssen angeboten.
Die öffentlichen Bäder Roms waren Männern wie Frauen zugänglich. Gab es in einem öffentlichen Badekomplex zwei getrennte Anlagen, so war in der Regel die größere für Männer, die kleinere für Frauen bestimmt, die auch einen höheren Eintrittspreis zahlen mussten. Vermutlich waren es alleinstehende Frauen und Mädchen, die einzeln oder in Gruppen die Thermen aufsuchten. Nicht immer wurde nach Geschlechtern getrennt gebadet, was zum Beispiel Kaiser Hadrian (117-138) zu einer Kampagne gegen die gemischten Bäder, die »balnea mixta«, veranlasste. Auch wenn im antiken Rom Baderitual und Vergnügungssucht zusammentrafen, wäre das Bild von der römischen Therme als Stätte selbstzerstörerischer Massenorgien zu klischeehaft. Reiche und relativ selbstständige Römerinnen wie Livia, die Gemahlin des Augustus, oder Poppaea, die luxuriöseste Frau im Hofstaat Neros, gehörten sicherlich nicht zu den Besucherinnen der öffentlichen Thermen. Von Poppaea ist bekannt, dass sie jeden Morgen ein erquickendes Vollbad in reiner Eselsmilch nahm. Ob Nero sich auch daran beteiligte, ist nicht bekannt. Der Schriftsteller Plinius der Ältere, der im Jahre 79 bei einem Vesuvausbruch ums Leben kam, sah die Moral der Römer in erster Linie in den Privatbädern gefährdet, wenn er klagte: »Oh, sähe Fabricius dies und die Wannen, in denen Frauen mit Männern zusammen baden und die mit Silber soweit belegt sind, daß kein Fußbreit Platz bleibt … Wehe der Sittenverderbnis!«

Rosenöl und Schminktische

Für Poppaea als Nachfolgerin der ermordeten Octavia an der Seite des Wüterichs Nero war das Baden in Eselsmilch nicht nur purer Luxus, sondern auch eine Überlebensstrategie. Sie musste den ganzen Tag auf aktive Schönheitspflege bedacht sein, denn von ihrer Attraktivität hing ihr Schicksal ab. Um sich gegenüber möglichen jüngeren Konkurrentinnen in der Gunst Neros zu behaupten, war Poppaea besonders kreativ in der Erprobung von »Anti-Falten«-Mitteln. Ihre Geheimwaffe soll eine Paste aus Erdbeeren, Milch und Lupinenmehl gewesen sein, während die normale Tagesgesichtsmaske aus einer Knetmischung aus Bohnenmehl, Honig und Milch bestand. Generell ähnelte die Herstellung von Schminken für Lippen, Wangen und Augen den alten ägyptischen und griechischen Praktiken. Einen Fortschritt stellten allerdings die verfeinerten Rezepte für die Herstellung von Rosenöl dar, die Dioskurides, ein grie-

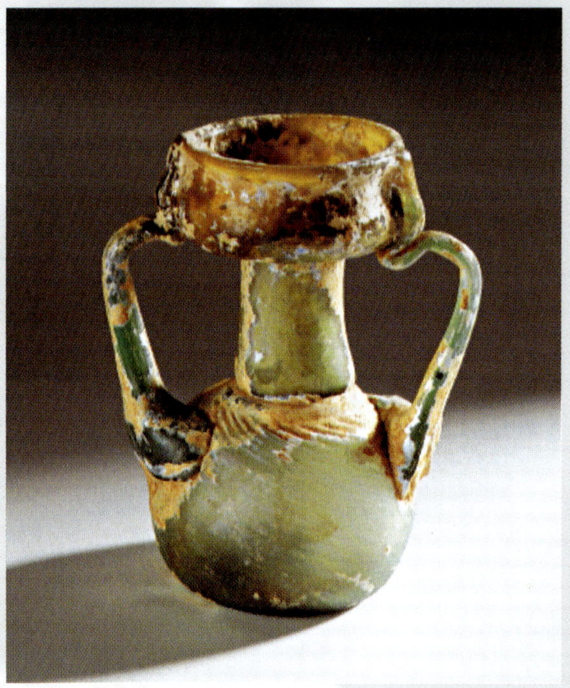

oben Die römischen Salbgefäße hatten oft keulenähnliche Formen mit ausladenden Trichtermündungen. Glas, Syrien um 100. *Im Hintergrund* Spätantiker Bronzekopf, Fundort Emesa in Syrien; Terrakottaköpfchen, kunstvolle Frisur; Marmorporträt, frührömisch; Frauenkopf, Marmor, Kleinasien.

chischer Arzt im Dienste des römischen Heeres, in seinen medizinisch-pharmakologischen Büchern festgehalten hat. Das Auffallendste an den ausgeklügelten Rezepten mit bis zu vier verschiedenen Ölpressungen ist die Verwendung von Honig als duftschützendem Mittel. Wie bei den Griechen bildeten auch bei den Römern Körperpflege, Pharmazie und Medizin eine Einheit. Die Gesichtsfarbe wurde nach hellenistischer Tradition mit Bleiweiß (»cerussa«) oder Kreide (»creta«) aufgehellt. Karminrot verwendete man für die Wangen, und die Brauen, die auch bei den Römerinnen kurz über der Nasenwurzel zusammenzustoßen hatten, wurden mit Kienruß gefärbt. Zur Verdeckung von Hautunreinheiten und Narben benutzte man eine Art Schönheitspflästerchen, sogenannte »splenia«. Eine römische Neuerung war das regelmäßige Zähneputzen mit einer Mischung aus fein zerriebenen Rückenschalen des Tintenfisches, Salbeiblättern und Minze. Für einen frischen Atem kauten Römer und Römerinnen Myrrhe, Mastix und Fenchel. Die römischen Frisuren und Perückentrachten – Bärte sind nur aus der Frühzeit überliefert – folgten wechselnden Moden und kulturell-religiösen Einflüssen. In den Jahrhunderten der römischen Kaiserzeit wurde die Haarmode vom Kaiserhof bestimmt. Die verschiedenen Frisuren der Herrscher und Herrscherinnen wurden durch die Porträtkunst und die Verbreitung von Münzbildern im ganzen Reich bekannt. Allein von der Kaiserin Faustina (130-176) gibt es neun Porträts mit unterschiedlichen Frisuren. Einen Eindruck von der Vollkommenheit römischer Schönheitspflege vermittelt ein Schminktischaufsatz aus dem 1. Jahrhundert, der vermutlich aus der Umgebung von Pompeji stammt. Als Materialien wurden Travertin, Marmor und Stuck für den oberen Teil verwendet; eine Aphrodite- und eine Adonis-Statuette aus Marmor sowie ein bronzener Eros bilden den Zierrat. Das runde Bronzebecken in der Mitte ist in sich gegliedert und nahm drei verschiedene Schminkfarben auf. Der den Aufsatz krönende Standspiegel – offensichtlich ein Familienerbstück – ist fünfhundert Jahre älter und stammt aus einer griechischen Werkstatt. Eine bahnbrechende römische Erfindung muss noch erwähnt werden, auch wenn sie in den folgenden zweitausend Jahren manche modische Wandlung erfahren hat: der Büstenhalter (»mammilare«). Wie wichtig diese Erfindung nicht nur für die Römerinnen war, beschreibt Ovid: Wenn noch die Anmut der Jugend zart die Hüfte dir rundet, / Schwellend und sehnsuchtsvoll erblüht die Blume des Busens, / Lasse bewundern die fliehenden, quellenden Linien.

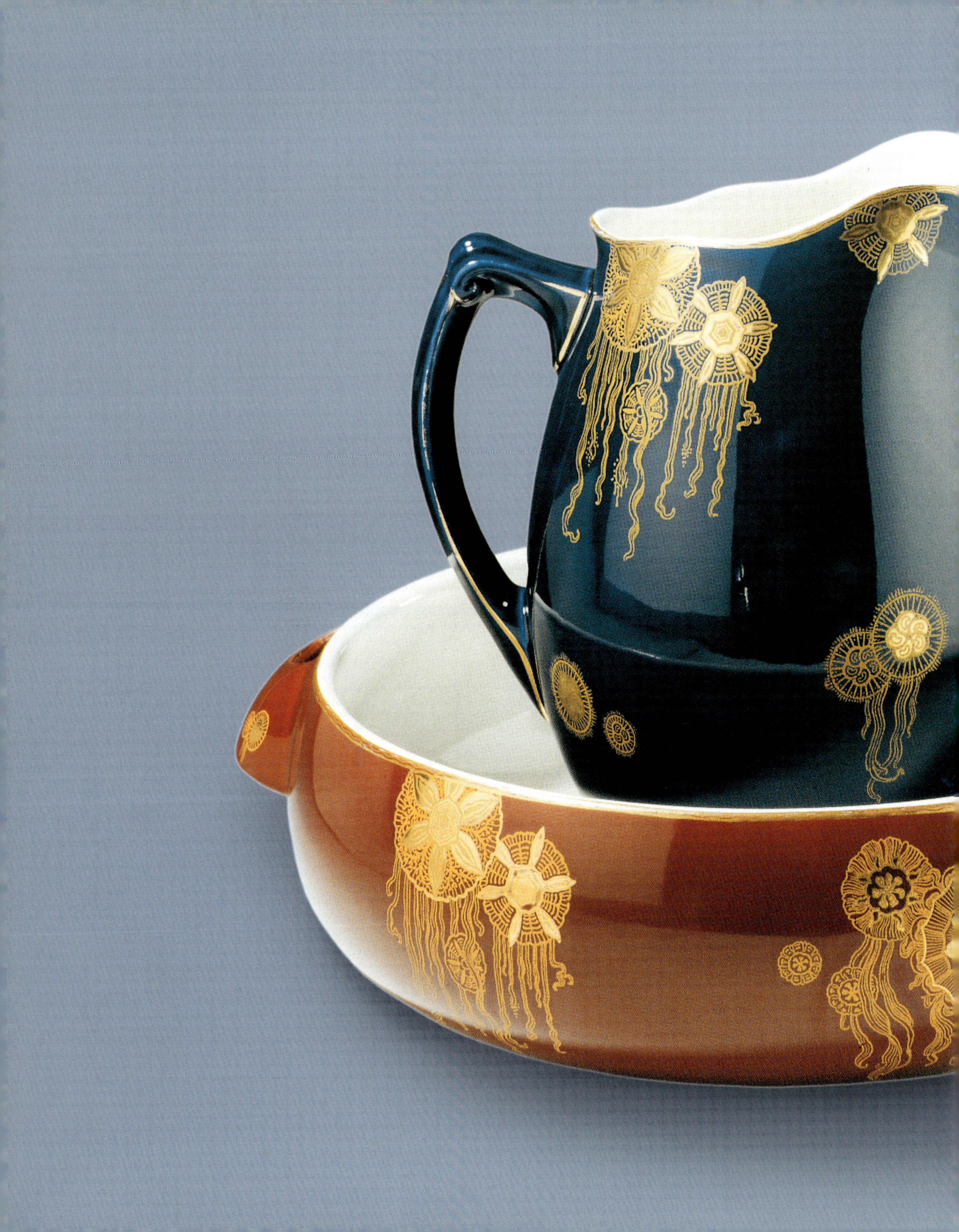

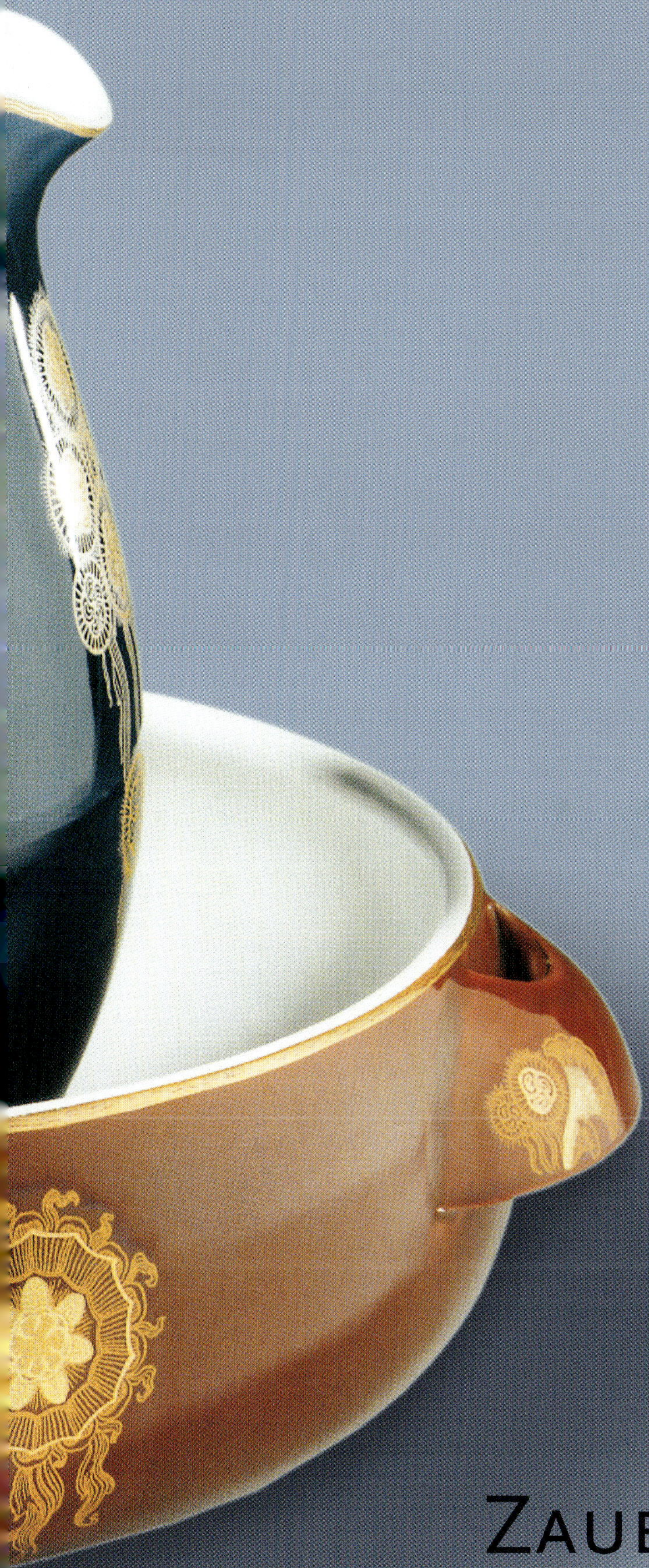

Zauber der Renaissance

Hexen, Magie und Bleiweiss

Goethe, *Faust I*: Auf halbdunkler Bühne eine seltsame Hütte, geheimnisvolle Hexenutensilien, ein dampfender Kessel, springende Meerkatzen und mittendrin Faust und Mephisto beim Mischen des Verjüngungstrankes. So führt uns das »Hexen-Einmaleins« zurück ins Mittelalter, die geheimnisumwitterten, oft recht gewalttätigen Jahrhunderte, an deren Ende ein neuer Aufschwung der Künste und Wissenschaften stand. Eine Sicht der Dinge, in der der Aberglaube eine erhebliche Rolle spielte, prägte das Weltbild bis in die Renaissance und darüber hinaus. Alchemisten

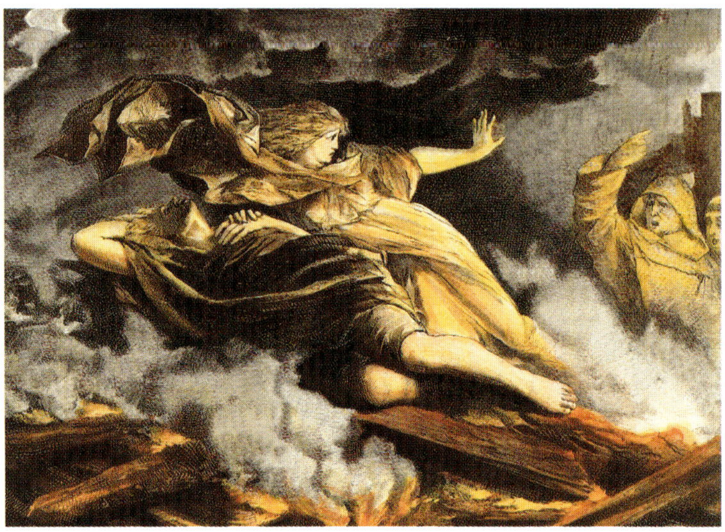

vorhergehende Seiten Waschschüsseln des 20. Jhs. fassten mehr als die doppelte Wassermenge der Lavoirs aus dem 18. und 19. Jh. Steinzeug Villeroy & Boch, Dresden um 1925.
linke Seite Feuertod einer Ketzerin, Holzstich von Ferdinand Keller, 1877.
rechte Seite Fazios Geliebte Aurelia. So sah Dante Gabriel Rossetti eine Schöne der Renaissancezeit. Öl auf Holz, 1863.

wie Faust suchten nach dem Lebenselixier, jenem Saft, nach dessen Genuss ein Alter wieder jung und frisch werden oder gar ein ewiges Leben erhalten sollte. Auch Frauen suchten sich, durch Schminke, zu verjüngen, gerieten dadurch jedoch immer wieder in Konflikt mit der Kirche. Sich schminkende und das Haar färbende Frauen verstießen angeblich gegen das von Gott gegebene weibliche Erscheinungsbild. Die Polemik gegen auffällig gekleidete und geschminkte Frauen gehörte zum Standardrepertoire fanatischer Hexenjäger. Das päpstlich verordnete Kesseltreiben richtete sich mit Vorliebe gegen schöne rothaarige Frauen. Dass es sich bei den Hexenjägern um Sexualtriebtäter handelte, kann man in der einschlägigen zeitgenössischen Literatur nachlesen, in der im wollüstigen Detail barbarische Hexenbäder und Exorzismen beschrieben werden. Man schätzt, dass im Zeitraum vom 15. bis zum 17. Jahrhundert insgesamt über 500 000 Frauen als »Hexen« verbrannt wurden. Das alles geschah nicht nur im »finsteren« Mittelalter, sondern auch noch in der Zeit der Renaissance und des Humanismus, einer Epoche der geistigen Wiedergeburt der Antike, wissenschaftlicher Entdeckungen und kühner Experimente.

Die ältesten Arzneibücher in deutscher Sprache stammen aus dem 12. und 13. Jahrhundert. Im 15. Jahrhundert kommt für das mittelhochdeutsche »verwen« (färben) das Wort »smicke«, später »sminke« auf. In vielen Rezeptuarien finden sich Schönheitsmittel, ja es gab ganze Sammlungen ausschließlich kosmetischer Rezepte. Zu Anfang wurde zwischen kosmetischen und medizinischen Anwendungsgebieten noch nicht unterschieden, fließend waren die Grenzen zwischen Arznei- und Schönheitsmitteln.

Erst im Spätmittelalter kommt es durch den französischen Chirurgen Henri de Mondeville zur Abgrenzung zwischen Medizin auf der einen sowie Pharmazie und Körperpflege auf der anderen Seite. De Mondeville befand, dass pathologische Veränderungen der Haut einer medizinischen Therapie bedürften, Kosmetik aber nicht der Krankheitsbehandlung, sondern der Täuschung und Vertuschung diene. Der religiös-moralische Einfluss in der Wissenschaft zeigt sich noch deutlich.

Die Epoche des Umbruchs vom Mittelalter zur Neuzeit war voller Widersprüche, doch letztlich ließ sich die kritische Auseinandersetzung mit der Autorität der Kirche nicht unterdrücken, und es entstand ein neues Verhältnis zwischen Mensch und Natur. Aller Kritik der Kirche zum Trotz nahm auch ein neues Ideal der Weiblichkeit Gestalt an. Einer der bedeutendsten Mediävisten Italiens, Vito Fumagalli, beschreibt das Schönheitsideal dieser Zeit, wie es auch auf Gemälden wiedergegeben wird: schmaler Hals und zierliche Formen, schmale, rote Lippen sowie

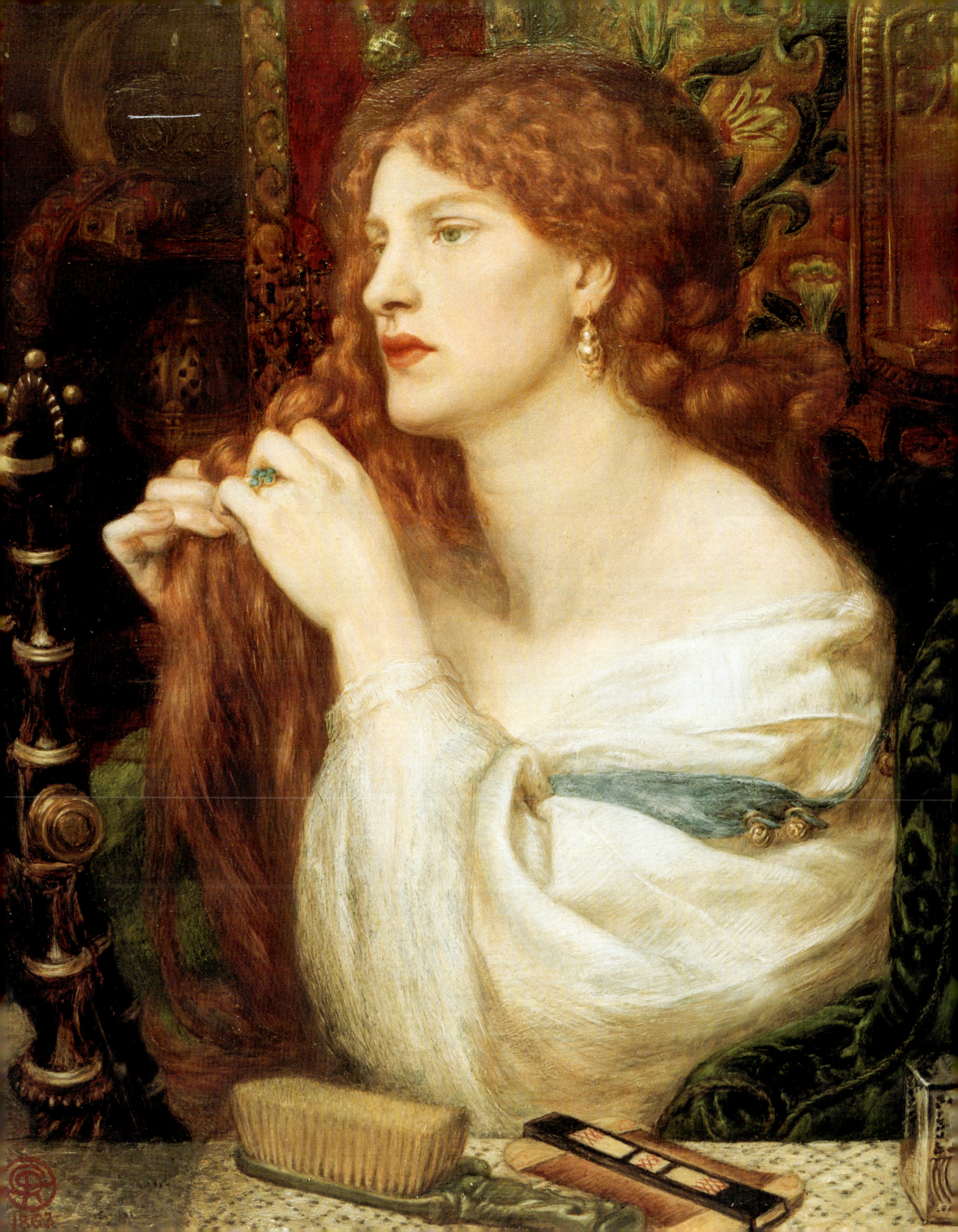

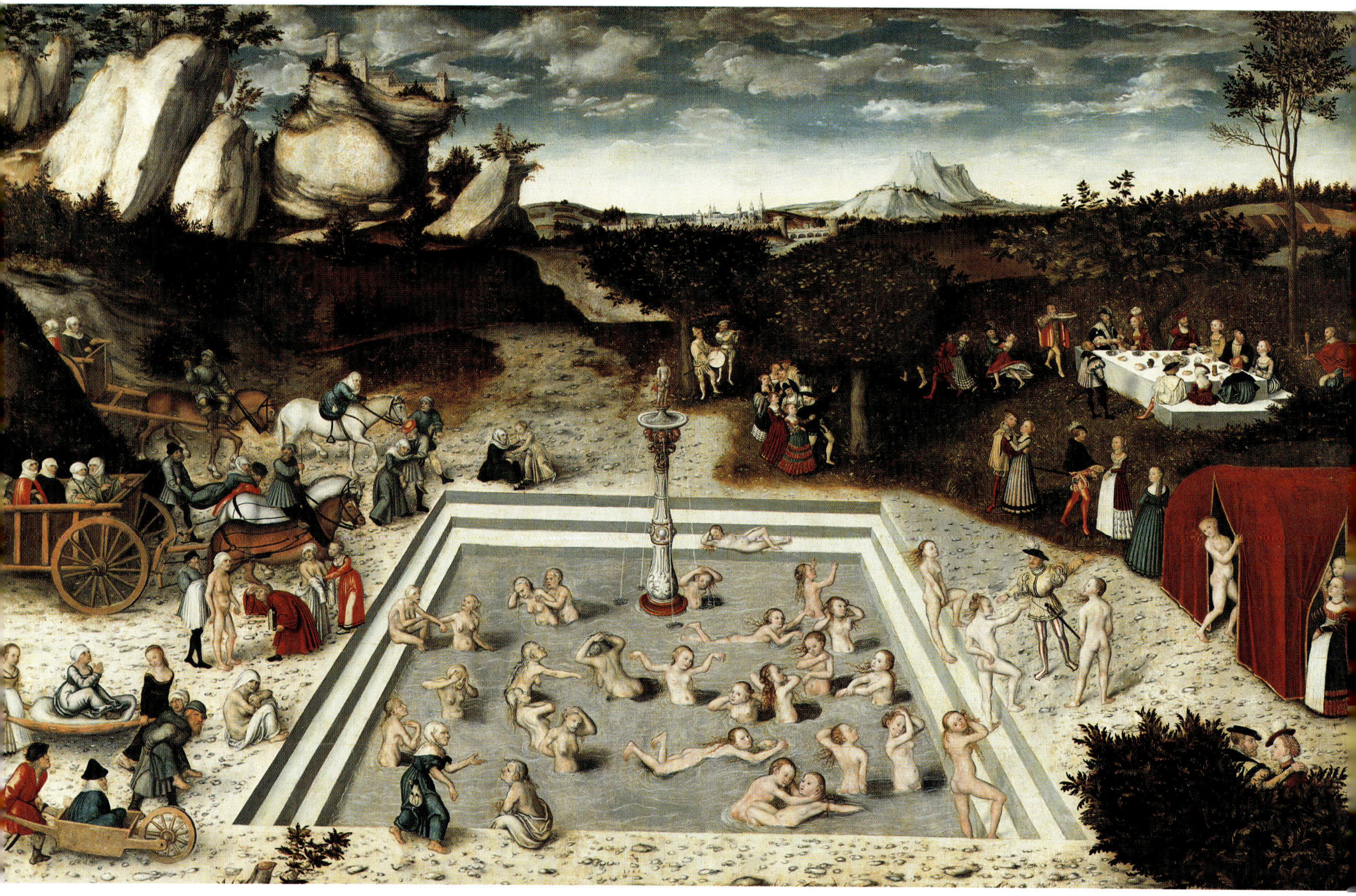

oben Den Jungbrunnen zu entdecken, blieb in allen Epochen ein unerfüllter Traum. *Der Jungbrunnen*, Lucas Cranach, 1546.

helle, strahlende Haut, ein weißer Teint mit einem Hauch ins Rosafarbene. Weiße Haut unterschied die Frauen des Adels und reichen Bürgertums von denen der einfachen Schichten, die bei der Arbeit der Sonne und dem Wind ausgesetzt waren.

Der Preis für eine durch dekorative Kosmetik erzielte weiße, zarte Gesichtshaut und die roten Wangen war allerdings oft der vorzeitige Verfall. Der Zauberstoff für vornehme Blässe, in Pasten eingearbeitet, war nichts anderes als giftiges Bleiweiß, das oftmals Schicht über Schicht aufgetragen wurde – auf Gesicht, Nacken und Brüste. Das bevorzugte Gemisch aus Essig, Eiweiß und Bleiweiß erzielte eine maskenhafte Starre, die die Schönen vom Sprechen und Lächeln abhielt. Aus Italien wurde die teuerste Sorte dieser Schminken mit dem höchsten Bleianteil bezogen, die die Haut am schlimmsten zerfraß und sogar Zahnausfall verursachte. Das »britische Bleiweiß« wurde mit Schlämmkreide gestreckt und konservierte so etwas länger die künstliche Schönheit, bis auch hier der mörderische Zersetzungsprozess einsetzte. Das Blei zerfraß die Haut und gelangte in die Blutbahn. Ein prominentes Kosmetikopfer war zum Beispiel Elisabeth I. von England (1533-1603), die »Elfenbein-Weltregentin« und Zeitgenossin von Shakespeare. Sie war fanatische Bleiweißanhängerin und musste die Paste immer dicker auftragen, um die Knötchenbildungen und Risse in der Haut zu überdecken. Als der Zerfall ihrer Schönheit offenkundig wurde, ordnete sie an, sämtliche Spiegel aus dem Palast zu entfernen, um sich den grässlichen Anblick zu ersparen. Es gab aber auch Damen, die durch Verspeisen von Kies, Asche, Kohlenstaub und Kerzen Übelkeit und Erbrechen erzeugten, um so die optimale Blässe zu erreichen. Lidschatten in den Farben Grün, Blau, Grau und Braun waren schon das gesamte Mittelalter hindurch verwendet worden. Manche Frauen umrandeten noch zusätzlich das obere Augenlid mit einer schwarzen Flüssigkeit, die sie mit Hilfe eines dünnen hölzernen Stiftes auftrugen.

Badestuben und Barbiere

Für die Haar- und Bartpflege sorgten im Mittelalter die Badehäuser. Dies waren feste öffentliche Institutionen des städtischen und dörflichen Lebens. Ihr Wahrzeichen war das runde metallene Becken vor der Tür. War das Badewasser heiß, dann wurde das Messingbecken lautstark geschlagen, um in das Badehaus einzuladen. Wie zahlreiche Darstellungen der Badestube beweisen, badete man am liebsten in Gesellschaft. Allein die Wohltat des heißen Wassers zu genießen, wäre als Verschwendung angesehen worden, weil das Heizen der Badeöfen kostspielig war. Der mittelalterliche Mensch war lebensfroh; seine Lebenserwartung war gering, und so wurde jeder Anlass zu Scherz und Kurzweil dankbar aufgenommen. Im Bad wurde gegessen und getrunken: Bademägde, Schankmädchen und Haarschneiderinnen bedienten die Gäste. Bei Musik, Tanz und Unterhaltung badeten Männlein und Weiblein zusammen in einem Waschzuber. Auf einem darüber gelegten Brett zwischen ihnen war Platz für Speis und Trank. Sehr freizügig ging es also zu in den mittelalterlichen Badestuben. Bader und Barbiere waren keine angesehene Berufsgruppe. Man sagte ihnen nicht nur große Geschwätzigkeit nach, sondern man bezeichnete sie auch als Handwerksärzte und Hurenwirte. Die Exzesse des Badelebens wurden von der Kanzel herab angegriffen und von der Obrigkeit untersagt. Alle Überlieferungen über diese heitere Seite des mittelalterlichen Lebens werden von Moralpredigten begleitet. »Ich bin ein guter Bader/ Ich scher und laß auch Ader/ und lasse vieles Blut/ dem kranken Leib zu gut« steht als Umschrift auf einem mit bunten Emailfarben bemalten gläsernen Henkelkrug. Neben die Figur des Baders, der stolz seine Vielseitigkeit anpreist, sind auch seine Handwerksgeräte gemalt: Messer, Kamm und Schere und, deutlich zu erkennen, die Schröpfköpfe zum Aderlass. Seit der Antike war das Aderlassen in der Volksmedizin bekannt. Um das Blut zu verbessern, wurde eine Vene geöffnet, wurden Schröpfköpfe oder Blutegel angesetzt, wobei die Haut zur Blutentnahme vorher eingeritzt worden war. Dazu benutzte man die metallenen, teilweise mit einer Sprungfeder versehenen Schnäpper. Diese Geräte, zu denen auch die Blutegelzange zählte, wurden als zusammengehörendes Instrumentarium in besonderen Behältern verwahrt. Ein solcher Aderlasskasten aus Holz

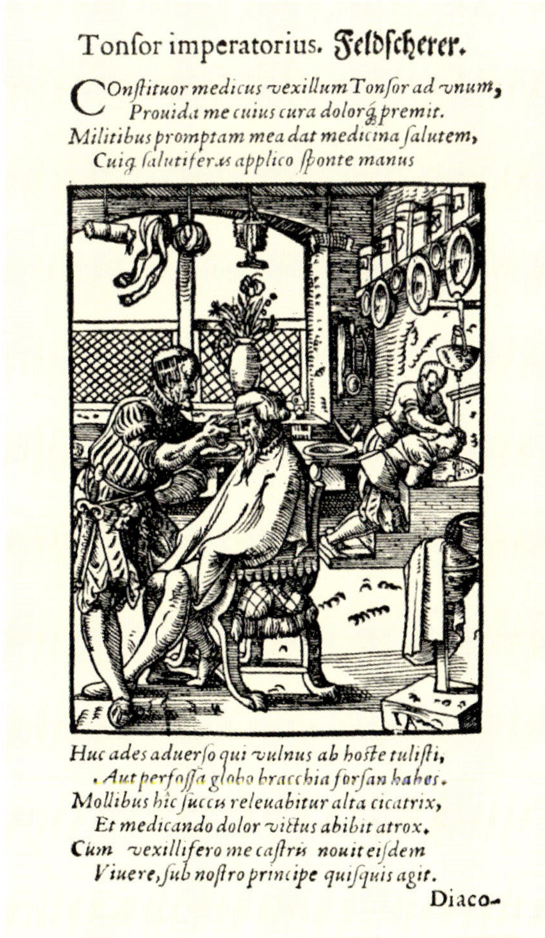

Tonſor imperatorius. Feldſcherer.

COnſtituor medicus vexillum Tonſor ad vnum,
Prouida me cuius cura dolorq́ premit.
Militibus promptam mea dat medicina ſalutem,
Cuiq́ ſalutiferas applico ſponte manus

Huc ades aduerſo qui vulnus ab hoste tuliſti,
Aut perfoſſa globo bracchia forſan habes.
Mollibus hîc ſuccis releuabitur alta cicatrix,
Et medicando dolor victus abibit atrox.
Cum vexillifero me caſtris nouit eiſdem
Viuere, ſub noſtro principe quiſquis agit.

Diaco-

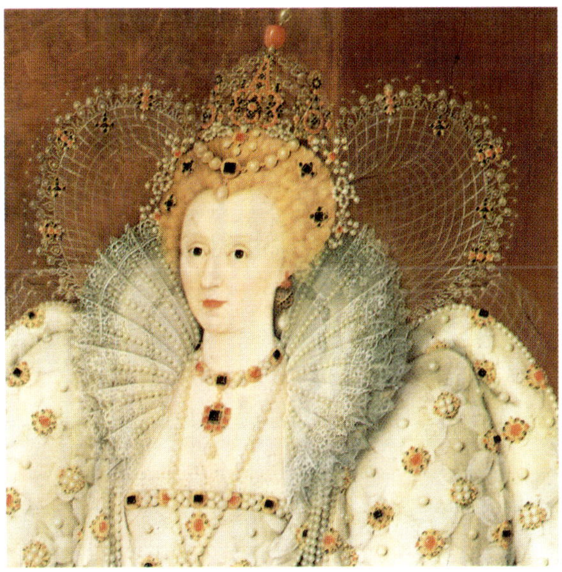

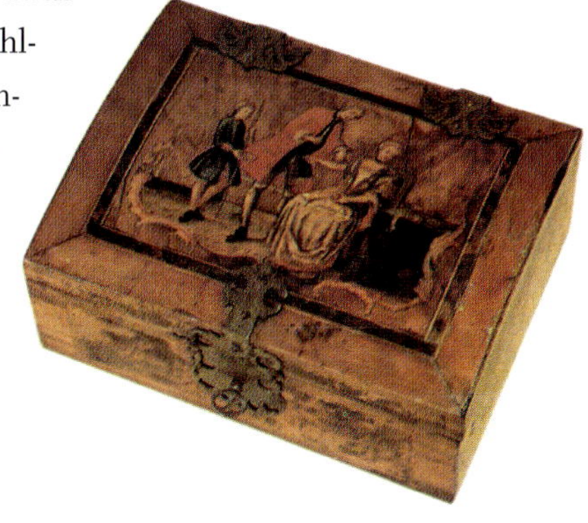

oben Feldscherer verfügten über medizinische und kosmetische Kenntnisse. Holzschnitt.
Mitte Elisabeth I. von England, unbekannter Meister, letztes Viertel 16. Jh.
unten Aderlasskasten. Holz, Deutschland, 17./18. Jh.

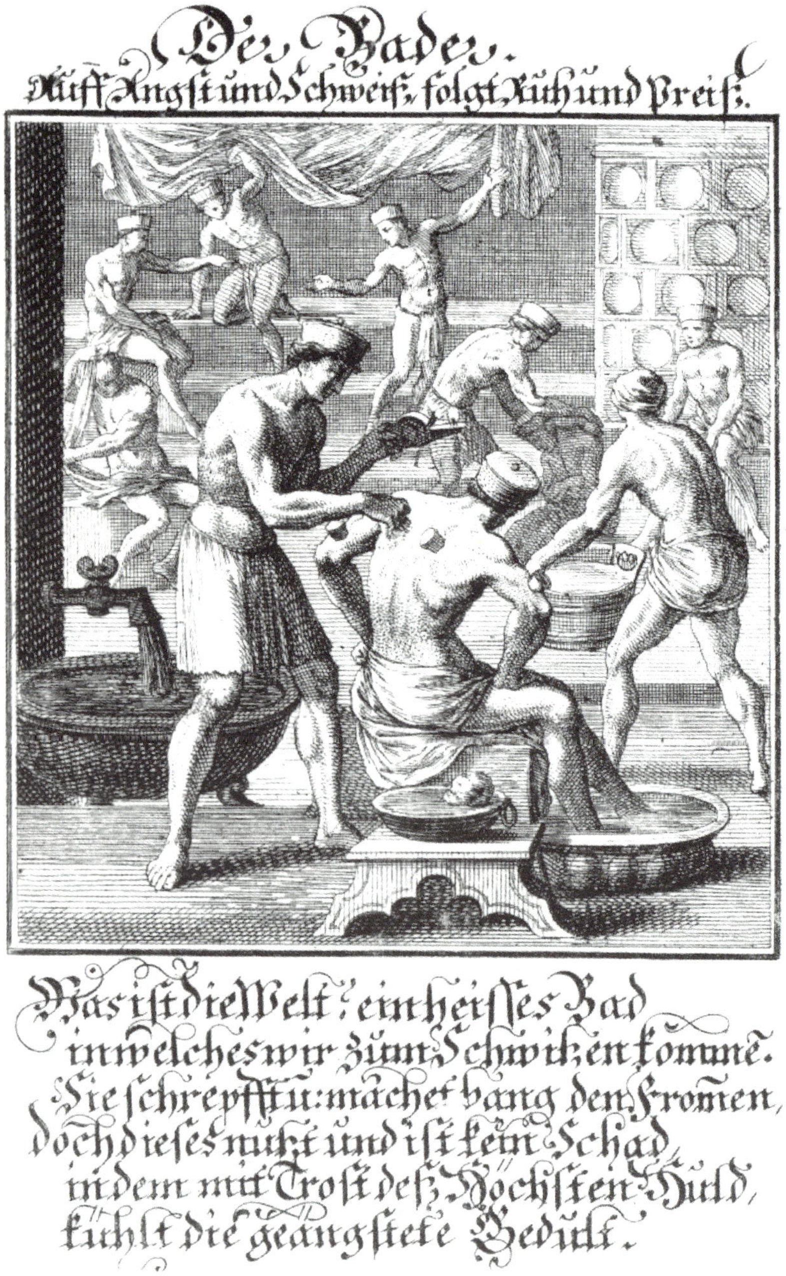
Der Bader.
Auff Angst und Schweiß, folgt Ruh und Preiß.
Was ist die Welt? ein heisses Bad
in welches wir zum Schwitzen kommen.
Sie schrepfft u: machet bang den Fromen,
doch dieses nutzt und ist kein Schad,
in dem mit Trost deß Höchsten Huld,
kühlt die geängstete Gedult.

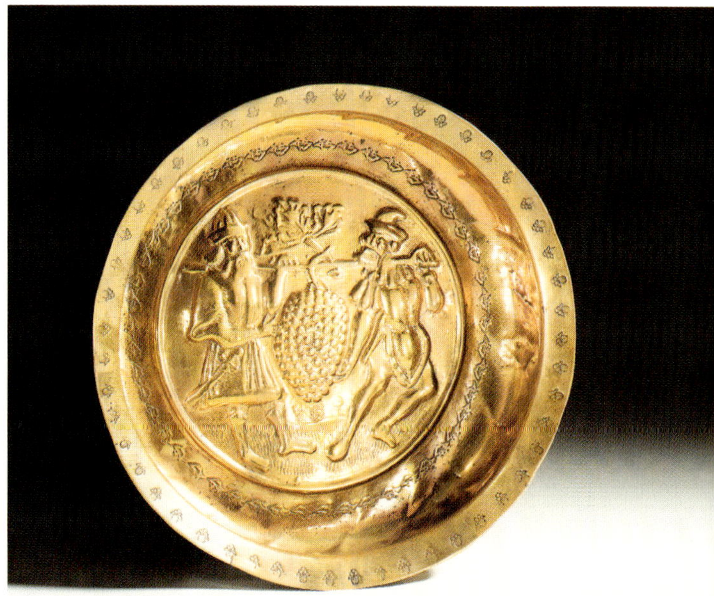

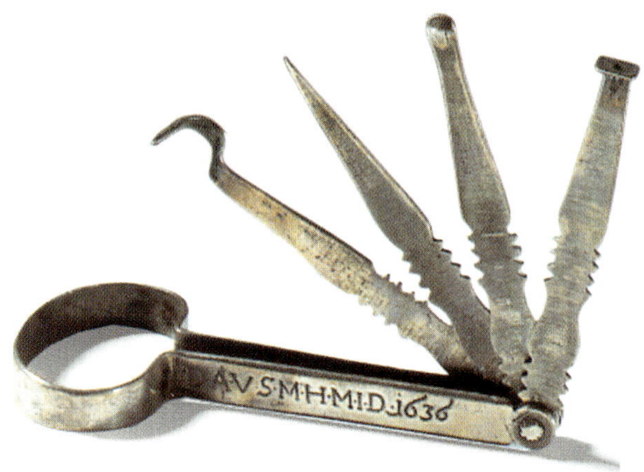
A V S M H M I D 1636

oben links Badermeister und Geselle setzen einem Kunden Schröpfköpfe an. Kupferstich, Deutschland, 1694.
oben rechts Im Spiegel dieses Aderlassbeckens sind Josua und Kaleb mit einer großen Traube dargestellt. Messing, Deutschland, um 1500.

mit sehr schönen Metallbeschlägen trägt auf dem Deckel eine gemalte Aderlassszene mit dem Barbier, einem eine Schüssel haltenden Gehilfen und der eleganten Patientin. Das Aderlassen galt zwar als Allerweltsmittel, war aber vielen Geboten unterworfen. Ein Holzschnitt vom Ende des 16. Jahrhunderts zeigt anhand eines Aderlassmännleins die menschliche Gestalt und gibt dazu nicht nur die für das Aderlassen geeigneten Körperstellen an, sondern auch die jeweils günstigste Zeit im Jahr und die Beschwerden, die man zu bessern wünschte. Für das Auffangen des abgenommenen Blutes dienten dekorativ verzierte Messingschüsseln, die von Generation zu Generation weitervererbt wurden. Später benutzte man ähnliche

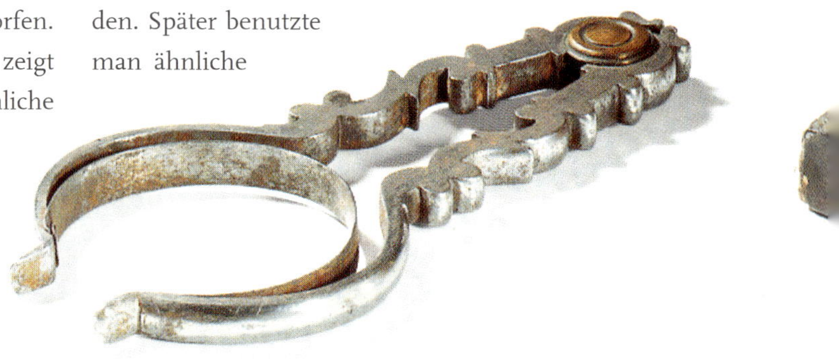

Schüsseln in vornehmen Bürgerhäusern als Handwaschbecken. Bader waren wichtige Helfer bei der Gesundheitspflege, bei Hautverletzungen, Knochenbrüchen, Augen- und Zahnkrankheiten. Sie hatten auch das Privileg, den Bart zu scheren, bis sich ein eigener Stand der Barbiere abzweigte.

Für die tägliche Arbeit des Bartscherens oder Rasierens brauchte der Barbier das Rasierbecken. Meist ist es nicht viel größer als ein Suppenteller. In der breiten Fahne ist bogenförmig ein Segment ausgeschnitten, mit dem das Becken dem Rasierkunden dicht an den Hals gesetzt werden kann. Dadurch sollte das Abrinnen des Seifenschaums auf die Kleidung verhindert werden. Rasierbecken sind aus fast allen europäischen Ländern in großer Zahl erhalten. Sie sind aus den verschiedensten Werkstoffen hergestellt worden. Der Barbier auf dem Lande verwendete einfache Holzbecken, andere sind aus Zinn oder Messing getrieben, vornehme Leute besaßen Exemplare aus Silber, mit Wappen und Monogramm verziert. Die Becken wurden auch mit leuchtenden Farben als Bildträger gestaltet. Die Themen für die Maler waren schier unerschöpflich; sie umfassen Landschaften, Tiere und Vögel, volkstümliche Szenen oder das

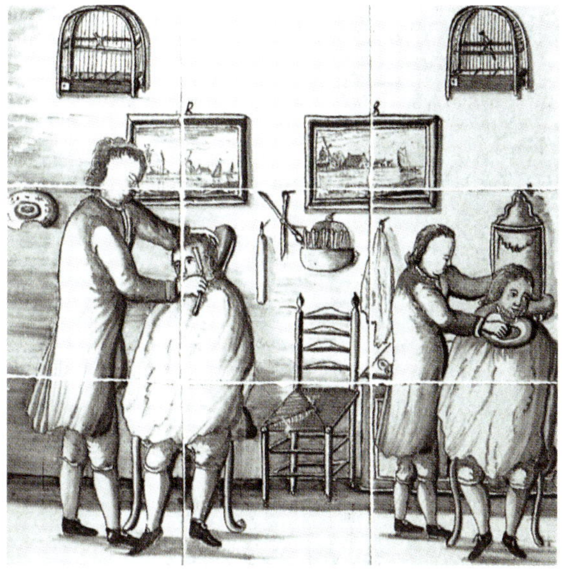

Handwerkszeug des Barbiers: Schere, Kamm, Messer und Puderquaste. Der Niedergang der Badestuben und des öffentlichen Badens vollzog sich in einem langen Prozess. Die großen Seuchen, namentlich die Pest, die in den engen mittelalterlichen Städten gewütet hatte, führten immer wieder dazu, dass die Menschen die körperliche Nähe zu anderen als den nächsten Angehörigen mieden. Das Ende der

oben Barbierstube, Fliesentableau. Holland, 2. Hälfte 18. Jh.
unten Blutegelzange, Schnäpper und Necessaire gehörten zu den Arbeitswerkzeugen der Bader. Messing, Silber, Stahl; Deutschland, 17./18. Jh.
rechts unten Badeknecht mit einem Schröpfmesser und Bademagd. Kupferstich, Nürnberg, 1669.

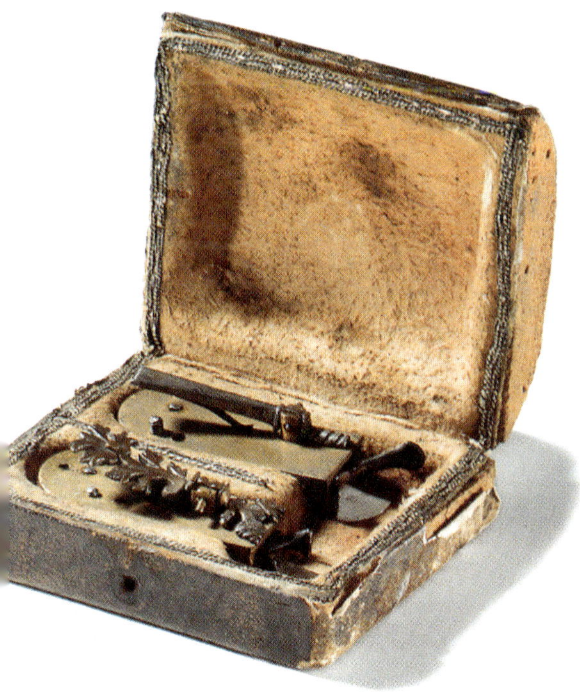

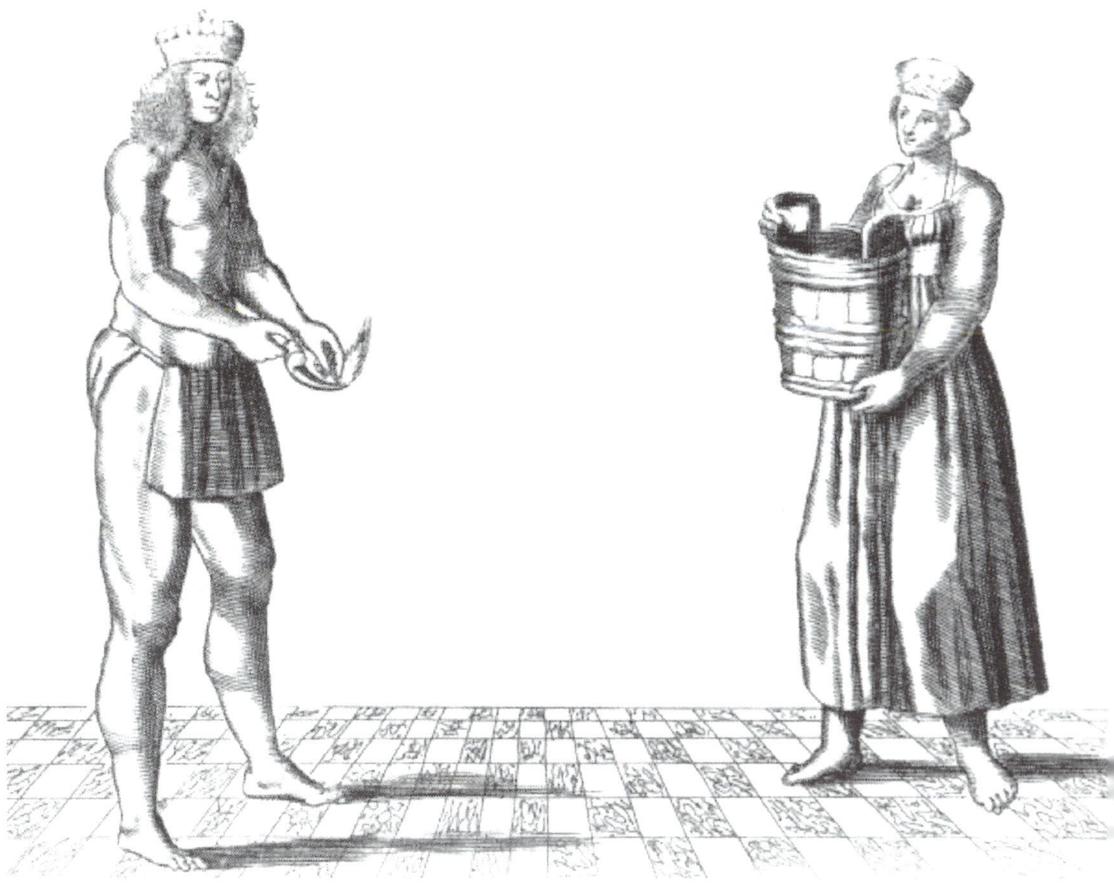

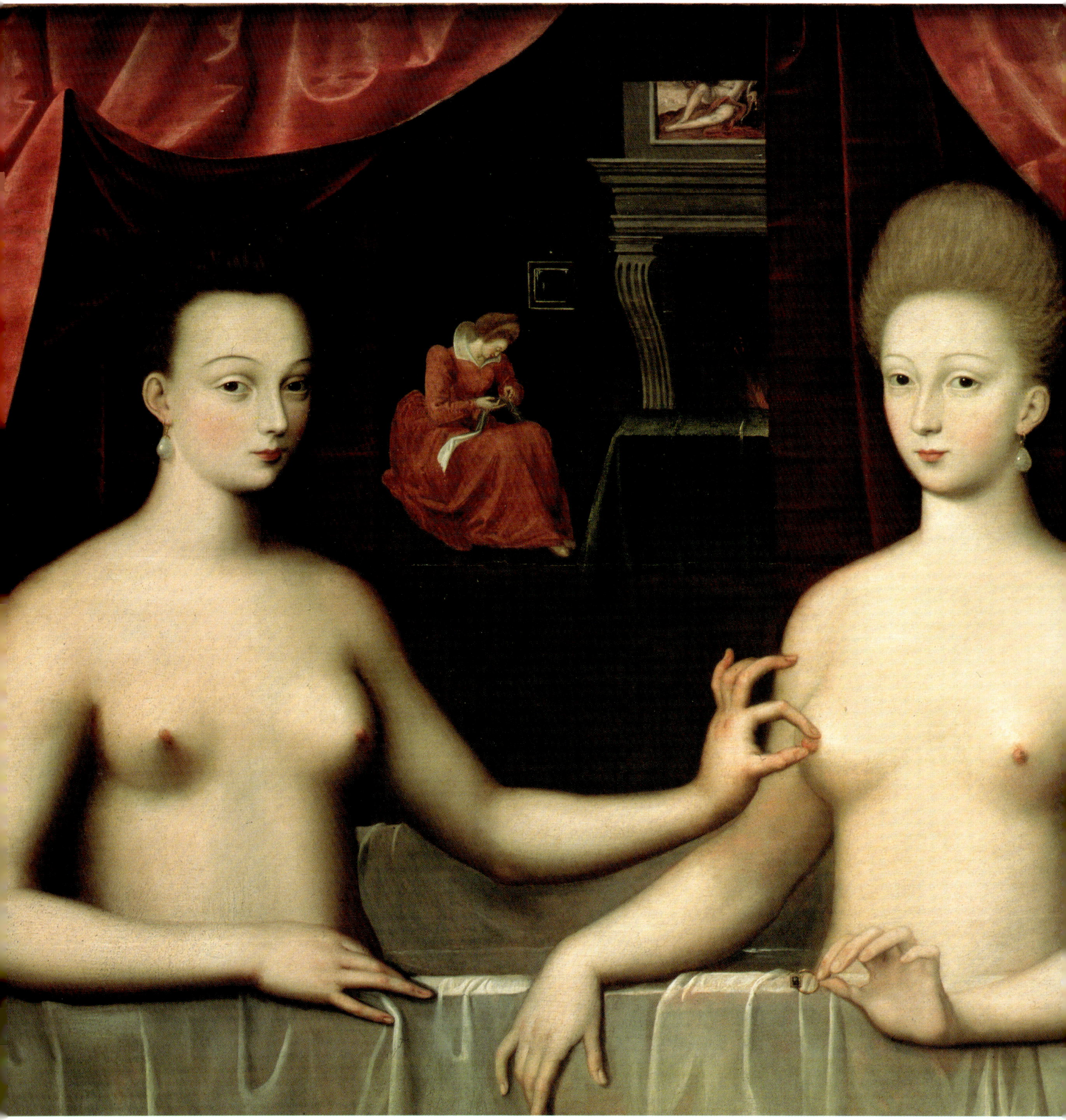

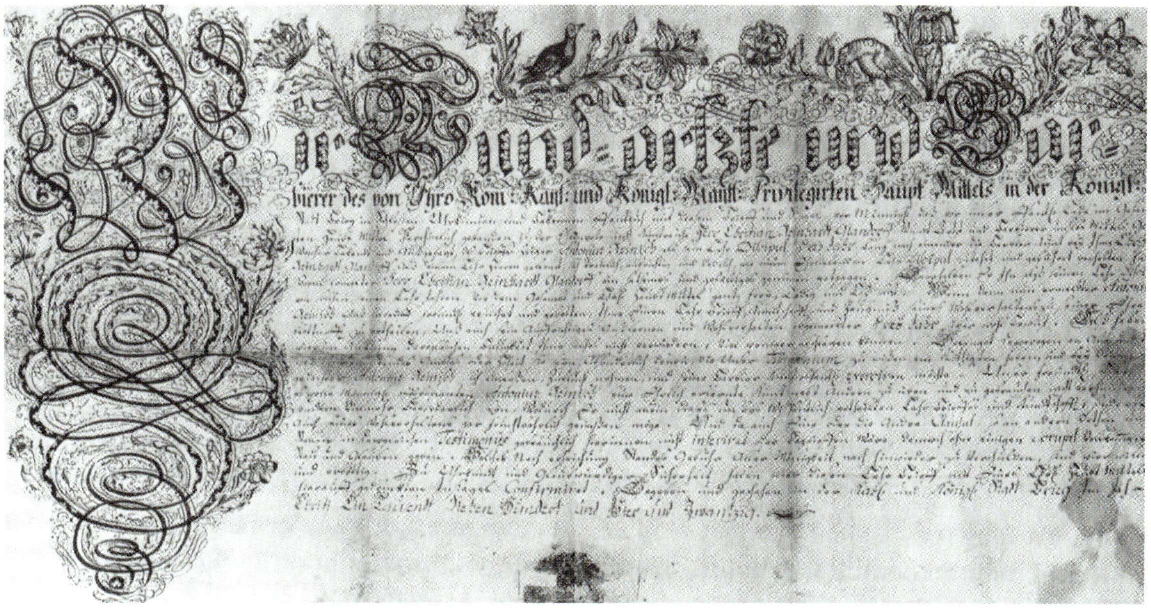

linke Seite Gabrielle d'Estrees, die Geliebte Heinrichs IV. von Frankreich, und ihre Schwester im Bad. Unbekannter Meister, Ende 16. Jh.

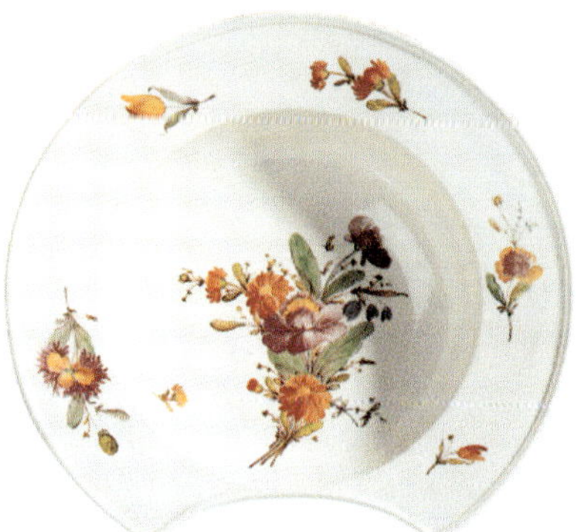

mittelalterlichen Badekultur kam mit der gefürchteten Geschlechtskrankheit Syphilis, die im 16. Jahrhundert aus den amerikanischen Kolonien eingeschleppt wurde und sich von Süden und Westen her in Europa ausbreitete. Das ausschweifende Treiben in den Badehäusern und die mancherorts durch die Bader vermittelten käuflichen Liebesdienste hatten ein vorläufiges Ende. Erst gegen Ende des 18. Jahrhunderts kam das lustvolle Baden wieder in Mode.

Filo d'oro und das Lächeln der Mona Lisa

Im 15. Jahrhundert wandelte sich die Stellung der Frau. War sie vorher meist wenig hervorgetreten, beginnt sie nun, zumindest in den oberen Ständen, sich freier und ungezwungener in der Gesellschaft zu bewegen; sie wächst in einer weltoffeneren Umgebung auf und genießt eine sorgfältige Erziehung. Wichtigstes Schönheitsattribut ist für diese Zeit die im Profil gerundete, durch Auszupfen der Stirnhaare erzielte hohe Stirn. Der Haaransatz wird künstlich nach oben verlegt. Nicht ohne Grund werden die Frauen in der Malerei der Frührenaissance fast ausschließlich im Profil dargestellt, da auf diese Weise die Stirn besser zur Geltung kommt. Sie ist ein Hinweis dafür, dass frau nicht nur über Schönheit, sondern eben auch über Klugheit verfügt. Ausgedünnte Augenbrauen, mit einem Farbstift nachgezogen, vergrößern noch die so bewunderte hohe Stirn.

Seit dem späteren 15. Jahrhundert galt eine üppige blonde oder schwarze Haarpracht als besonders schön. Gegen rote Haare hegte man, wie auch schon in der Antike, eine Abneigung, die sich, wie wir am Beispiel der »Hexen«verfolgungen gesehen haben, bis zum fanatischen Exzess steigern konnte. Die schönste Haarfarbe für die elegante Dame der Re-

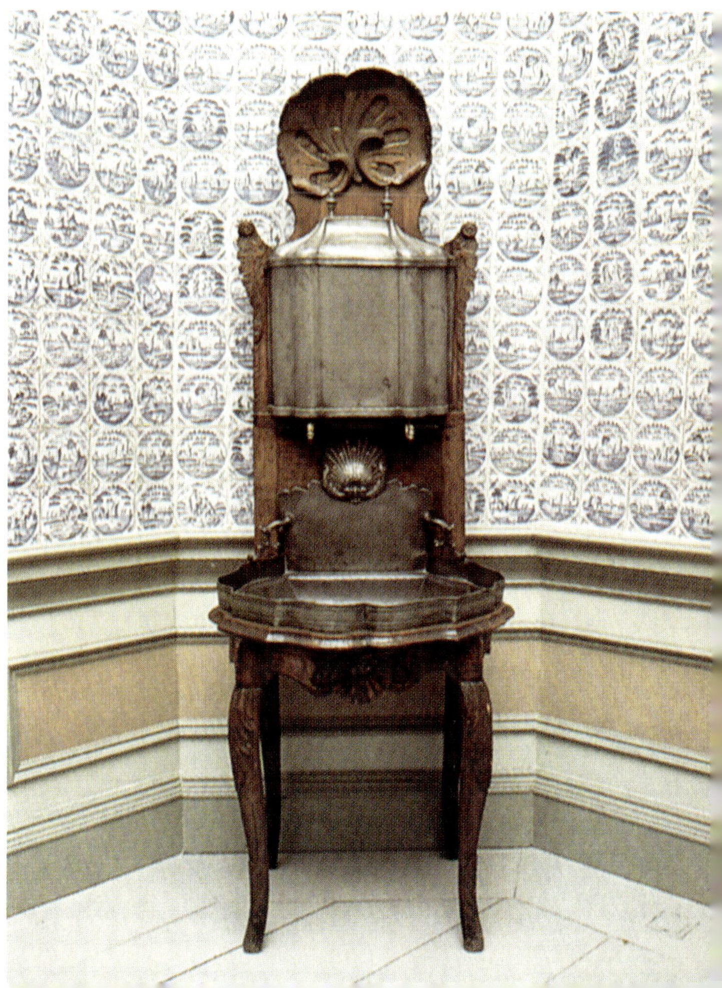

rechte Seite oben Meisterbrief für Bader und Barbiere. Pergament, Schlesien, 1724.
Mitte Rasierschale mit Blumenmotiv. Bemaltes Porzellan, Nymphenburg, um 1770.
unten Wandbrunnen mit zinnernem Waschbecken auf geschnitztem Holzgestell. Zinn, Nussbaumholz, Belgien oder Holland, um 1770/80.

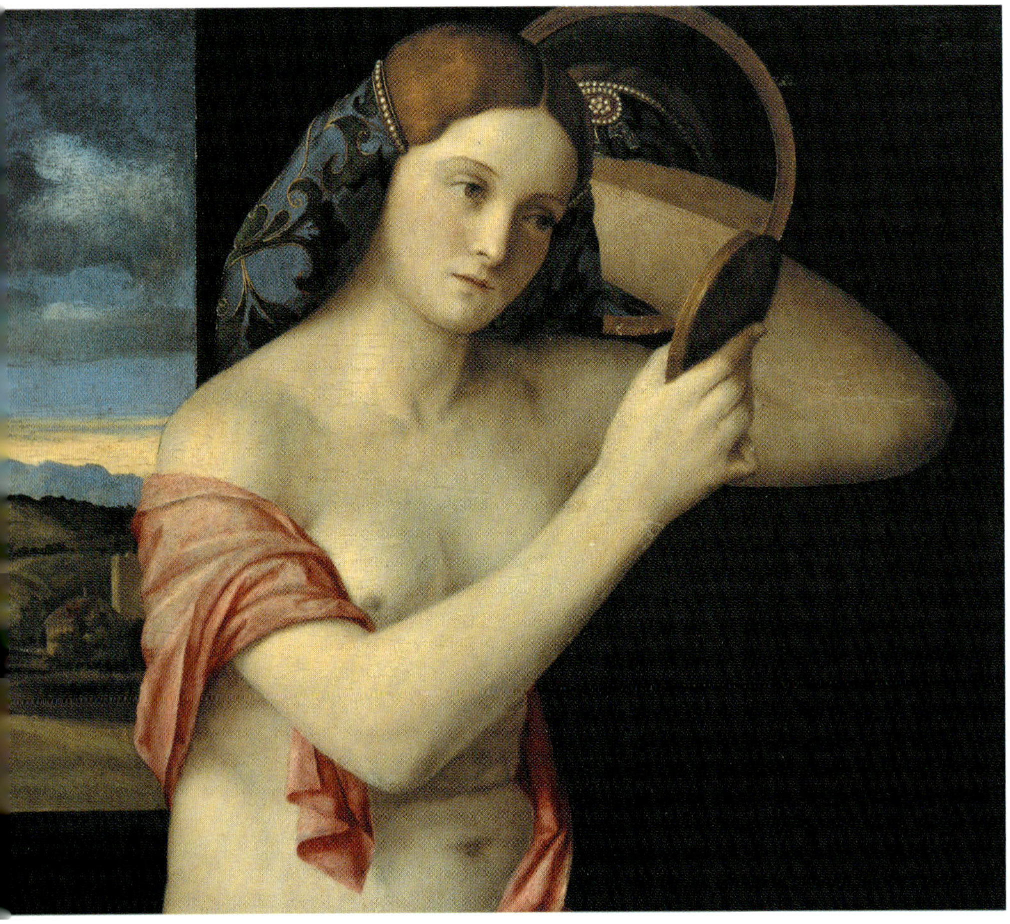

oben *Junge Frau bei der Toilette.* Giovanni Bellini, um 1515, Ausschnitt, Öl auf Holz.
rechts Diese Puderdose eines Herrn ließ sich in der Mitte aufklappen und beinhaltete einen konkaven Quecksilberspiegel. Messing, Deutschland, um 1700.

naissance war blond, am besten gold- oder gelbblond. In der Darstellung dieser Farben erzielten die italienischen Meister eine Fertigkeit, die uns noch heute Kopfzerbrechen bereitet. Die faszinierenden Nuancen des »Filo d'oro«, jener berühmten Farbtönung, mit denen italienische Maler, vor allem Tizian, die Haarfarbe der Schönen widergaben, sind von der Kunst nie wieder erreicht worden.

Leicht hatten es die Schönen jener Zeit freilich nicht, denn beim Trocknen der Haare standen ihnen weder Fön noch Trockenhaube zur Verfügung. So mussten sie oft stundenlang nach dem Einfärben in der Sonne sitzen, die Haare zum Trocknen ausgebreitet. Damit nun aber ja nicht der bevorzugte blasse Teint unter den Sonnenstrahlen litt, stülpten sie sich eine breite Krempe über das Haupt. Aus diesen gleichsam abgeschnittenen Hüten guckten nun oben die Haare heraus, trocknend und nachbleichend, während die Holden geduldig des Endes der Prozedur harrten, die zu den gewünschten blonden Haaren verhelfen sollte. Dem Kult des Haarfärbens frönten auch die Männer: Entweder färbten sie sich die Haare schwarz oder aber sie bleichten ihr Haar. Für feierliche Gelegenheiten ließen sich hochgestellte Persönlichkeiten Goldfäden in ihre Bärte flechten, und wenn ihnen das Haar ausging, wurde Seidenpapier eingeflochten, damit es üppiger aussah. Der Zeitgenosse Sebastian Brant verspottete in seinem satirischen Gedicht *Das Narrenschiff* die aufwendige männliche Haarpflege:

Jetzt lernen Männer Weiberart
und schmieren sich mit Affenschmalz ...
Mit Schwefel und Harz pufft man das Haar
und schlägt darein dann Eierklar ...
Der hängt den Kopf zum Fenster 'raus,
der bleicht das Haar mit Sonn' und Feuer ...

Der Mensch als autonomes Individuum, das danach trachtet, in allen Bereichen des Lebens höchste Vielseitigkeit und Vollkommenheit zu erreichen, steht zur Zeit der Hochrenaissance im frühen 16. Jahrhundert im Mittelpunkt des Denkens. Leitbild ist der »uomo universale«, der »allseitige Mensch«, den Baldassare Castiglione in seinem berühmten Werk *Il cortegiano* – »Der Hofmann« – schildert. Von diesem männlichen Idealbild wurden über ritterliche Tugenden und Gewandtheit in zahlreichen edlen Sportarten hinaus noch vollendete Formen, Geschmack, künstlerische und wissenschaftliche Interessen erwartet. Auch von der »Gentildonna«, der edlen Dame, bei der sich Geist und Anmut paaren, verlangt Castiglione, sie solle gebildet sein, die Kunst der Unterhaltung und gesellschaftliche Umgangsformen beherrschen sowie Geschmack und künstlerische Neigungen vorweisen. Der Ausbildung ihrer Persönlichkeit wird dieselbe Bedeutung beigemessen wie der Pflege der Schönheit. Das wachsende Selbstwertgefühl des Menschen prägt auch das Schönheits-

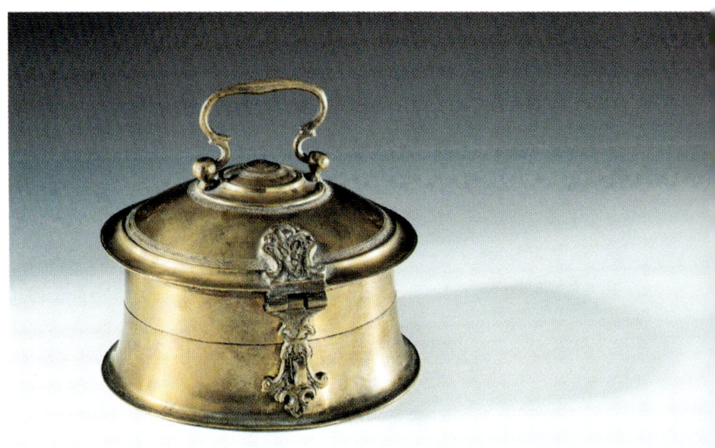

ideal: Die jugendlich-schlanken Gestalten werden voller, die Körper schwerer. Die mädchenhafte Schöne der Frührenaissance wird zur voll erblühten Frau, doch weiterhin mit hellem Teint und rötlichblondem, »tizianrotem« Haar.
In seiner Schrift *Sopra la bellezza delle donne* – »Über die Schönheit der Frauen« – beschreibt der Mönch Agnolo Firenzuola (1493–1548) das Wunschbild der Zeit und verlangt von der idealen Frau unter anderem, dass ihre Schultern und der Brustkorb breit sein sollen, der Hals gerundet und lang. Die Knochen sollen sich nicht abzeichnen. Die Arme möchte er fleischig, die Hände voll und weich, die Beine mit starken Waden. Er bewundert

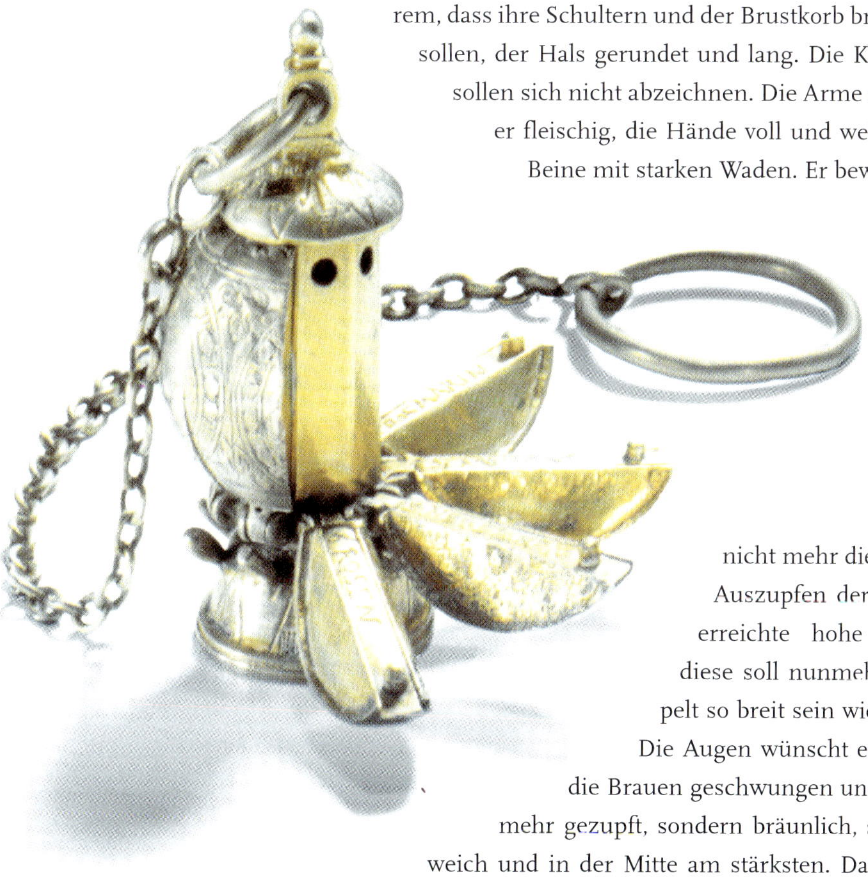

nicht mehr die durch Auszupfen der Haare erreichte hohe Stirn; diese soll nunmehr doppelt so breit sein wie hoch. Die Augen wünscht er groß, die Brauen geschwungen und nicht mehr gezupft, sondern bräunlich, seidenweich und in der Mitte am stärksten. Das Haar soll dicht und lockig sein; in Bezug auf die Haarfarbe schätzt Agnolo weiterhin blonde Töne, bevorzugt jedoch einen Stich ins Bräunliche. Doch soll Schönheit naturgegeben sein; künstliche Hilfsmittel werden von ihm abgelehnt.
Das charakteristische Merkmal der Frisur der Hochrenaissance ist das mit Mittelscheitel nach beiden Seiten gekämmte, glatt am Kopf anliegende Haar, das meist oberhalb der Ohren zurückgeführt wird – eine Frisur, die der Forderung der Zeit nach Symmetrie entgegenkommt und das so geschätzte klassische Ebenmaß der Züge unterstreicht.
Im 16. Jahrhundert sind Venedig, Florenz, Neapel und Mailand die Zentren der Erzeugung kosmetischer Mittel. In Florenz richtete Cosimo I. von Medici in seinem Palast sogar ein großes Laboratorium ein, in dem er selbst mitarbeitete. Vor allem beschäftigte er sich mit der Destillation von Parfumessenzen, eine Kunsttradition, die sein Sohn Francesco I. fortsetzte. Die Leidenschaft für das Parfümieren steigerte sich damals so weit, dass man nicht nur Kleidungsstücke, sondern auch Geld und Reitpferde mit einer besonderen Duftnote versah. Parfümierte Handschuhe wurden zu einem beliebten Exportartikel. Doch sie galten nicht nur als vornehmes Geschenk, sondern wurden nicht selten auch von Giftmischern und Giftmischerinnen für Mordanschläge missbraucht. Das war das geheimnisvolle Milieu, in dem die Kurtisanen der Renaissance, die letzten großen Hetären, ihre Ränke schmiedeten. In dieses Sittenbild gehört auch die legendäre Lucrezia Borgia. Auch wenn vieles, was man der Tochter des Papstes Alexander VI. an Verworfenheit nachsagt, verleumderische Erfindungen ihres geschiedenen Ehemannes, des Grafen Sforza, sind, bleibt ihr doch ein Nimbus von Frivolität. Unbestreitbar ist nicht nur ihr Hang zum Luxus, sondern auch ihre außergewöhnliche Schönheit. So ist es nicht verwunderlich, dass

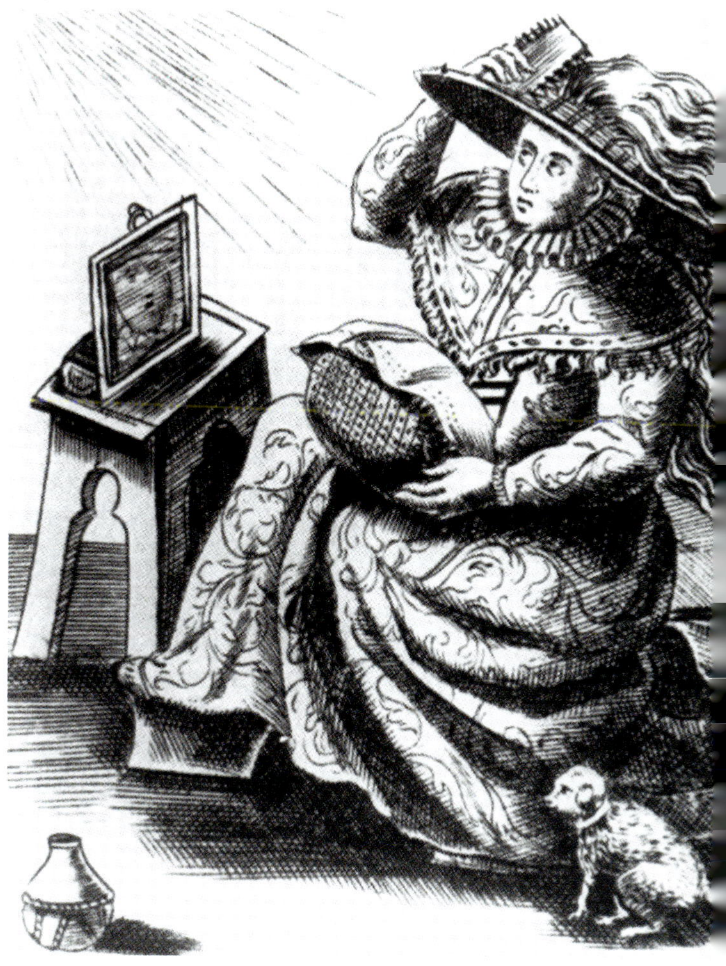

oben Bisamapfel; beim Aufschrauben zerlegt sich der apfelförmige Behälter in acht Segmente mit verschiedenen Duftstoffen. Silber, innen vergoldet, Deutschland, 16. Jh.
rechts Venezianerin beim Bleichen der Haare, 1593.

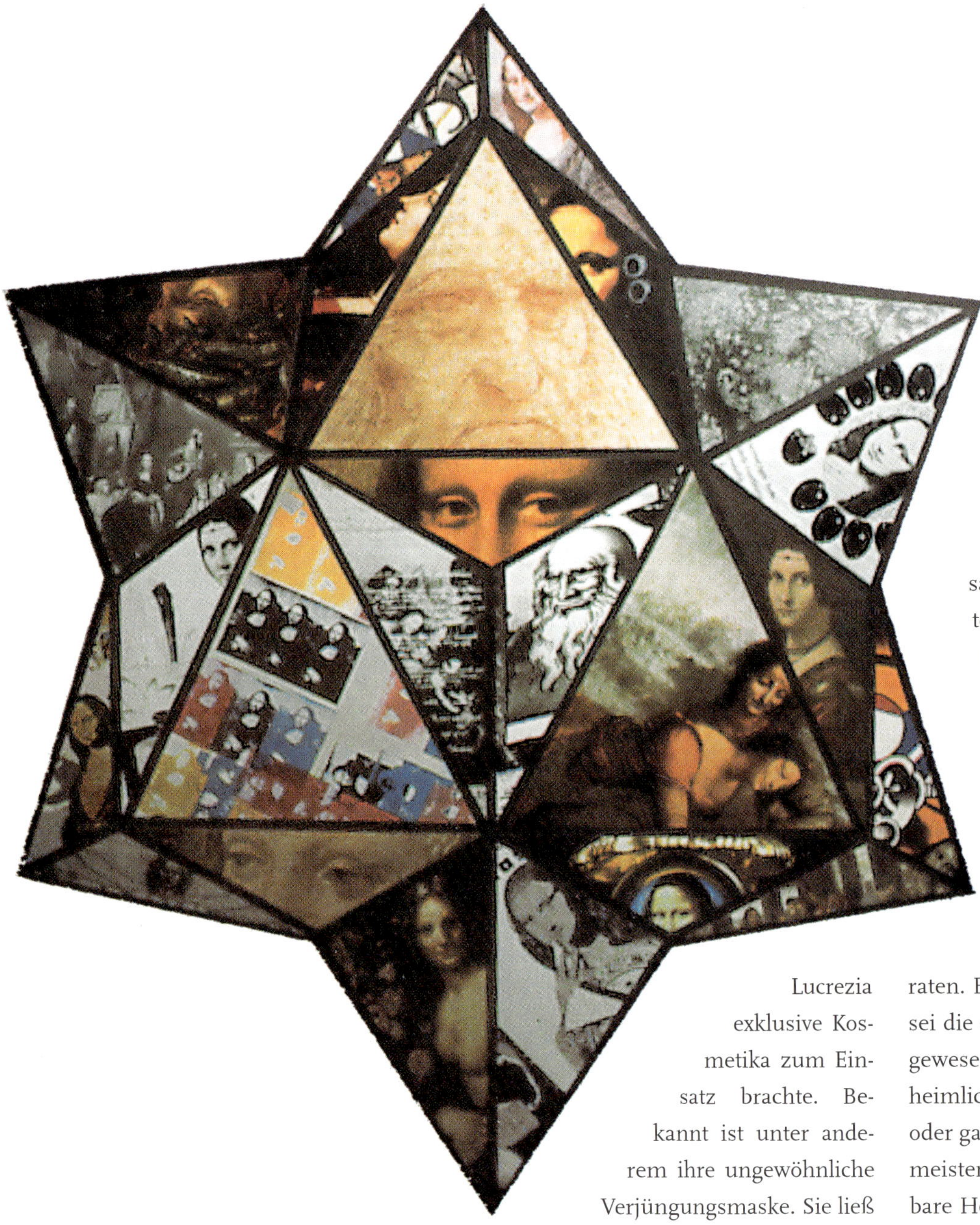

oben Ein Mona-Lisa-Kaleidoskop, moderne Postkarte.
rechte Seite *Weibliches Bildnis*, Leonardo Mainardi, Ende 15. Jh.

Lucrezia exklusive Kosmetika zum Einsatz brachte. Bekannt ist unter anderem ihre ungewöhnliche Verjüngungsmaske. Sie ließ eine Taube schlachten, aufschneiden und ausnehmen. Den frischen Leib legte sie sich dann auseinander geklappt als eine Maske auf das Gesicht. Nach dieser Prozedur soll sie strahlend schön ausgesehen haben. Eine andere von ihr benutzte Gesichtsmaske enthielt Gurkenwasser, Zitronensaft, Schneckensirup, Quittensamen, Melonenkerne und angeblich auch Flohsamen.

Neben dem Bestreben nach blassem Teint und blonden Haaren kennzeichnet auch die immer mehr um sich greifende Sitte der Frauen, ihre Kleider über Hüften und Taille eng zu halten und einen großen Kleiderausschnitt zu tragen, die Mode der Renaissanceepoche. Die Porträtgemälde der berühmten Renaissancemaler wie Raffael, Giovanni Bellini, Leonardo da Vinci, Tizian und Tintoretto sind hervorragende Quellen für die Mode der Zeit. Doch bei allem Realismus der Darstellung bergen sie auch ihre Geheimnisse – die Geheimnisse der Schönheit. Zum Beispiel: Wer verbirgt sich hinter dem blassen Lächeln der Mona Lisa? Kaum war Leonardo da Vinci bestattet, da begann das Rätselraten. Bis heute sind es nur Gerüchte geblieben. Sie sei die ehrbare Frau eines Florentiner Handelsherrn gewesen, erklären die einen. Andere wollen sie als heimliche Geliebte eines Medici identifiziert haben oder gar als berüchtigste Kurtisane ihrer Zeit. Für die meisten arglosen Betrachter bleibt sie eine unberührbare Heilige der Schönheit schlechthin – mehr Allegorie als Frau. Doch für das »Männergedächtnis« ist sie, so die Kulturwissenschaftlerin Aleida Assmann, das »Frauenbild« einer ewigen Verführung. Schon 1902 formulierte der Renaissanceforscher Walter Pater diese nach wie vor gültige Erkenntnis: »Alle Gedanken und Erfahrungen der Welt haben an diesen Zügen mitgeformt, um dem veredelten Ausdruck sichtbare Gestalt zu geben: der tierische Trieb von Hellas, die Wollust Roms, das Traumleben des Mittelalters, mit seinem himmlischen Ehrgeiz und der ritterlichen Liebesromantik, die Wiederkehr der heidnischen Sinnenwelt, die Sünden der Borgia.« Das Bildnis der Mona Lisa wirkt wie eine Maske. Sie verbirgt und verhüllt zugleich.

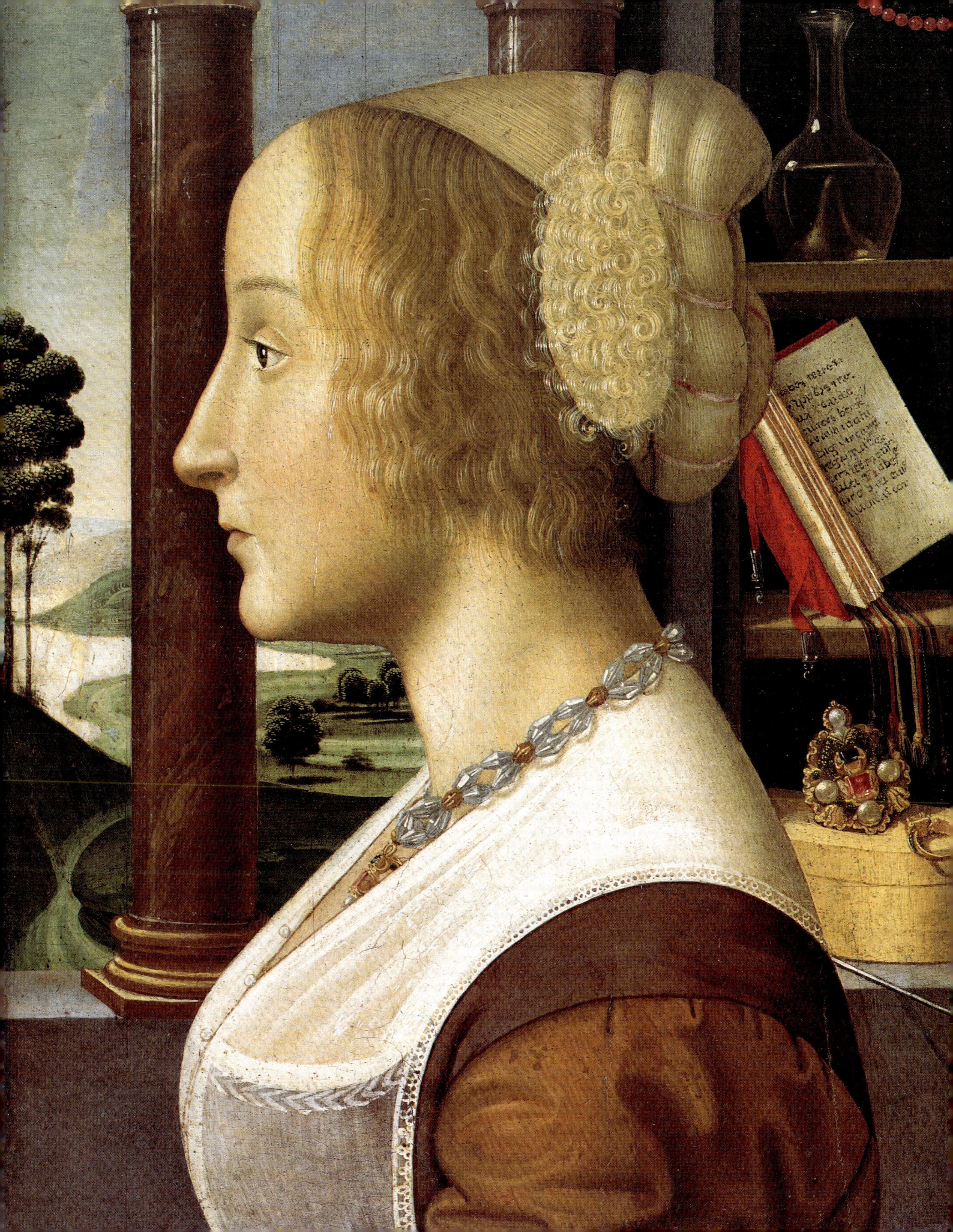

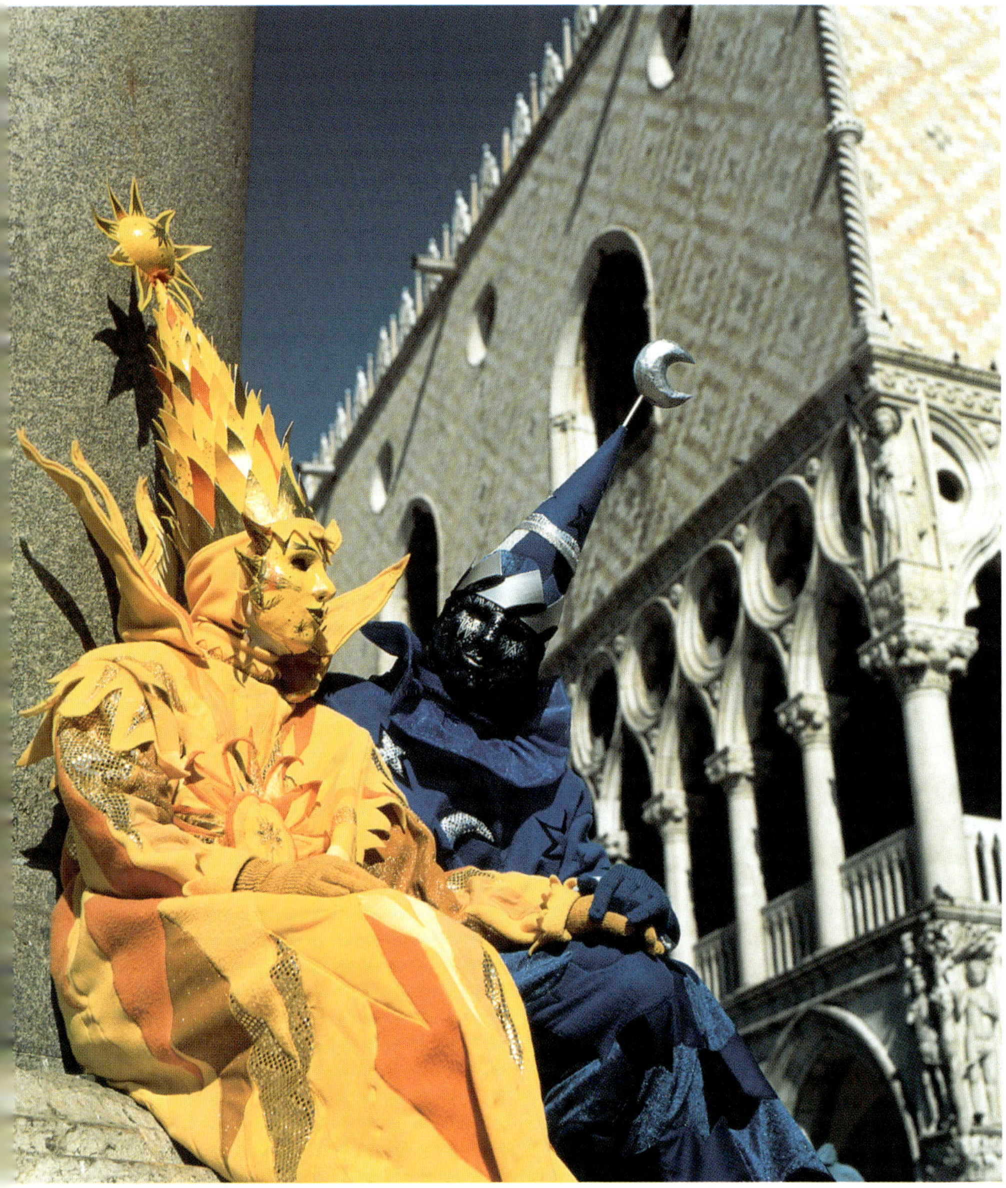

Und die schönen Larven hat Amor selbst erfunden,
sie verstricken Aug' und Herz.
Die reizenden Gewänder, der freie Fuß,
das schlanke volle Bein, der weiße Nacken
und die verhüllten dunklen Augen betören den Sinn.
Doch wieder ernüchtert erwacht die Seele vom Rausch,
wenn am Abend die Schöne statt der Maske
das eigene Antlitz zeigt, der Reiz erstirbt, und die Alltäglichkeit
spricht auch den ermüdeten Gestalten.
Ludwig Tieck

Die Masken von Venedig

Die Maske ist Tür zum Jenseits und zum Reich der Sinnlichkeit zugleich. Im Spiel der Masken offenbaren sich archaische Bedürfnisse, die nur in der Fantasie Erfüllung finden können. Ihre Ursprünge gehen zurück bis zu den Anfängen kulturellen Lebens. Für den Ethnologen Claude Lévi-Strauss vereint die Geschichte der Maskeraden das Geheimnis der ägyptischen Gräber mit der »beschaulichen Heiterkeit« der Statuen von Chartres und den »Gaukeleien des Karnevals«. Masken sind Wahrzeichen der Renaissance. Im Carneval von Venedig erleben wir noch heute die »Wiedergeburt« antiker Umzüge und Feste zu Ehren der römischen Götter. Die im Winter abgehaltenen Saturnalien Roms sind der Ursprung des Karnevals, wie wir ihn auch in unseren Breitengraden heute noch kennen. In der römischen Gesellschaft war das Leben und Verhalten der Bürger von einem strengen Reglement der Gesetze bestimmt. Deshalb maskierte man sich, um sich zu »entpersonalisieren«, um sich unkenntlich zu machen und so für die Dauer der Saturnalien auch das Unerlaubte tun zu können. Dabei geriet zeitweilig die Gesellschaftsordnung aus den Fugen. Sklaven und Herren tauschten ihre Kleider und zechten gemeinsam.
Auch im venezianischen Carneval von heute setzen die Tradition des Tanzes und die Kreativität der Maske wie bei den Saturnalien die Unterschiede zwischen sozialen Ständen, Alter, Geschlecht und Charakter außer Kraft. In den Gassen und auf den Brücken begegnet man während des Festes unwirklichen Erscheinungen und der Originalität spontaner Erfindung. Sinnbild des Carneval ist seit Jahrhunderten die »Bautta«, die venezianische Halbmaske, die zum Umhang mit Kapuze oder zum Dreispitz getragen wurde. Mit ihr kann man sich »unsichtbar« machen. Die »Bautta« kehrt auf fremden Gesichtern wieder, die sich so vervielfachen, eins zum Spiegelbild des anderen werden. In der detailfreudigen Dokumentation *Karneval-Maskenspiele in Venedig* sind

Szenen aus dem Venezianischen Karneval:
linke Seite Masken an der Granitsäule auf der Piazzetta in Venedig; im Hintergrund der Dogenpalast.
rechte Seite Maske an der Südwestecke des Tesoro des Markusdoms vor der Skulptur der Tetrarchen.

die Eindrücke wiedergegeben, die der junge Mozart im Jahre 1771 als Teilnehmer des Trubels gewonnen hatte:

»Nur in Venedig begrüßt jeder, wer immer er auch sei, eine Maske mit den Worten ›Ihr Diener, Frau Maske‹ und hebt damit augenblicklich jeglichen sozialen Unterschied auf. Die Herren maskieren sich als Diener, die Diener als Herren. Doch damit nicht genug: der Karneval hebt auch die Altersunterschiede auf: Junge unbedeutende verkleiden sich als Greise und Mächtige, geben sich den Anschein von Autorität und Vernunft. Greise wollen jung erscheinen, verlieren sich in kindische Tollheiten, kindisches Lärmen und rufen, gleichsam beschwörend, die Vergnügungsparole aus: Solo i morti xe veci – nur die Toten sind alt –. Das Aufregendste ist aber wohl, dass auch die Grenzen zwischen den Geschlechtern verwischt werden.«

In außereuropäischen Kulturen haben Masken hingegen oft Ordnungsfunktionen. Vor allem Afrika besitzt eine überwältigende Vielfalt an Masken, die jeweils einem strengen Ritual zugeordnet sind. Dargestellt werden: menschliche Gesichter, wilde Tiere, mystische Fabelwesen und abstrakte Symbole. Es gibt Gesichts- und Helmmasken, Masken auf Stelzen, kombiniert mit phantasievoll-bunten Kostümen. Die vor dem Gesicht gehaltene oder vor ihm befestigte Maske kann dabei durch Schminke ersetzt werden – wie auch in unserem Karneval oder in unserem Theater.

»Persona« hieß in der antiken griechischen Tragödie die Maske der Schauspieler. »Persona« hat auch der Psychoanalytiker C. G. Jung die individuellen Ausdrucksformen genannt, mit denen die Menschen versuchen, sich in der Welt zu orientieren. Eine Gefahr sah er darin, wenn der Mensch sich mit seinen »persona« völlig identifiziere. Der Ästhetikprofessor Bazon Brock erklärte dagegen, dass in unserer individualisierten Welt »die Maske überflüssig geworden« sei, da jeder damit beschäftigt sei, vielfältige Rollen zu spielen, und dazu kein künstliches Gesicht mehr benötige. Nun, zumindest die Anhänger und Anhängerinnen des Maskenspiels in Venedig werden dem deutschen Professor widersprechen, so wie Rosella Alemanno: »… Doch scheint es manchmal, als seien diese Maskierten Teilnehmer einer unbewussten, stillen Rebellion, die – weil sie Spiel ist – weniger etwas zersetzen will, als vielmehr versucht, einer grauen, anonymen Masse Gesicht und Farbe wiederzugeben.«

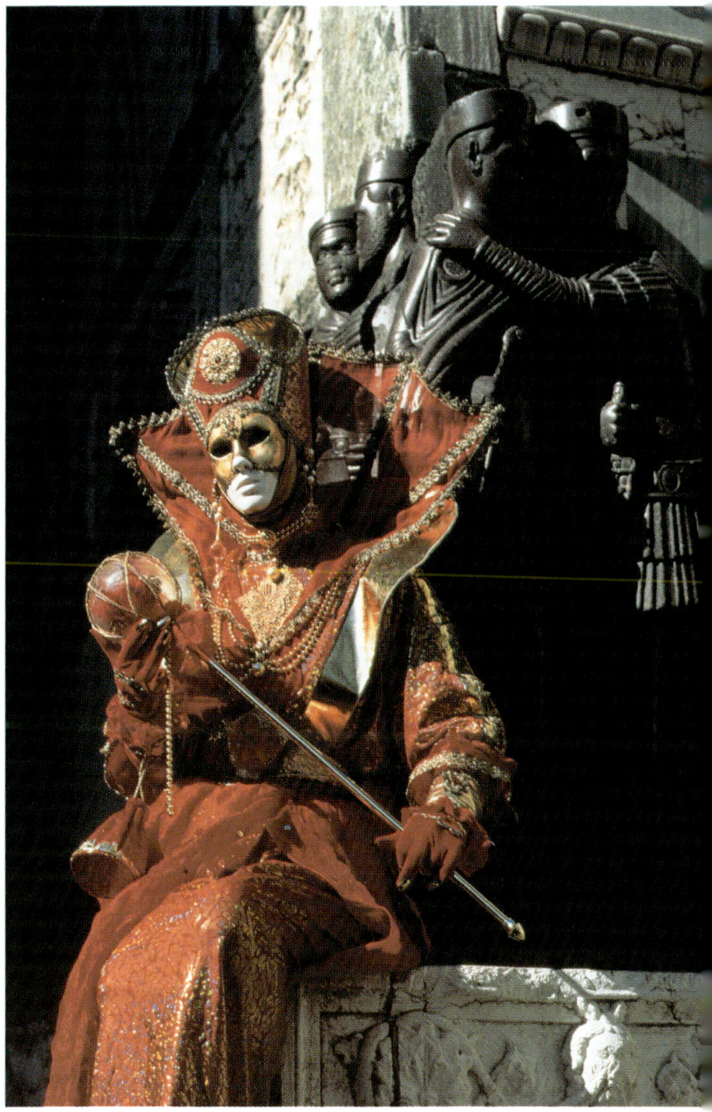

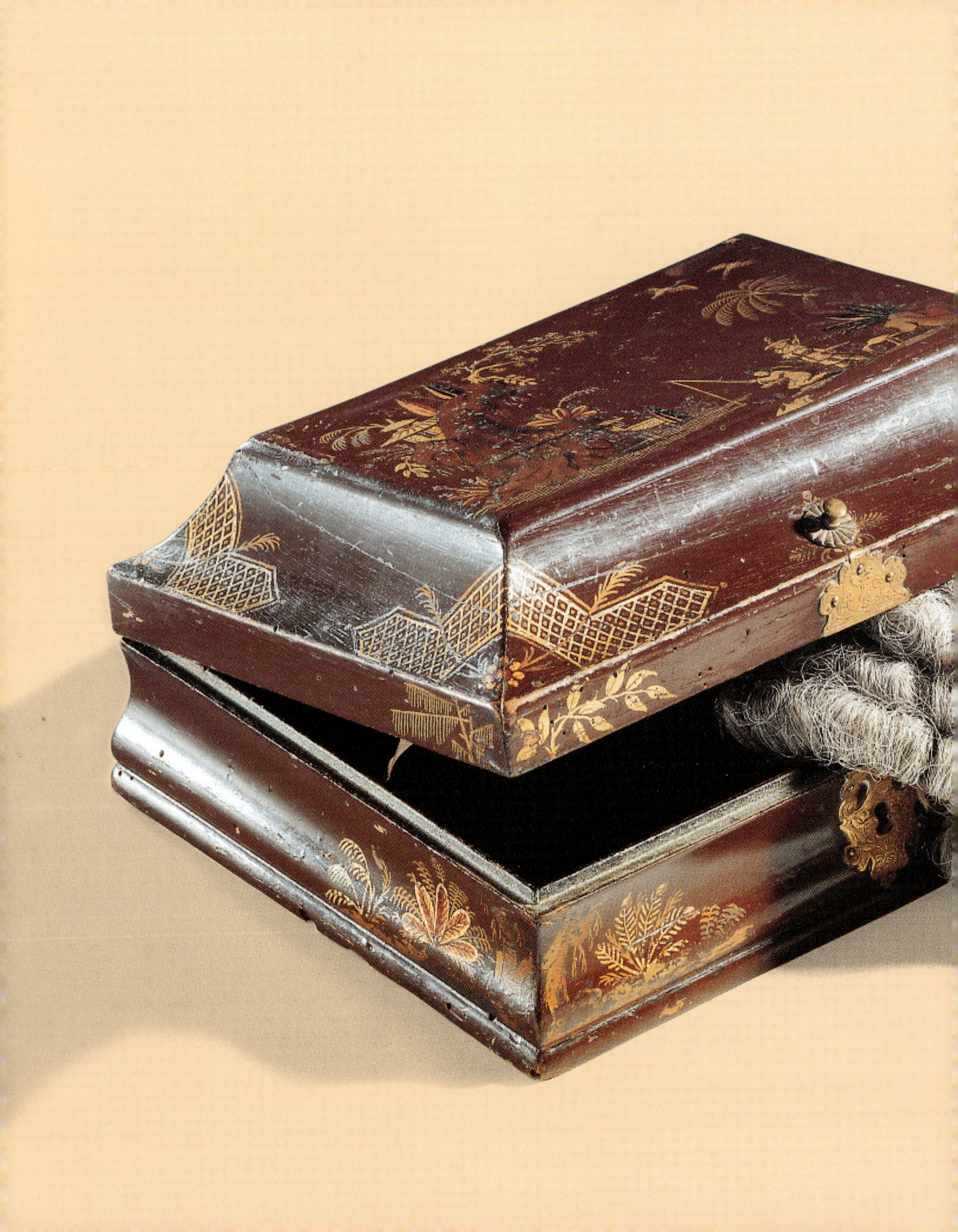

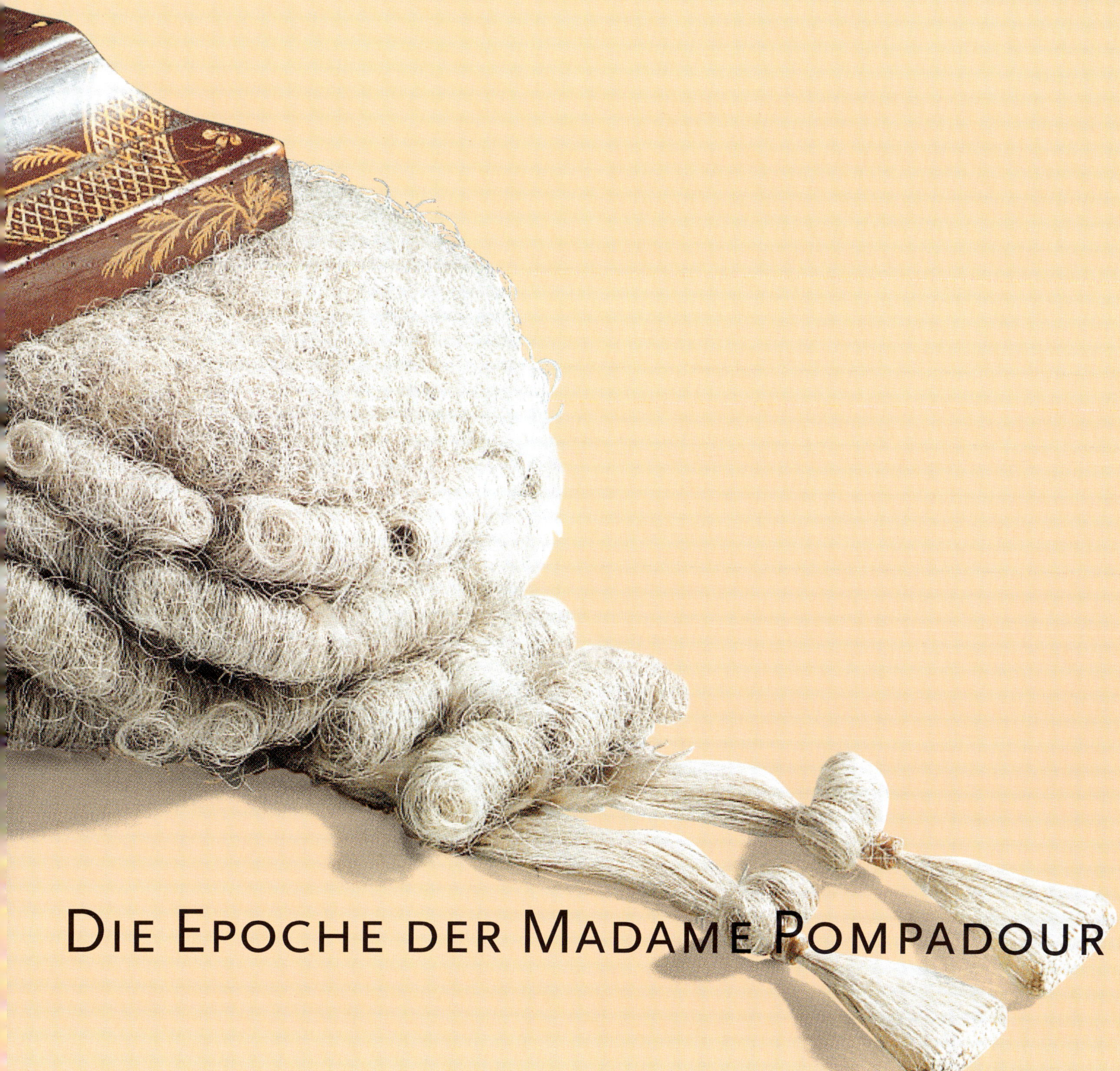

Die Epoche der Madame Pompadour

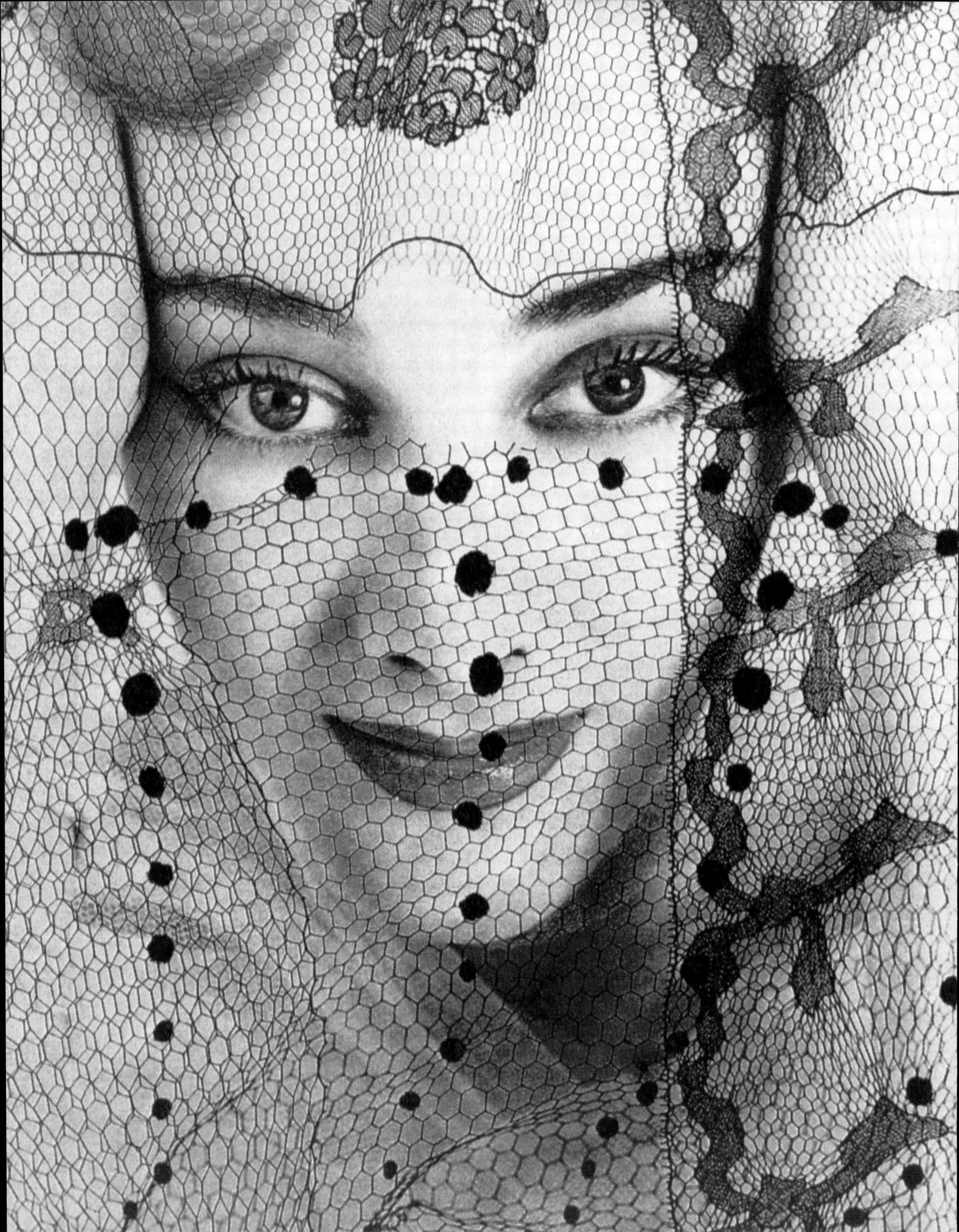

Niemals das eigene Gesicht zeigen

Dieses Motto des Rokoko zeigt bereits, dass in dieser Zeit, der zweiten Hälfte des 18. Jahrhunderts, Kosmetik eine ganz besondere Rolle spielte. Wie die Perücke gehörte auch die Schminke zur Garderobe: Als schön galt ein künstlich-puppenhaft verfremdetes Gesicht mit einem Rouge, das die Wangen überhöhte, und einem Weiß, das porzellanartige Zartheit vortäuschte. Vor allem dem Rouge kam eine große Bedeutung zu: Das Gesicht wurde durch die Färbung modelliert und wirkte belebt. Wie es aufgetragen wurde, variierte von Person zu Person, vor allem aber nach dem Stand dieser Personen. Die Bürgersfrau musste sich anders schminken als die Hofdame oder eine Schauspielerin. So erhöhte die Hervorhebung der feinen blauen Aderlinien das Filigrane und Zerbrechliche der Erscheinung und betonte die Noblesse des adligen Blutes. Als pikantes Accessoire krönte die »Mouche« das Gesichtskunstwerk, jenes Schönheitspflästerchen, das in Herz-, Mond- oder Sternform amouröse Botschaften übermittelte. Je nachdem, wo sie befestigt war, hieß sie zum Beispiel: »la galante«, »la friponne« oder »l'assassine«. Nun heißt ja »fripon« eigentlich Schelm und »assassin« Meuchelmörder, was beides liebenswürdig-grob auf den Zweck der kleinen Mouches hinweist. Ein Spottvers aus dem 17. Jahrhundert gibt uns einen Tipp, wo die schelmischen Fleckchen zu suchen waren:

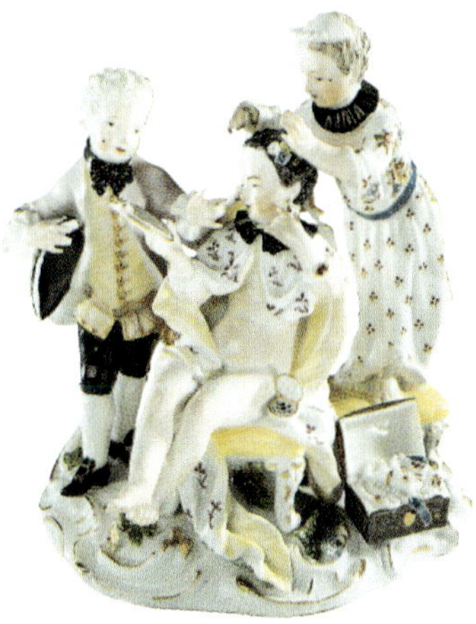

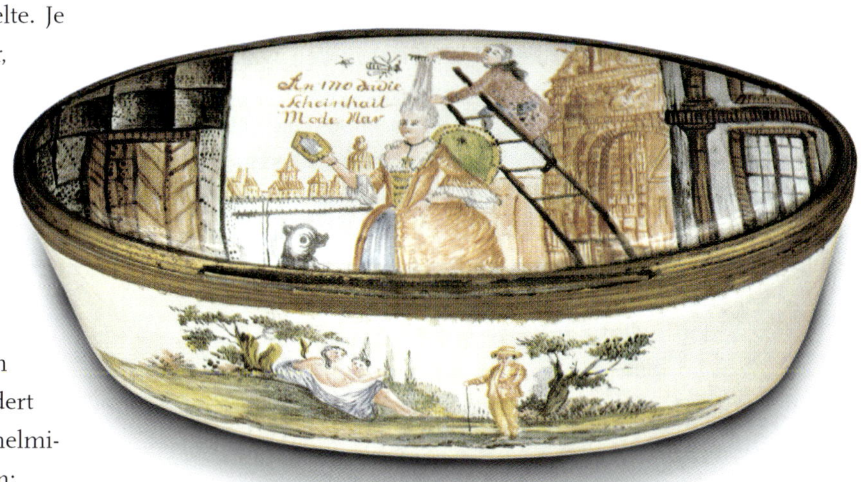

vorhergehende Seiten Rotlackkasten für Perücken. Frankreich, um 1740.
linke Seite Augenschleier mit applizierten schwarzen Punkten. Fotografie von Erwin Blumenfeld, 1939.
oben Selbst Kindern klebte man im Rokoko Schönheitspflästerchen auf ihre rosig geschminkten Wangen. Bemaltes Porzellan, Meißen 1758.
Mitte Mouche-Dose. Email, Kupfer, Deutschland, 1770.

> Du magst geschmückt sein, wie Du willst,
> Die Ringellocke auf der Brust;
> Nur der verliebte Assassin
> Erweckt des Mannes Liebeslust.

Bis zu achtzehn solcher »Fliegen« zählte man bei verschiedenen Damen. Ja, eine Herzogin von Newcastle soll sogar ihre ganze Stirn unter solchen Schönheitspflästerchen versteckt haben. Sie stellten eine Art Scherenschnitt dar mit vier Pferden, Kutsche und Kutscher sowie Reitknecht. Die Mouches sollten nicht zuletzt ablenken von schlechten Zähnen und von durch Bleiweiß, Syphylis oder Pest entstandener, knotendurchsetzter Gesichtshaut.

Die Hauptunterschiede zwischen den Schminken waren denkbar simpel: Es gab »rothe« und »weiße«. Angeboten wurden sie in Pulverform, etwa als »spanisches Roth«, das sich schlecht verteilen ließ und obendrein teuer war, oder als »Pommade« von »frischem Schweineschmals«, wie das aus »Coschenille« (so die volkstümliche Schreibweise) bereitete Wangenrot. Wer knapp bei Kasse war, gab sich mit »Rouge ordinaire« zufrieden, einem »wohlfeilen«, aber dennoch sehr schönen Rot. Wem es indes auf dezentes Makeup ankam, der wählte »Rothe Tinktur«, eine Mischung aus Weingeist, Benzoe (das Harz der sudanesischen Benzoe-Bäume gehörte zu den ältesten bekannten Duftstoffen), rotem Sandelholz, Brasilholz und Vitriol. Sie trieb eine derartige Röte in die Wangen, dass schwer zu bestimmen war, »ob solche natürlich ist oder ob sie durch Schminke hervorgebracht worden« – wie der Kosmetikexperte Johann Bartholomäus Trommsdorff 1805 in seinem Werk *Kallopistria* urteilte. Der griechische Titel des Buchs bedeutet so viel wie »das Gesicht schön machen«. Es handelt sich um ein Kompendium der Kosmetika jener Zeit mit den genauen Rezepturen zu ihrer Herstellung.

Bereits im Jahre 1722 hatte die französische Zeitschrift *Mercure* eine aufschlussreiche Liste des gängi-

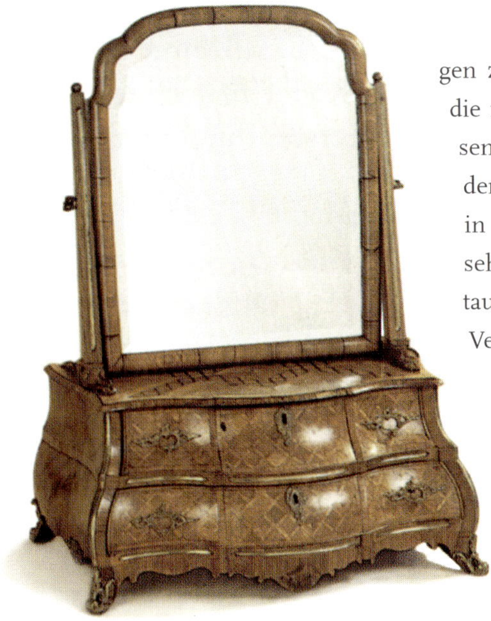

gen zeitgenössischen Kosmetiksortiments erstellt, die in vielen Aspekten aktuell erscheint. »In diesem Jahrhundert, in dem die Toilette im Leben der Frau eine so große Rolle spielt«, heißt es da in einer modernen Übersetzung, »gibt es, abgesehen vom Weiß oder Rouge, tausend Pasten, tausend Essenzen, alle Sorten von Wassern zur Verschönerung und Konservierung des Teints. Ich nenne den weißen Balsam; das Wasser, um die Gesichtshaut hochrot zu färben, das Wasser, um sie weiß zu machen, das Wasser für den rauhen Teint, das Wasser zur Waschung und Pflege des zerbeizten Teints, das Wasser zum Bleichen, wenn man zu rot ist, das Fleischwasser, das auf die gelben und galligen Gesichter von wunderbarer Wirkung ist, das Wasser zur Erhaltung des feinen Teints der mageren Leute, endlich das Wasser, um das Gesicht zum Aussehen einer Zwanzigjährigen zu verjüngen. Dann das Wasser, die Milch und die Cremes gegen die Runzeln, Finnen, Flecken, Sommersprossen, Hitzeblattern, gegen die Sonnenglut und gegen die Kälte, ferner die in jungfräuliches Wachs getauchten Bänder, um die Stirnhaut zu glätten und zu reinigen – und vergessen wir auch die Pomade nicht, die die Spuren der Blattern austilgen und deren Narben ausfüllen soll, die Pomade, die jenem eau de beauté nachfolgt, die vom Parfümeur des Königs von England erfunden wurde und dem Gesicht und dem Busen ein natürliches, frisches Aussehen verleiht. Und für die Haare, die Zähne, die Nägel, die Hände und Füße gibt es ebenso viele Rezepte, ebenso viele Balsame, Salben, Töpfchen und Fläschchen ...«

Um die pulvrigen oder flüssigen, in kleinen Büchsen und Porzellannäpfchen aufbewahrten Farben zu »applicieren«, bedienten sich die Damen und Herren des 18. Jahrhunderts eines Biberhaarpinsels. Die meisten roten Schminkmittel dieser schönheitsbewussten Epoche wurden aus der Cochenillelaus oder aus dem Saflor, der Färberdistel, gewonnen und waren – im Gegensatz zum »Chinesischen Zinnober« – überwiegend unschädlich. Anders die Weißmacher. Die hatten es in sich, wie wir schon am Leid der Renaissance-Schönheiten erfahren haben. Am heimtückischsten wirkte eine weiße Schminke namens »Lac mercuriel«, die »versüßtes« Quecksilber enthielt. Ende des 18. Jahrhunderts wurde gefordert, dass sie von den Regierungen verboten werden solle. »Unschädliches«

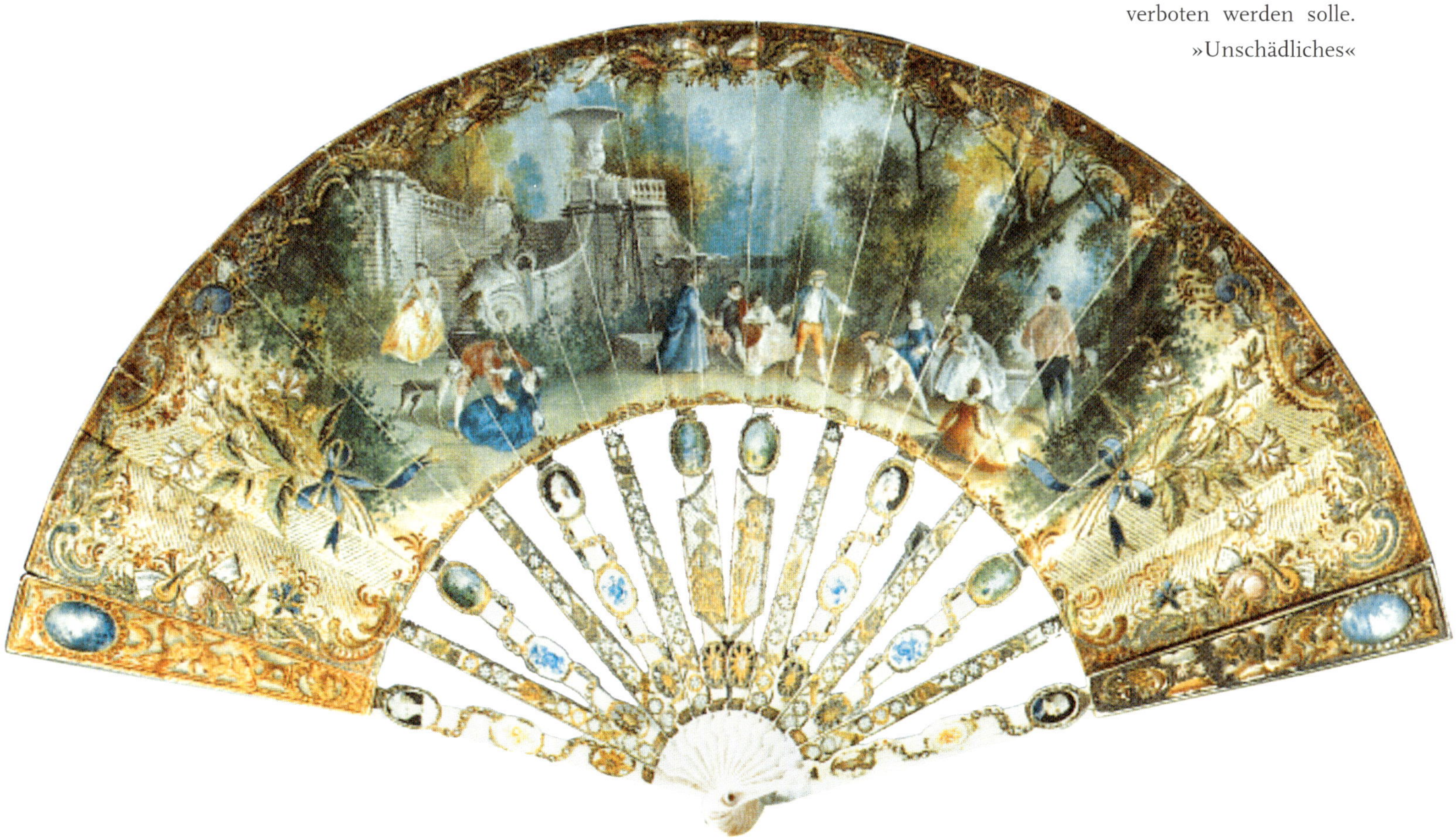

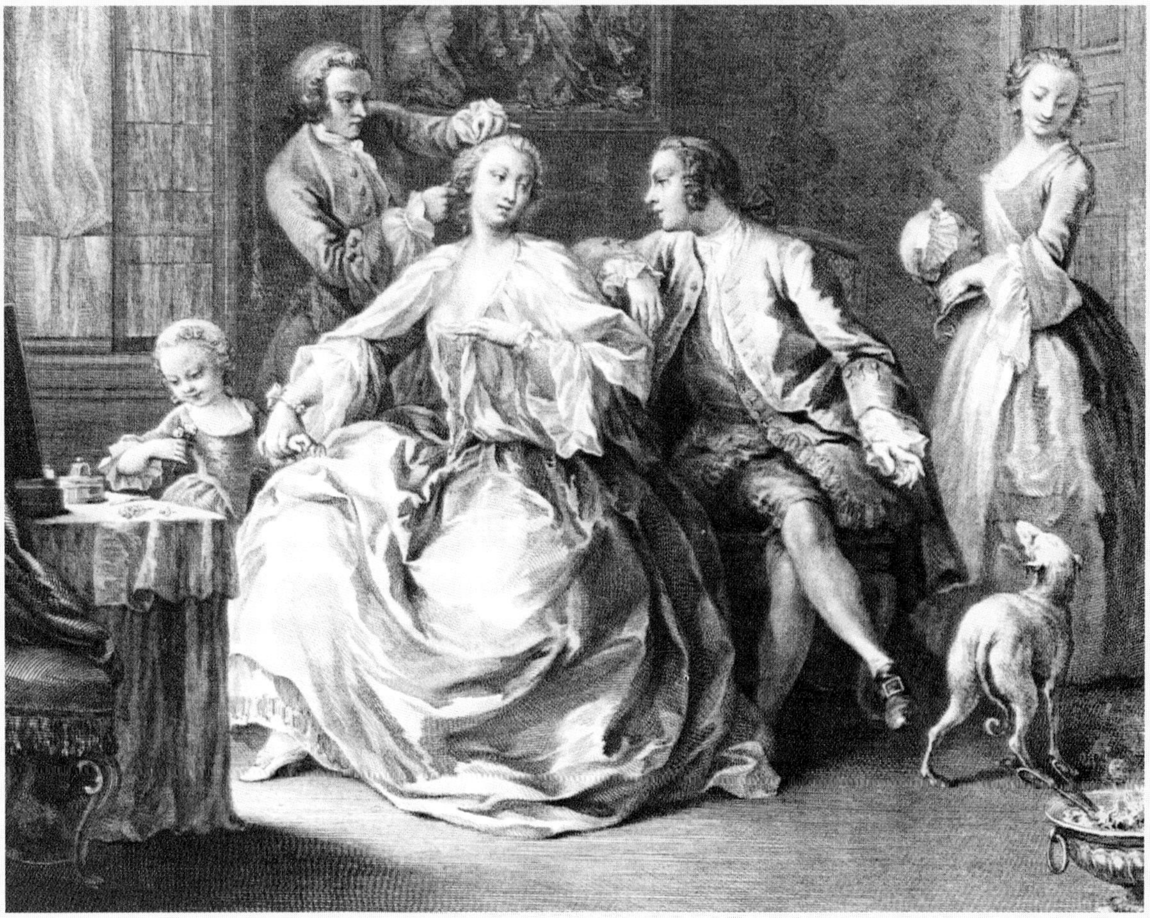

linke Seite oben Spiegelkommode. Nussbaum, Deutschland, um 1750.
unten Fächer – die Botschafter der Liebe. Frankreich, 18. Jh.
rechte Seite Porträt einer unbekannten Adligen. Frankreich, um 1764.

und angeblich schwitzfestes Weiß fabrizierten Pariser Drogisten aus »Talc de Venise«, einer Art Speckstein. Dieser wurde pulverisiert und mit gummiartigem »Traganth« zu Pomade gemixt. Bei älteren Damen stand weiße Schminke aus Zinn (»Blanc de Jupiter« oder »Blanc d' Étain«) hoch im Kurs, da sie die Haut besonders gut abdeckte. Für fast jeden Bedarf gab es ein Schönheitsmittelchen oder einen pflegenden Absud: ob für Hände, Haut und Haare, ob gegen Flecken, Warzen und Sommersprossen. Selbst die Gesichtspackung war längst erfunden: Bohnenmehl war hierfür wie schon in der Antike die hautfreundliche Grundsubstanz.

Doch wie stand es um den Mund – das Herzstück aller »Schönfärberei«? Auf den Lippenstift waren die Rokokoschönen noch nicht gekommen, stattdessen benutzten sie eine Lippenpomade – in Multicolor: rot, gelb und weiß. Öl und Wachs waren, wie später beim Lippenstift, die Hauptbestandteile. Aber man mischte auch Rindermark oder Schweinefett hinein. Die Röte dazu lieferte die Alkannawurzel, das Gelb der Safran und das Weiß der Walrat, eine ölartige Substanz aus der Stirnhöhle des Pottwals. Nur die Nussbaumrinde, im 16. Jahrhundert zum Tönen von Lippen und Zahnfleisch begehrt, hatte im Rokoko an Bedeutung eingebüßt.

Die bekannteste französische Schönheit des 18. Jahrhunderts war zweifelsohne die berühmt-berüchtigte Madame de Pompadour (1721–1764). Mit zwanzig Jahren heiratete die ehrgeizige und schöne Dame einen Unterfinanzpächter, Leonormand d'Etioles, und schenkte ihm zwei Kinder. Mit ihrer gesellschaftlichen Stellung nicht zufrieden, suchte sie die Nähe des Königs und fand sie. Ihre Ehe wurde geschieden, und ihr Gemahl wurde aus Paris entfernt. In ihrer neuen Stellung als Palastdame der Königin und als Mätresse übte sie großen Einfluss auf den fünfzehnten Ludwig aus. In sechs Jahren raffte sie ein Vermögen von 20 Millionen Francs zusammen, obwohl sie jährlich nicht weniger als anderthalb Millionen ausgab. Davon wiederum sollen Parfums, Schminken und Ähnliches allein 500 000 Francs verschlungen haben. In ihren Räumen und denen Ludwigs XV. musste jeden Tag ein anderes Parfum sein Aroma verströmen. Diese Düfte sind längst verweht, die Gebeine der Pompadour zerfallen, der kleine Beutel der

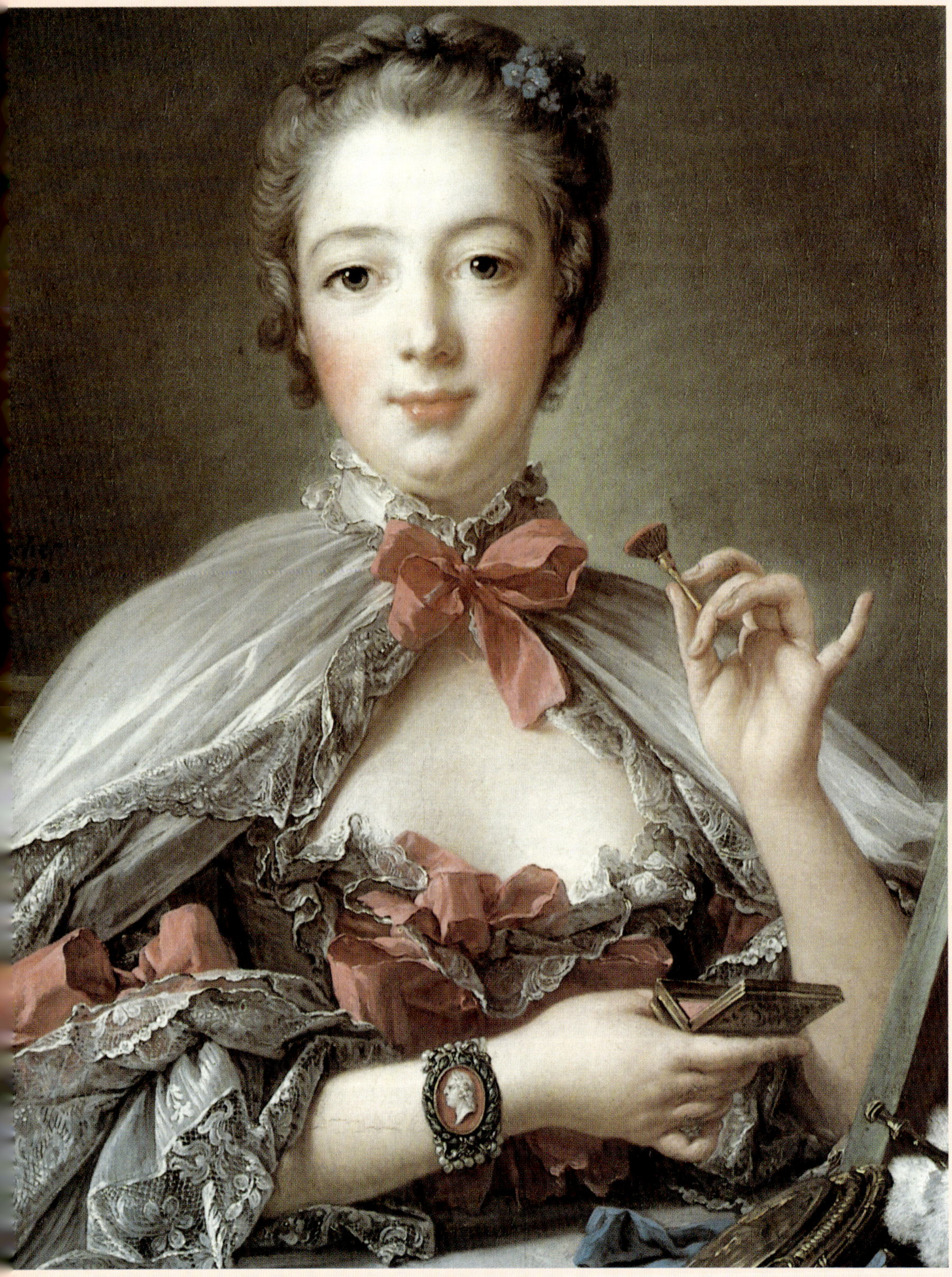

Mätresse jedoch hat sich erhalten, und wer zum Beispiel im Theater aufmerksam die Pompadours der Damen betrachtet, wird manche sehr schöne Arbeit bewundern können.

Etwas anderes kam mit Ludwig XVI. auf: die Mouchoirs de Venus. Hinter diesem verheißungsvollen Namen verbargen sich Schnupftücher ganz besonderer Art. Die Damen benutzten sie, »um das Gesicht damit zu reiben, um es schön gefärbt zu machen«. Das Rezept ist interessant: Alaun, Malvasier, Borris, Traganz und Gummiarabikum werden mit Quecksilbersublimat und Bleiweiß, Eierklar, Terpentin, Essig und Amber gekocht. Dazu kommen noch Myrrhen, Kampfer, fünfzig Schnecken, eine gerupfte feiste Henne, Pomeranzen, Zitronen und kandierter Zucker. In diesen Absud werden die Tücher siebenmal getaucht und zwischendurch wieder getrocknet.

Selbst vor dem kühlen England, dessen offizielle Vertreter oft so stocksteif und erhaben posierten, machte die kosmetische Verschwendung nicht Halt. Demonstrierte schon die Herzogin von Newcastle mit ihrer Kutsche auf der Stirn, wie sehr auch der »kühle Norden« dem spielerischen Luxus erlegen war, so trieben es die Ladys in der Folgezeit noch toller. Sie sollen – welch unerhörter Frevel – sogar in Wein gebadet haben. Noch mehr aber griff die Schmink- und Duftsitte um sich. Sie fand Eingang auch in die weniger vermögenden Schich-

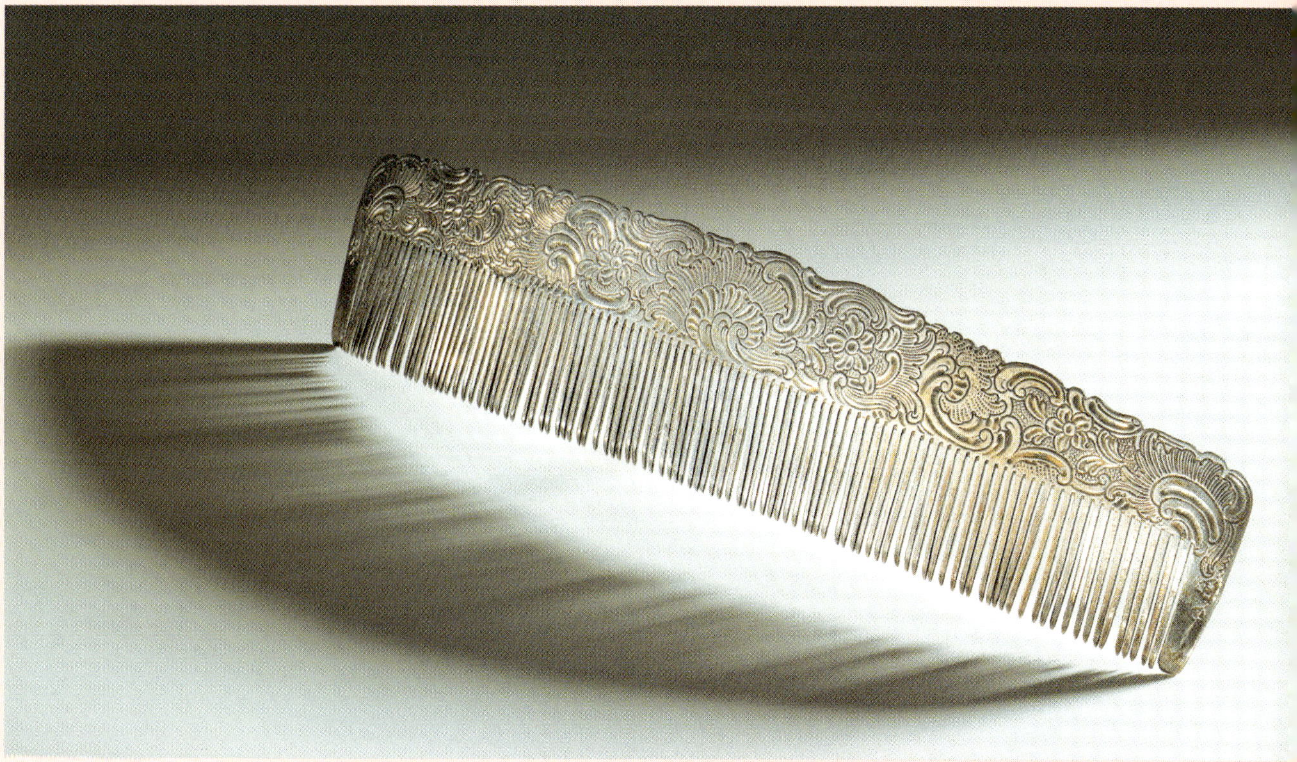

linke Seite Madame de Pompadour bei ihrer Toilette. Francois Boucher, 1758. Ausschnitt, Öl auf Leinwand.
rechts Der gebogene Kamm ist reich mit Rocailleornamenten verziert, seine flachen Zinken sind zum Schutz von Haar und Kopfhaut abgerundet. Silber, Nürnberg, um 1776/80.
unten Der vasenförmige Flakon ist mit reliefierten und goldenen Rocaillen, Blüten, Putten, Muschelmotiven geschmückt. Bemaltes Porzellan, Kupfer vergoldet, Meißen, um 1730/40.

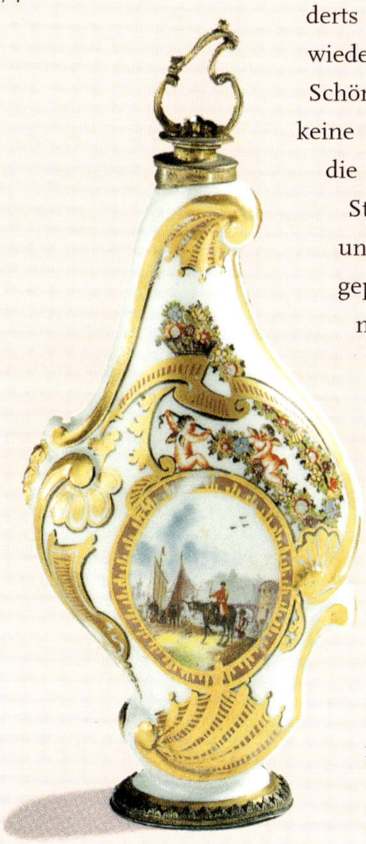

ten. Bis sich das englische Parlament 1770 veranlasst sah, durch eine besondere Verordnung diesem Treiben ein Ende zu bereiten.

Im Schatten des Sonnenkönigs

Die Schönheitsideale des 15., 16. und 17. Jahrhunderts wechselten rasch. Das Altertum wurde wiederbelebt und mit ihm die klassischen Schönheitsideale, doch die Renaissance brachte keine Rückkehr zur Reinlichkeit. Und so blieb die Körperreinigung in der Renaissance ein Stiefkind der Kultur und geriet im Barock und Rokoko vollends in Vergessenheit. Die gepflegte Dame benutzte raffiniert zusammengestellte Schönheitswässerchen, die aus Milch, Honig, Alkohol und Kräuterextrakten gemixt und mit so starken Duftstoffen versetzt waren, dass sie auch unangenehme Körpergerüche verdeckten. Man »beduftete« sich, anstatt sich zu waschen. Mensch, Haus und Hof waren von Ungeziefer befallen, sodass beispielsweise Katharina von Medici, die spätere Gemahlin König Heinrichs II., in sechs Jahren 90-mal den Sitz ihres Hofes wechseln musste. Doch die »Wasserscheu« der damaligen Zeit beruhte nicht auf ungenügendem Hygienebewusstsein – vielmehr ging sie von der sehr realistischen Angst aus, dass das in Städten und Palästen zugängliche Wasser bakterienverseucht und krankheitserregend sei. Als zum Beispiel König Ludwig XIV., der Sonnenkönig, der Frankreich 54 Jahre lang regierte, von seinen Ärzten einmal ein Bad verordnet bekam, wurde in allen Kirchen Frankreichs vorsorglich eine Messe gelesen.
Das Wort »sauber« besaß in der wasserfeindlichen Zeit eine besondere Bedeutung. Im übertragenen Sinn stand es für Gepflegtsein und Modebewusstsein – dem gesellschaftlichen Status entsprechend musste man gekleidet, frisiert und geschminkt sein. Doch es gab auch einen medizinisch-hygienischen Verwendungszusammenhang. Dies galt vor allem für die neue, weiße Leibwäsche, die, mit Seide und Spitze besetzt, deutlich sichtbar den Träger als vornehm und reinlich kennzeichnete und sein Hygienebewusstsein demonstrierte. Georges Vigarello zitiert in seinem berühmten Buch über die Geschichte der Körperhygiene (1985) einen Zeitgenossen des 17. Jahrhunderts, der den Verzicht auf Bäder damit begründet, dass »wir Leibwäsche haben, durch deren Gebrauch wir auf bequemere Weise den Körper sauber halten können, als es die Bäder und Dampfbäder der Menschen der Antike vermochten, denen nicht

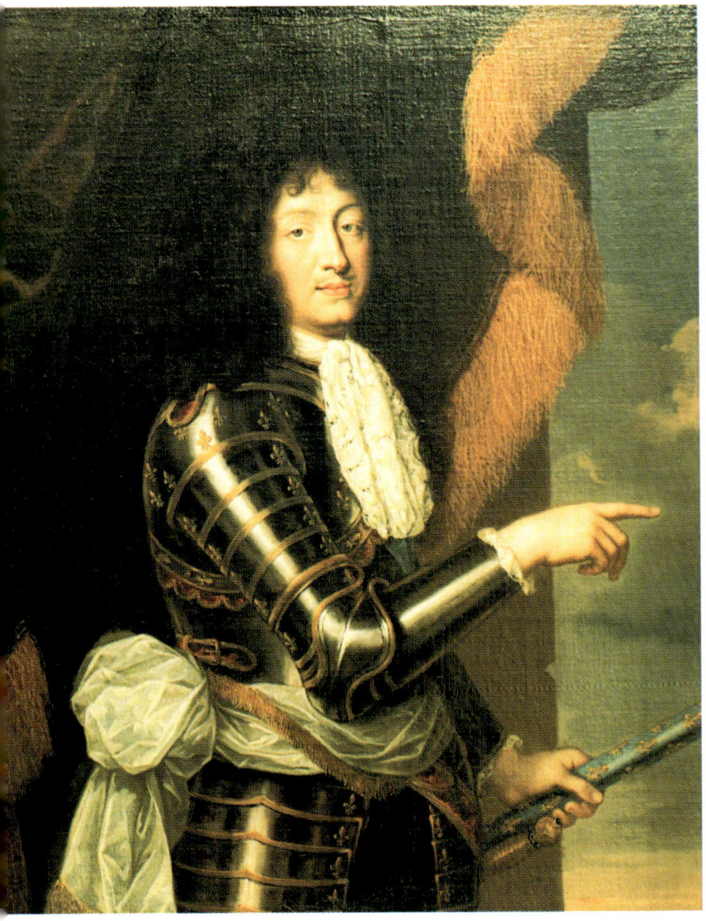

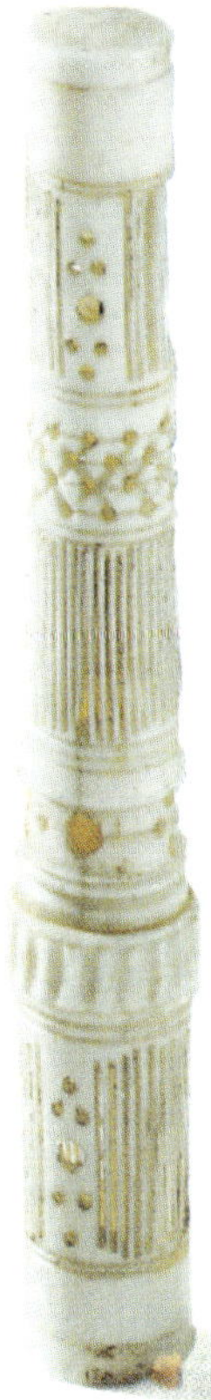

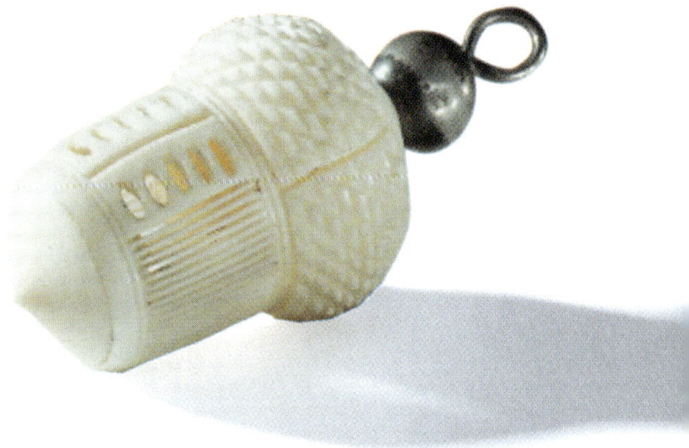

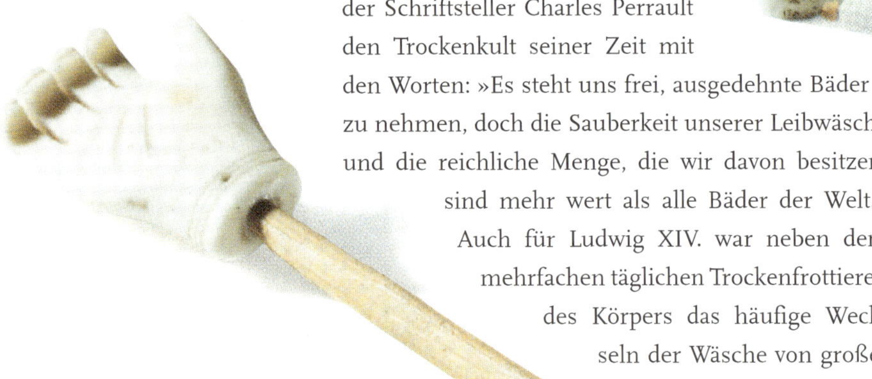

oben Ludwig XIV., König von Frankreich (1643–1715).
rechts Da es nicht als chic galt, sich zu kratzen, führte man sogenannte »Gratoirs« bei sich, darüber hinaus trug man häufig Flohfallen am Körper. Elfenbein, Frankreich, 18. Jh.

die Annehmlichkeiten der Wäsche zur Verfügung standen«. Und im Jahre 1688 begründete der Schriftsteller Charles Perrault den Trockenkult seiner Zeit mit den Worten: »Es steht uns frei, ausgedehnte Bäder zu nehmen, doch die Sauberkeit unserer Leibwäsche und die reichliche Menge, die wir davon besitzen, sind mehr wert als alle Bäder der Welt.« Auch für Ludwig XIV. war neben dem mehrfachen täglichen Trockenfrottieren des Körpers das häufige Wechseln der Wäsche von großer Bedeutung. Ein wichtiges Element der Körperhygiene war in dieser Zeit das Parfum, so dass man diese Epoche auch das »duftende Zeitalter« genannt hat. Mit dem Sonnenkönig kam auch die Parfümerie international zur Geltung. An den Höfen der Könige und des Adels herrschten Prunksucht und Verschwendung; unter Ludwig stiegen sie ins Uferlose. Die Hofhaltung verschlang ungeheure Summen. Doch Ludwig wollte nicht nur prunken, er wollte auch duften. Er bevorzugte den Duft von Orangenblüten, der seinen Kleidern anhaftete und sich in seinen Arbeitsräumen ausbreitete. Dass sich auch seine Mätressen jeden Luxus an Parfums und Puder leisteten, erscheint wenig verwunderlich. Erstaunlich ist nur, dass der gute Colbert, Ludwigs Finanzminister, der sehr darauf bedacht war, unnötige Ausgaben zu vermeiden, nie darauf kam, weshalb bei Hofe solche Unmengen an Parfums und wohlriechenden Essenzen verbraucht wurden. Allerdings konnten sich nicht alle Höflinge und ihre Mätressen den Luxus leisten, Gesicht, Hände und andere Körperteile regelmäßig mit kostbarem (und desinfizierendem) Parfum zu waschen. Bei vielen Mitgliedern des Hofstaates beschränkte sich die »Reinigung« auf ein flüchtiges Hantieren mit der Puderquaste. So saßen sie oftmals sehr unruhig bei Tisch, kratzten sich verstohlen und machten Jagd auf Ungeziefer, obwohl sie

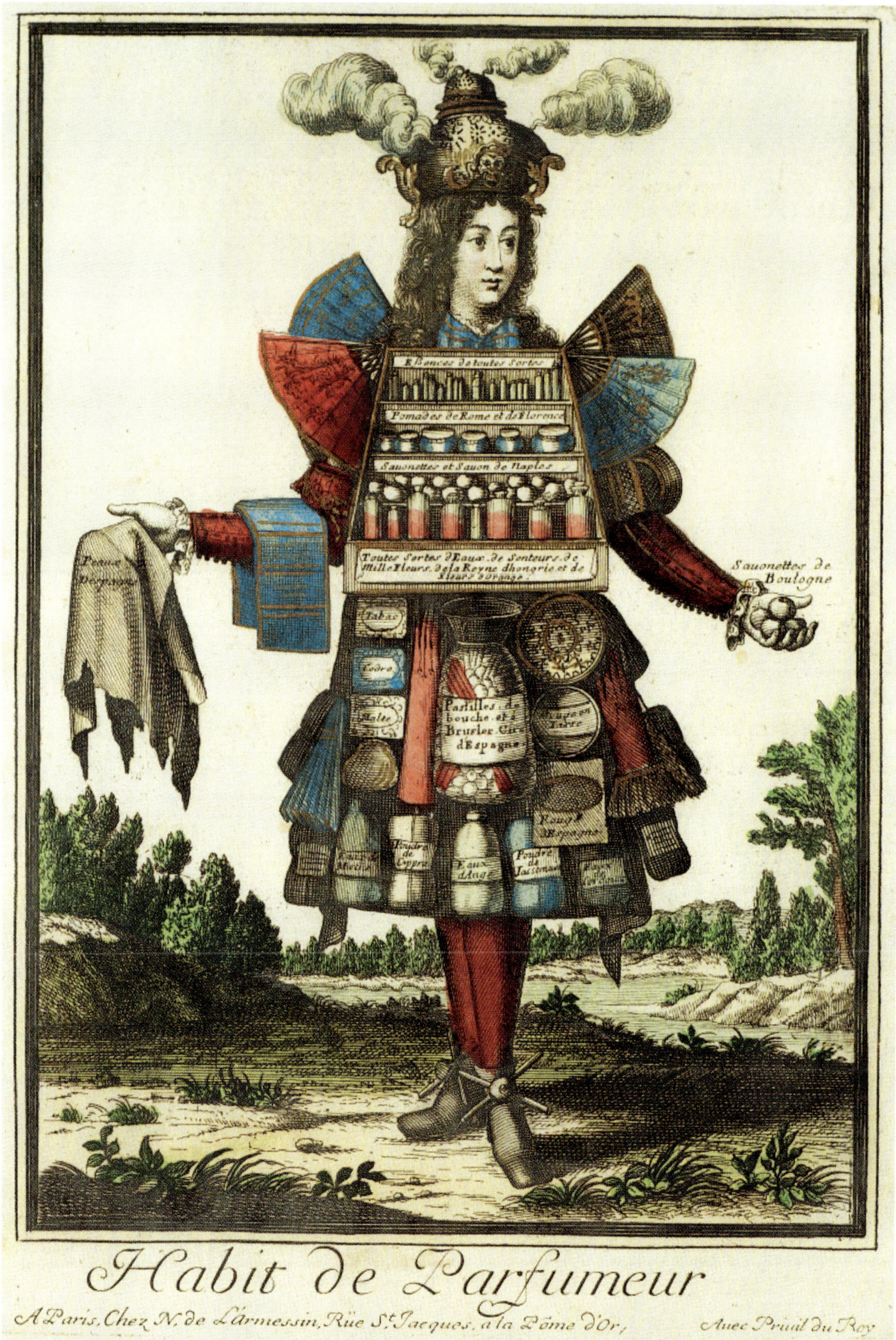

rechts HABIT DE PARFUMEUR – Aus einer Reihe von Berufsdarstellungen stammt dieser Parfümeur mit üppig gefülltem Bauchladen und rauchendem Duftkocher auf dem Kopf. Kolorierter Kupferstich, Paris, 1697.

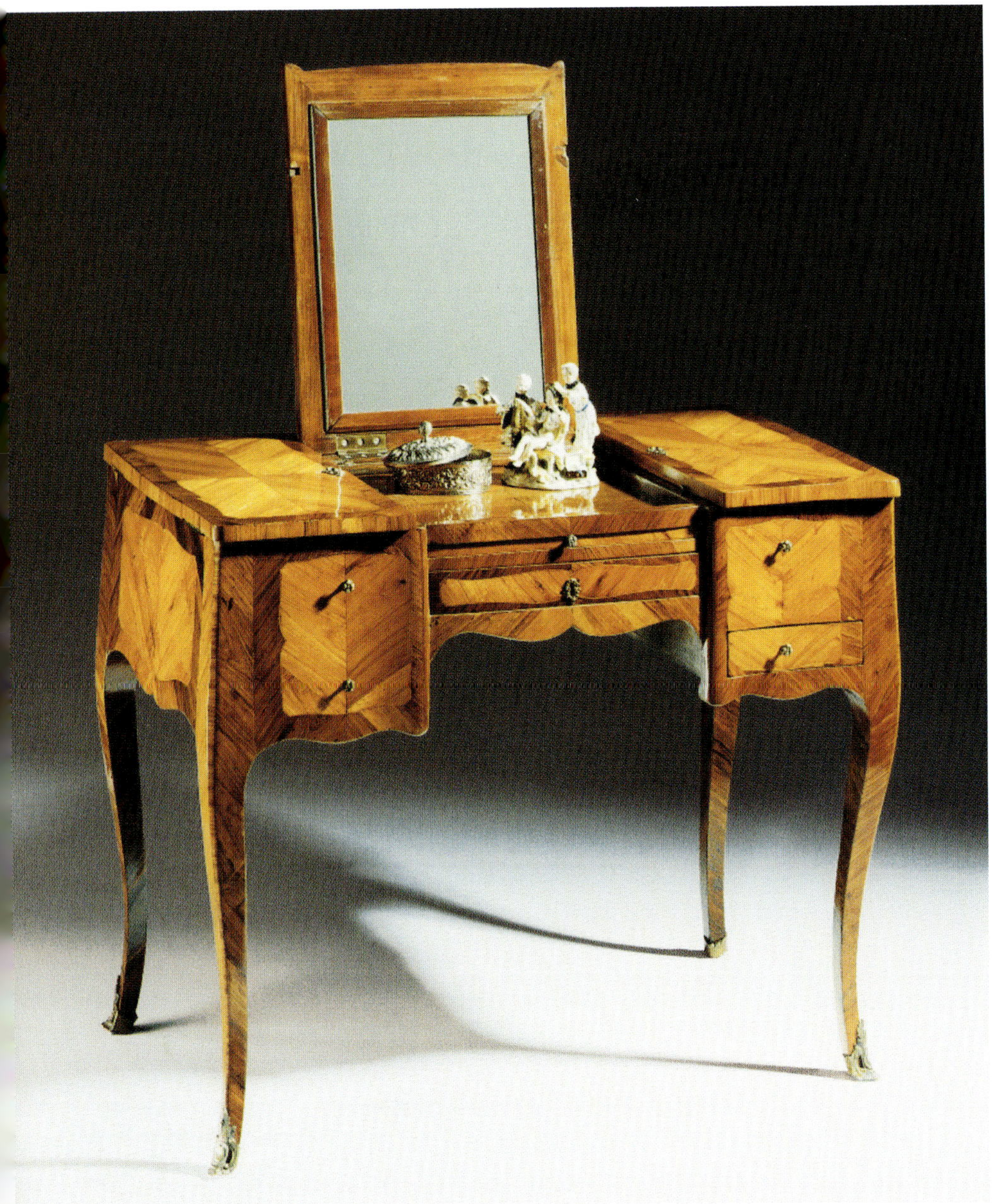

oben Die Poudreuse stand im Mittelpunkt des Puderkabinetts. Rosenholz, Palisander, Messing, Frankreich, um 1750.

ihre Flohfallen trugen. Das waren kleine, hohle, durchbrochene Behältnisse aus Elfenbein oder Holz mit einem klebrigen Stempel im Innern, an dem die Flöhe kleben bleiben sollten. Am Körper trug man zur Abwehr von Infektionen Behälter, die tierische oder pflanzliche Duftstoffe in festen Kugeln oder als Salbe enthielten. Die wichtigste Ingredienz war Moschus, das Drüsensekret einer in Tibet lebenden männlichen Hirschart. Nach und nach wurde Moschus weitgehend durch Ambra ersetzt.

Ambra, das wohlriechende Stoffwechselprodukt des Pottwales, wird in großen, grauen, verhärteten Stücken im Meer schwimmend gefunden. Nicht nur den Duftstoffen, auch der Form der Behältnisse schrieb man magische Bedeutung zu. Die Schnecke wurde als Pestamulett getragen, und der Apfel galt als Symbol für Leben und Kraft. Übrigens hatte der Sonnenkönig einen mächtigen, wenn auch nicht einem ebenso edlen Geschlecht entstammenden Vorgänger, der ebenfalls sein Arbeitszimmer scharf parfümiert liebte. Es war der allmächtige und über seinen Herrn, den jungen Ludwig XIII., regierende Kardinal und Minister Richelieu. Er liebte den Geruch von Äpfeln, die in Fäulnis übergehen. Man rieb deren zersetztes Fleisch mit Fett zusammen und gab gespicktes Fleisch samt Zimt dazu. Die Masse wurde auch für das Glätten der Haare benutzt. Die Kugeln, zu denen sie geformt wurde, hießen »pommes«, also »Äpfel«. So entstand der heutige Begriff »Pomade«.

Düfte, Puder und Allonge-Perücken

Der Parfümeur des Sonnenkönigs musste täglich für seinen Gebieter einen neuen Duft kreieren, denn zu Beginn jedes Tages bestimmte der König, welches Parfum jeder am Hofe zu verwenden hatte. In den oft ungelüfteten Räumen sorgten kleine Duftkocher, »Brule-Parfums«, für Wohlgeruch. Das »Eau à bruler«, das Duftwasser, wurde dabei über einer Spiritusflamme erhitzt. Eine wohlriechende Atmosphäre schufen auch an zentraler Stelle im Raum aufgestellte Duftvasen. Diese auch »Potpourri« genannten Gefäße enthielten nach oft streng gehüteten Geheimrezepten individuell komponierte Blüten- und Kräutermischungen. Der durchbrochene Deckel verbarg die meist unansehnliche Duftmasse vor dem Auge, ließ jedoch den Wohlgeruch entweichen. Neben dem Wohlgeruch, den die Duftvasen ausströmten, erreichte man mit dem Aromatisieren der Räume auch eine antibakterielle Wirkung. Eukalyptus, Zitrone und Thymian, aber auch die ätherischen Öle von Lavendel, Patschuli, Zedern- und Sandelholz eigneten sich hierfür ganz besonders. Zimt gilt auch heute noch als effektiver Bakterienkiller. Wissenschaftliche Tests haben erwiesen, dass Gelbfieber-, Typhus- und Tuberkuloseerregern bis zu einem

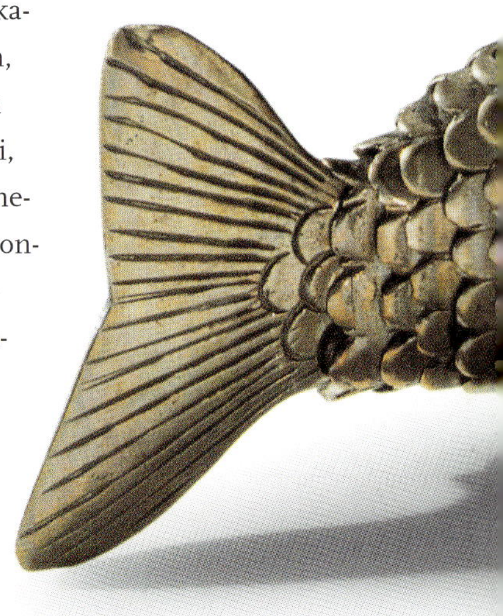

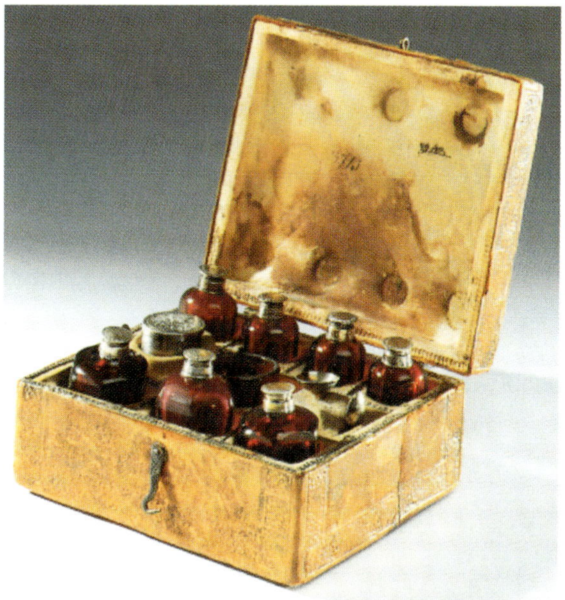

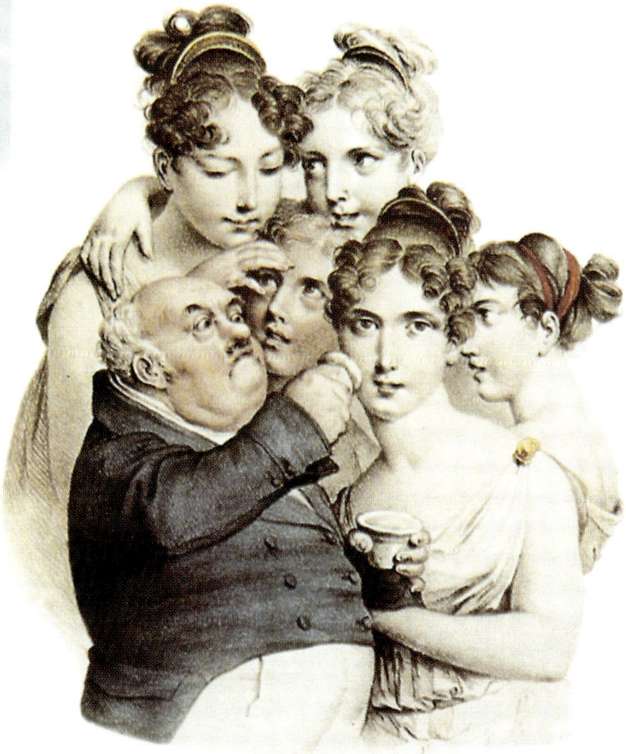

oben Die Parfummischgarnitur besteht aus zwölf zum Komponieren von Duftwässerchen nötigen Gegenständen. Goldrubinglas, Silber, Holz, Leder, Augsburg, 1700.
unten Der Kopf des Fisches lässt sich zum Einführen eines Duftschwämmchens abklappen. Silber, rotes Glas, 18. Jh.

gewissen Grad durchaus mit dem ätherischem Öl der Pflanzen beizukommen ist. Im Rokoko mit seiner Verliebtheit in die kleinen Vergnügungen des Lebens erreichte die Parfumkultur einen Höhepunkt. Parfümierte Puder bedeckten Frisuren und Perücken. Gegen schlechten Atem kaute man Duftkügelchen oder spülte den Mund mit Zimtwasser. Hände und Gesicht wurden mit Rosen- oder Orangenblütenwasser gereinigt. In die Säume der Kleider nähte man Duftkissen ein. Seit den Tagen Ludwigs XIV. bestimmten Versailles und Paris für ganz Europa, was guter Ton war, und lösten damit die italienischen und spanischen Höfe ab, die zuvor tonangebend waren. Während es bei den kleinen deutschen Fürsten noch üblich war, das Essen in Völlerei ausarten zu lassen, sah Ludwig XIV. streng auf Etikette. Bei Hofe wurde mäßig getafelt. Das heißt keineswegs, dass die Speisen knapp oder von minderer Qualität waren. Ganz im Gegenteil, hier entwickelte sich die französische Küche zu ihrem Weltruhm. Aber die Gäste genossen in Maßen. Es galt als unpassend, sich zu betrinken, da dann keine galanten Plaudereien oder philosophischen Gespräche mehr möglich waren. Den Damen gegenüber befleißigten sich die moschusduftenden Kavaliere eines geziemenden Umgangstones; man gewöhnte sich daran, den Gruß mit entblößtem Haupte darzubieten. Der König ging allen mit gutem Beispiel voran und zog selbst vor einer Kammerfrau den Hut.

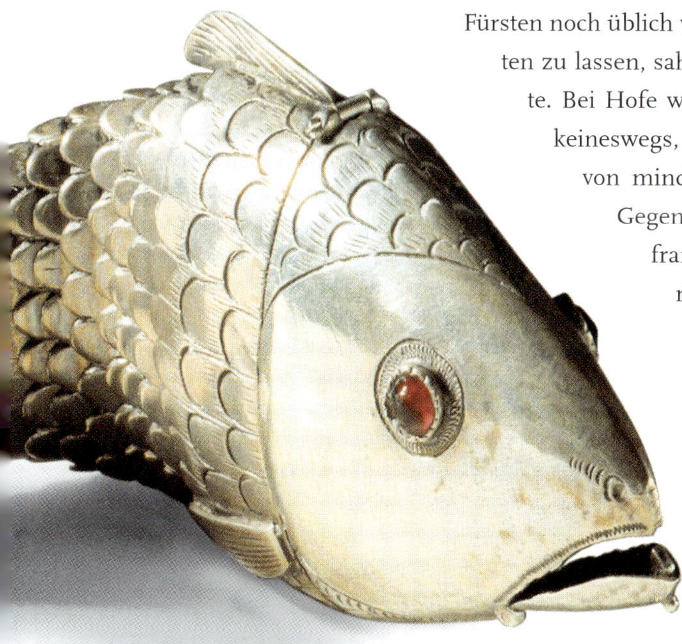

In derselben Zeit begründete Paris seinen Ruf als Stadt der modischen Eleganz und des Chics. Die meisten Frauen der höheren Kreise trugen seitliche Locken, die Cockerspanielohren ähnelten, sogenannte »bouffons«. Auch in England gab man sich französisch. Hier wurden die Korkenzieherlocken so steif gedreht und mit Pomade gestärkt, dass sie manchmal wie herabhängende Würste wirkten. Eine neue Frisiertechnik, das Papillotieren, bei dem die eingedrehten Haarsträhnen einzeln mit Papier umwickelt und dann mit einem heißen Eisen gefestigt wurden,

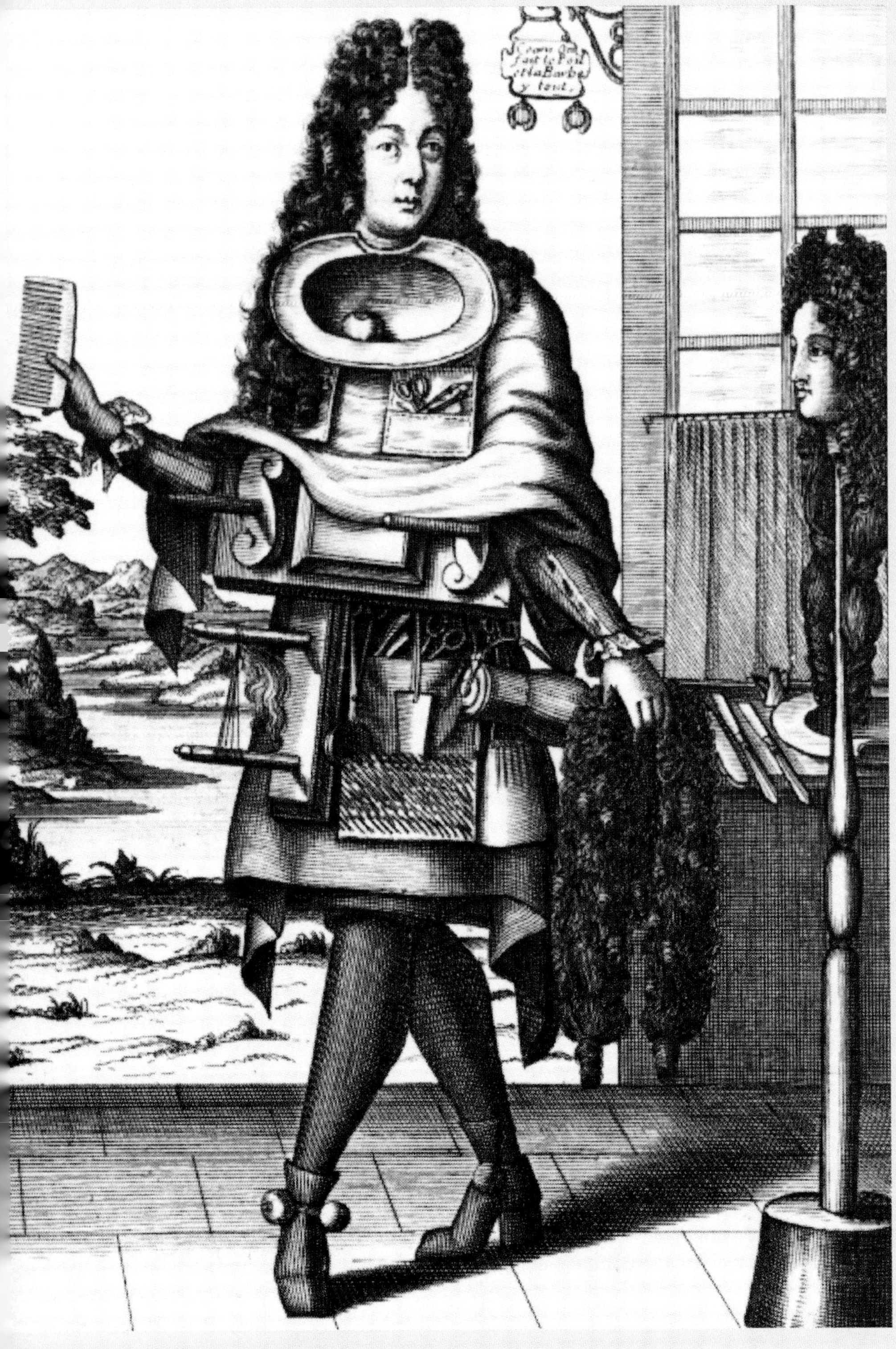

ermöglichte nicht nur den Frauen das Kräuseln der Haare; auch modebewusste Männer fanden daran Geschmack. Extravagante ließen eine einzelne Strähne länger wachsen und meist über die linke Schulter herabhängen. Seigneur de Cadenet, tonangebender Modemacher am Hofe Frankreichs, trug lange Strähnen zu beiden Seiten. Begeistert wurde dies von den Höflingen aufgenommen und als Cadenet-Frisur bezeichnet. Was für die Franzosen »Cadenet« hieß, wurde von den Engländern als »love-lock« bezeichnet. So trug der englische Galan Mitte des 18. Jahrhunderts über die Schultern wallendes, gepudertes Haar, das säuberlich gekämmt und gelockt war. Ihn schmückten die lange »love-lock«, eine Blume im Ohr, parfümierte Handschuhe, Federn und Spitzen. Und wenn das mit den eigenen Haaren nicht mehr klappte, waren künstliche Haarteile zur Hand. In einer solchen Zeit des allgemeinen modischen Aufschwungs und der Prachtentfaltung fehlte es nicht an Übertreibungen. Die Allonge-Perücke tauchte auf, fand großen Anklang und beherrschte in Frankreich die Mode für lange Zeit. Damen und Herren trugen phantasievolle, aufwendige, stark parfumierte Perücken auf dem kahl geschorenen Haupt.

Die Allonge-Perücke war wichtigster Bestandteil des Kostüms und bildete die Krönung der äußeren Erscheinung. »Allonger« bedeutet im Französischen »verlängern«. Die Perücke war keineswegs eine Neuerfindung, sondern ein uraltes Attribut der Würde und Macht. Wie sie bei den Ägyptern Ausdruck königlicher Hoheit gewesen war, sollte sie im Barock und Rokoko den Menschen »dem Löwen ähnlich« machen, dem königlichen, alles bezwingenden Tier. Die aus Menschenhaar gefertigte Perücke bestand aus langen, bis auf die Schultern fallenden Locken. Als Menschenhaar nicht mehr in genügender Menge zur Verfügung stand, wurden auch Ziegen- und Rosshaar verarbeitet. Die zweite Haarpracht wurde auf speziell angefertigten Perückenköpfen, kugeligen

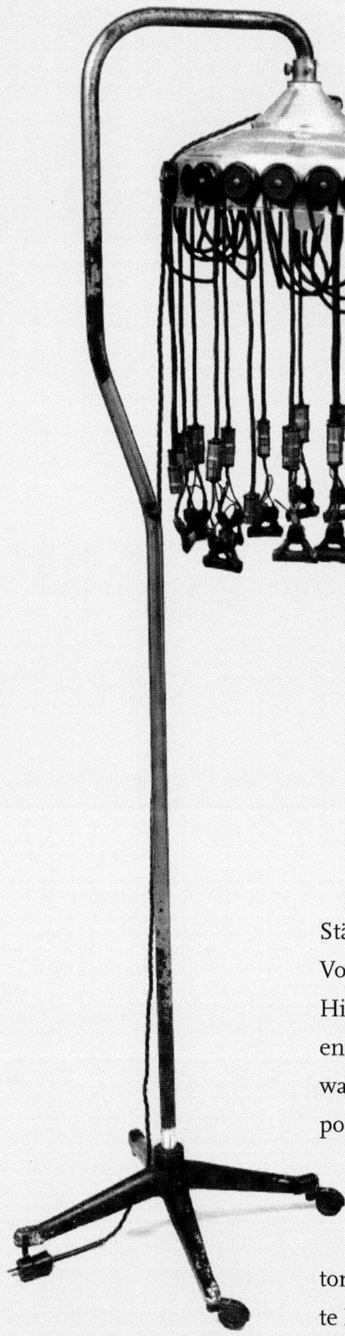

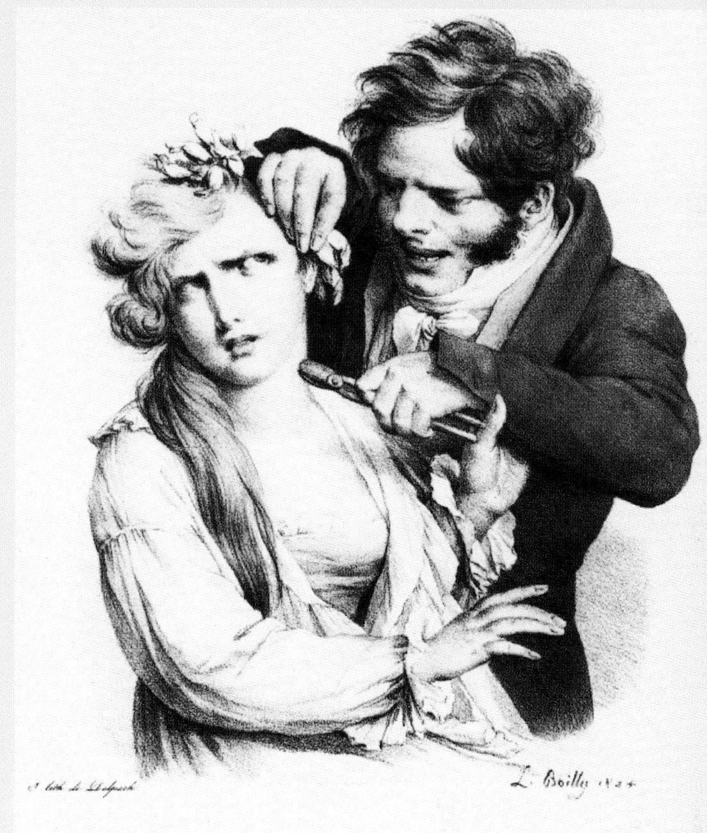

linke Seite HABIT DE BARBIER DE PERRUQUIER. Der mit hoher Allongeperücke geschmückte Perruquier zeigt in seinem Bauchladen allerlei Perücken- und Barbiergerät. Kupferstich, Paris, 1697.
oben Dauerwellengerät aus dem Jahre 1928.
oben rechts *Les Papillotes,* ein Friseur beim Lockenbrennen. Stich von Delpech (1824).

Ständern aus Fayence oder Porzellan, aufbewahrt. Vornehme Leute besaßen eigene Perückenkabinette. Hier hatten die Perückenständer nicht nur die genauen Abmessungen des originalen Kopfes, sondern waren zuweilen auch dem Kopf des Perückenträgers porträtähnlich nachempfunden. Die bevorzugten Perückenfarben waren Löwenbraun oder Goldbraun. Obwohl am Pariser Hof die Allonge-Perücke besonders bei höheren Beamten, Doctores und Advokaten weit verbreitet war, verabscheute Ludwig XIV. lange die voluminöse Kopfbedeckung. Er besaß eigenes volles Haar. Später unterwarf er sich der Mode, da sie als Exportartikel für den französischen Hof eine enorme Einnahmequelle darstellte. Achtundvierzig Pariser Perückenmacher wurden zu »Perruquiers du Roi« ernannt und hielten feierlich Einzug am Hof des Sonnenkönigs. In Deutschland, England und den Niederlanden fand die Perückenmode bald Nachahmer.

Ein um 1730 im Pariser Verlag Nicolas de L'Armessin erschienener Kupferstich eines »Barbier Perruquier« präsentiert einen solchen Fachmann mit voller Ausrüstung, offenbar bereit, einen reichen Kunden zu bedienen. Der Meister trägt alle wichtigen Werkzeuge mit sich. Sein eigenes Haupt wird durch eine Allonge-Perücke gekrönt, in der Linken hält er ein weiteres Exemplar, in der Rechten einen Kamm. Vor dem Hals hängt die Rasierschale mit einem apfelförmigen Stück Rasierseife. Darunter sieht man ein flaches Täschchen mit Schere und Rasiermesser. Die Holzgerätschaften dienen dem Flechten der Perücken und die Hechel zum vorhergehenden Strählen des Haares. Weitere Handwerkszeuge sind Schere und Brenneisen zum Kräuseln der Haare sowie eine Kanne mit warmem parfümiertem Wasser. Über den Perückenständer rechts ist eine fertige Zweitfrisur gestülpt, und das Firmenschild im Hintergrund zeigt den »Barbier Perruquier« an.

Die Revolution schneidet die Zöpfe ab

Haar oder Perücke sollten duftig und locker wirken. Dies wurde durch Puder erreicht. Dabei wurde wie bei den meisten modischen Trends allerdings maßlos übertrieben. Ob Alt oder Jung, alle trugen gepuderte Köpfe. Die höfische Gesellschaft nahm in der Puderkammer an fein getischlerten »Poudreusen« Platz, und Zofen oder Kammerdiener bestäubten das Haar oder die Perücke mit einem Puderblasebalg oder einem Puderbesen. Wer keine Bediensteten hatte, machte sich auf den Weg zum Perückenmacher: »Am Sonntagmorgen wird der Andrang der Leute, die sich ihr Haar verkleistern lassen wollen, jeweils derart heftig, dass der Meister nach Verstärkung Ausschau halten muß, ... und in jeder dieser Buden schneien an die 60 Pfund des feinsten Stärkemehles auf die Scheitel der rundum wohnenden Handwerker hernieder und wirbeln wolkenweise auf die Straße hinaus. Und die Quaste verwandelt die Gesichter ihrer Opfer in weiße Masken«, schrieb Mercier 1788 in seiner Paris-Reportage über die Zweithaarspezialisten, deren »mit Puder und Pomade beschmierte Fenster ... vom Tageslicht kaum einen Schimmer durchlassen«. Zum Schutz vor der Puderwolke hielt sich der Kunde eine große Papiermaske mit Glaseinsätzen für die Augen vors Gesicht; durch eine Spitze konnte er Luft holen.

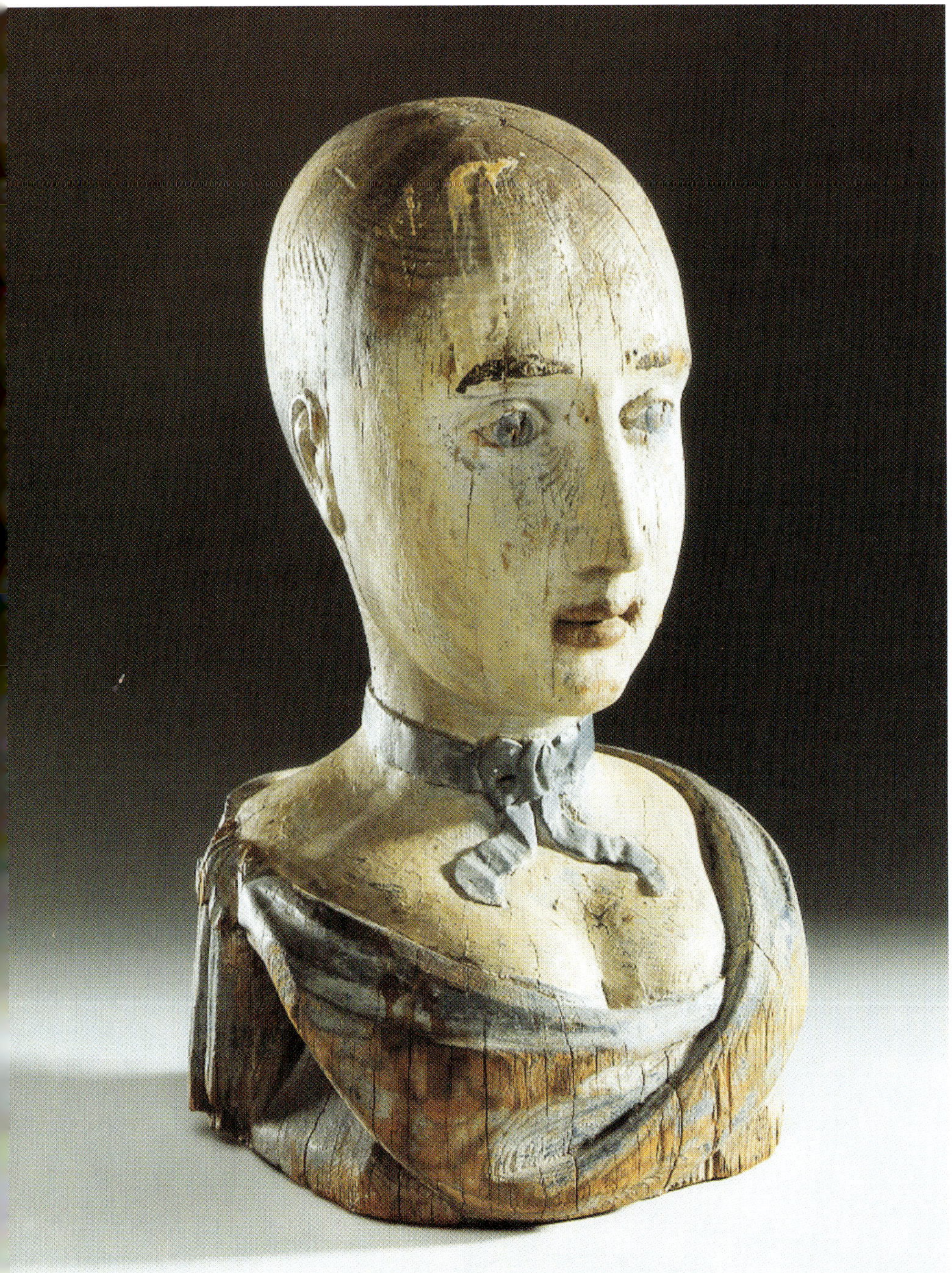

In einer Zeit, in der die Versorgung der Bevölkerung mit Getreide nicht gesichert war – Brotkrisen kamen im 18. Jahrhundert häufiger vor –, mehrte sich die Kritik an der Verschwendung des knappen Weizens als Puder für die Körperpflege. Mercier merkte an: »Wenn man noch dazu bedenkt, dass das Puder, mit dem sich 200 000 Leute ihre Köpfe einstäuben, den Armen zur Nahrung dienen könnte, dass all dies aus den besten Teilen des Getreidekorns gewonnene Mehl, das sich da in der üppigen Perücke des Rechtsverdrehers, in der Tolle des Modegecken und im Haarband des Faulenzers verfängt oder nutzlos auf den Nacken dieser Müßiggänger endet – dass dieses Mehl zehntausend Hungernde satt machen könnte, möchte man ob der absurden Sitte, die sonst zu nichts gut, als dazu, dem Haar die natürliche Farbe zu rauben, vollends verzweifeln!«

Auch das Gesicht wurde gepudert. Für diesen Zweck gab es vielerlei Gemische von Reismehl, Irispulver, Talkum oder Gips. Natürlich wurden sie parfümiert. Zu den berühmtesten Pudern seit dieser Luxusepoche zählt der »Poudre à la marechale«, dessen Erfinderin die Marschallin d'Aumont war.

Im Zentrum des kosmetischen Geschehens stand aber die Gestaltung der Haartracht. Auch nachdem die Herren längst die großen Allonge-Perücken gegen kleine, zierliche Puderperücken getauscht hatten, behielten die Damen die nach der Mätresse Ludwigs XIV., der Herzogin von Fontange, benannten Hochfrisuren mit ihrem Unterbau aus Haubendraht, Papilloten und Bändern bei. Es existieren Karikaturen, die nicht nur Friseure auf Leitern zeigen, sondern auch, wie Flaschenzüge und Hebekräne aufgeboten werden, um die Montage der Turmbauten auf den Köpfen zu realisieren.

Mit dem Sturm auf die Bastille begann am 14. Juli 1789 die größte Umwälzung, die die Welt bis dahin erlebt hatte. Ein Stilwandel der schönen Künste und der Künste der Schönheit war dem Umbruch vorausgegangen. Die neue Kunstperiode war der Klassizismus. Schon Mitte des 18. Jahrhunderts, angesichts der Entwicklung bürgerlicher Strukturen hinter der bereits bröckelnden Fassade des Feudalismus, war ein kritischer Diskurs über die Auswüchse der künst-

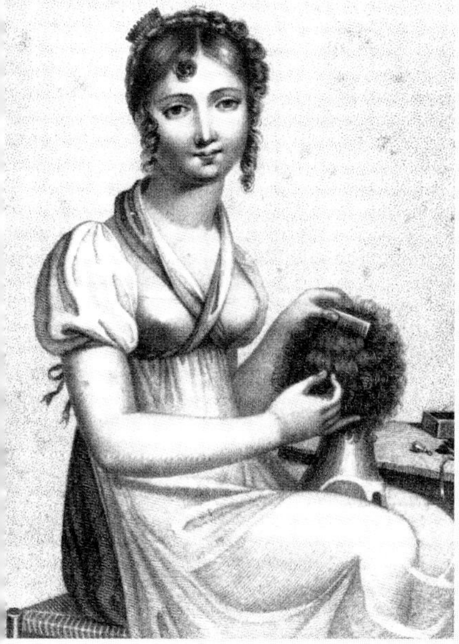

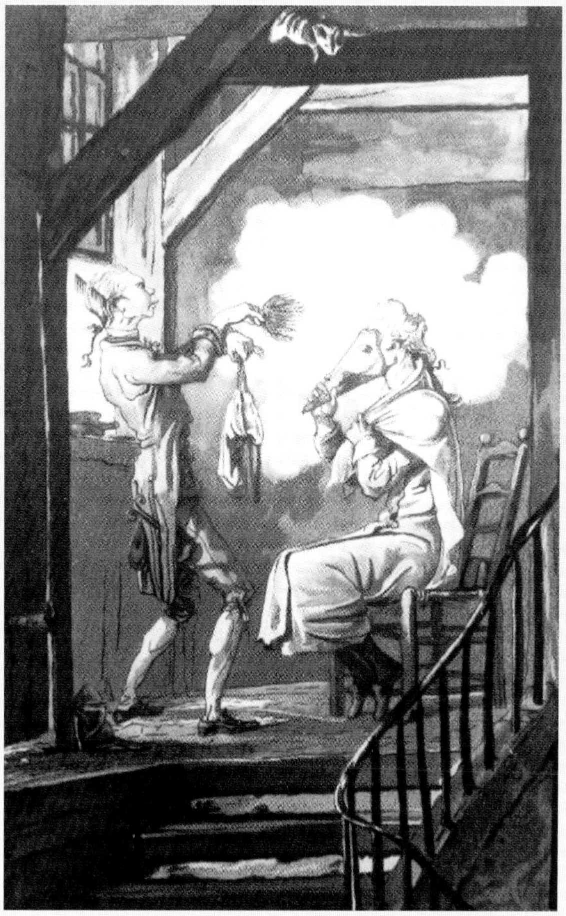

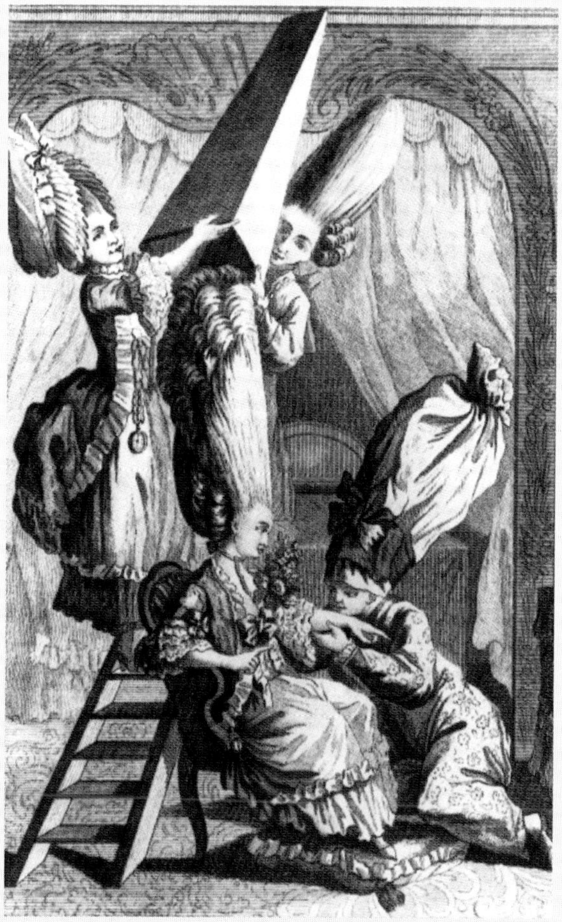

linke Seite Perückenkopf. Holz, bemalt, Deutschland, 18. Jh.
rechte Seite links Perückenmacherin im Empiregewand. Kupferstich, Frankreich, um 1800.
Mitte In eine Staubwolke eingehüllt ist dieser Kanzleibevollmächtigte, der zum Schutz einen Pudermantel trägt. Aquatinta-Radierung, Frankreich, 1778.
rechts Einer Rokokodame wird von Zofe und Kammerdiener eine pyramidenförmige Nachthaube aufgesetzt. Kupferstich, England, um 1775.

lichen Verschönerung aufgekommen. Und nun wurden die Perückenzöpfe für die Revolutionäre zum zentralen Symbol des verhassten Ancien Régime. Mit der Perücke wurden auch alle anderen modischen Verspieltheiten des Rokoko verworfen. Die radikalen Jakobiner nannten sich »Sansculottes« (französisch: »ohne Hosen«), weil sie auch die bunten seidenen Kniehosen des Adels ablehnten. So wurden »culottes« durch die langen Beinkleider der einfachen Matrosen (Pantalons) ersetzt. Als Schal trug man eine Schärpe in den Farben der jungen Republik: Blau-Weiß-Rot. Mit der kegelförmigen, nach vorn umgebogenen Schiffermütze der kleinasiatischen Griechen entdeckten die Freiheitskämpfer ein für sie passendes modisches Accessoire: Die »phrygische Mütze« wurde neben der Trikolore zum Wahrzeichen der Französischen Revolution. Die Republikaner und Republikanerinnen wollten wie ihre Vorbilder aus Rom und Sparta aussehen und ließen ihre Haare »natürlich« wachsen. Die Damen der Republik verabschiedeten sich von den Zwängen des Korsetts, des Schnürleibs und der durch übermäßige Schminke hervorgerufenen maskenhaften Gesichtsstarre. Die Kleider wurden leichter, die Stoffe durchsichtiger und eng anliegender, wie der Kupferstich *Perückenmacherin im Empiregewand* (um 1800) zeigt. Der Adel verlor auf Jahrzehnte seine traditionelle Vorherrschaft auf den Gebieten der Politik, Kultur und Mode; die Pariserinnen aber – und ihre Couturiers, Coiffeure und sonstigen Ratgeber – blieben auch nach der Revolution und nach der napoleonischen Epoche, dem Empire, tonangebend für Europa in allen Fragen der Schönheit.

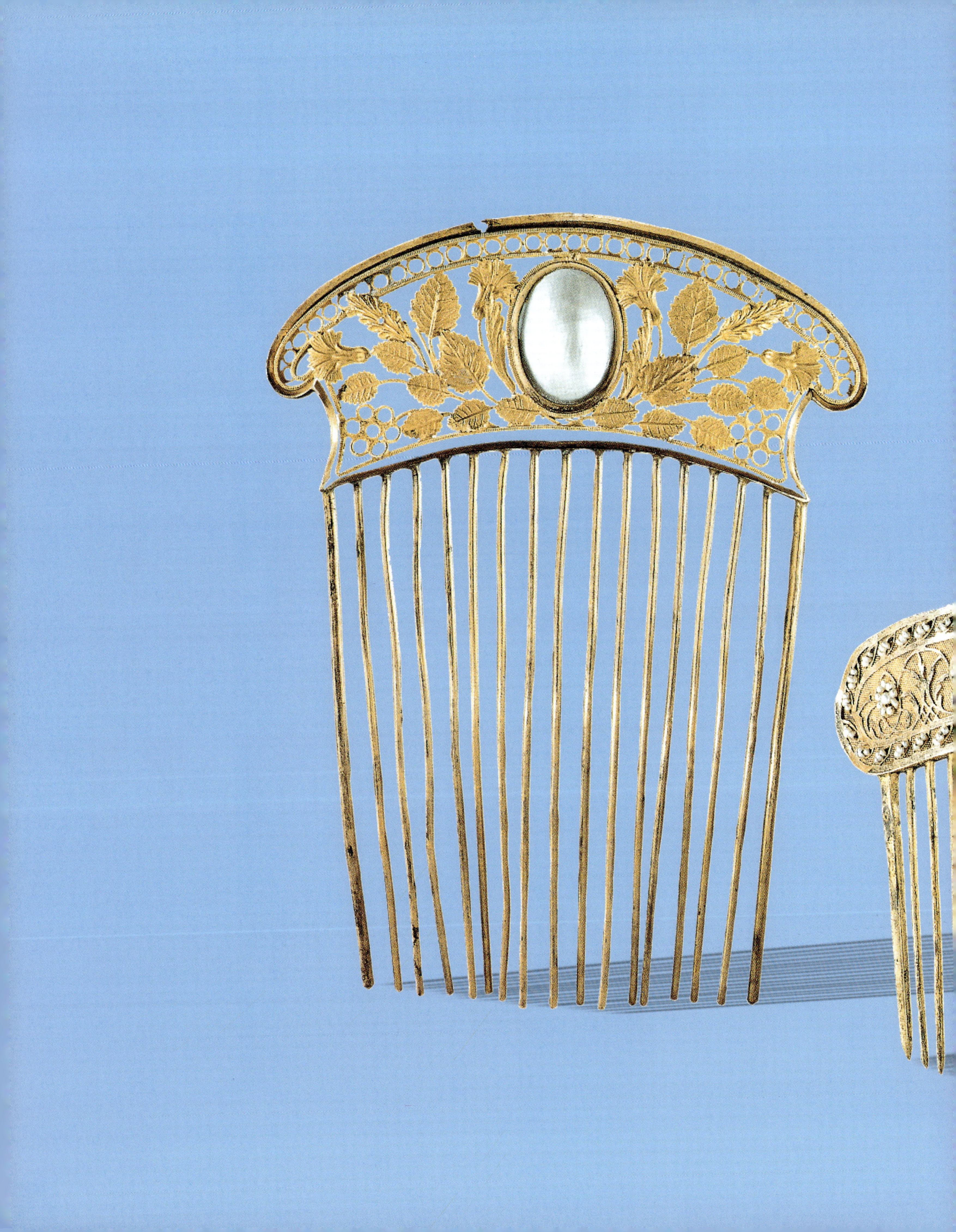

Empire und Biedermeier

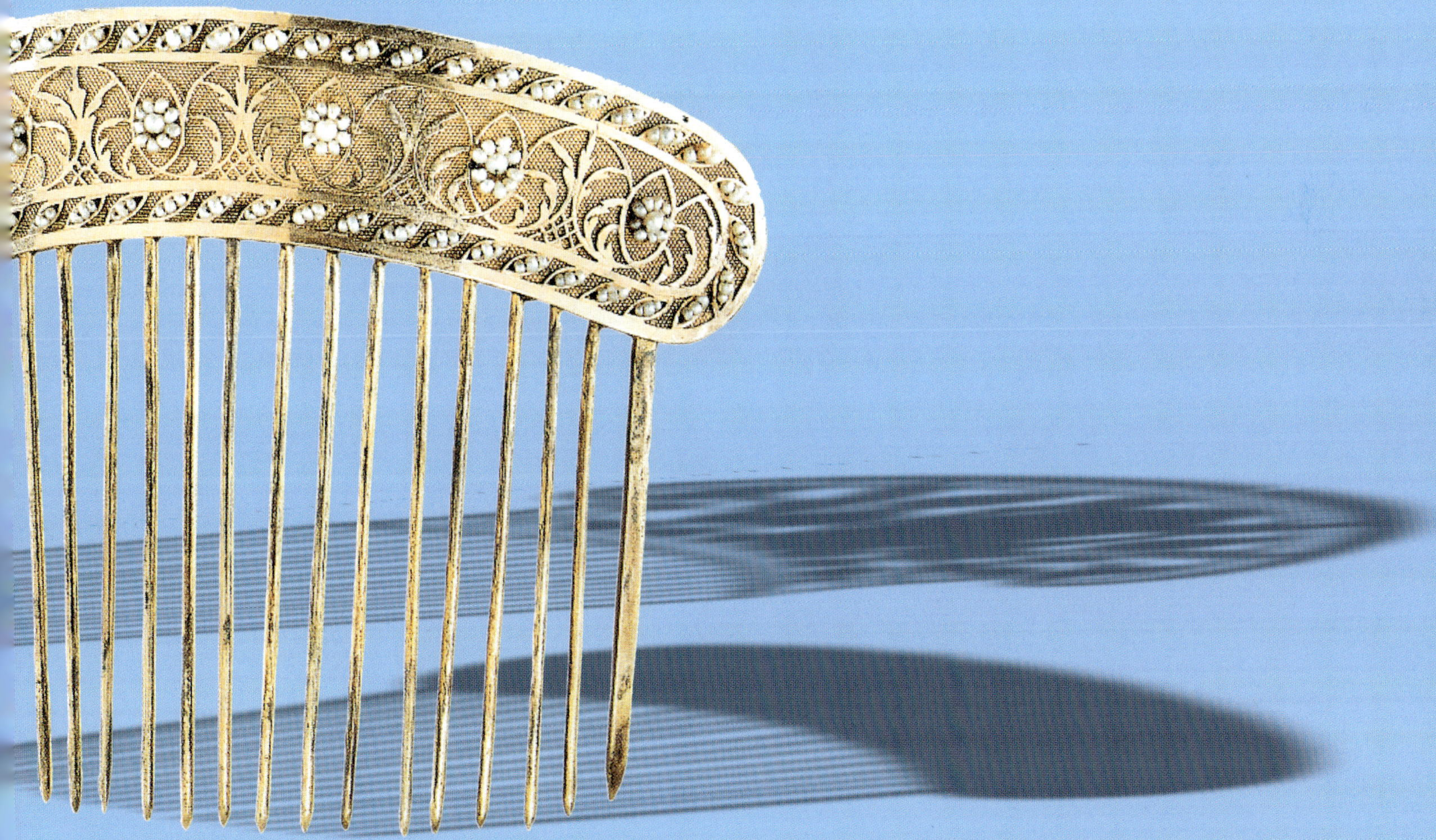

Von der Freiheit zur Puppe

Um 1805 erschien im *Hamburgischen Journal der Moden und Eleganz* ein kolorierter Kupferstich, der beispielhaft den Einfluss der Französischen Revolution auf die Mode und das gesellschaftliche Verhalten in ganz Europa zeigt: Drei junge Frauen, in duftigen weißen, unter der Brust geschnürten Gewändern sind um einen Tisch versammelt. Vor einer kleinen Toilettenkommode mit ovalem Spiegel steckt eine der Damen sich einen Schmuckkamm in das zum Knoten angeordnete Haar. Rechts sitzt eine Frau, eine Katze streichelnd, mit einer für die Empire-Zeit typischen Titusfrisur. Dahinter eine Stehende mit einer Badehaube.

Das nachrevolutionäre Empire brachte also nicht nur die Mode der luftigen Kleider (Chemisetracht) mit sich, sondern außerdem die Neuentdeckung der Hygiene. Man badete wieder! Der deutsche Arzt Christoph Wilhelm von Hufeland unternahm damals einen Aufklärungsfeldzug zur »Verlängerung des Lebens«, der die Revolution in der Hygiene einleitete. Und 1797 kursierte in Berlin ein Ratgeber mit dem schönen Titel *Anmuth und Schönheit aus den Misterien der Natur und Kunst für ledige und verheirathete Frauenzimmer.* Die Autoren solcher Aufklärungsbücher sprachen sich gegen die Verwendung gesundheitsschädigender Tinkturen, Pomaden und Salben aus, die die Poren verstopften und die Transpiration unterbanden: »Da nun die Schminke auf die Mündungen der Gefäße gerieben wird, so kann es nicht anders seyn, als daß etwas davon eingesogen, und in die Masse des Bluts übergehen sollte. Schminken also, welche aus Blei, Wismuth, Zinn, Quecksilber verfertigt sind, verursachen Bleikoliken, Schwindsuchten, Nervenschwäche, Krämpfe, Auflösung und Verderbniß der Blutmasse, Ausfallen der Zähne, der Haare, Augenbrau(n)en, und eine Menge anderer Krankheiten, an deren Heilung die Aerzte verzweifeln.«

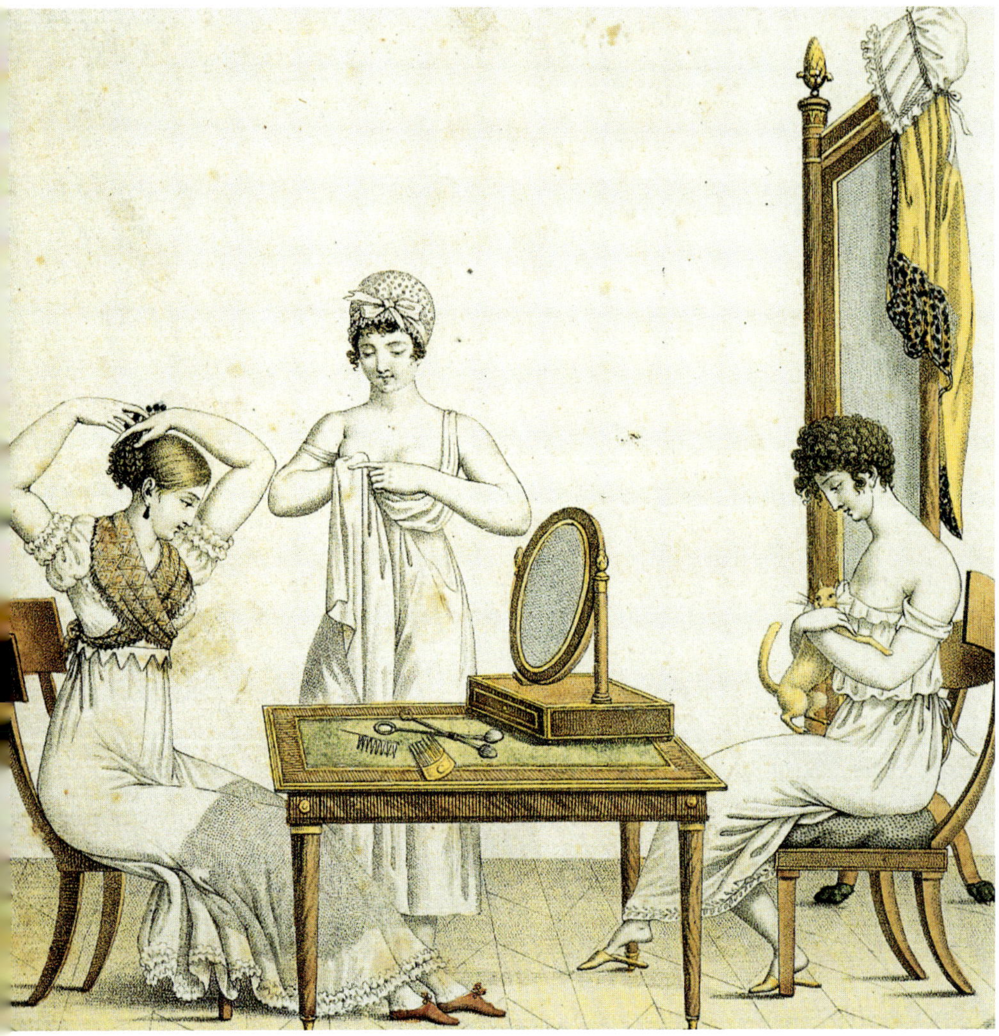

Nicht nur Kleidermode und Schönheitspflege erfuhren nach der Revolution eine Wende zur »gesunden« Einfachheit, sondern auch die Frisuren. Die aufwändigen, stark gepuderten Haaraufbauten des 18. Jahrhunderts wichen gemäßigteren Frisuren. Erst nach 1810 erfreuten sich kunstvolle Haarnadeln und Kämme, Perlenketten und Diademe wieder wachsender Beliebtheit. Dem entsprach in Frankreich eine modische »Konterrevolution« der Anhänger des »ancien régime«, gewissermaßen als eine Gegenbewegung zur puritanischen Strenge der republikanischen Gesellschaft. Die männlichen Anhänger der alten Monarchie demonstrierten ihre Abneigung gegen die spartanische Askese der Republik mit einer »unglaublichen« Exotik (daher der Beiname »Incroyables«) der Hüte, Halstücher und Frisuren. Ihre Damen nannten sich »Merveilleuses« (die Prächtigen) und kokettierten in ihrer Mode mit makabren Erinnerungen. Sie übernahmen provokativ den geschorenen Haaransatz der Guillotineopfer und legten sich zum Gedenken an die mörderische

vorhergehende Seiten
Schmuckkämme mit Perlen und Perlmutter. Frankreich, um 1800.
linke Seite Die Titusfrisur und weite, luftige Kleider revolutionierten die Mode, konnten sich aber nicht lange halten. Kolorierter Kupferstich, Hamburg, um 1805.
rechte Seite *Junge Dame mit Zeichengerät.* Carl Christian von Vogelsang, 1816, Öl auf Nussbaum.

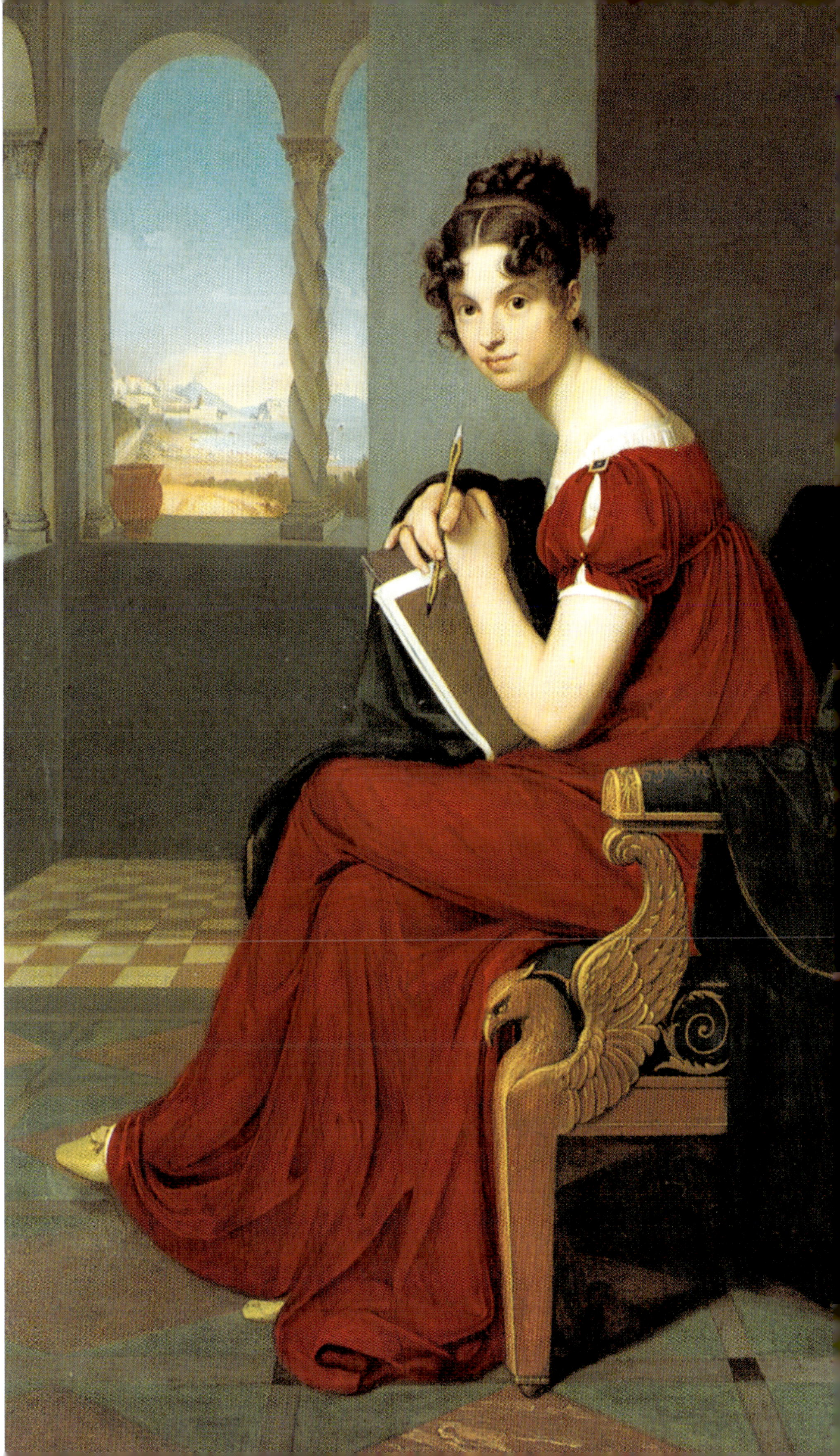

Arbeit des Fallbeils ein blutrotes Band um den Hals. Doch schon bald ließ dieser »konterrevolutionäre« Elan nach und machte den Weg frei für die gezähmte »Pariser Puppe«. Über das lebensgroße Vorbild und Modell dieser in einem Schaufenster in der Rue Saint-Honoré ausgestellten Puppen berichteten die Schriftstellerbrüder Goncourt:

»Ganz Europa richtet seine Augen auf diese berühmte Puppe, auf die Puppe der letzten Mode, mit den neuesten Garnierungen und den jüngsten Erfindungen, auf dieses immer wechselnde Bild der Koketterie des Tages, die angezogen, ausgezogen und aufs Neue angezogen wird auf den Wink einer neuen Laune, sobald eine solche bei einem Souper von Modedämchen, in der Loge einer Tänzerin der Oper ... oder im Atelier einer ersten Schneiderin das Licht der Welt erblickt hat. Verkleinert, wiederholt und vervielfältigt wanderte dieses Puppenmodell über Meere und Berge, sie wurde nach England, nach Deutschland, nach Italien, nach Spanien gebracht: Von der Rue Saint-Honoré schwang sie sich auf, flog über die ganze Welt hin und drang sogar bis in den Serail ...«

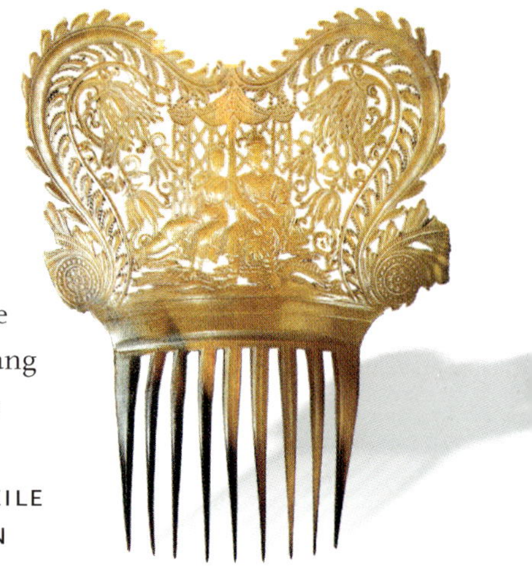

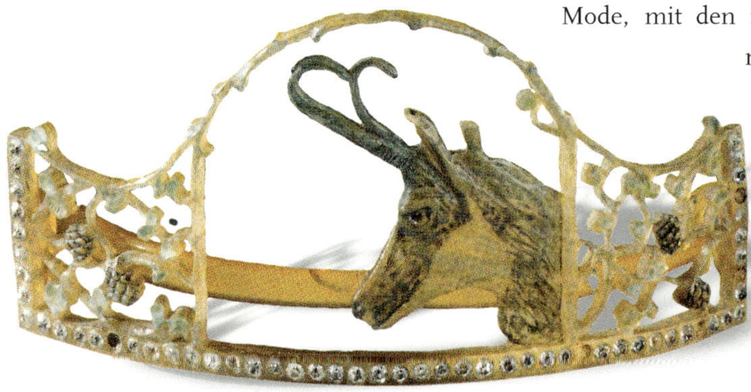

Zwang und Langeweile in deutschen Stuben

Während nach 1815 die europäische Industrie und Wirtschaft von einem stürmischen Fortschrittsdenken bestimmt wurde, das sich im Einsatz der neuen Dampfmaschine, der Ausbreitung der Eisenbahn und dem Beginn der Massenproduktion dokumentierte, verloren Mode und Schönheitspflege in einzelnen Ländern schrittweise jene Freiheiten, die das Empire ausgezeichnet hatten. Auch das gesellschaftliche Bewusstsein erschien wieder rückständig und von Zwang erfüllt. Dies galt vor allem für die spießigen deutschen Kleinstaaten. Als 1819 das erste Dampfschiff den Ozean überquerte, beschäftigten sich preußische Ministerialerlasse mit peniblen Vorschriften über das Aussehen und die Haartrachten der Beamten. In Deutschland verbreitete sich zwischen 1815 und 1848 in lähmender Lang-

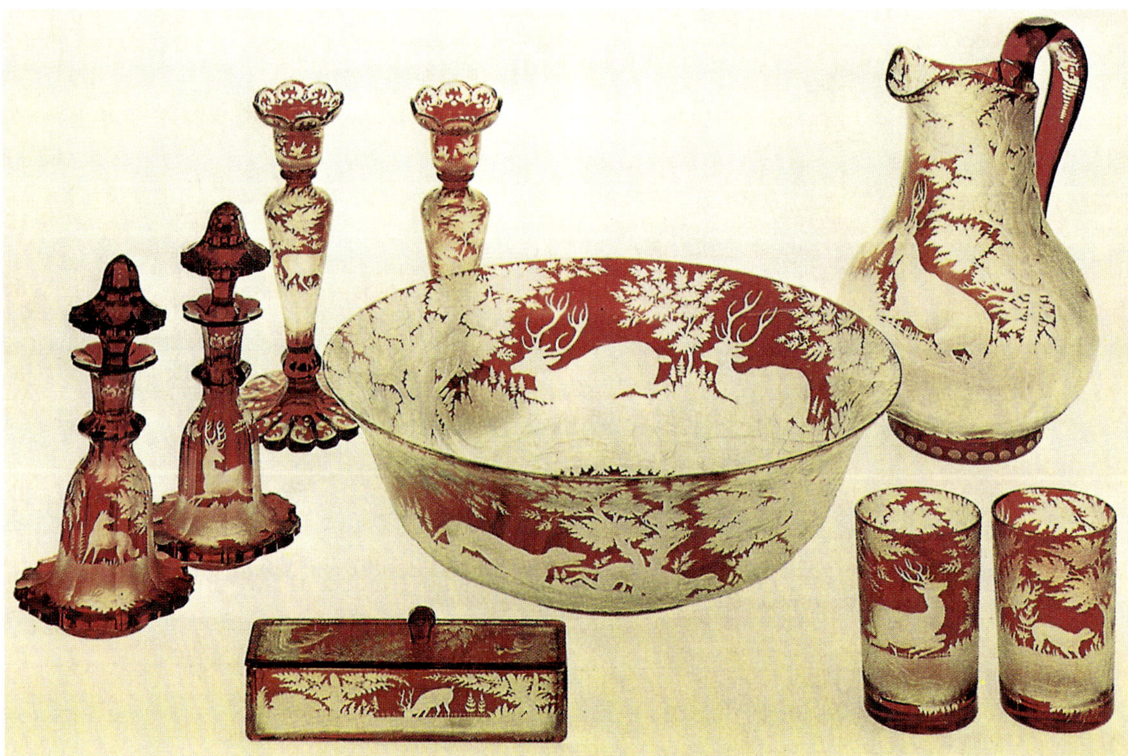

oben rechts Steckkämme aus Horn für die im Biedermeier beliebten Schleifenfrisuren waren mehrfach gepresst und geglättet, und schließlich wurden die Ornamente mit der Laubsäge herausgeschnitten. Horn, Schweiz, um 1830.
Mitte Ein Gamskopf mit durchbrochenen Kiefernzweigen unter einem Rundbogen schmückte diese bemalte Hornspange. Horn, Strass, Paris, um 1900.
unten Waschgarnitur. Rubiniertes Glas, böhmisch, um 1860/65.

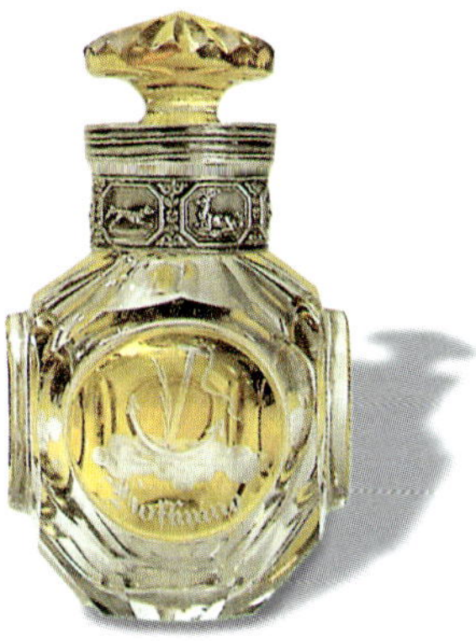

oben Kristallflakon. Böhmen, um 1830.
rechts Professor Johannes Classen und seine Familie am Teetisch. Carl Julius Milde, Lübeck, 1840.

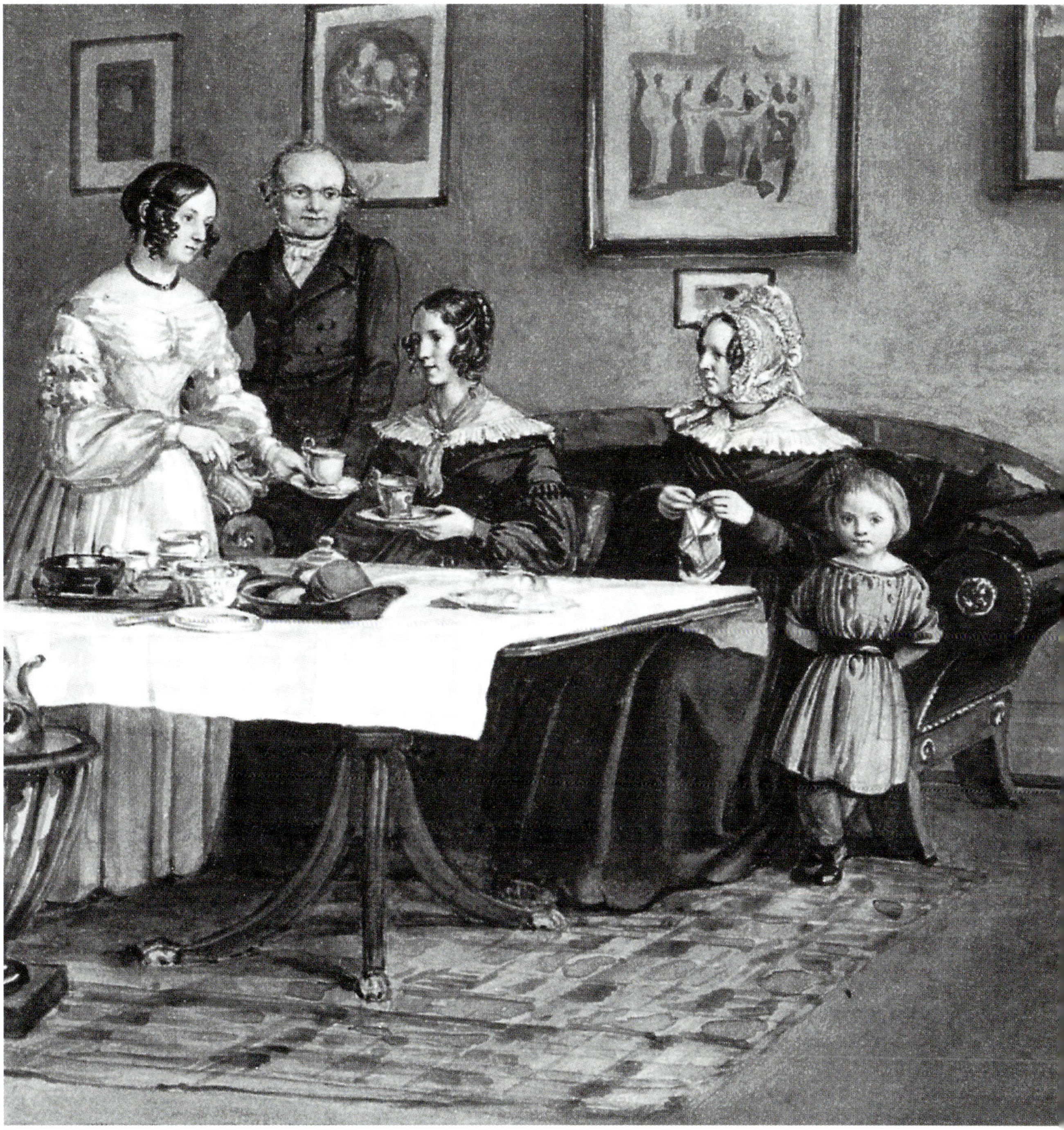

weiligkeit das Spitzweg-Milieu des schlafrockbekleideten »Biedermeier«. Der Alltag war bestimmt vom Rückzug ins Private. Das galt vorrangig für die Frauen, deren »Aufgaben« vom Biedermeier auf die als Ehefrau, Mutter und glückliche Köchin am heimischen Herd reduziert wurden. Ins Zentrum des weiblichen Bereichs im Biedermeierhaushalt rückte die Handarbeit. In der Frauenmode wurde die Löckchenfrisur des Empire von komplizierten Lockentuffs und Korkenziehern an den Schläfen abgelöst. Man kämmte das Haar glatt vom Hinterkopf in die Höhe und steckte es mit großen Kämmen fest. Grundlage der Frisuren war fast immer ein Mittelscheitel; nur die das Gesicht umspielenden Locken erzeugten einen romantischen Eindruck. Diese Frisuren hatten Einfluss auf die Wirkung der Gesichtsform: Optisch verlängerte der Aufbau das Gesicht, während die ins Gesicht fallenden Locken es schmaler wirken ließen; so wurde der Eindruck einer ovalen Gesichtsform erzielt. Um die Frisuren festlich zu gestalten, boten Stirnbänder aus Perlen oder eingefassten Edelsteinen als Blickfang eine willkommene

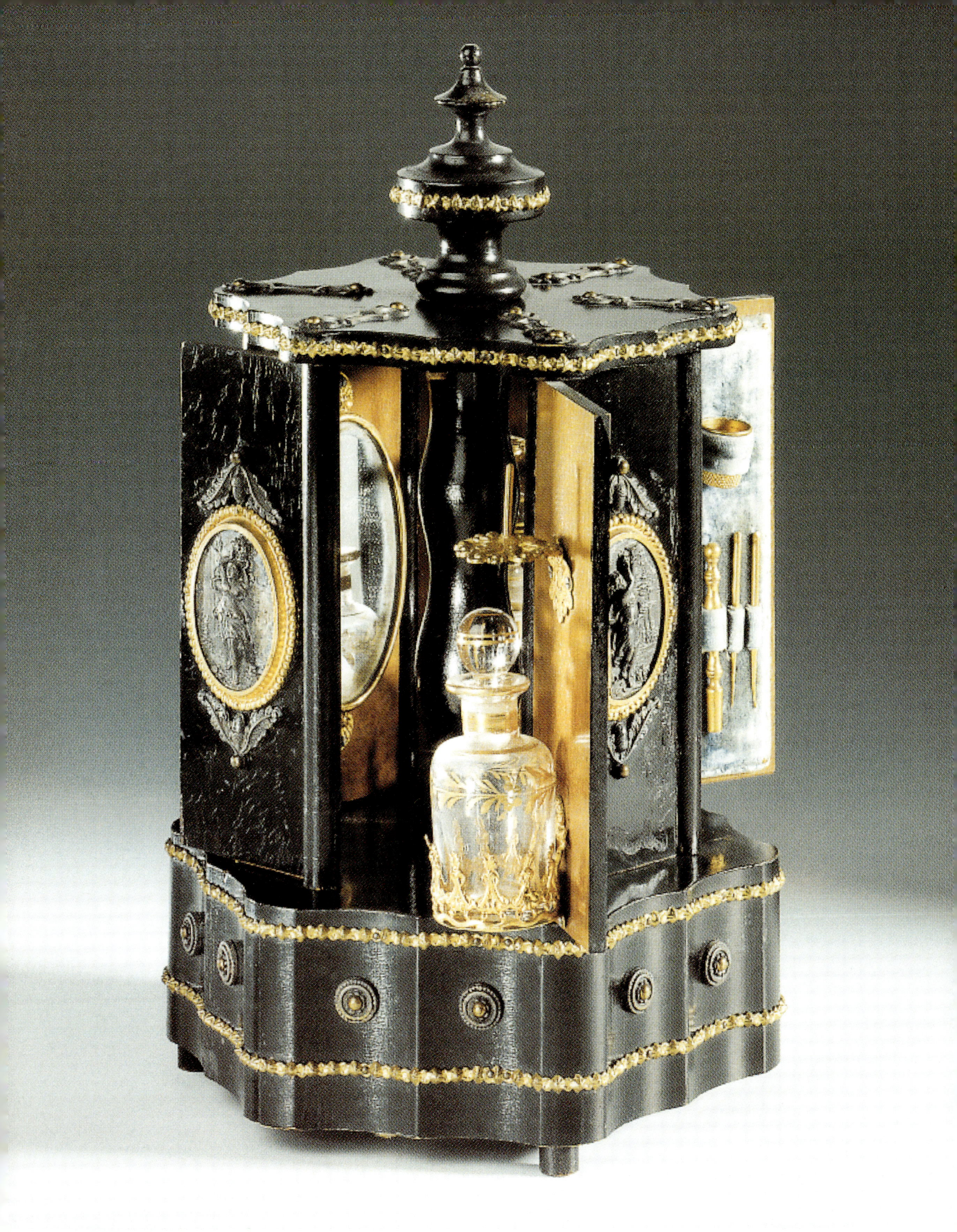

linke Seite Sechs Flügeltüren bergen Toilette- und Nähutensilien. Holz, Bronze, Glas; Lamy & Co, Feuchtwangen, um 1870.
rechte Seite oben Biedermeierromantik: Puffärmel und Schleifenfrisur mit seitlichen Lockentuffs. *Amalie Klein,* Friedrich von Ameling, 1834.
unten Korsett aus dem späten 19. Jh.

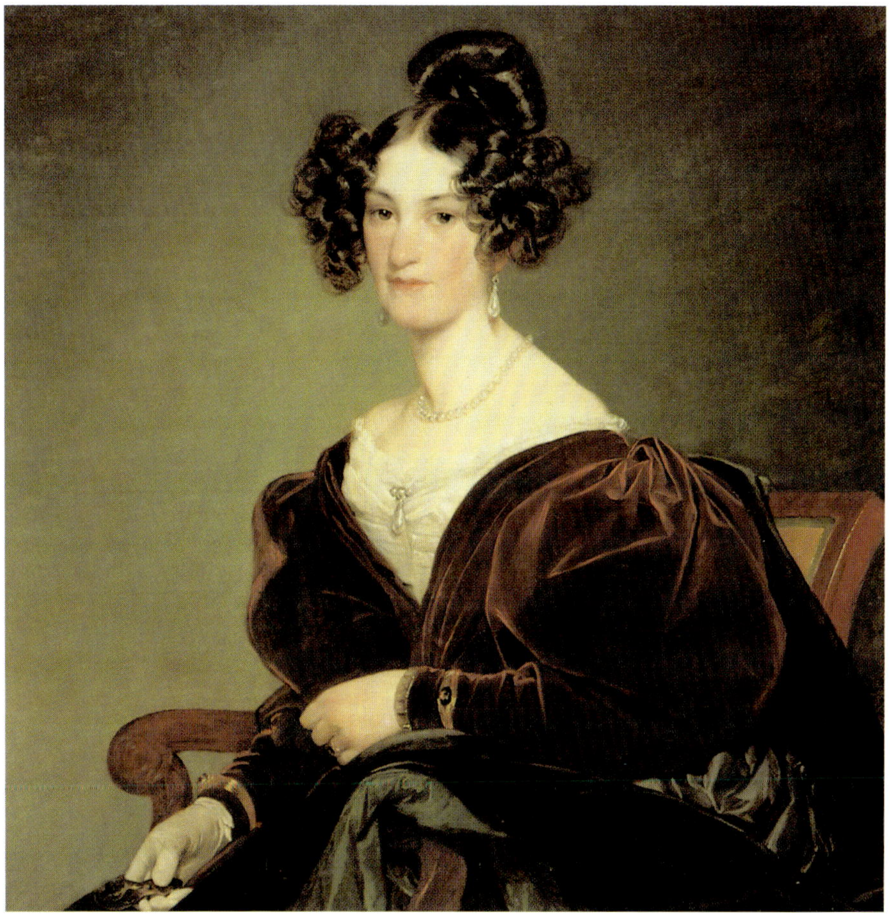

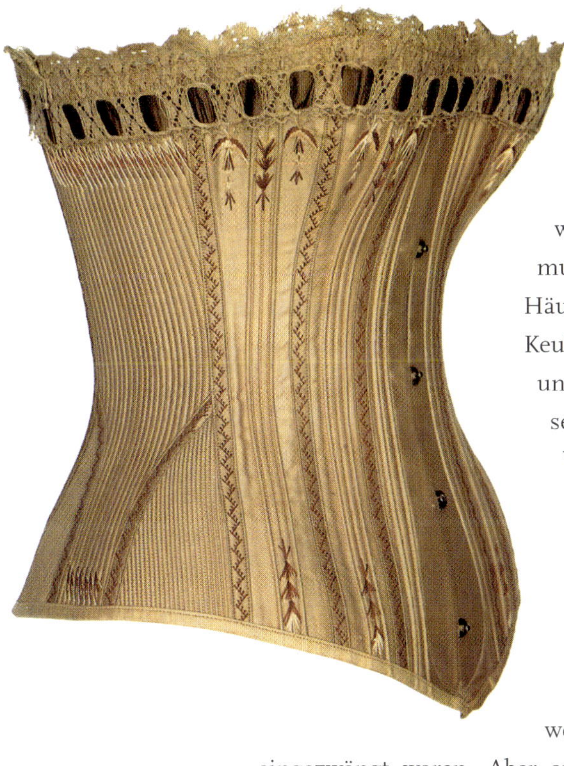

Hilfe. Das Frauenbild der Biedermeierzeit reaktivierte konservative »weibliche« Tugenden wie Sittsamkeit, Sanftmut, Bescheidenheit und Häuslichkeit. Kleider mit Keulenärmeln, weite Röcke und das berüchtigte Korsett, das der Frau eine Wespentaille verschaffen sollte, verdrängten die frei herabfließenden Gewänder. In den Ballsälen fielen die Frauen scharenweise in Ohnmacht, weil sie in zu enge Taillen eingezwängt waren. Aber auch die Gardeoffiziere verschönten Körperhaltung und Sitz der Uniform mit einem Korsett! Während die mutigen Männer ihre Schwächeanfälle mit Kaltwasserkuren bekämpften, griffen die von Unwohlsein befallenen Balldamen verstärkt zu Parfums. So wurden in dieser Zeit – ganz im Widerspruch zur Einfachheit der Toilettenzimmer – wunderbare Biedermeierflakons, vorwiegend aus Kristall- und Überfangglas, fabriziert und mit prunkvollen Silber-Gold-Montierungen ausgestattet. Während zur Zeit des Barock und Rokoko die Künstlichkeit der Erscheinung gewollt war, setzte man nun weißen Puder, Wangen- und Lippenrot sehr sparsam ein. Das bürgerliche Schönheitsideal setzte auf zarte Pastelltöne; die weiße Haut war nach wie vor das Statussymbol für die Damen der wohlhabenden Oberschicht. Der weiße Teint wurde hauptsächlich durch die Vermeidung von Sonne, im Biedermeier mittels Schutenhut und Sonnenschirm, auch Knicker genannt, aber zusätzlich durch weiße Schminke erreicht. Selbst Landarbeiterinnen hüllten Kopf und Arme während der Erntearbeit in Tücher, damit die Haut möglichst blütenweiß blieb, denn Sonnenbräune galt als ordinär. Nur die »Demi-Monde«, die Halbwelt, zu der die Prostituierten und auch die Schauspielerinnen gehörten, verwendeten Rouge, Lippenstift und Wimperntusche in kräftigen

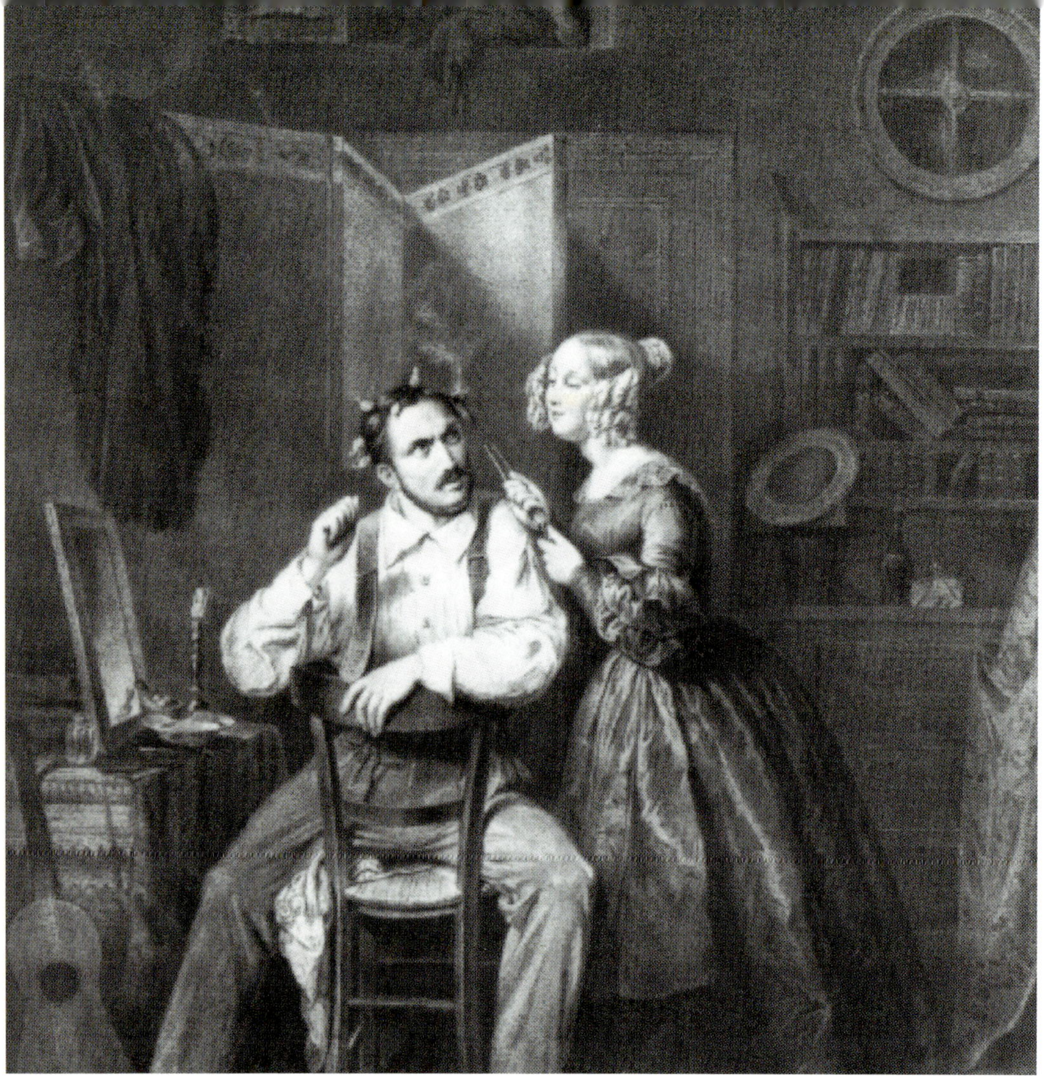

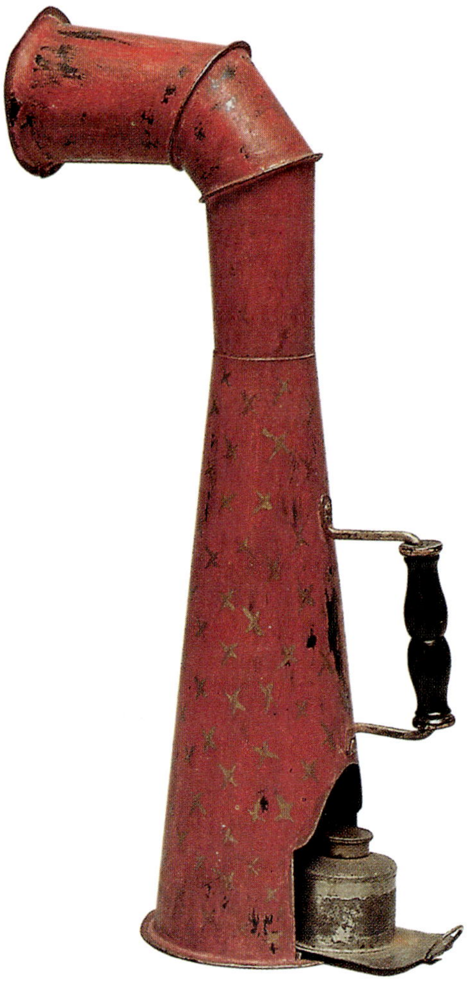

oben rechts Les Papillotes, Charles Billion, Brüssel, ca. 1838.
links Haartrockner. Blech, Deutschland, Ende 19. Jh.

Farben. Die wohlerzogene Dame aus bürgerlichem Hause jedoch benutzte nur Riechsalz, ein leichtes, erfrischendes Parfum und ein wenig Puder.

Necessaire und »Dandy-Club«

Puder und Schminke spielten Anfang des 19. Jahrhunderts in den einzelnen Ländern eine unterschiedliche Rolle. Typisch für das deutsche Bewusstsein war die Polemik gegen den hohen Kosmetikverbrauch in anderen Ländern. So kritisierte ein deutscher Autor namens Zwierlein unter dem Beifall von Leuten, die sich gegen die Errungenschaften der Französischen Revolution wandten, dass in Frankreich nach wie vor verschwenderisch mit Schminke umgegangen werde: »In Frankreich allein werden jährlich zwei Millionen Schminktöpfchen verbraucht.« Und ein Kosmetisches Taschenbuch für Damen, das 1811 in Nürnberg erschien, monierte »das überhandnehmende Schminken in London, wo sogar Weiber in den Häusern herumschleichen, um den unerfahrnen Damen hierin Unterricht zu geben. Ja, man las sogar Anzeigen in den öffentlichen Blättern, worin Künstlerinnen sich erbieten, die Gesichter der Damen nach Jahrrechnungen in Ordnung zu halten!« Wissenschaftliche Ratschläge aus deutscher Feder, die Schönheit, Gesundheit und Hygiene als vorbildlichen, einheitlichen Zusammenhang propagierten, kamen erst sehr viel später auf. So erlangte die 1869 in Leipzig erschienene »Volksschrift« Hermann Klenckes *Kosmetik oder menschliche Verschönerungskunst auf Grundlage rationeller Gesundheitslehr* eine hohe Verbreitung. Der Autor verstand unter »rationeller« Schönheitspflege eine auf äußere Erscheinung praktisch angewandte physische Lebenskunst: »Eine wahre Schönheit, eine wirklich und dauernd angenehme und gefällige äußere Erscheinung kann ohne Gesundheit und verständige Pflege derselben nicht bestehen.«

Zu welchen Formen der »menschlichen Verschönerungskunst« einige Herren außerhalb Deutschlands bereits im frühen 19. Jahrhundert fähig waren, zeigt der »Dandy-Club« von 1818. Man trug den sogenannten »Vatermörderkragen«, den steil aufgestellten weißen Hemdkragen mit einem hoch geknoteten

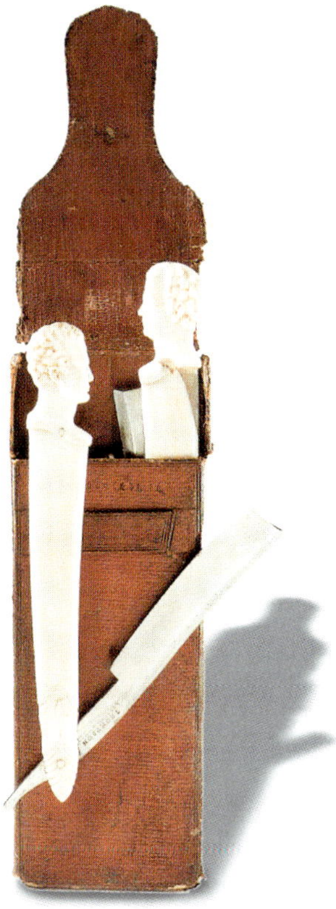

Halstuch, unter das vielfach Kissen gelegt wurden, um es aufzubauschen – wodurch mancher nicht mehr in der Lage war, seinen Kopf zu bewegen. Dazu die typische »Sturm«- oder »Windstoß«-Frisur (franz. »coup de vent«), bei der das Deckhaar scheitellos von hinten nach vorne gekämmt wurde. Der Dandy ist eine typisch englische Erscheinung. Seine typischste Verkörperung war Beau Brummel, von dem man berichtet, dass er drei Friseure beschäftigt hat: einen für das Vorderhaar, den zweiten für die Seitenpartien und den dritten für die Hinterpartie. Welch hohe Wertschätzung einem englischen Rasiermesser zukam, belegt die Tatsache, dass Joseph Haydn ein von ihm komponiertes Streichquartett gegen ein solches eintauschte. Aufgrund dieser Tatsache soll es den Namen »Rasiermesserquartett« erhalten haben. Sinn für Verspieltheit muss auch der österreichische Graf Neipperg gehabt haben, dem seine Frau, die ehemalige französische Kaiserin Marie-Louise, ein mit Leder ausgeschlagenes Necessaire schenkte. Der Holzkasten enthält in zahlreichen Einlagen unter anderem ein silbernes Teegeschirr, Toilettengerätschaften, Kämme, Bürsten und Flakons; alles Erzeugnisse Pariser Kunsthandwerker.

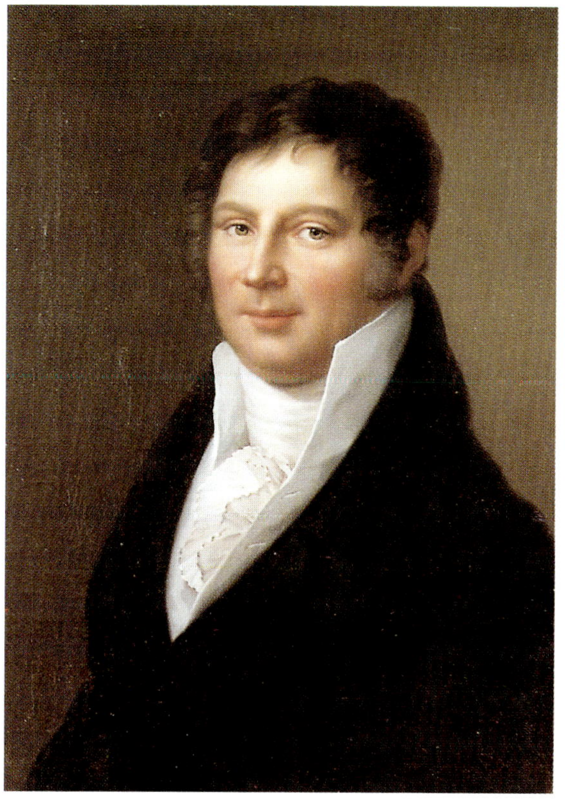

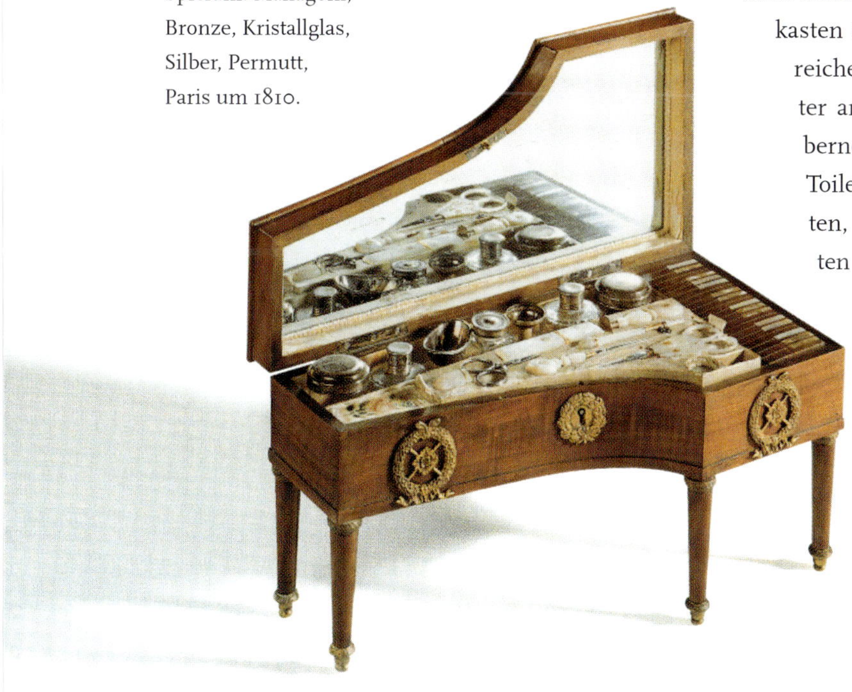

oben Rasiermesser mit Elfenbeinporträts. England um 1810.
rechts Porträt eines Adligen. Unbekannter Maler, Frankreich um 1820.
unten Necessaire als Flügel – beim Öffnen des Flügels erklingt die Melodie einer Spieluhr. Mahagoni, Bronze, Kristallglas, Silber, Permutt, Paris um 1810.

Herrenkosmetik ist ein bis heute in der Forschung oft gemiedener Gegenstand. Im historischen Rückblick wird deutlich, dass sich die Entstehung geschlechtsbezogener Stereotypen auch im Gebrauch dekorativer Kosmetik widerspiegelt. Galt für die bürgerliche Frau ein gepflegtes Äußeres als wichtig, wurde und wird der extravagante Mann verächtlich als »Stutzer« oder »Dandy« bezeichnet. Auffälliges Schminken hatte zur Folge, dass er als Homosexueller klassifiziert wurde – so wie die auffällig geschminkte Frau als Kurtisane.

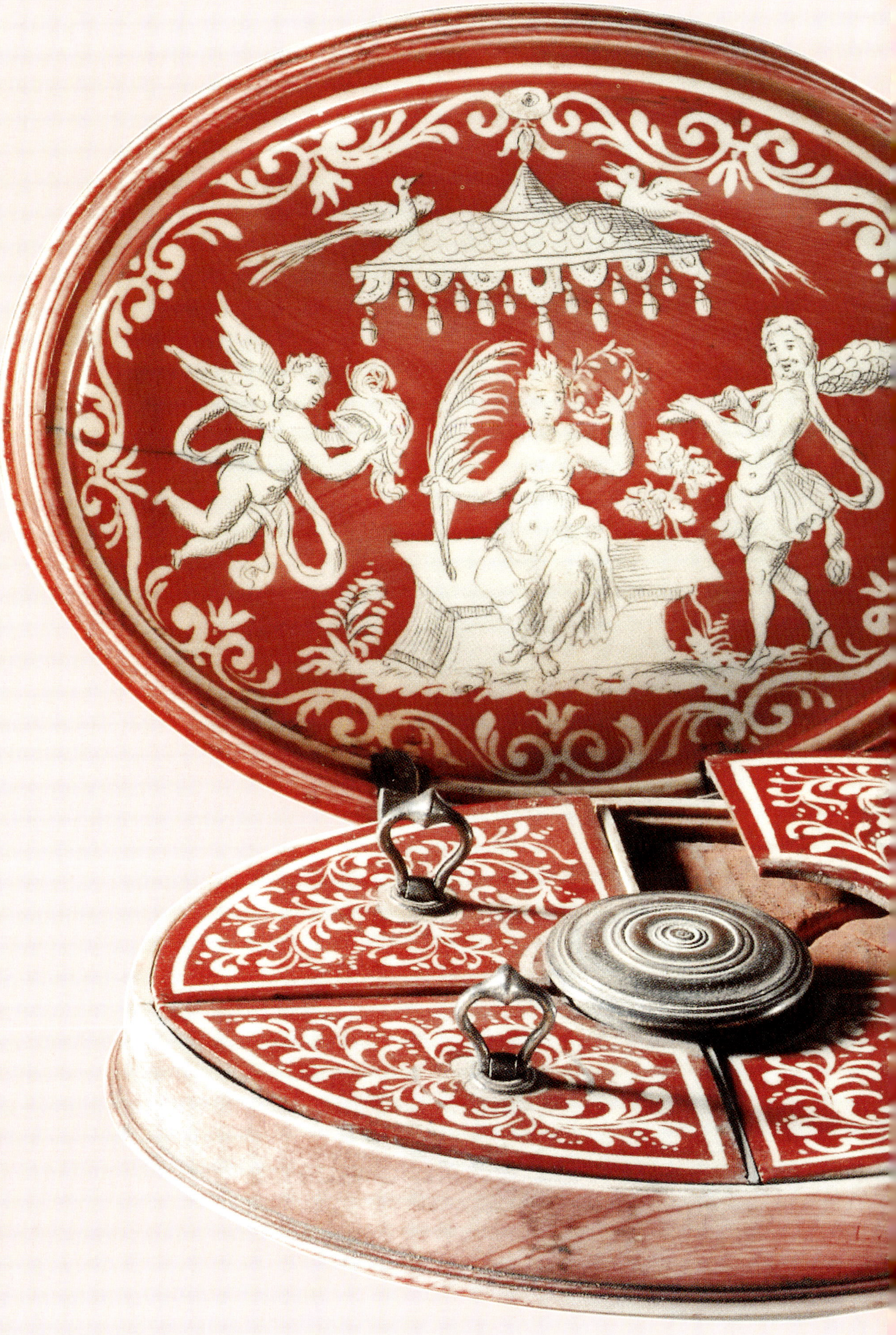

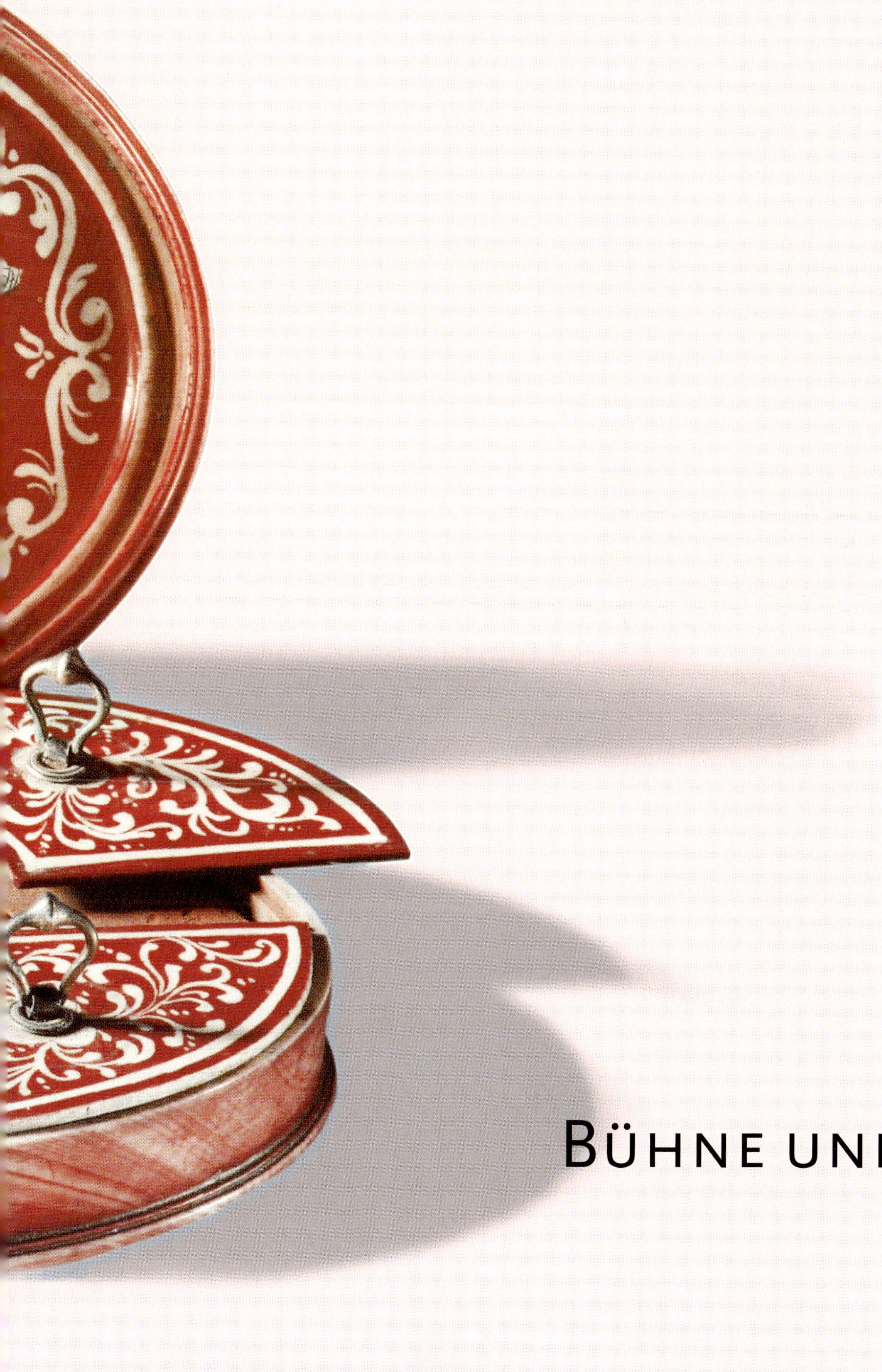

Bühne und Film

Theater – Traum oder Realität?

Was ist Theater? Ist es nach der ursprünglichen griechischen Wortbedeutung etwas Sichtbares, ein sinnlich-optisches Ereignis also? Oder ist es, ebenfalls nach antikem Vorbild, eine religiöse Kulthandlung im Dienste des Gottes Dionysos? Die Passionsspiele des Mittelalters sind wie das Theater der Antike – Schaustück und Kulthandlung in einem, und auch das moderne Theater nimmt immer wieder Anleihen bei den liturgischen Handlungen der Religionen oder weltlichen Zeremonien. Selbst das klassisch-bürgerliche Theater, das zugleich belehren und erfreuen will, versucht das Leben in einen größeren Zusammenhang einzubinden, der dadurch vertieft ist, dass er auch sinnlich erfahren wird.

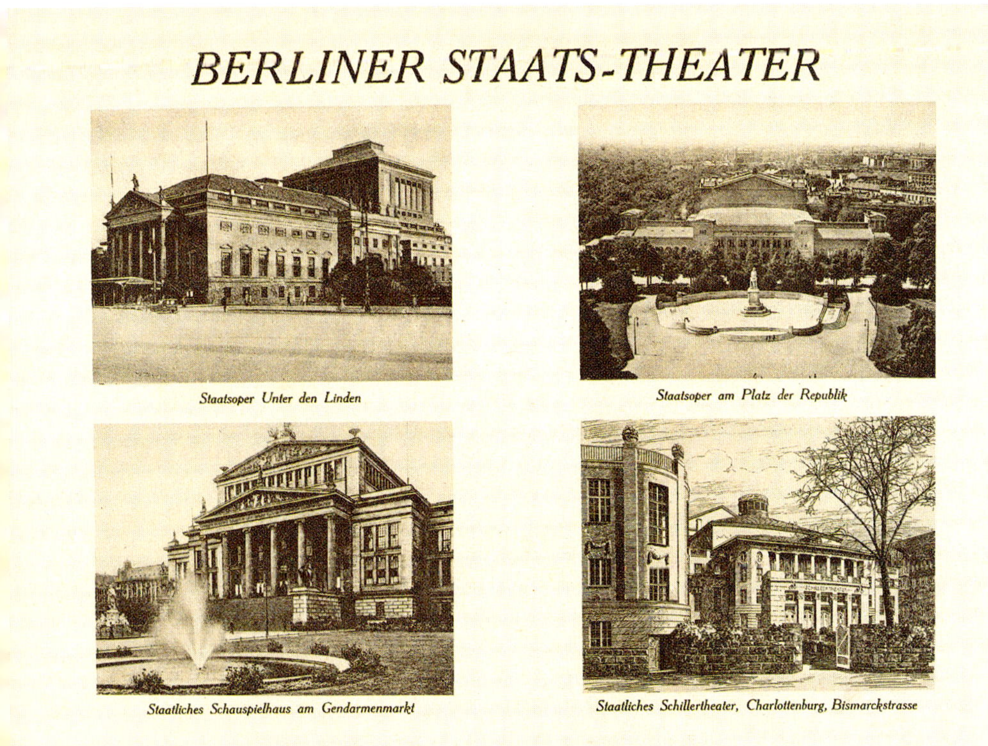

oben Berliner Theater und Opernhäuser in den *Goldenen Zwanzigern*, *Weltspiegel*-Anzeige.
rechte Seite Ballett-Tänzerinnen beim Schminken. Leichner-Reklame *Parfume Theatrale*.

Von Friedrich Schiller stammt das oft missverstandene Schlagwort vom Theater als »moralischer Anstalt«. Doch auch er betrachtete die Schaubühne nicht nur als moralische Erziehungsanstalt, wie ein Zitat aus dem Jahre 1784 belegt: »Wenn Gram an dem Herzen nagt, wenn trübe Laune unsere einsamen Stunden vergiftet, wenn uns Welt und Geschäfte anekeln, wenn tausend Lasten unsere Seele drükken und unsere Reizbarkeit unter Arbeiten des Berufs zu ersticken droht, so empfängt uns die Bühne – in dieser künstlichen Welt träumen wir die wirkliche hinweg, wir werden uns selbst wiedergegeben, unsere Empfindung erwacht, heilsame Leidenschaften erschüttern unsere schlummernde Natur und treiben das Blut in frischeren Wallungen ...«

Dieses Schiller-Zitat erinnert ebenso sehr an das Volksvergnügen, das etwa die italienische »Commedia dell'arte« war, wie an die Bildungstradition des deutschen Theaters. In jedem Fall geht es um ein ungeklärtes Verhältnis von Schein und Wirklichkeit. Warum täuscht die »künstliche Welt« des Theaters Wirklichkeit vor? Warum ahmt es die Wirklichkeit zum Schein nach? Das war nicht immer so. In der Antike standen Tempel und Altar in räumlicher und ritueller Nähe zu den Theaterbauten und das »theatron« war als Freilichttheater harmonisch in die natürliche Landschaft eingefügt. Das Theatererlebnis war ein umfassendes Geschehen nahe den Göttern und der Natur, in dem Religion, Politik, Kunst und Natur eine unauflösbare Einheit bildeten. Daher war Theater kein ästhetischer Schein, sondern realer Bestandteil eines Kultfestes.

Doch dies änderte sich bereits in der Antike selbst. Optisch nachvollziehbar ist die Entwicklung des Theaters von der Wirklichkeit zum Schein vor allem an der Kulturgeschichte der Maske. »Persona« – das ist ursprünglich die Maske, nicht der Schauspieler, der sich dahinter verbirgt. Die Maske selbst verkörperte die mythischen Mächte, bevor sie zum Mittel im Spiel der Verwandlung, im Spiel der Vermischung von Schein und Sein wurde. Wahrscheinlich hat auch die Theatermaske, wie sie aus dem klassischen griechischen Drama bekannt ist und im alten Rom heimisch wurde, im Laufe der Jahrtausende eine ähnliche Entwicklung durchlaufen wie die Masken im nördlichen Europa: Mit zunehmender Christianisierung hat sich in den alten Städten und an den Höfen dieser Region, so auch in den Mysterienspielen des Mittelalters, eine Maskentradition herausgebildet, die ihren sakralen Charakter völlig verlor und dafür soziale Kontrollfunktionen übernehmen

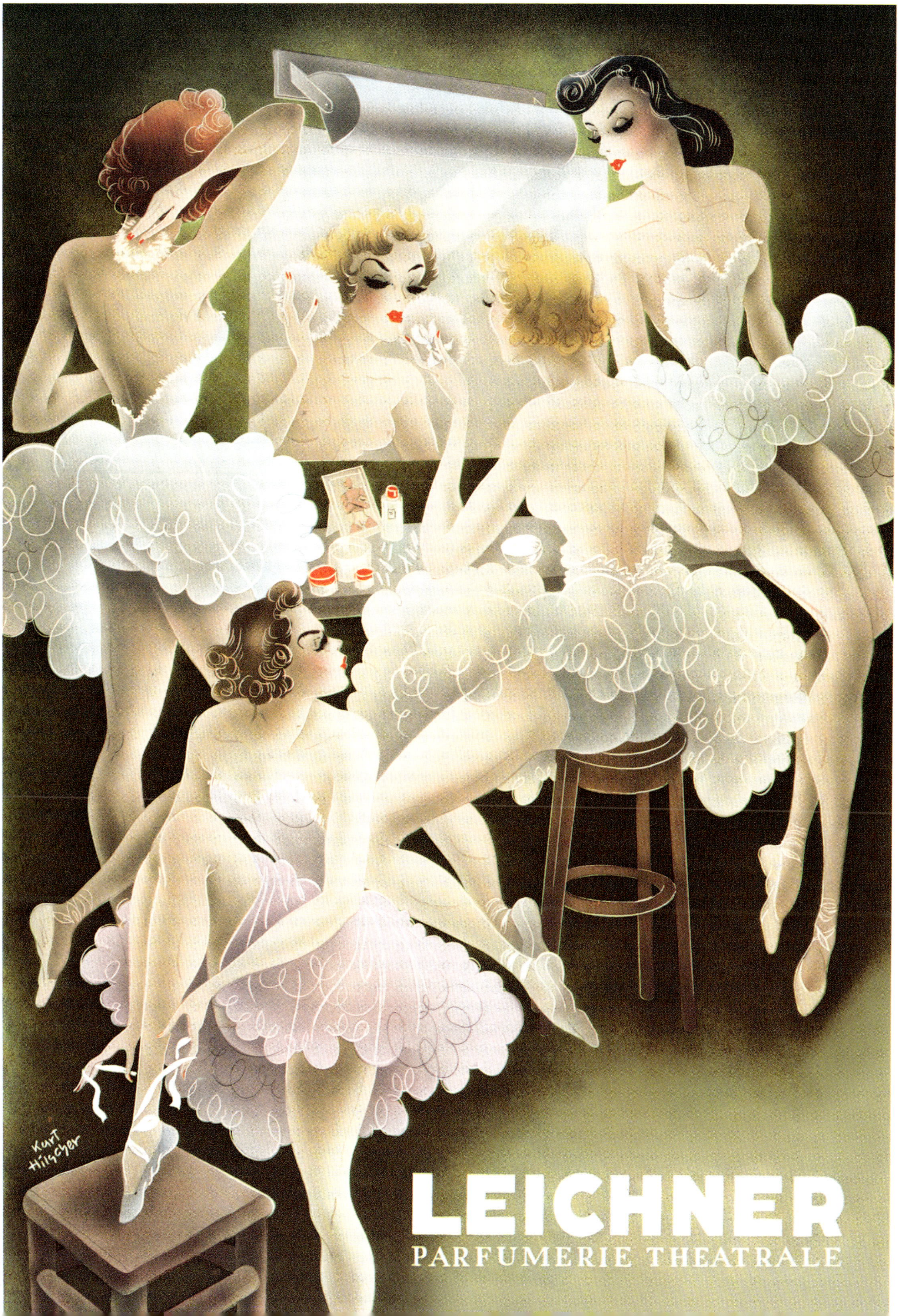
Kurt Hilscher
LEICHNER
PARFUMERIE THEATRALE

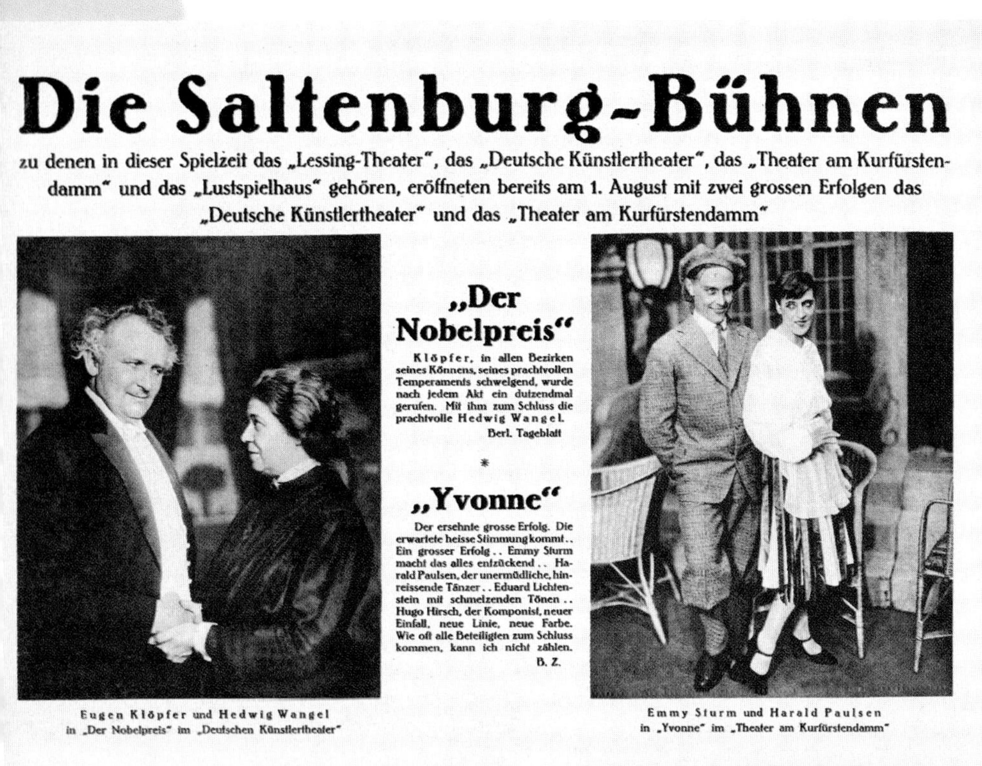

Die Saltenburg-Bühnen

zu denen in dieser Spielzeit das „Lessing-Theater", das „Deutsche Künstlertheater", das „Theater am Kurfürstendamm" und das „Lustspielhaus" gehören, eröffneten bereits am 1. August mit zwei grossen Erfolgen das „Deutsche Künstlertheater" und das „Theater am Kurfürstendamm"

„Der Nobelpreis"

Klöpfer, in allen Bezirken seines Könnens, seines prachtvollen Temperaments schwelgend, wurde nach jedem Akt ein dutzendmal gerufen. Mit ihm zum Schluss die prachtvolle Hedwig Wangel.

Berl. Tageblatt

*

„Yvonne"

Der ersehnte grosse Erfolg. Die erwartete heisse Stimmung kommt.. Ein grosser Erfolg.. Emmy Sturm macht das alles entzückend.. Harald Paulsen, der unermüdliche, hinreissende Tänzer.. Eduard Lichtenstein mit schmelzenden Tönen.. Hugo Hirsch, der Komponist, neuer Einfall, neue Linie, neue Farbe. Wie oft alle Beteiligten zum Schluss kommen, kann ich nicht zählen.

B. Z.

Eugen Klöpfer und Hedwig Wangel in „Der Nobelpreis" im „Deutschen Künstlertheater"

Emmy Sturm und Harald Paulsen in „Yvonne" im „Theater am Kurfürstendamm"

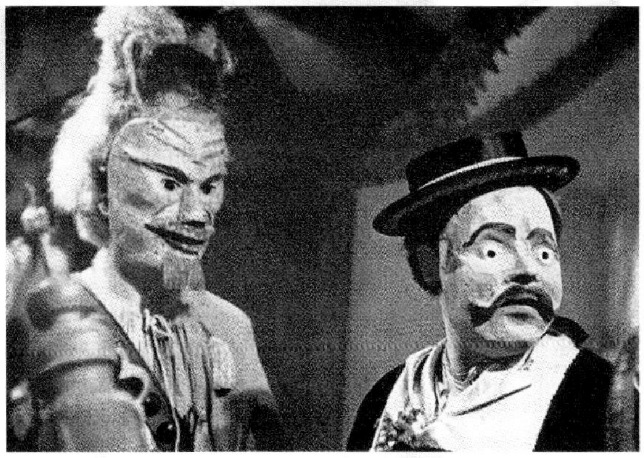

oben links Berliner Theater und Opernhäuser in den *Goldenen Zwanzigern, Weltspiegel*-Anzeige.
oben rechts Volkstümliche Masken für Theater und Film.
Mitte Herstellung einer künstlichen Nase.
unten links Die natürliche Nase.
unten rechts Die geklebte Nase.

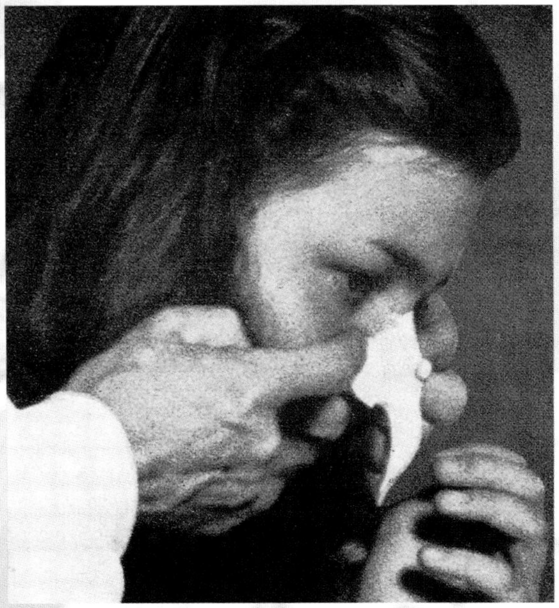

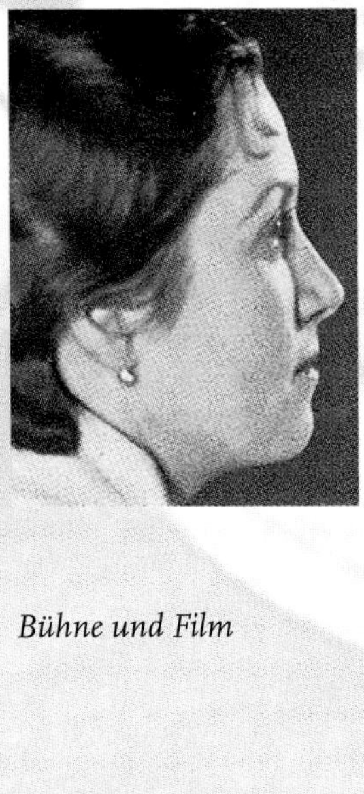

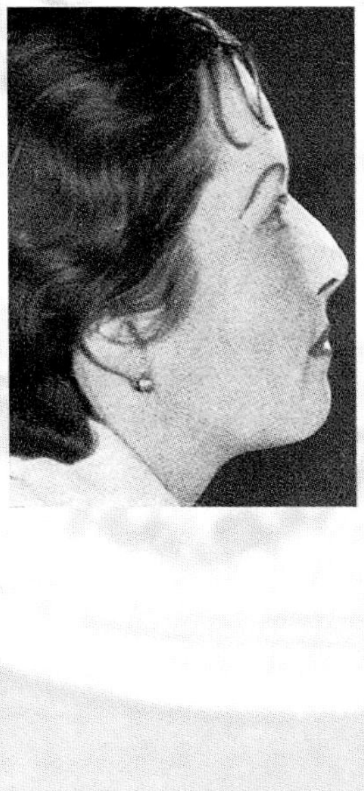

konnte. Die Theatermaske erlebte in der Zeit zwischen dem 16. und 18. Jahrhundert in der »Commedia dell´arte« eine Renaissance, die sich dann im venezianischen Karneval fortsetzte und deren Tradition schließlich vereinzelt auch im modernen Theater aufgenommen wurde.

Ein praktisches Anleitungbeispiel zur Herstellung einer kombinierten Kaché-Karton-Maske für den Einsatz in einem antiken Drama hat Emil Pirchan, der frühere Bühnenbildner des Wiener Burgtheaters, gegeben: »Der Gesichtsteil ist ein gebogener, ziemlich dünner Karton, aus dem die Mundpartie ausgeschnitten und die Augen ausgestanzt wurden. Die Nase ist aus drei Stückchen Karton plastisch aufgesetzt: ein Streifen für den Nasenrücken, der je nach der Nasenform gebogen wurde, und zwei flache Kartonstückchen für die Seitenwände.« Da die Maske jedoch ein größeres Gesicht als das des Schauspielers vortäuscht, sind zusätzlich kleine, durch ein Metallgitter verdeckte Sehöffnungen eingeschnitten; hinter den Lippen der Maske führt ein Schalltrichter zum Mund des Schauspielers, »was auf die Phonetik der Stimme sehr günstig wirkte und zugleich den Mund im Schatten läßt ... «. Weiße Farbe und schwarze Konturen modellieren die Maske. »Der rückwärtige Teil«, heißt es schließlich, »der die Perücke trägt, und auf den der Gesichtsteil angeklebt wird, ist aus

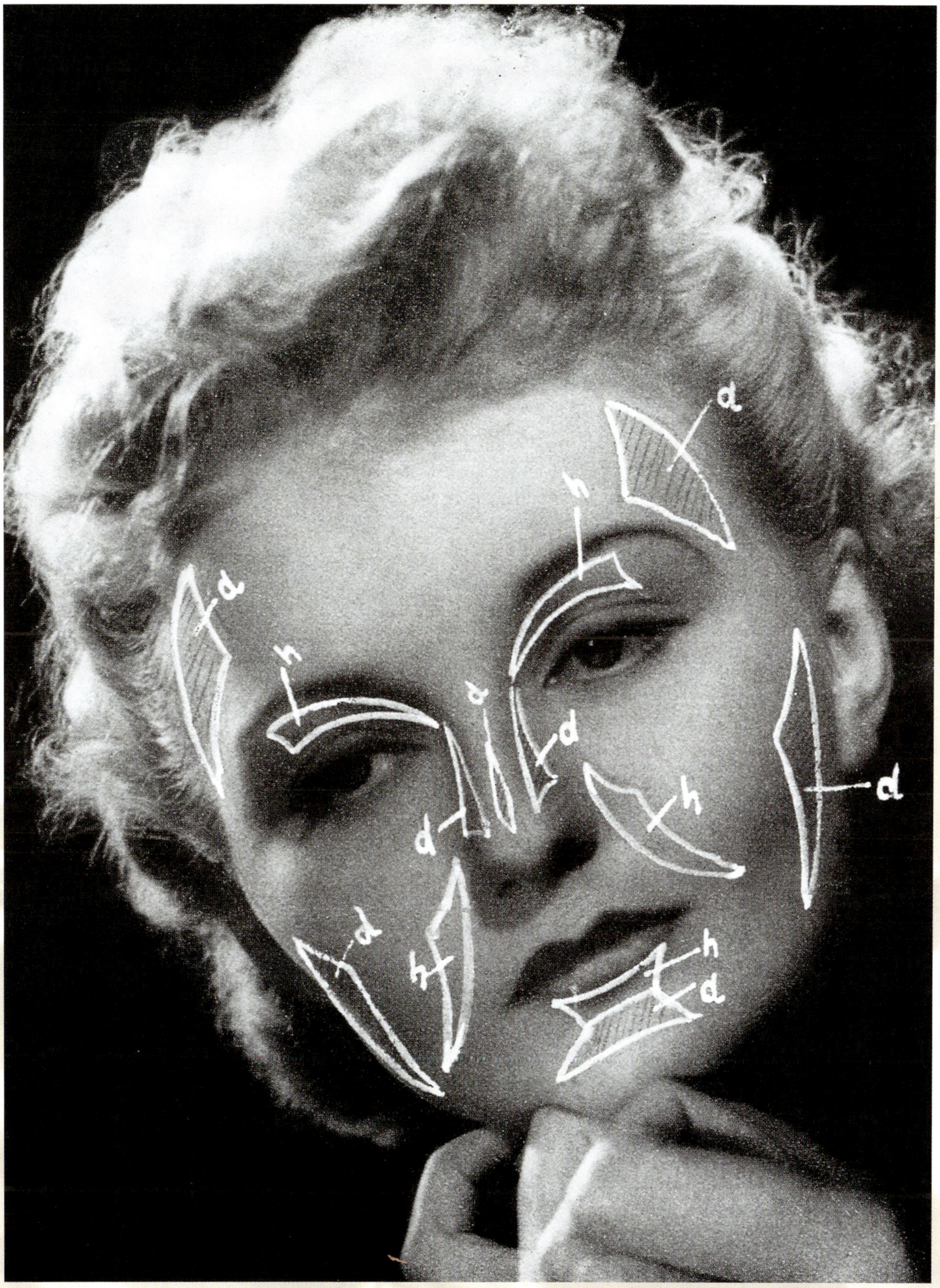

rechts Vorlage für Schminkschattierung zur Hebung der Plastik eines Kopfes. (d = dunkler Ton, h = heller Ton)

Pappmaché. Die Haare sind aus Fell, Flachs, Rosshaar, Stahlwolle, Kupferblech und dickem Wollgarn«. Die Lust am Maskieren, dem das Selbst verleugnenden Verkleiden des Gesichts oder der ganzen eigenen Gestalt zu einem anders aussehenden Wesen ist wohl seit der ersten Kindheit des Erdengeschlechtes bis zum heutigen Tag bei allen Natur- und Kulturvölkern ein angeborener Sinnentrieb. Insbesondere jedoch diente die Maske in ihren vielen Varianten dem Bühnenspiel, dem Tanz und den Marionetten. In ihr drückt sich am besten das Theatralische, das Vorgetäuschte, der gaukelnde Schein, das Unwirkliche

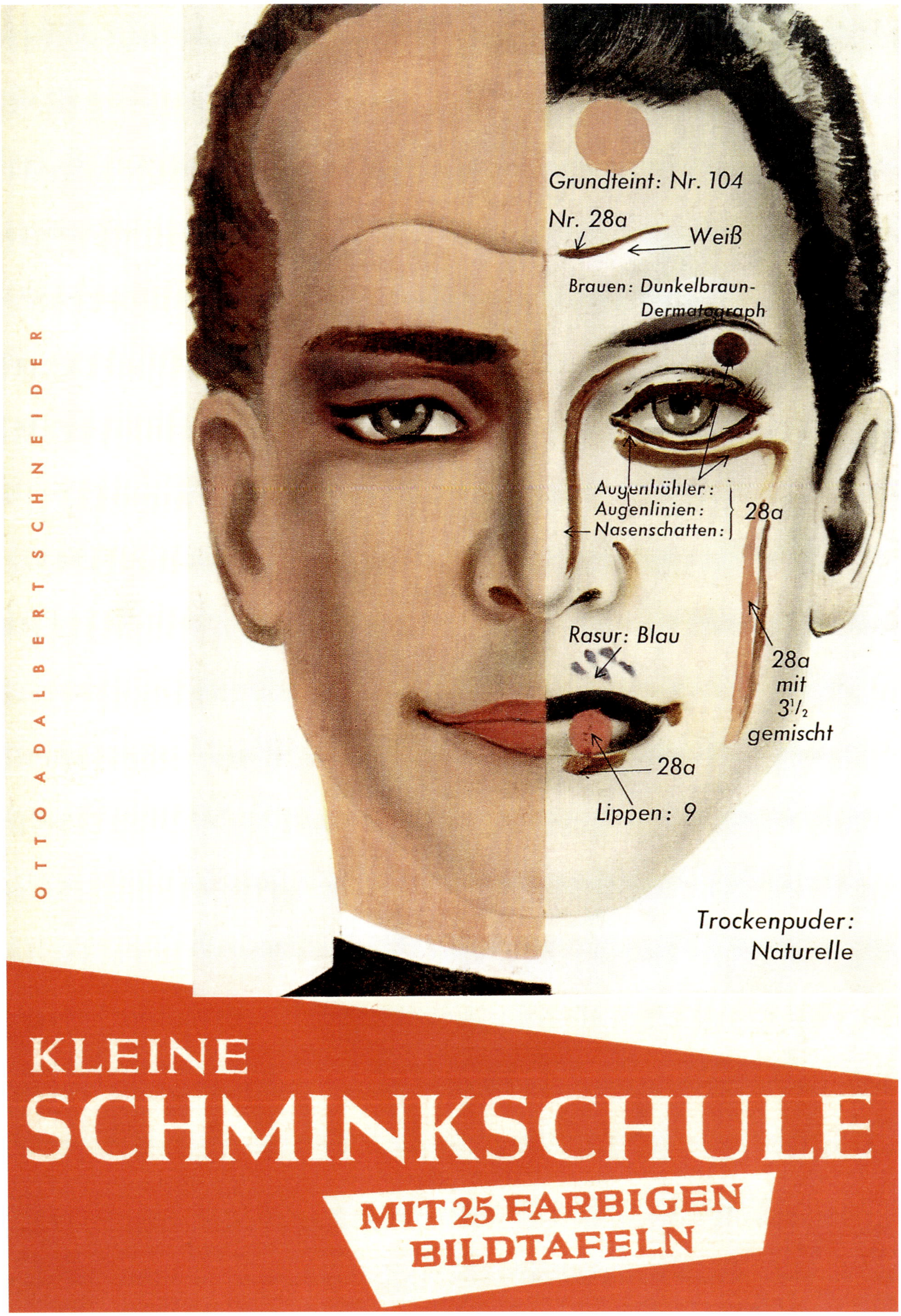
OTTO ADALBERT SCHNEIDER
Grundteint: Nr. 104
Nr. 28a
Weiß
Brauen: Dunkelbraun-
Dermatograph
Augenhöhler:
Augenlinien:
Nasenschatten:
28a
Rasur: Blau
28a
mit
3 1/2
gemischt
28a
Lippen: 9
Trockenpuder:
Naturelle
KLEINE
SCHMINKSCHULE
MIT 25 FARBIGEN
BILDTAFELN

oder nur Wahrscheinliche aus, das in der Bühnenkunst alles bedeutet. Das Phänomen der Maskierung hat durch die Jahrhunderte viele Dichter, Philosophen und Schriftsteller beschäftigt; dies allein beweist die herausfordernde Anziehungskraft, welche die bewusste Scheinwelt auf uns ausübt.

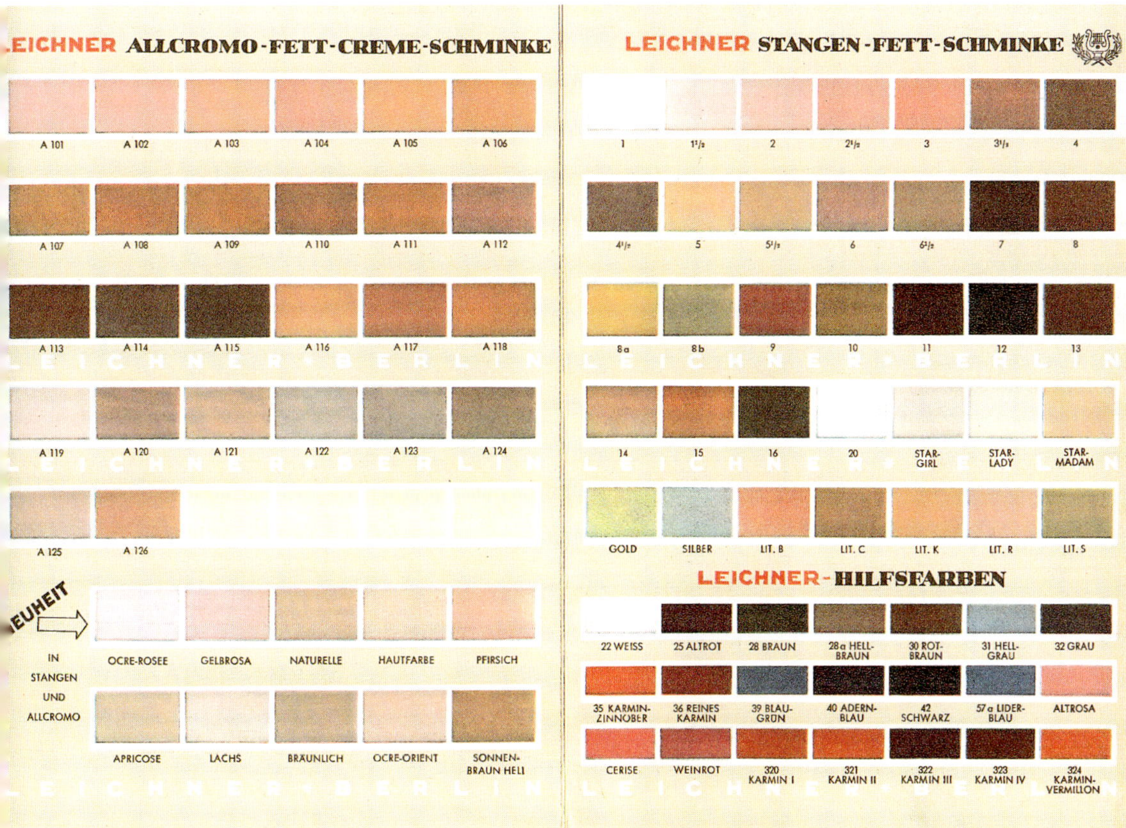

oben Leichner Stangen-Fett-Schminke, Farbenkarte.
rechts Leichner Schmink ordner, aufklappbar mit Spiegel.

Leichners Fettpuder: absolutely supreme!

Im Herbst 1879 debütierte ein Mann namens Leichner auf der Berliner Gewerbeausstellung am Lehrter Bahnhof mit einer Aufsehen erregenden Erfindung. Er brachte hier zum ersten Mal eine von Bleifarben und anderen Giftstoffen freie Bühnenschminke auf den Markt. Verbunden mit dieser Erfindung ist ein Stück interessanter Theatergeschichte. Den 1836 in Mainz geborenen und in Wien als Sänger ausgebildeten Ludwig Leichner hatte es schon früh zur Bühne gezogen. Neben seinem Gesangsstudium widmete er sich jedoch auch der Pharmazie und praktizierte in seinen freien Stunden an der Wiener Mohrenapotheke. Sollte die Bühne ihm keine Aufstiegsmöglichkeiten bieten, so wollte er eben Apotheker werden. Doch die Oper hielt ihn zunächst fest und eröffnete ihm eine erfolgreiche Laufbahn. Dreizehn Jahre lang stand er als erster Bariton auf großen Bühnen. »Raphael Carlo« nannte er sich als Sänger. Schon in Zürich war er mit Richard Wagner in Berührung gekommen, und dieser wurde sein Abgott. Trotz aller Erfolge zweifelte Leichner an seinem Bühnenglück. Ein Engagement am Würzburger Stadttheater benutzte er, um im Universitätslaboratorium eines Chemieprofessors zu arbeiten, und in den nächsten drei Jahren vollendete er das Studium der Chemie in Berlin. Schminke nun hatte Leichner Tag für Tag auf sein Gesicht »schmieren« müssen. Er wusste: Sie verdarb nicht nur die Haut, sie schädigte durch ihren Gehalt an giftigen Substanzen auch die Gesundheit. Wer mit dem Schminken begonnen hatte, musste es fortsetzen. Appetitlich war diese Schminkerei auch nicht. Farbige Pigmente wurden mit Hammeltalg, Schweinefett und Mandelöl vermengt, damit sie gleitfähig aufgetragen werden konnten. Diese Fette hatten die unangenehme Eigenschaft, dass sie erstens nicht gut rochen; zum andern wurden sie schnell ranzig. Aber es gab nun einmal nichts Besseres. In Wien hatte Leichner sogar erlebt, wie zwei bekannte Bühnenkünstler an Bleivergiftung durch Benutzung der üblichen Schminke gestorben waren. Doch dann kam Leichner als Retter.

Als Opernsänger hatte er am eigenen Leibe die Mängel der damaligen kosmetischen Mittel erlitten. Nun halfen ihm seine Kenntnisse in der Chemie. Als er seine Bühnenlaufbahn aufgab und sich ganz dem neuen Beruf widmete, galten seine Bemühungen einer effektvollen Bühnenschminke, die keine giftigen Stoffe enthalten sollte. Fachleute erklärten es für ausgeschlossen, dass es so etwas geben könne, doch Leichner ließ sich nicht entmutigen. Seine in der 1873

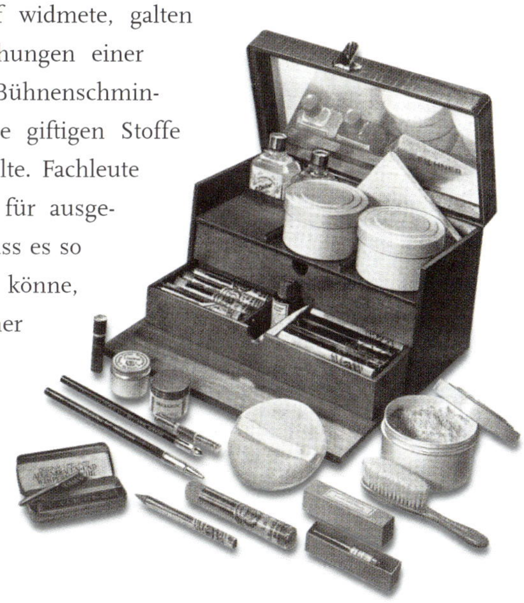

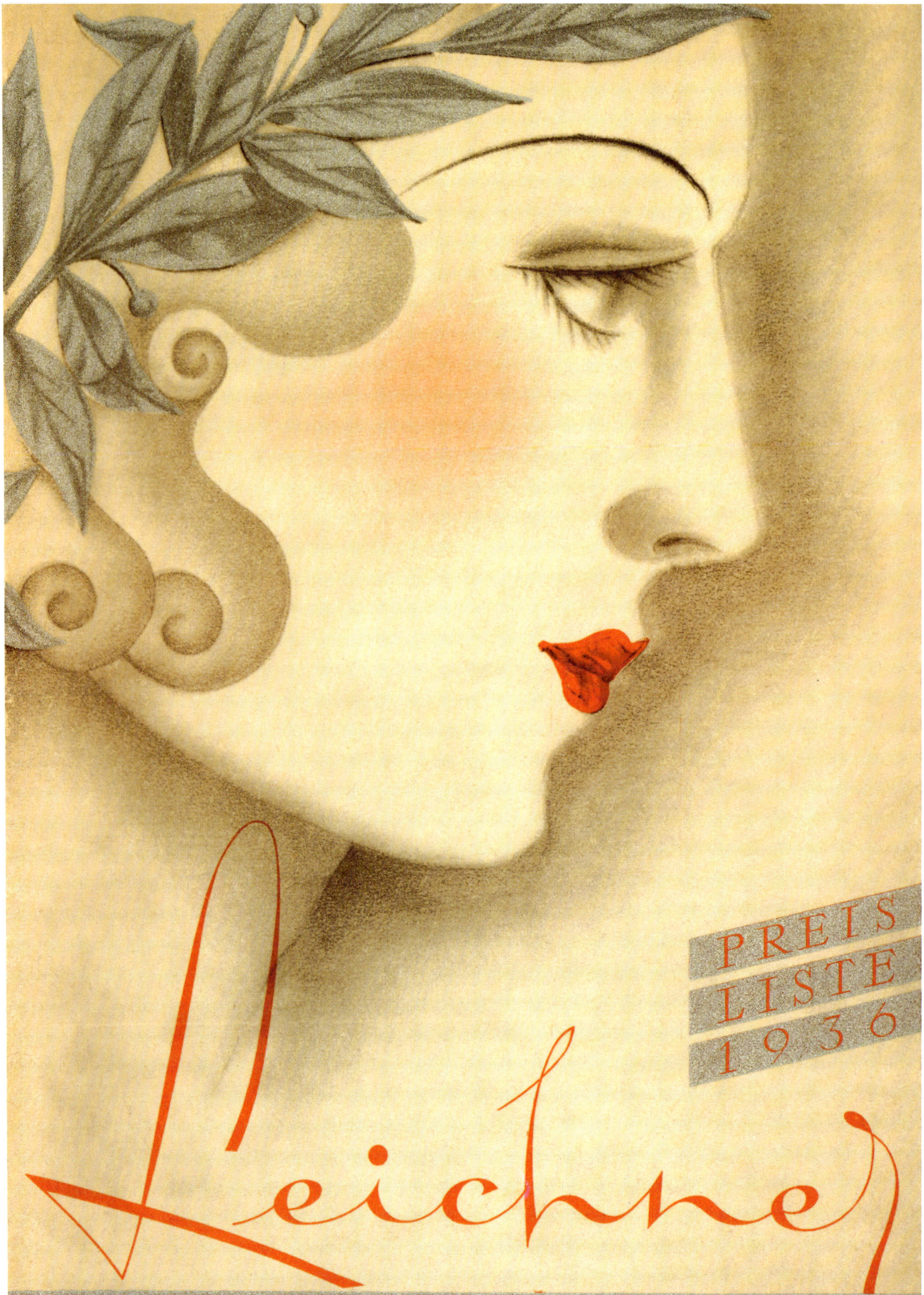
PREIS
LISTE
1936
Leichner
SIEG DER SCHÖNHEIT

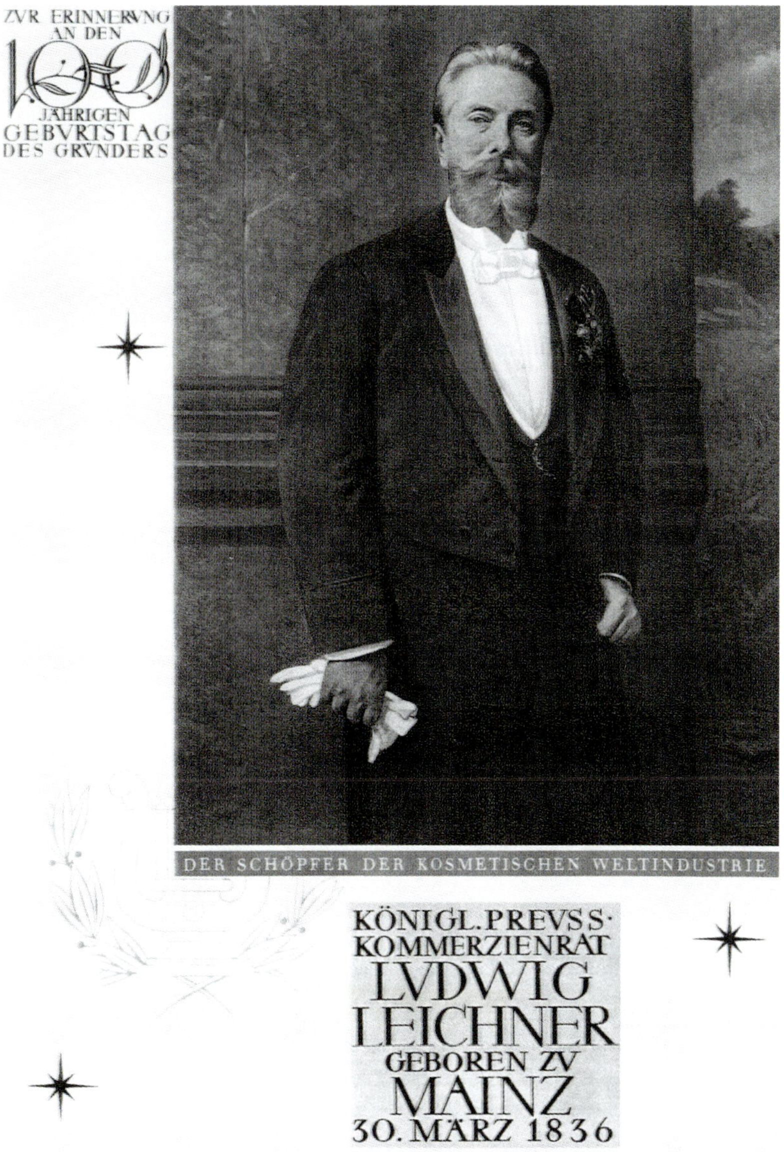
ZVR ERINNERVNG AN DEN
100
JÄHRIGEN GEBVRTSTAG DES GRVNDERS
DER SCHÖPFER DER KOSMETISCHEN WELTINDUSTRIE
KÖNIGL. PREVSS. KOMMERZIENRAT
LVDWIG LEICHNER
GEBOREN ZV MAINZ
30. MÄRZ 1836

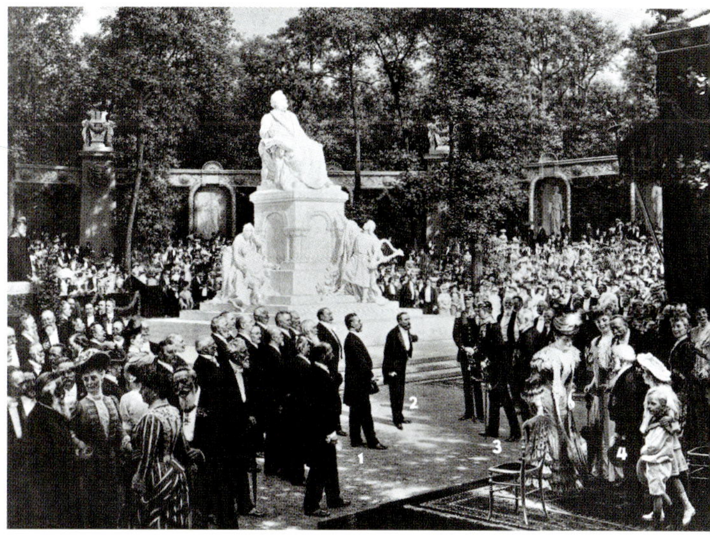
1
2
3
4

oben Porträt des Firmengründers.
rechts Einweihung des Richard-Wagner-Denkmals in Berlin am 3. Oktober 1903. In der Bildmitte: Der Stifter Kommerzienrat Johann Ludwig Leichner.

gegründeten eigenen Fabrik unternommenen Experimente führten nach einigen Jahren zum Erfolg. 1879 konnte die Firma Leichner ihre neuen Fabrikate auf den Markt bringen. Sie waren nicht nur hervorragend in der Wirkung und völlig ungefährlich, sondern auch preiswert. Bald sah man in den Schminkschatullen der Bühnenkünstler und Artisten der ganzen Welt nur noch die Leichner-Präparate in ihrer typischen Stangenform. Die verschiedenen Teintfarben steckten in einer Hülle aus Goldpapier, die anderen Töne in entsprechender Glanzpapierpackung, und auf einem Etikett stand der Name Leichner, von einer Lyra gekrönt. Leichner ergänzte sein Sortiment an Schminkmaterialien nicht nur um Puder und Abschminke, sondern auch um alles andere, was zum Maskenmachen erforderlich ist.

Dem Wunsch nach Vervollkommnung in der Kunst der Maskenbildnerei entsprach Leichner, indem er neben den zunächst verwendeten Fettschminken in Stangenform auch flüssige Schminken und, insbesondere für das Makeup der Filmkünstler, die stumpffarbigen Allcromo-Schminken in Tuben fabrizierte. Ludwig Leichners Erfindungen waren eine theatergeschichtlich nicht zu unterschätzende Tat, aber sie waren auch ein Millionengeschäft, das den Erfinder in die Lage versetzte, die Kunst zu fördern und Wohltätigkeit zu üben. Als er im Jahre 1912 sechsundsiebzigjährig starb, hinterließ er eine Firma von Weltruf. Im 75. Jubiläumsjahr erinnerte das Berliner *Montagsecho* an den Firmenerfolg des »Maskenbildners und Mäzens« Leichner: »Im Schatten der Pyramiden, wo echauffierte Ladies sich das Stupsnäschen puderten; im afrikanischem Busch, wo die braunen Schönen ihre Sehnsucht nach heller Haut aus dem Schminktopf befriedigten; auf allen Jahrmärkten der Eitelkeiten, wo Frauen ihre Reize zu korrigieren und zu erhöhen für erforderlich hielten – in aller Welt ist der Name Leichner bekannt geworden. Er stand in leuchtendem Rot auf den Packungen der kosmetischen Industrie, die von der Berliner Firma fabriziert wurden.«
Zu den Firmenerfolgen gehörten nicht nur der Absatz von Kosmetikprodukten, sondern ebenso der Vertrieb einer umfangreichen Fachbibliothek für Schauspieler und Maskenbildner. Weit verbreitet war zum Beispiel die Leichner-Publikation *Das Schminken für Bühne und Film*, eine wahre Fundgrube praktischer Tipps:

GEGRVNDET 1873

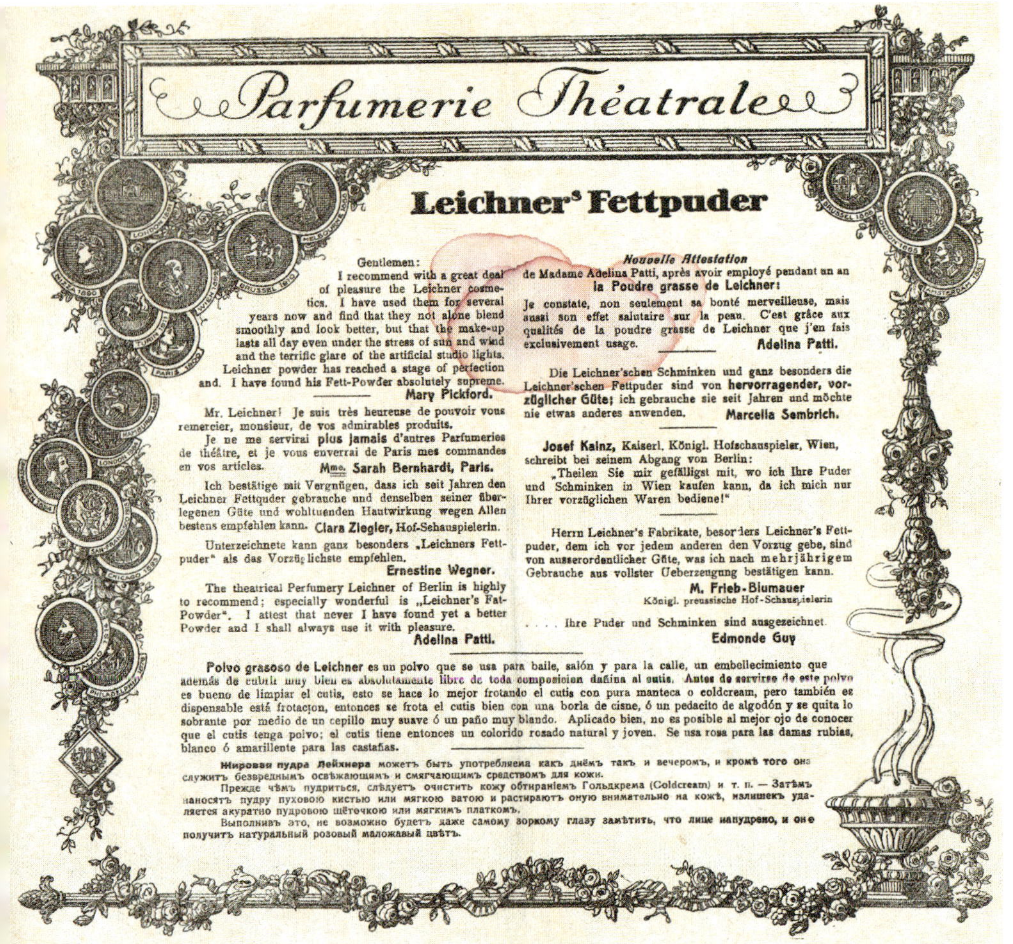

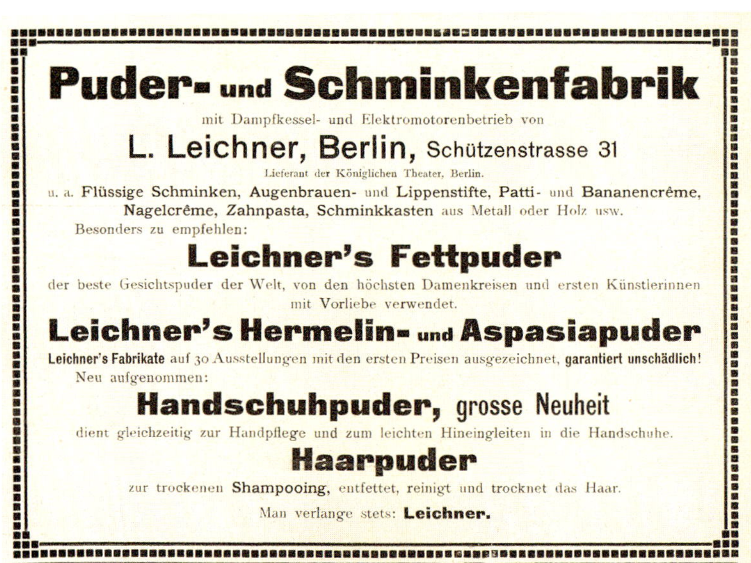

oben Danksagungen berühmter Schauspielerinnen und Schauspieler. Parfumerie Theatrale, Werbeanzeige.
unten Anzeige »Puder- und Schminkenfabrik« in *Reclams Universum* 1910.

»Ein nicht zu unterschätzendes Material bietet besonders Leichners Fettpuder Nr. 107 in gelber Strohgeflechtsschachtel und Nr. 104 in roter Blechdose. Dieser Fettpuder haftet besonders gut, deckt sehr stark und ist völlig unsichtbar, pflegt sogar die Haut und da er in sämtlichen Teintnuancen hergestellt wird, läßt sich mit diesem Puder jede gewünschte Maske herstellen. Auch bei sehr fleckiger, sommersprossiger Haut …«, heißt es da. Albert Bassermann jubelt im Vorwort der Auflage von 1929: »Es ist ausgezeichnet! Famos! Allumfassend, klar und verständlich in jeder Hinsicht! Da haben Sie's den Kollegen – Ihren und meinen – einmal bequem gemacht. Kein Nachschlagen und Suchen mehr in allen möglichen Büchern: alles da!!« Selbst die Herstellung der Cyrano-Nase ist auf dem neuesten Stand der Technik dokumentiert. Pappmaché und Nasenkitt werden abgelehnt; dafür sind der genaue Vorgang der Gipsabformung der natürlichen Nase sowie die Materialien für die künstliche Verformung beschrieben. Ein ausführliches Nachschlagewerk mit Typenabbildung und detaillierter Anleitung dafür, wie man lachend, zornig, unwillig oder traurig geschminkt oder wie ein ausgebranntes Auges dargestellt wird. Unter »besondere Schminkfälle« fallen die Herstellung von Narben, Wunden und Blutspritzern. Ein weiteres Buch, das Aufmerksamkeit verdient, ist das *Leichner-Album* mit 150 Charakterköpfen und den jeweiligen Teint-Puder-Nummer-Vorschlägen. Das Ganze in Deutsch und Englisch. Ein Heft über Masken machen und Schminken und Anleitungen in der Kleinen Schminkschule runden das Thema ab. Außergewöhnlich künstlerisch gestaltet sind die Deckblätter der Leichner-Preislisten, die, wie es in der Werbung heißt, von »Vertretungen in allen Kulturstaaten« angeboten wurden.

Insgesamt war die Leichner-Werbung schon früh hoch entwickelt. Bereits um 1900 beteiligten sich berühmte Schauspieler und Schauspielerinnen an Werbekampagnen, vor allem für »Leichner's Fettpuder«:

»Herrn Leichner's Fabrikate, besonders Leichner's Fettpuder«, so teilte M. Frieb. Blumauer, Königl.-preußische Hof-Schauspielerin, mit, »dem ich vor jedem anderen den Vorzug gebe, sind von ausserordentlicher Güte, was ich nach mehrjährigem Gebrauche aus vollster Ueberzeugung bestätigen kann.« Und als der Wiener Kaiserl.-Königl. Hofschauspieler

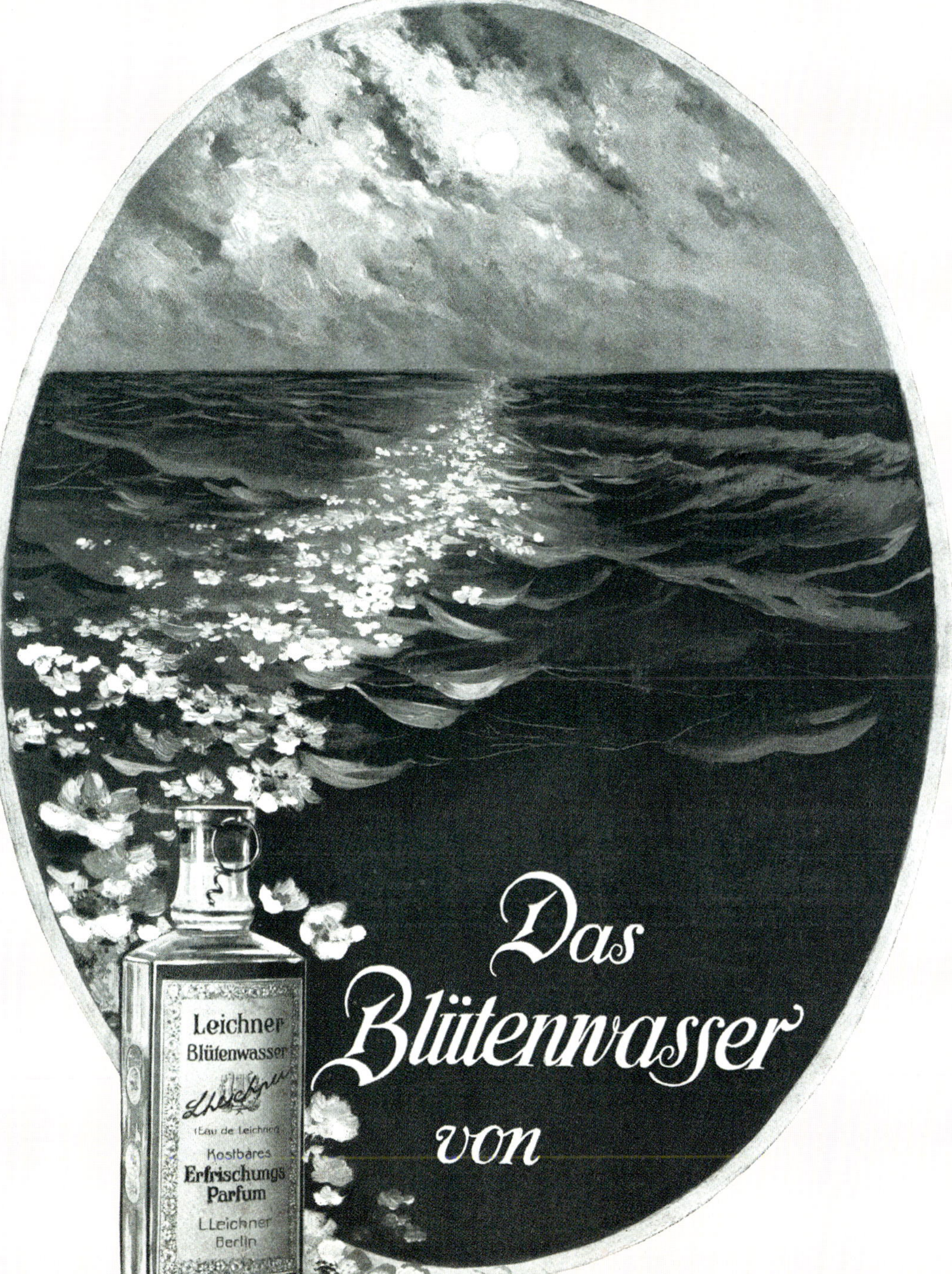

LEICHNER

Eine Eau de Cologne – vereinigt die balsamisch-kühlende Erfrischung
Einer Meeresbrise mit schmeichelnd-kosigen Wogen zarten Blütenduftes

Stets in der gleichen, hervorragenden Güte – Überall zu haben – Hergestellt nach ureigenem Originalrezept

Gegründet 1873 / BUENOS AIRES / PARFÜMERIEFABRIK L. LEICHNER, BERLIN SW 68 / WIEN / Gegründet 1873

Inserat gesetzl. geschützt

Josef Kainz aus Berlin wegging, schrieb er: »Theilen Sie mir gefälligst mit, wo ich Ihre Puder und Schminken in Wien kaufen kann, da ich mich nur Ihrer vorzüglichen Ware bediene!« Auch mit einem Brief von Sarah Bernhardt aus Paris durfte Leichner Reklame treiben: »Mr. Leichner! Je suis très heureuse de pouvoir vous remercier, monsieur, de vos admirables produits. Je ne me servirai plus jamais d`autres parfumeries de theâtre, et je vous enverrai de Paris mes commandes en vos articles.« Und Mary Pickword ließ werbewirksam aus London verlauten: »Gentlemen, Leichner Powder has reached a stage of perfection and I have found his Fett-Powder absolutely supreme.«

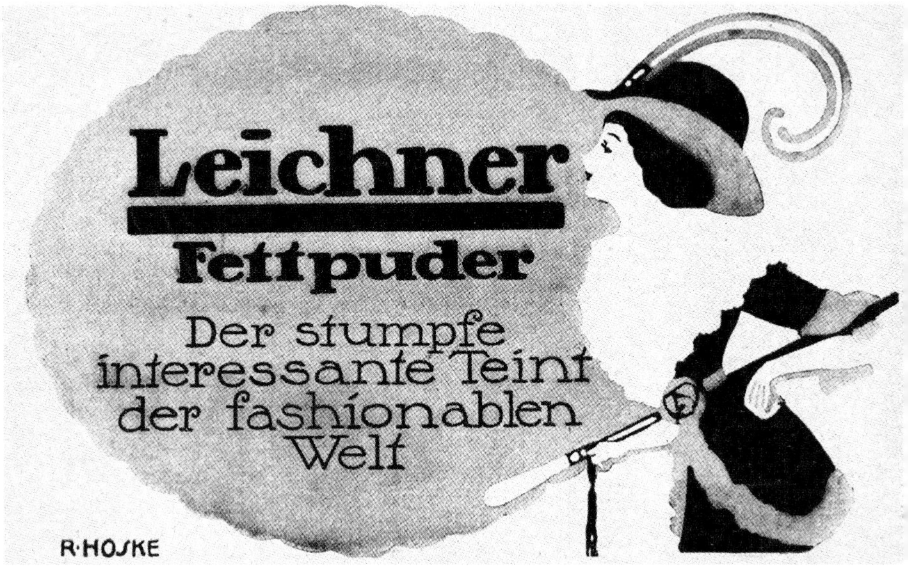

oben Leichner Fettpuder, Inserat 1913.
unten Werbung im Verlag Velhagen und Klasing, 1924.

Als Mäzen blieb Ludwig Leichner seiner ursprünglichen Neigung zu Musik und Theater bis an sein

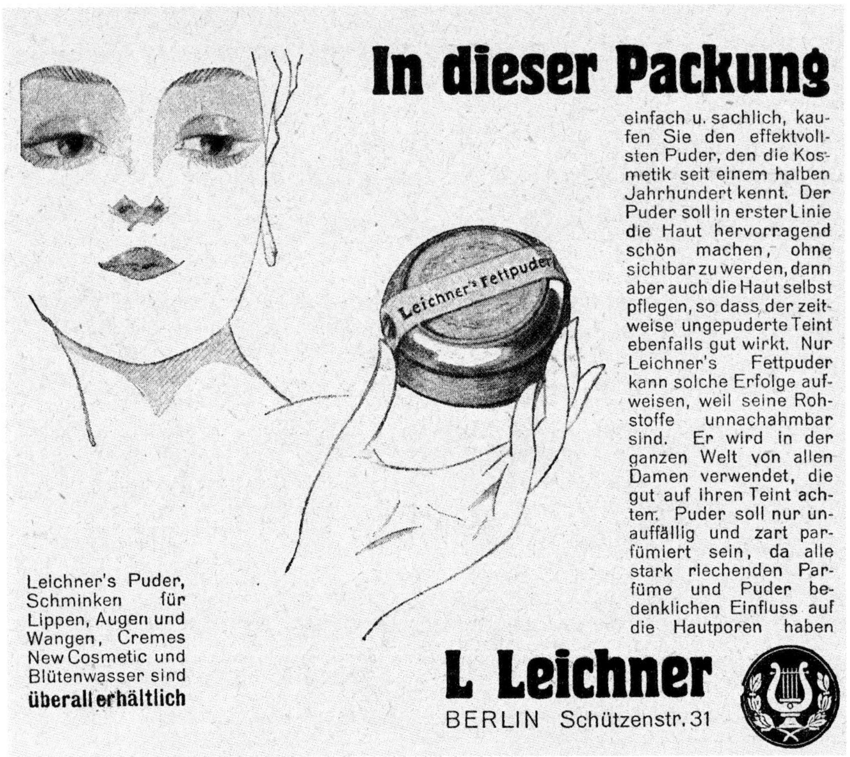

Lebensende treu. So schenkte er der Stadt Berlin das von Gustav Eberlein geschaffene und im Oktober 1903 im Tiergarten errichtete Richard-Wagner-Denkmal, und für die Gedächtniskirche stiftete er die Orgel. Das Stammhaus seiner Firma in der Schützenstraße ist durch Bomben zerstört worden. Sitz der Firma, die vom Sohn Dr. Siegfried Leichner weitergeführt wurde, war dann die Villa Leichner am Roseneck. Heute wird das Unternehmen von Kathrin Sandhage am Paul-Lincke-Ufer weitergeführt.

Charakterköpfe

Was Bühnendichter in ihren schöpferischen Visionen sich erträumen, das müssen Maskenkünstler für die »Wirklichkeit höherer Ordnung«, wie Goethe das Theater nennt, für die »unreale Realität« der Bühne umsetzen. Ob es sich nun um historische Charaktere, lebendige Porträts oder gar um die Nachahmung von Tierköpfen handelt: Immer erfordert die Maskenbildnerei ein gründliches Studium – nicht nur der Anatomie des menschlichen Gesichts, sondern auch der typischen Physiognomien des Alltags und der historischen Gesichter, wie sie die Gemälde der alten Meister wiedergeben. Zur Vervollständigung der Maskierung gehören außer Schminke, Perücke, Bart und Kostümierung natürlich die Mimik, die Gebärden, der Gang und die Körperhaltung.

Beim Schminken für das Theater muss auch die Fernwirkung berücksichtigt werden, denn manche Zuschauer sitzen in großen Häusern oft dreißig Meter und mehr von der Bühne entfernt. Auch das scharfe Bühnenlicht der Scheinwerfer ist zu berücksichtigen. Die unerbittliche elektrische Beleuchtung »frisst« die Hautfarbe. Der Teint nimmt ein fahlgraues, krankhaftes Aussehen an. Für Theater, Fernsehen und Film muss daher das natürliche Kolorit verstärkt

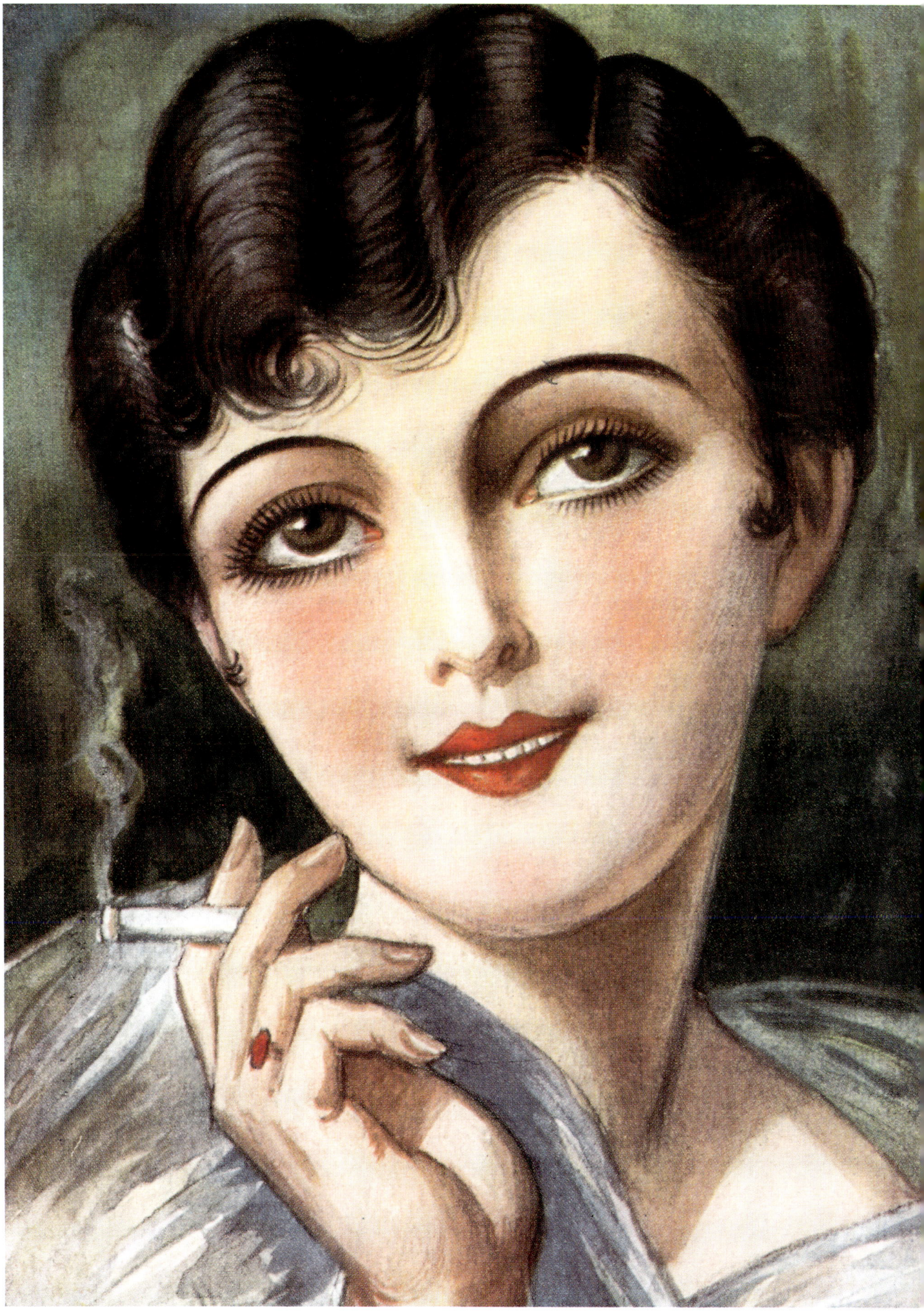

rechts Die am Theater entwickelte Schminkkunst hebt vor allem die Augen hervor und macht den Mund zum farbigen Akzent.

werden. Aber auch die Farben der Bühnenbeleuchtung verändern alle Tönungen. So bringt rotes Licht die meisten anderen Farben zum Verschwinden; durch warmes Gelb und lichtes Rosa werden farbige Wirkungen lebhafter; bei weißer Bestrahlung bleiben wohl die Farben unverändert, aber die Stimmung, das Zusammenklingen der Farbtöne, leidet darunter. Ein Hauptaxiom lautet: Was hell ist, tritt in seiner Wirkung hervor, alles Dunkle tritt zurück. So einfach dieser Leitsatz auch ist, sooft wird gegen ihn verstoßen. Lichter springen allzu auffallend vor, Schatten sind zu tief. Eine weitere Regel ist: Alles Helle erscheint vergrößert, das Dunkle verkleinert. Denn die Netzhaut des Auges wird von starkem Licht stärker erregt als von dunklen Tönen. Ein weißer Kreis etwa auf schwarzem Grund erscheint daher viel größer als ein gleich großer schwarzer Kreis auf weißem Fond. Allgemein bekannt ist die Täuschung, aufgrund deren Quergestreiftes breit, alles Längsgestreifte schlank macht. Eine besondere Wirkung verleiht der Kontrast von Licht und Schatten bei komplementär angewendeten Farbgebungen: Rot hat zum Beispiel auf grüner Grundlage mehr Nachdruck, als wenn es in indifferenter Nachbarschaft verwendet wird.

Durch die Schminkkunst werden nicht nur die Effekte des Lichts korrigiert und Gesichtszüge hervorgehoben; auch Seelenzustände wie Erstaunen, Freude und Verzweiflung und Charakterzüge wie Gutmütigkeit, Intrigantentum oder Gehässigkeit vermag die Schminkkunst anzudeuten. »Zu solch merkwürdigen Metamorphosen, zu diesen proteushaften Transfigurationen des Mimen durch eine sozusagen Kostümierung des Gesichts« hat der Bühnenbildner und Hochschulprofessor Emil Pirchan tabellarisch zusammengestellte »Richtlinien für die Schminkgrundlagen« entwickelt, die vom »Totenkopf bis zum Himmelsgott« reichen. Zu welch hervorragender Arbeit die Maskenkünstler fähig sind, zeigt beispielhaft die Entstehungsgeschichte der großartig grotesken Maske des Schauspielers Charles Laughton in der Titelrolle des Films *Der Glöckner von Notre-Dame*. Hierfür wurde die Negativform der beabsichtigten Gestaltung mit flüssigem Spezialschwammgummi ausgegossen, das zu einer vollkommen hautartigen Maske wird, die den Bewegungen des Gesichtes in allen Mienenspielen nachgibt. Für ähnlich vollkommene Verwandlungen des Gesichtes wurde die sogenannte »flüssige Haut« hergestellt, die nach dem Trocknen so elastisch bleibt, dass sie jeder Bewegung der Gesichtsmuskeln folgen kann.

Für den Film war Schminke allein schon deswegen von besonderer Bedeutung, weil in der Nahaufnahme das Auge der Kamera viel näher am Schauspieler

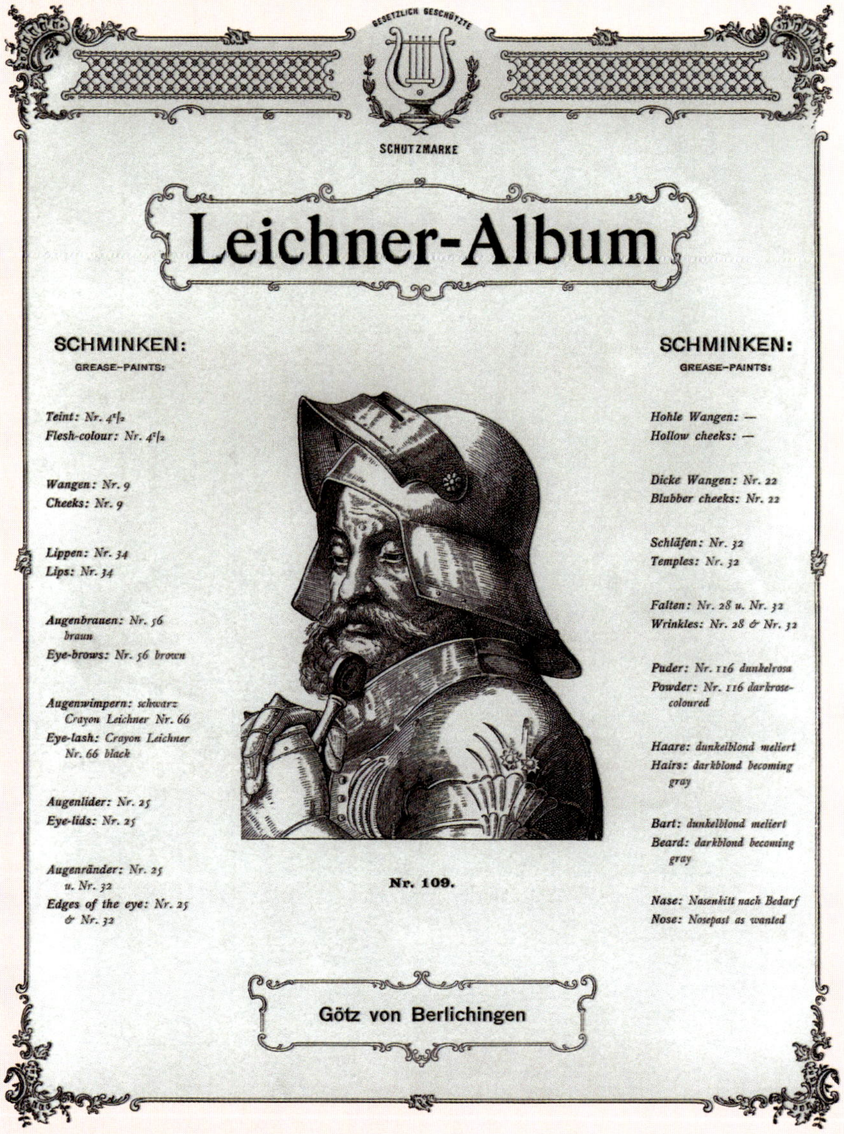
GESETZLICH GESCHÜTZTE
SCHUTZMARKE
Leichner-Album
SCHMINKEN:
GREASE-PAINTS:
Teint: Nr. 4¹/₂
Flesh-colour: Nr. 4¹/₂
Wangen: Nr. 9
Cheeks: Nr. 9
Lippen: Nr. 34
Lips: Nr. 34
Augenbrauen: Nr. 56 braun
Eye-brows: Nr. 56 brown
Augenwimpern: schwarz Crayon Leichner Nr. 66
Eye-lash: Crayon Leichner Nr. 66 black
Augenlider: Nr. 25
Eye-lids: Nr. 25
Augenränder: Nr. 25 u. Nr. 32
Edges of the eye: Nr. 25 & Nr. 32
Nr. 109.
SCHMINKEN:
GREASE-PAINTS:
Hohle Wangen: —
Hollow cheeks: —
Dicke Wangen: Nr. 22
Blubber cheeks: Nr. 22
Schläfen: Nr. 32
Temples: Nr. 32
Falten: Nr. 28 u. Nr. 32
Wrinkles: Nr. 28 & Nr. 32
Puder: Nr. 116 dunkelrosa
Powder: Nr. 116 darkrose-coloured
Haare: dunkelblond meliert
Hairs: darkblond becoming gray
Bart: dunkelblond meliert
Beard: darkblond becoming gray
Nase: Nasenkitt nach Bedarf
Nose: Nosepast as wanted
Götz von Berlichingen

rechts Die Schminke für Götz von Berlichingen, aus dem *Leichner-Album, 150 Charakterköpfe für die Bühne.*

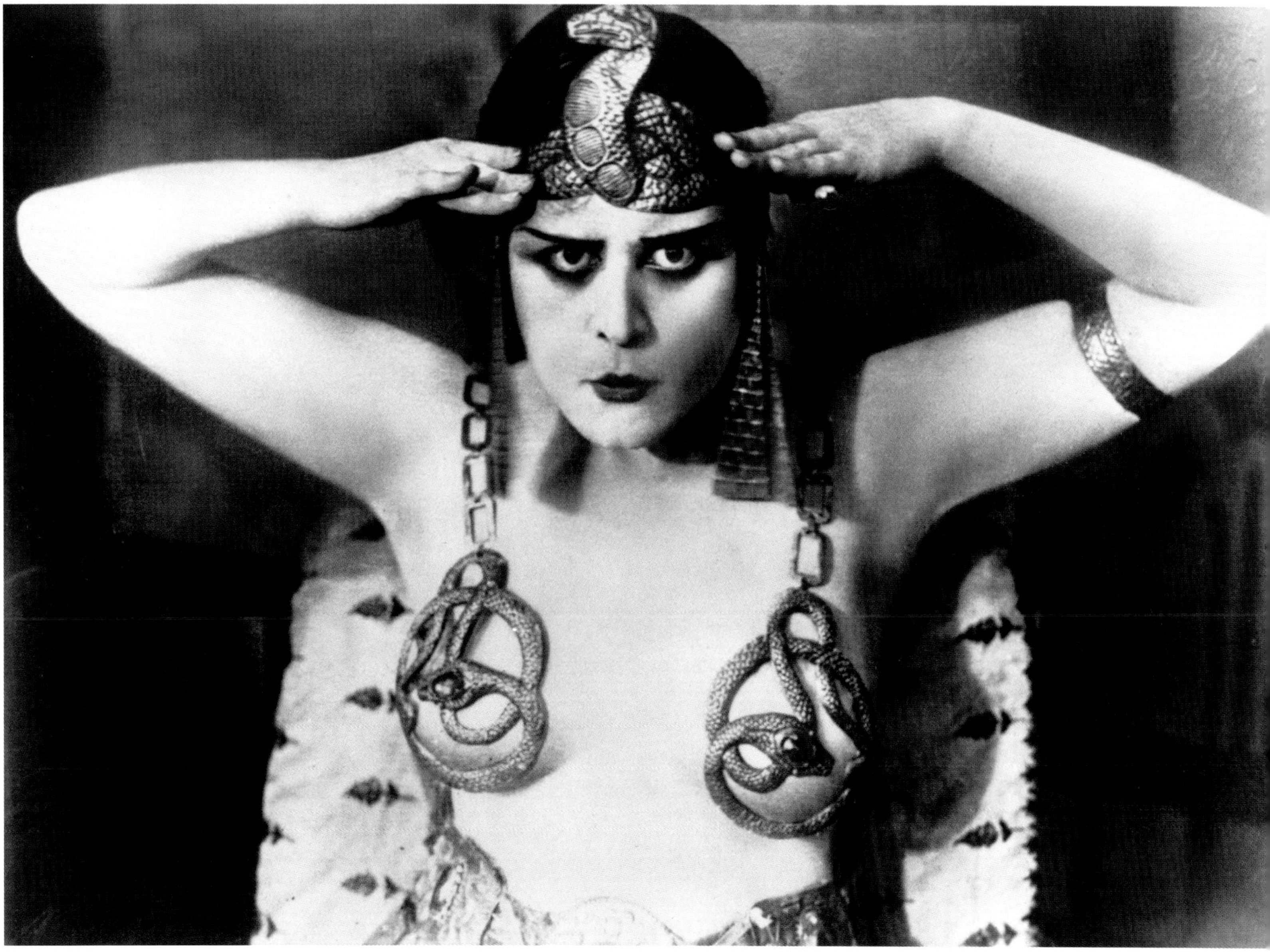

oben Theda Bara, der erste »Vamp« Hollywoods.

ist als das Auge des Theaterzuschauers. Besonders im Stummfilm spielte die Nahaufnahme eine große Rolle, weil die Mimik hier den Dialog ersetzen musste. Bühnenkünstler galten seit jeher in ihrer gesamten Erscheinung als Modevorbilder. Mit dem Film jedoch erst wurden bestimmte Gesichter überall bekannt, es entstand der Filmstar und mit ihm der »Typ«. Lippen- und Wangenrot benutzte man im Theater schon immer, aber Lidschatten und Wimperntusche – das moderne Augen-Makeup – waren neu; sie wurden erst durch die Individualisierung des Gesichts in der Großaufnahme notwendig. Das moderne Augen-Makeup, sagt man, habe Helena Rubinstein kreiert, und zwar als William Fox, der Gründer der Fox-Film-Gruppe, Theodosia Goodman, alias Theda Bara, unter Vertrag genommen hatte. Weil bei dem Stummfilmstar die Augen vor der Kamera so gar nicht zur Geltung kamen, wurde Madame Rubinstein hinzugezogen, und sie gestaltete ihr neues Gesicht, in dem die Augen, umrandet mit Augenschwärze, getuschten Wimpern und Lidschatten, der Blickfang waren – der Vamp-Typ war erfunden. 1919 wurde Theda Baras Gesicht der Presse präsentiert und war eine Sensation. Seit dieser Zeit dient das Kino nicht nur der Massenunterhaltung, es gewinnt auch Vorbildfunktion für »Schönheit« und Mode. Was die Stars anzogen, wie sie sich schminkten, war durch ihre Anziehungskraft zur Nachahmung empfohlen; hierzu gehören auch Gestik, Sprache und Habitus. Die »Fans« versuchten, den »Stars« möglichst ähnlich zu sehen.

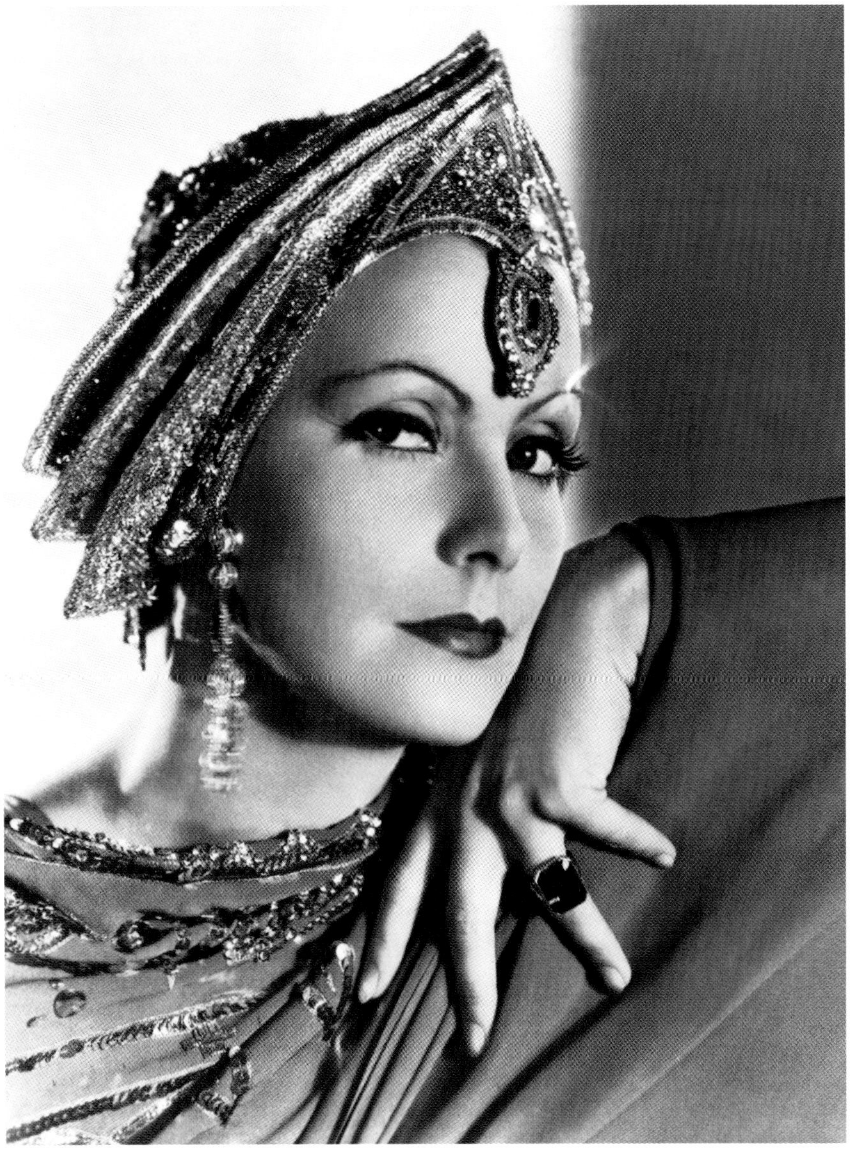

oben Greta Garbo in *Mata Hari*, 1932.
rechts Josephine Baker.
rechte Seite Marlene Dietrich und John Wayne in *Haus der Sieben Sünden*, 1940.

Marlene Dietrich und andere Hollywood-Mythen

Was als praktische Notwendigkeit begann, entpuppte sich als einer der größten Modeclous der zwanziger Jahre. Asta Nielsen, der große Stummfilmstar, beließ es nicht bei ausdrucksvoll geschminkten Augen, tiefschwarz gefärbten Wimpern und intensiv dunklem Lidschatten. Sie übernahm 1920 die Rolle des »Hamlet« auf der Leinwand. Dafür mussten die Haare fallen, und sie blieben kurz – nicht nur bei Asta Nielsen, die auch privat Gefallen an ihren gestutzten Locken fand, sondern für viele Frauen ihrer Zeit. Es war das erste Mal, dass sich die Frauen erlaubten, auch ohne lang wallende Locken schick zu sein. Sie demonstrierten ein neu erwachtes, weibliches Selbstbewusstsein: kühl und distanziert, den Charme berechnend einsetzend. Nichts blieb mehr von dem hausbackenen Weiblichkeitsbild der vergangenen Jahre. Die »verführerische« Marlene Dietrich und die »göttliche« Greta Garbo dienten als Vorbild für die spröde, überlegene Frau, die Sex mit Sachlichkeit verband. Die neue, unabhängige Frau hatte eine flache Brust, eckige Schultern und schmale Hüften; die schönen und langen Beine steckten in Hosen, die Augenbrauen waren millimeterschmal gezupft und der dunkelrot geschminkte Mund wirkte breiter, als er in Wirklichkeit war. Beispielhaft wurden diese Attribute nicht nur von Greta Garbo 1933 in ihrem Film *Königin Christine* eingesetzt, sondern auch noch 1940 von Marlene Dietrich im *Haus der Sieben Sünden*. Inmitten einer Horde wild gewordener Matrosen führte die Dietrich vor, was heute wieder ein Klassi-

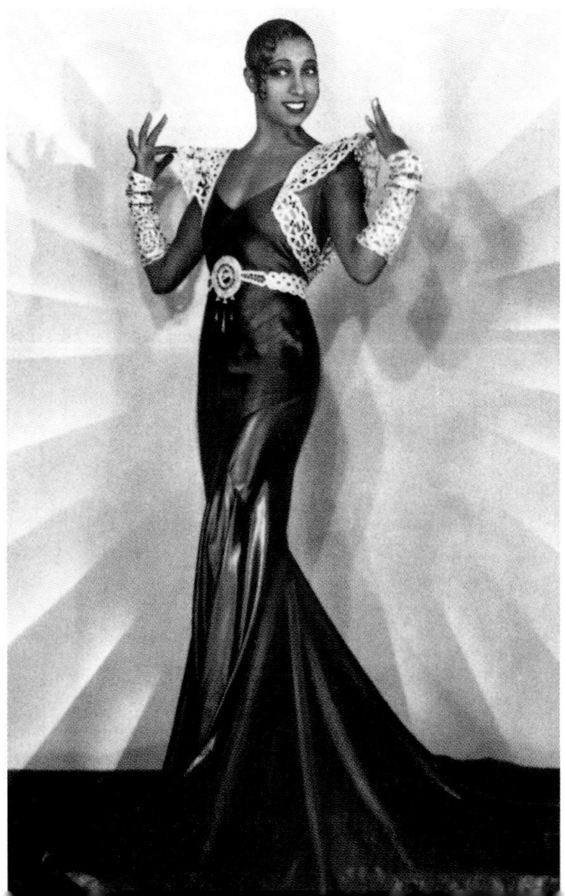

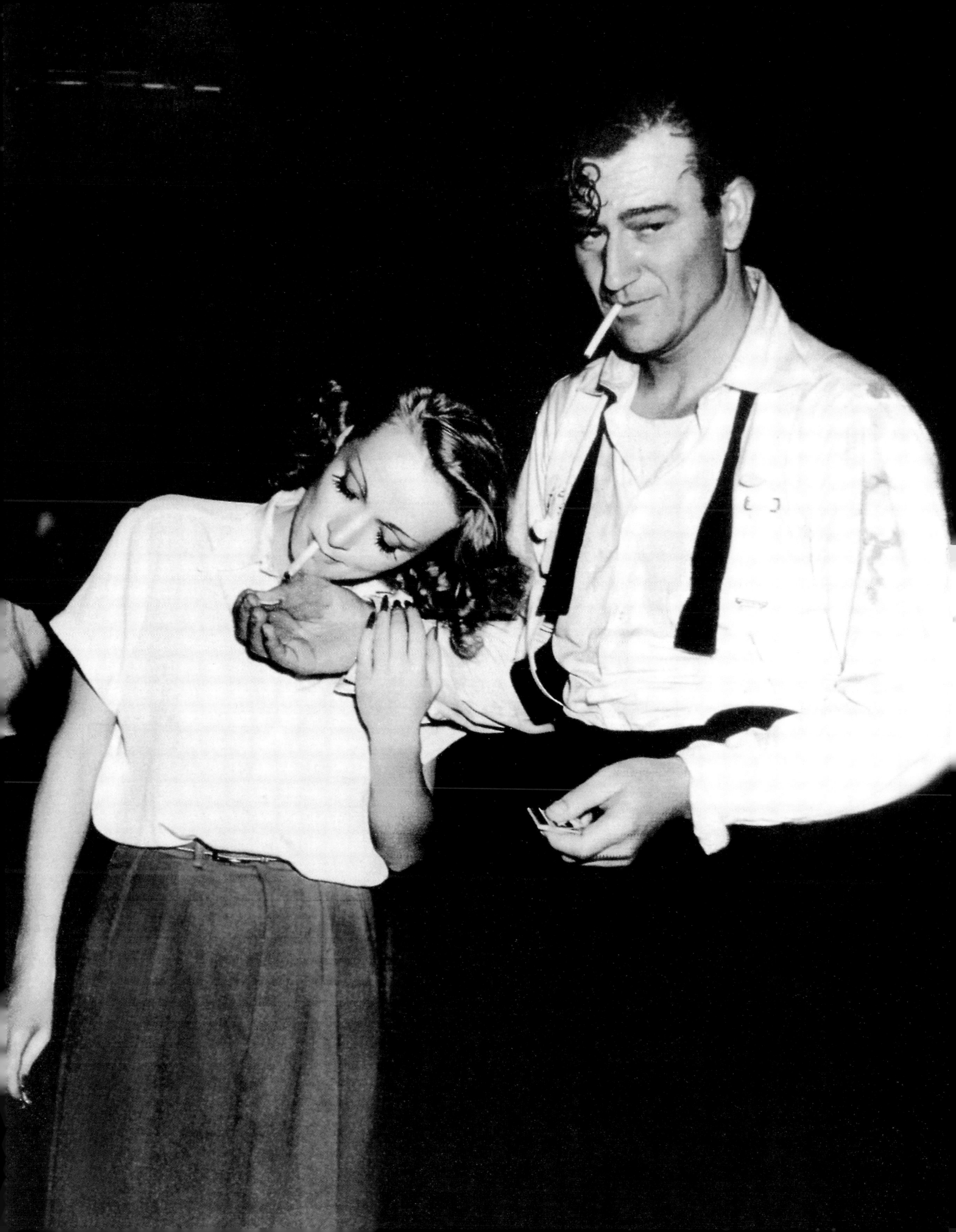

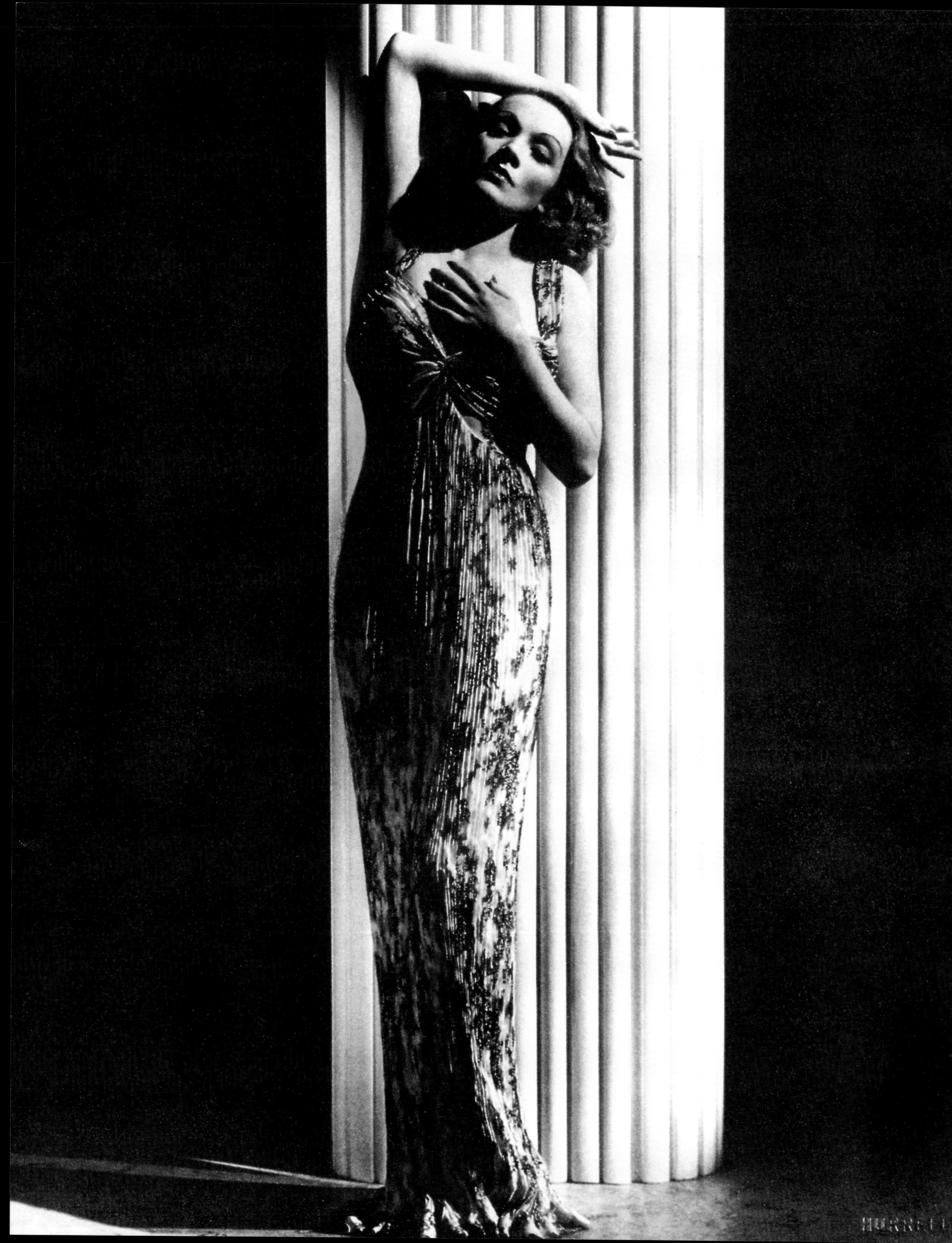

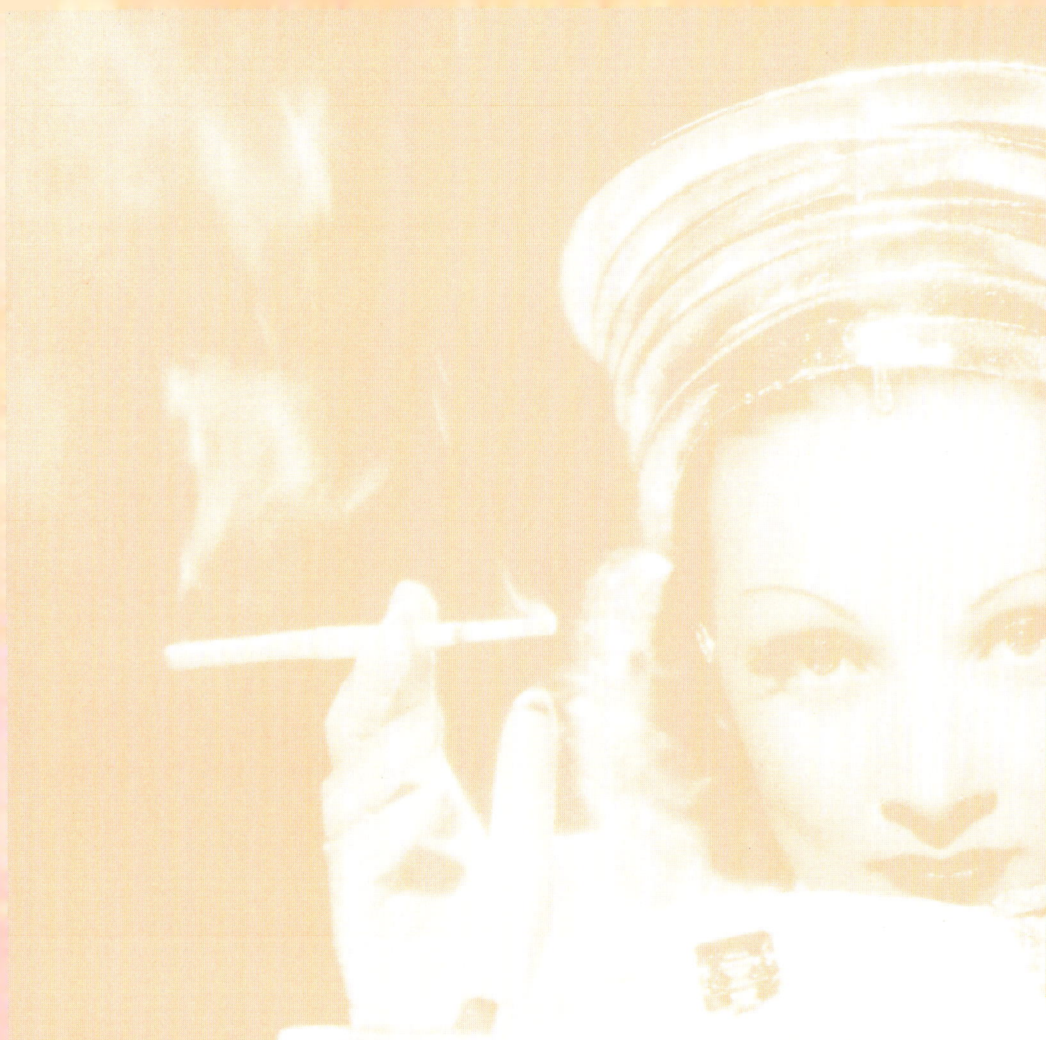

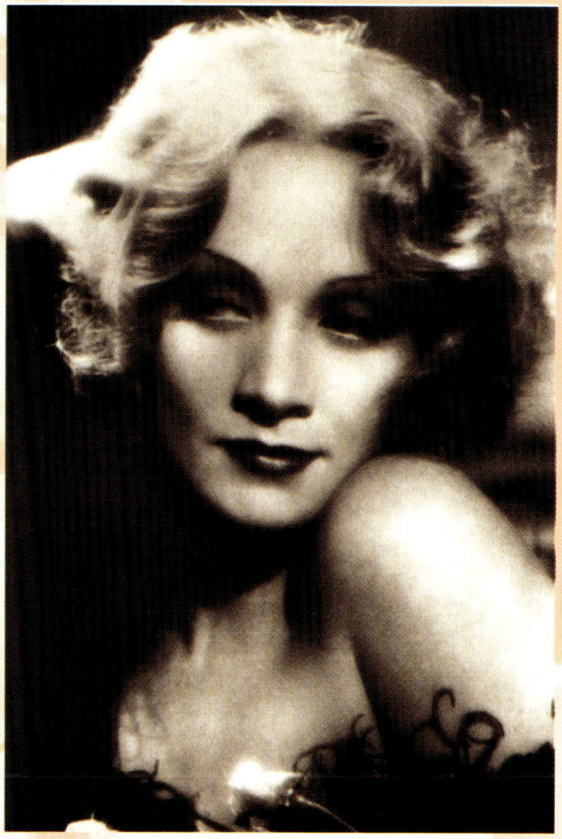

linke Seite Marlene Dietrich, um 1937.
oben rechts Marlene Dietrich in *Blonde Venus,* 1932.

ker ist: ihre weite Buntfaltenhose mit Schlag, hell und aus Leinen oder Baumwolle. Den Vamp der frühen amerikanischen Filme, die reife lebenstüchtige Frau der späteren Rollen, den guten Kameraden, den patenten Kumpel, all das verkörperte Marlene Dietrich glaubwürdig. Als ihre wesentlichen Charakterzüge galten Schönheit, Eleganz, Verführungskunst auf der einen, Treue und Mut auf der anderen Seite. Ihr Verhalten in der Öffentlichkeit glich oft genau dem, was sie in ihren Filmen darstellte, und so drängt sich der Verdacht auf, dass das von den PR-Strategen der Paramount-Studios auch so gewollt war. Die Filmrollen wurden ihr förmlich »auf den Leib geschrieben« und Marlene Dietrich übertrug sie auf ihr privates Leben, wodurch sie ihre Glaubwürdigkeit als Star erhöhte. Zur Lebensgeschichte Marlene Dietrichs gehört auch die Geschichte von der Offizierstochter aus Berlin, die zur amerikanischen Truppenbetreuerin wurde. 1937 erhielt sie die amerikanische Staatsbürgerschaft und ließ keinen Zweifel an ihrer Verachtung für das nationalsozialistische Deutschland. Ihre zweite Karriere als Chanteuse ist ohne den Krieg nicht zu denken. 1944 verließ sie Hollywood und ging zur amerikanischen Armee. Da sie weder einer Krankenschwester noch einer Stewardess ähneln wollte, trug sie fortan zwei verschiedene Uniformen. Sie zeigte sich abwechselnd mit goldenem Paillettenkleid auf der Bühne und mit GI-Helm und Kampfstiefeln im Alltag. Mit ihren Liedern hielt sie immer die Erinnerung an das Berlin ohne Hitler wach.

Die Frau, nach der man sich sehnt, Blonde Venus, The Devil is a Woman, Filmtitel wie diese sind Programm und ein Klischee zugleich – genauso wie die anderen Etiketten, die man »der« Dietrich anklebte: »Fesche Lola« oder Marlene »legs« Dietrich. Joseph von Sternberg war es, der Marlene Dietrich wirklich entdeckte. Er kreierte den Mythos Marlene. Die Frau Marlene formte er, quälte er und liebte er. Sie musste hungern, und sich, so heißt es, sogar die Backenzähne ziehen lassen, um ein schmaleres Geschicht zu bekommen. Ihre Augenbrauen wurden abrasiert und mit einem braunen Stift dünn zu hochgeschwungenen schmalen Halbkreisen nachgezogen, die dem Schönheitsideal der Zeit entsprachen. Tiefschwarz gefärbte Wimpern, ein Lidstrich und ein farbintensiver dunkler Lischatten ließen nicht nur die Augen, sondern auch das Gesicht ausdrucksvoll »sophisticated« erscheinen. Die Lippen wurden dunkelrot geschminkt und die Haare blond gefärbt. Das Gesicht

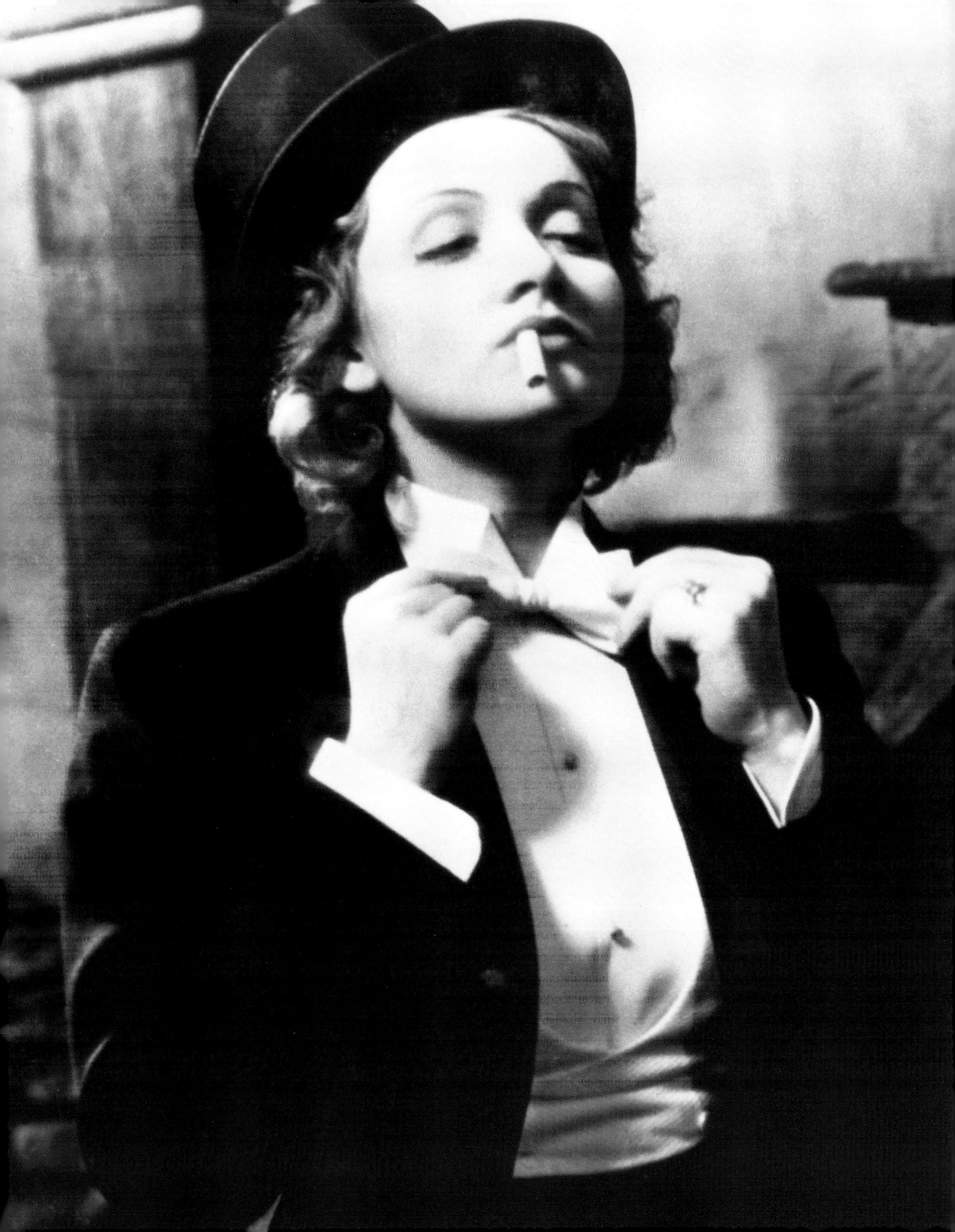

linke Seite Marlene Dietrich in *Morocco*, 1930. *rechts und unten* Vorbereitung für Fernsehauftritte im NWDR-Studio.

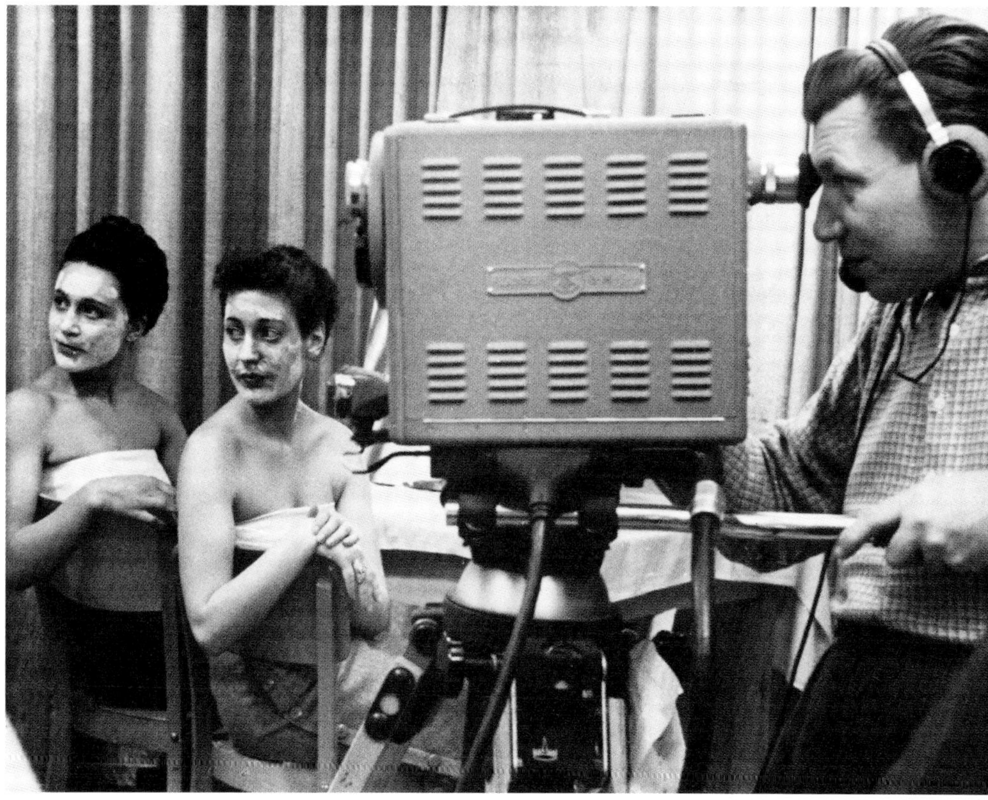

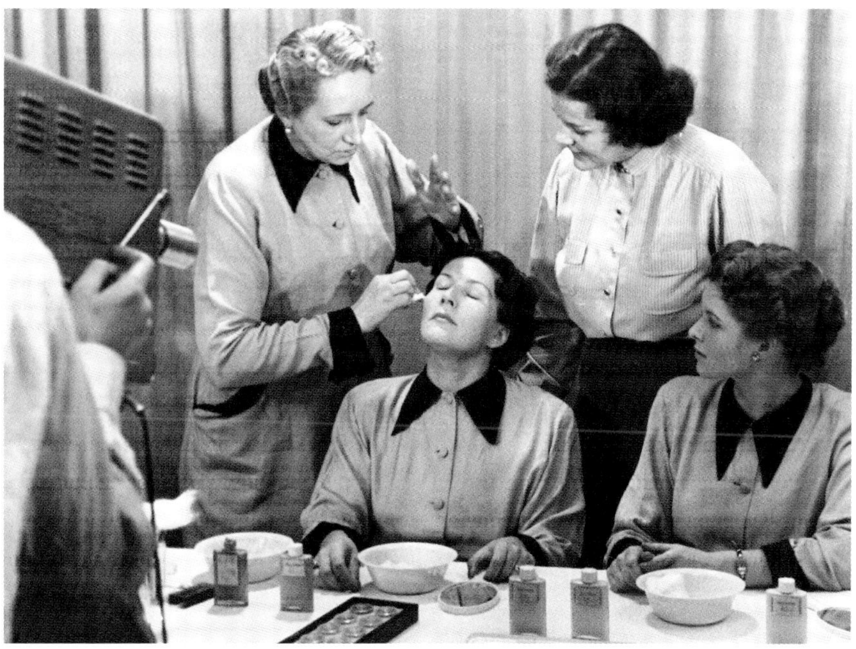

wurde so verändert, dass es mit einem »natürlich« aussehenden Gesicht kaum noch eine Ähnlichkeit hatte.

Joseph von Sternberg, der von der Sucht nach Perfektion getriebene Autor von *Underworld* und *The Docks of New York*, fand die Rolle, die zu ihr passte: die Lola aus Heinrich Manns Roman *Professor Unrat*, der für die Verfilmung mit Zustimmung des Autors 1930 in *Der blaue Engel* umgetitelt wurde. Marlene Dietrich bezeichnete sich selbst als »Geschöpf« Sternbergs. Er verlieh ihr, die als eine unter ihren Stand Gesunkene mit kalter Verachtung und demonstrativer Gleichgültigkeit auf ihre Umgebung reagierte, jene »alteuropäische Aura«, die sie zu ihrer Entfaltung brauchte. Sternberg hatte in ihr nicht nur eine sehr schöne Frau gefunden, er spürte auch ihre eigentümliche Mischung aus Vitalität und Depression. Sternberg wusste, dass Marlene nicht nur eine Art Medium der Deutschen war, sondern internationales Format besaß. Unmittelbar nach der Uraufführung von *Der Blaue Engel* – also schon vor 1933 – gingen der Regisseur und sein neuer Star nach Amerika. Sie drehten sieben Filme miteinander. Marlene Dietrichs Rollen in Sternbergs Filmen sind, bei aller Verschiedenheit der Plots, im Prinzip nur Variationen des Typus, den Marlene bereits als Lola verkörpert hatte. Doch von Film zu Film entwickelte sich ihre atemberaubende Perfektionierung durch die »Magie des Lichts« weiter. Da der Schöpfer zunehmend seinem Geschöpf verfiel, gestaltete sich die Zusammenarbeit aber auch immer schwieriger. »Das Geheimnis von Marlene Dietrich und Joseph von Sternberg, des Melancholikers aus Wien«, so Karin Wieland in ihrem spannenden Essay über die *Offizierstochter*, liege darin, »dass

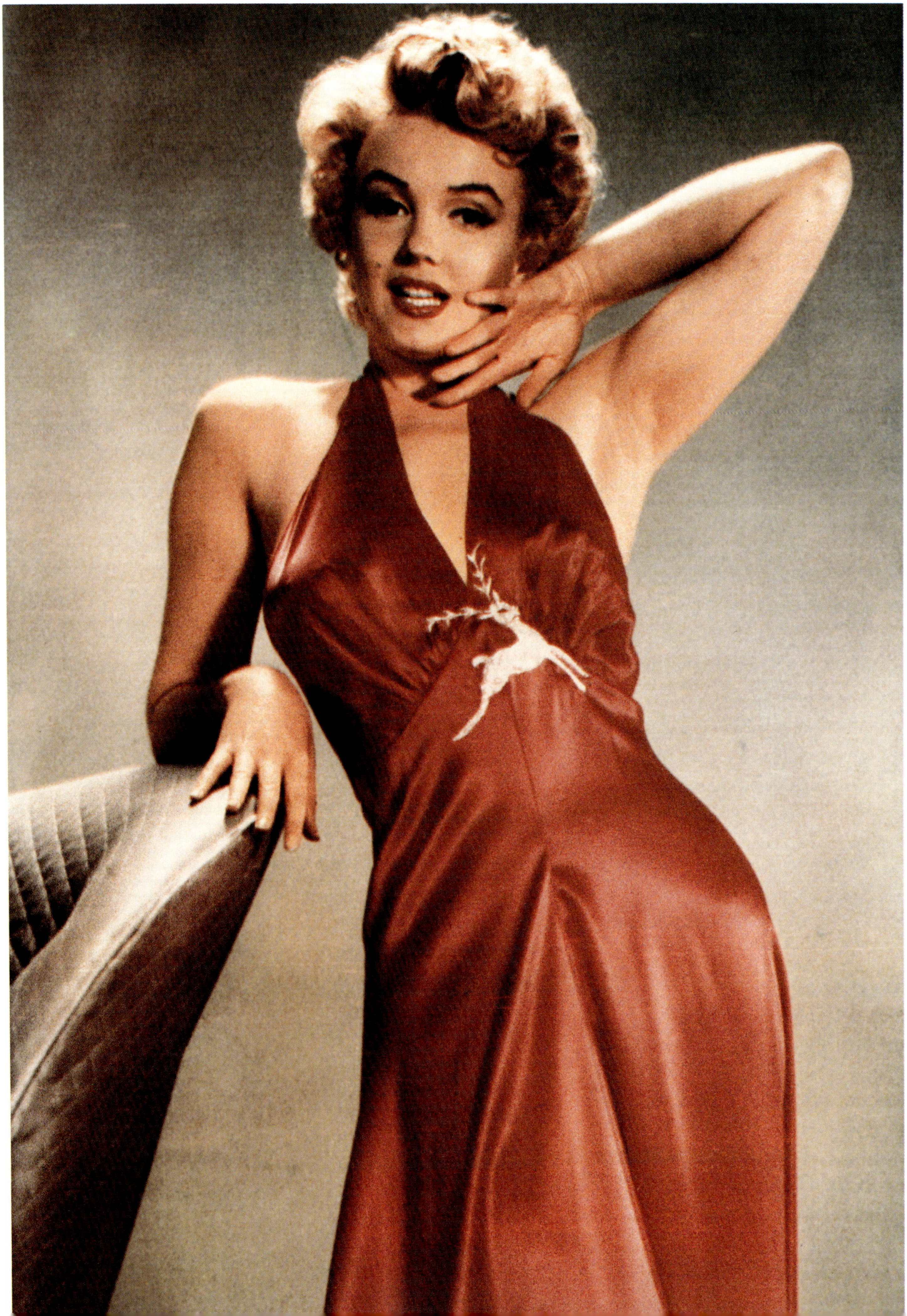

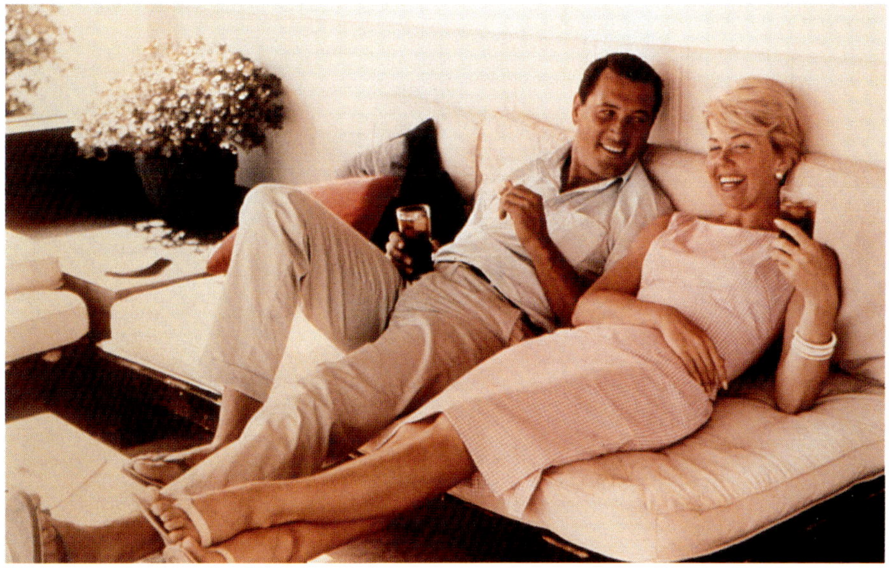

linke Seite Marilyn Monroe.
rechts oben Doris Day und Rock Hudson in *Bettgeflüster*, 1959.
unten Gina Lollobrigida in *Die Römerin*, 1954.

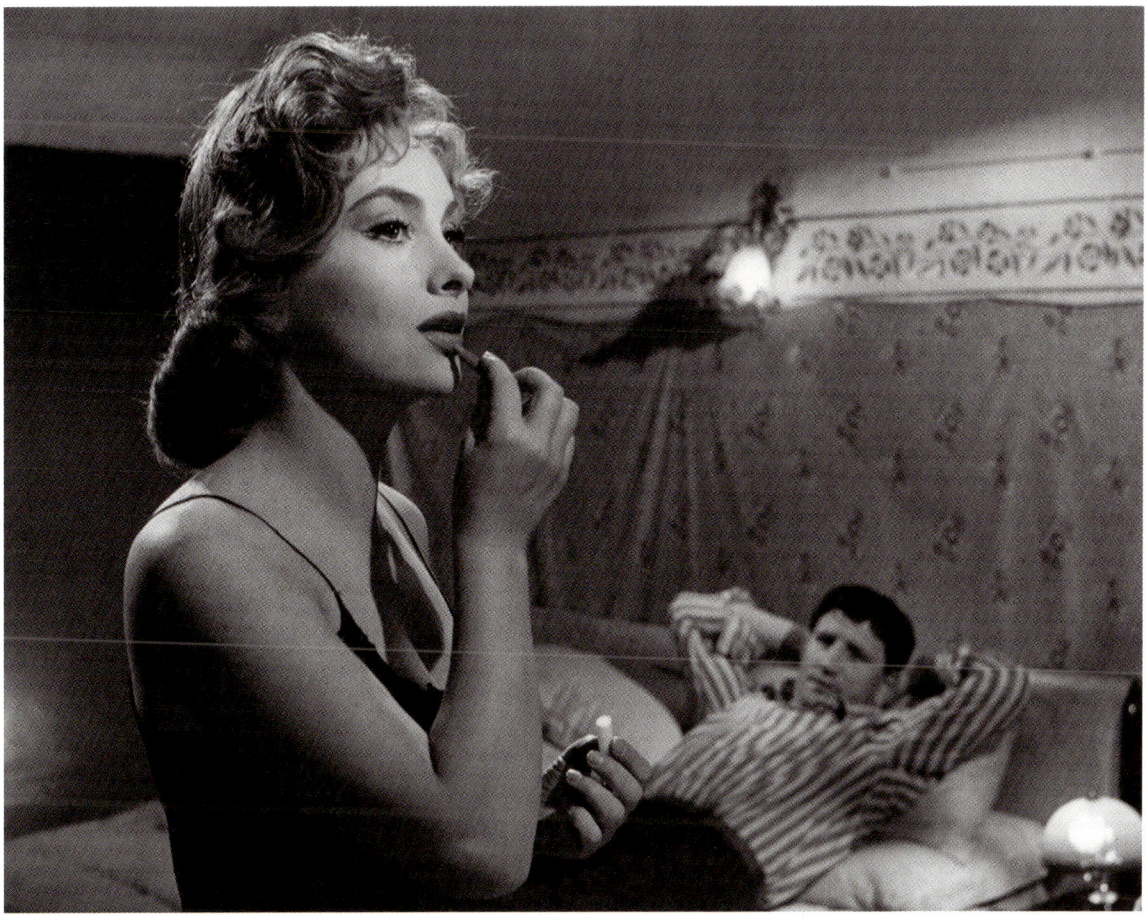

durch ihre Zusammenarbeit eine Art großdeutscher Ästhetik entstand. Sie speiste sich aus dem 19. Jahrhundert, konnte jedoch nur umgesetzt werden mit Hilfe der Technik des 20. Jahrhunderts. Im technisch reproduzierten Bild verschmolzen die Tugenden Preußens mit der Dekadenz Habsburgs. So entstand eine großdeutsche Illusion auf Zelluloid.«

Und 1953 hieß es *Blondinen bevorzugt*. Protagonistinnen waren Marilyn Monroe und Jane Russell. Marilyn Monroe war nicht nur blond, sondern sie hatte vor allem Rundungen, die auch heute noch den Männern Schweißperlen auf die Stirn treiben. Dazu war der halbrunde Ausschnitt ihres weißen Kleides so ausgelegt, dass man den Busenansatz nicht nur ahnen konnte. Die Zeiten des kleinen, süßen Mädchens aus Hollywood waren vorbei, gefragt waren »Sexbomben« und »Rassefrauen«. Marilyn Monroe, die Glamour-Ikone, gehörte zu den temperamentvollen »Rassefrauen«, die mit sinnlich geöffnetem rot bemalten Mund die Männer betörte. Ihre halb geöffneten Augen mit den gut nachgezogenen, im Bogen betonten Augenbrauen, den künstlichen Wimpern und den Konturen des Black Eyeliners verfehlten nicht ihre Wirkung, wenn sie mit lasziver Stimme »Happy Birthday, Mr. President« sang.

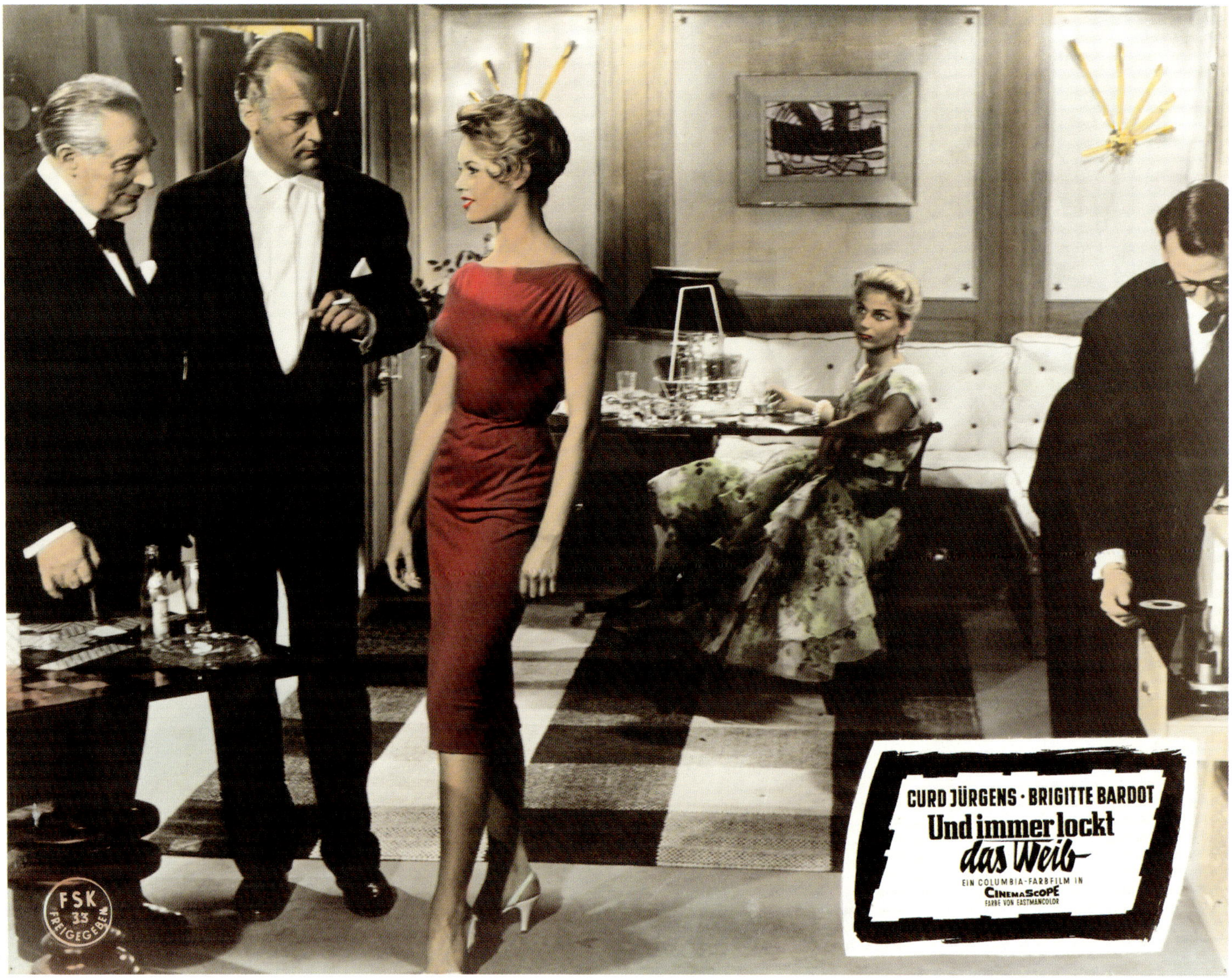

oben Brigitte Bardot und Curd Jürgens in *Und immer lockt das Weib*, 1956.
rechts Brigitte Bardot in den 50er Jahren.
rechte Seite Brigitte Bardot und Marcello Mastroianni in *Privatleben* von Louis Malle, 1954.

Generationen orientierten sich an ihrem Makeup und ihrer Kleidung. Bei Jane Mansfield, Jane Russell, Elizabeth Taylor oder auch Gina Lollobrigida wurde alles dem Marilyn-Look angepasst. Und es wurde geschnürt, gehoben, gezogen und gezerrt, was das Zeug hielt, bis die Figur »formvollendet« war. Die zur Schau gestellte neue Körperlichkeit wurde wieder einmal mit alten Zwängen erkauft.

Eine, deren Initialen allein schon ein Markenzeichen waren, stand für Filmtitel wie *Und immer lockt das Weib* (1956): Brigitte Bardot alias B. B. Ihre vor dem Bauchnabel geknotete Bluse oder die auf dem Rücken geknöpfte Strickweste betonten das, was damals manche Männer nur über 100 Zentimeter gelten lassen wollten. St.-Tropez-Stil hieß das und war auch trotz gelegentlich getragener extralanger Schlabberpullover noch erkennbar.

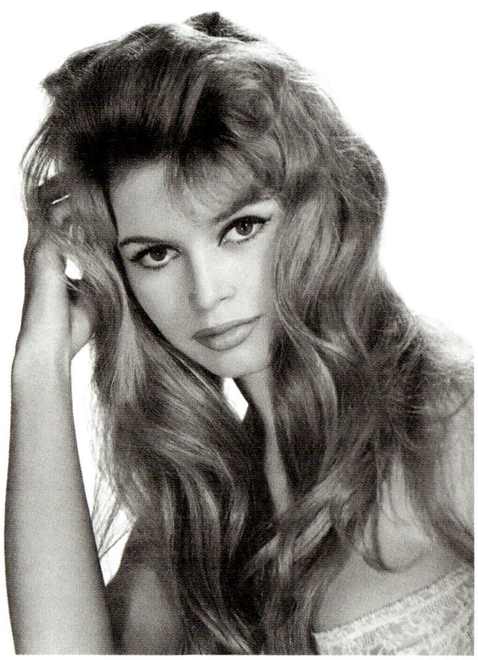

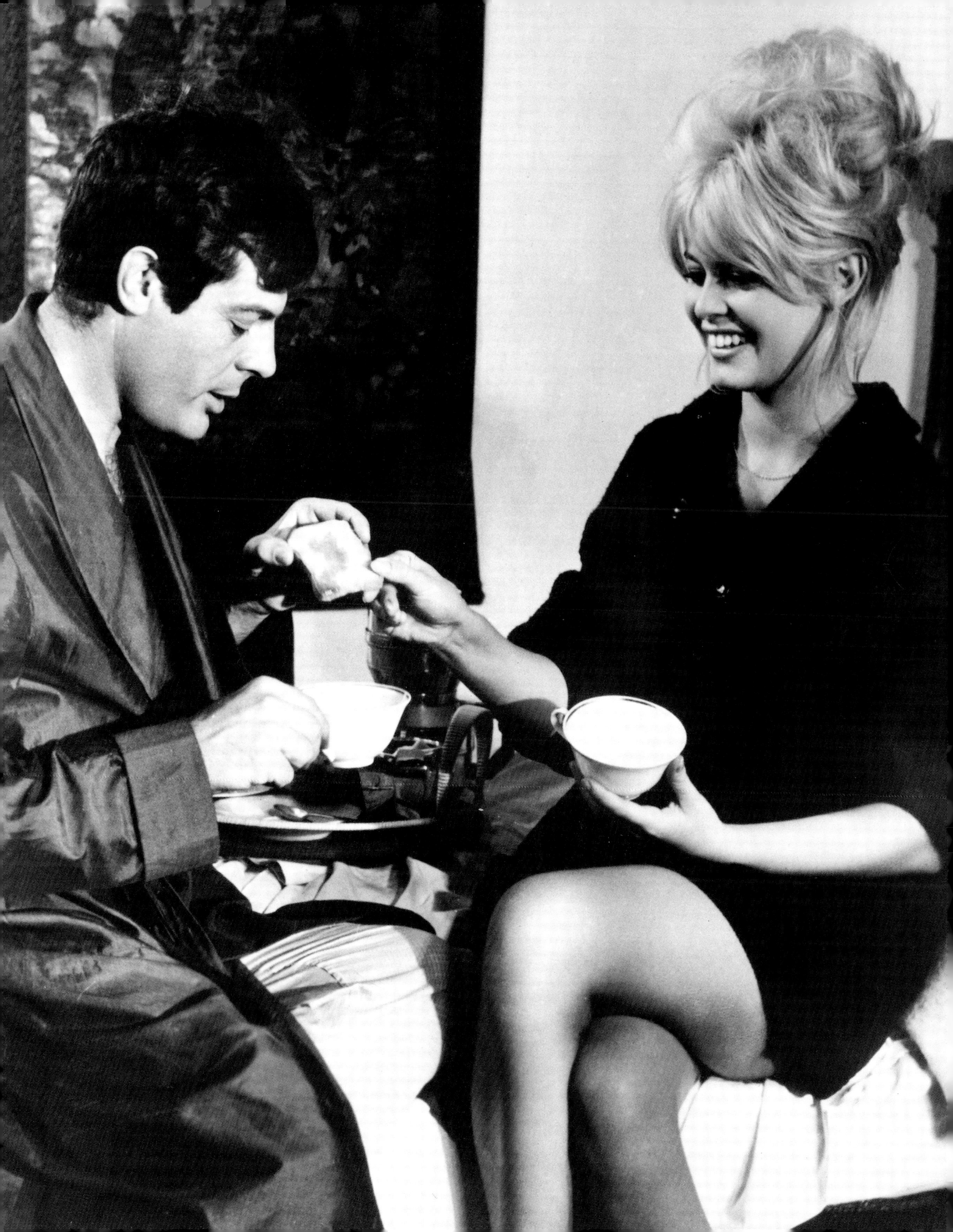

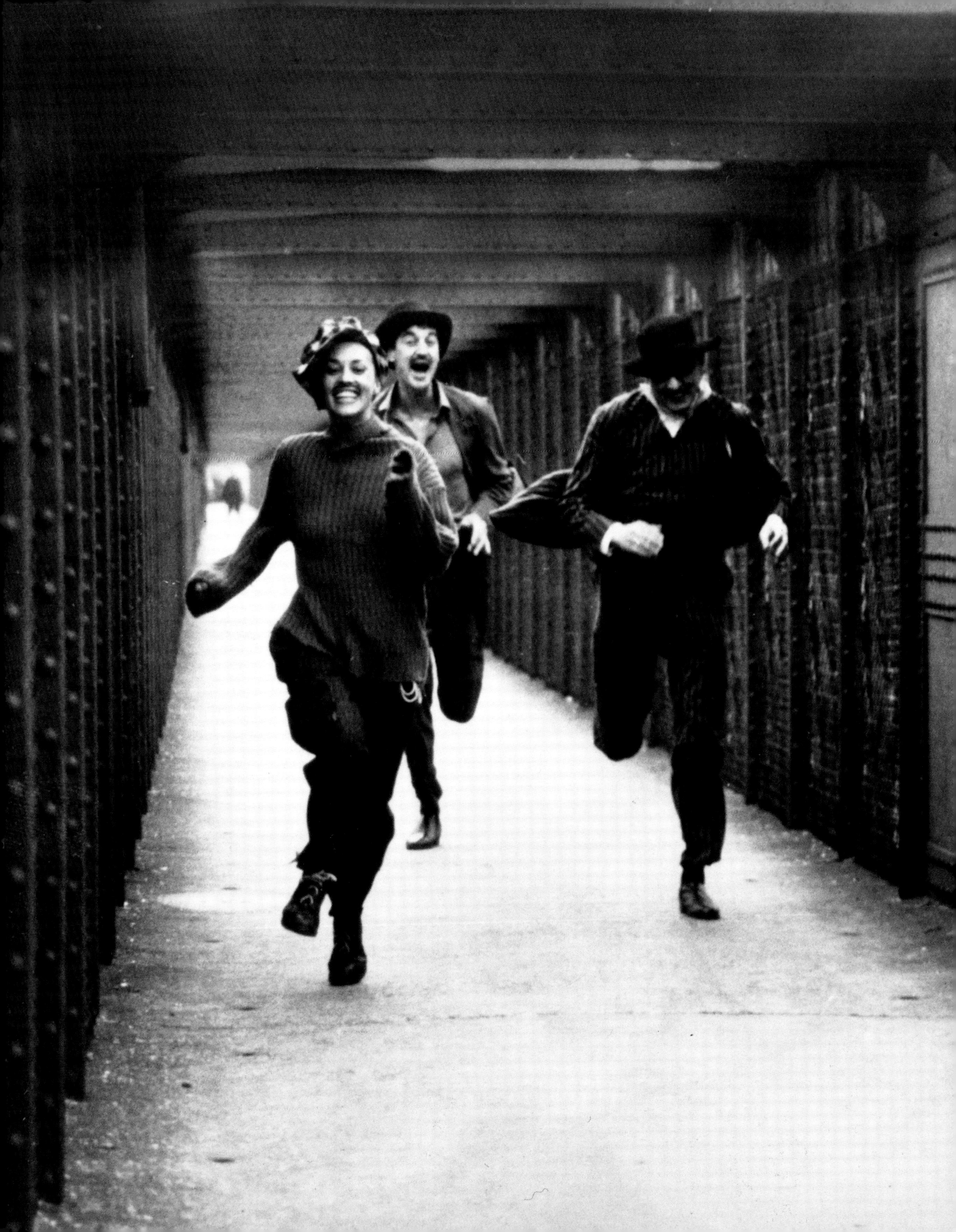

linke Seite Jeanne Moreau, Henri Serre und Oskar Werner in *Jules und Jim*, von Francois Truffaut, 1961.
rechts Audrey Hepburn, 1956.
unten Olivia Newton-John und John Travolta in *Grease* von Randal Kleiser, 1978.

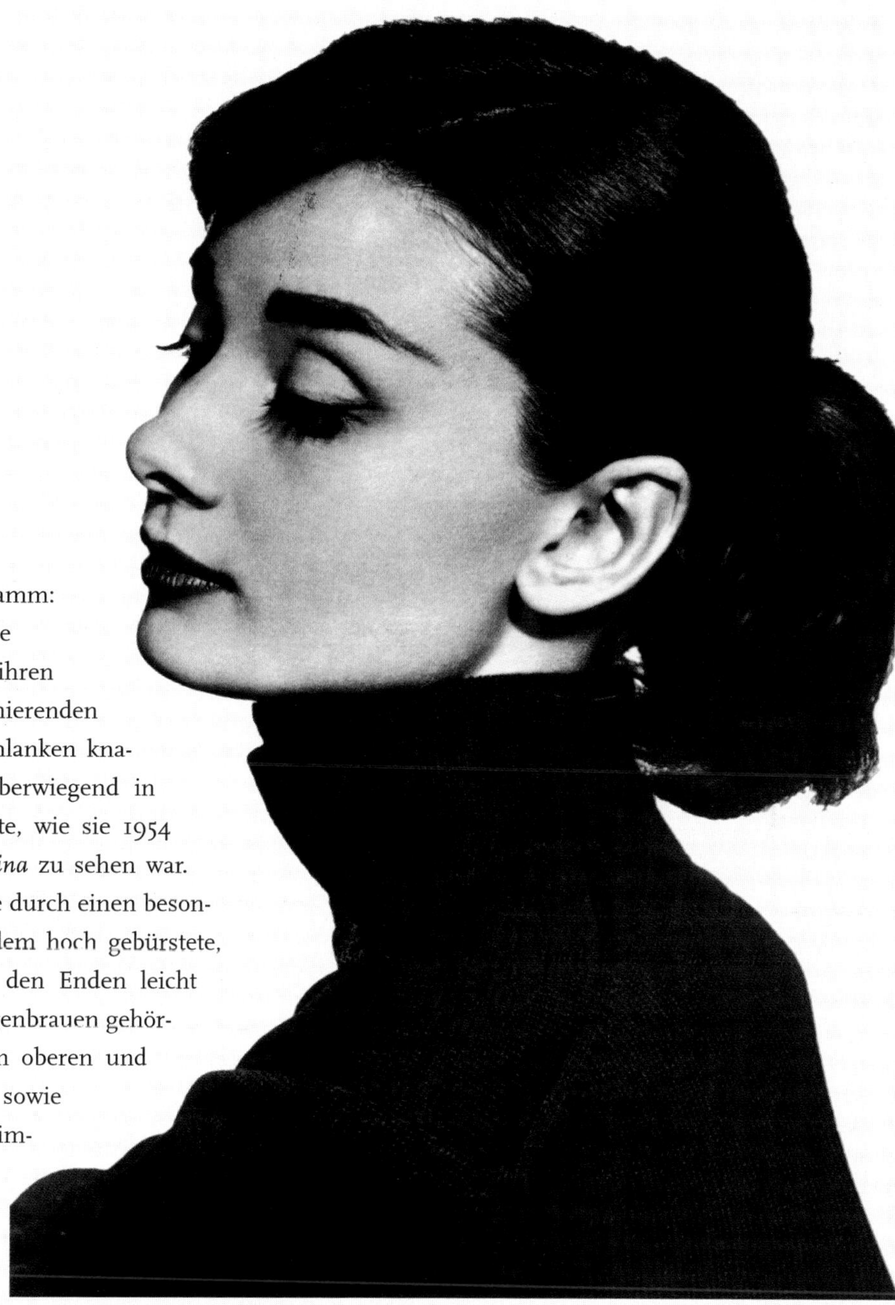

Dann als Kontrastprogramm: Die zerbrechlich sensible Audrey Hepburn mit ihren großen, braunen, faszinierenden Rehaugen und ihrer schlanken knabenhaften Figur, die überwiegend in schwarzen Hosen steckte, wie sie 1954 auch in dem Film *Sabrina* zu sehen war. Ihren Typ unterstrich sie durch einen besonderen Schminkstil, zu dem hoch gebürstete, gerade verlaufende, an den Enden leicht nach oben weisende Augenbrauen gehörten, Black Eye Liner am oberen und unteren Augenliedrand sowie lange, gut getuschte Wimpern. Allerdings zeichnete sich Audrey Hepburn bereits durch die ihr eigene Körpersprache aus, zu der Haltungen und Bewegungen gehörten, die auch ohne Hinzufügung äußerer Attribute verstanden wurden und wirkten. Ebenfalls sportlich angehaucht und konventionssprengend war der von Jeanne Moreau besetzte Typ. Nachdem sie 1961 in *Jules und Jim* mit karierter Schlägermütze und weiten Hosen zwischen ihren beiden Männern hin- und hergelaufen war, ahmten viele Frauen sie nach, auch wenn sie nur einen Mann hatten. Für den Geschmack der etwas reiferen Damen kam zur gleichen Zeit Doris Day mit ihrem hausmütterlichen *Bettgeflüster* gerade richtig. Die Siebziger brachten uns das »Saturday Night Fever«

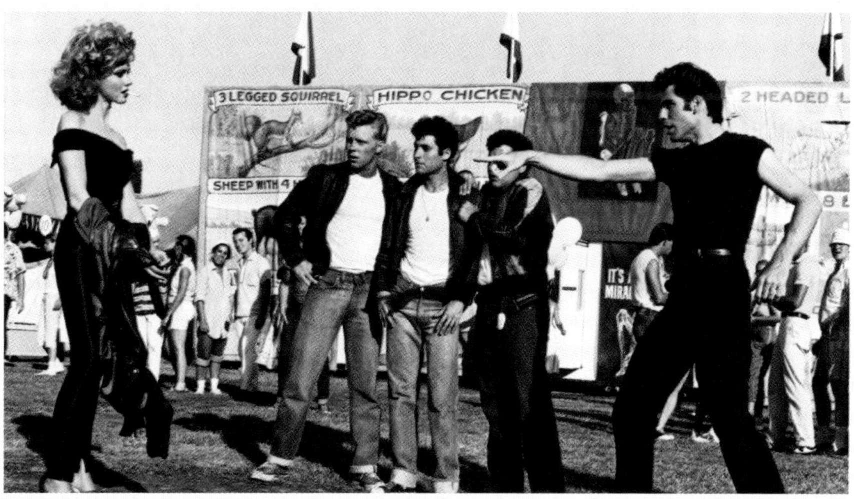

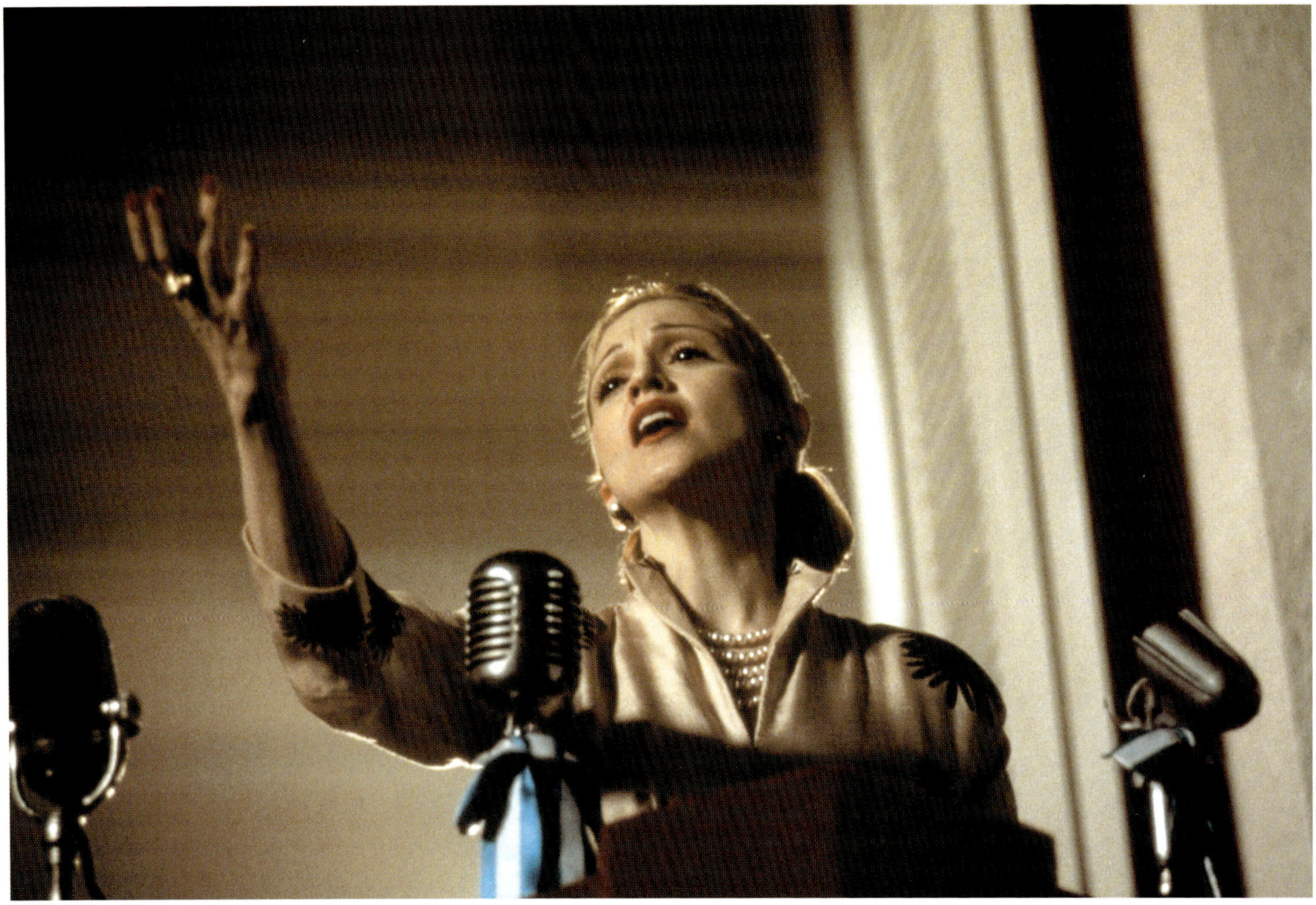

und den schmalzig-schnulzigen Disco-Look von Olivia Newton-John und John Travolta. Danach kamen noch die Dallas-Badeanzüge und Serien mit Don-Johnson-Erotik – aber kaum noch Mythen.

Madonnas Evita – oder Stars als Werbeträger

Das Zeug zu einem mythischen Filmereignis hat vielleicht Disneys *Evita* mit dem Popstar Madonna in der Hauptrolle. Madonna bot sich für diese Aufgabe in idealer Form an, denn sie konstruierte für diesen Film ein »Spiegelverhältnis« zwischen sich und Eva Perón. Sie soll einen achtseitigen Brief an den Regisseur Alan Parker geschrieben haben, in dem sie ihren persönlichen Bezug zur Rolle darlegte. Und in einem *Vogue*-Interview räsonierte sie über »Frauen mit Erfolg und Macht« und verglich ihre Herkunft aus der unteren Mittelschicht und ihre steile Karriere mit dem Weg Eva Peróns. Ihre Besessenheit, sich selbst mit der historischen Evita zu identifizieren, brachte Madonna sogar dazu, ein Treffen mit dem argentinischen Staatspräsidenten Meném zu fordern. *Vanity Fair* veröffentlichte entsprechende Auszüge aus ihrem Tagebuch:

»Letzte Nacht träumte ich von Evita. Ich befand mich nicht mehr außerhalb von ihr. Ich war sie. Ich fühlte ihre Traurigkeit und Ruhelosigkeit. Ich fühlte mich hungrig, unzufrieden und gehetzt. Genauso wie vorher im Helikopter auf dem Weg zum Präsidenten. Wie ich auf ganz Buenos Aires herunterschaute, trieb meine Phantasie mich davon.« Und Madonna geht noch einen Schritt weiter, indem sie sich auch in Evitas Krankheit hineinversetzte: »Ich versuchte mir vorzustellen, wie ich reagieren und was ich tun würde, wenn ich wüßte, wie Evita, daß ich Krebs hätte und am Sterben sei. Ich konnte mit einem Mal die fiebernde Eile verstehen, mit der Evita während ihrer letzten Jahre lebte.«

Es ist verständlich, dass Madonnas überschwängliche Identifikation mit der historischen Figur aufmerksamen PR-Strategen sehr gelegen kam, denn mit dem weltbekannten Popstar hatte man einen

Werbeträger der ersten Kategorie verpflichten können. Madonna war nicht nur wegen ihrer Musik populär – sie galt als Inbegriff eines neuen, selbstbestimmten Frauentyps. Je mehr sie als Person mit ihrer Filmrolle verschmelzen würde, desto besser ließen sich *Evita*-Produkte vermarkten.

Als die schöne Eva, die Frau des argentinischen Diktators Perón, 1952 an Krebs starb, wollte sie nicht vergessen werden. Nach Andrew Lloyd Webbers Musical sorgte jetzt auch der Madonna-Film *Evita* dafür, dass ihr Wunsch Wirklichkeit wurde. Er zeigt uns auch, dass Evita wusste, wie man sich anzieht. Die Absicht, ihre »niedere« Herkunft zu kaschieren, äußerte sich allerdings in einem etwas verkrampften Verhältnis zum Konsum. Alles musste vom Feinsten sein: Dior-Kostüme, Haute-Couture-Abendkleider und Nerzmäntel. An den Füßen trug Evita Ferragamo-Schuhe, um den Hals dicke mehrreihige Perlenketten, und auf der Haut Chanel No. 5. Am Beispiel Evita Peróns lässt sich mustergültig zeigen, dass das Selbstwertgefühl von Konsumsymbolen abhängig ist, die eine Ersatzfunktion für soziale Anerkennung erfüllen. Eben dies nutzte die US-Mode- und Kosmetikindustrie, als sie ihre Vermarktungsstrategien auf den *Evita*-Film mit Madonna abstellte. Kal Ruttenstein, der Modezar der Kaufhauskette »Bloomingdale's«, hatte schon frühzeitig den richtigen Riecher. Er stellte Mode im Stil der 40er Jahre in neun seiner Kaufhäuser vor, die eigens einen »Evita-Shop« eingerichtet hatten. Es geht aber nicht nur um Mode, sondern auch um aktuelle Kosmetiktrends. So hatte Estée Lauder zum Beispiel exklusiv für »Bloomingdale's« eine Kosmetikserie kreiert, darunter drei Lippenstifte. Sie hießen: »Evita Rote Lippen«, »Evita Flammenlippen« und »Evita Pflaumenlippen«; auf den Nägeln trug man »Evita Heißes Rot«.

Für die Verwandlungskünstlerin Madonna war die Rolle der Evita allerdings nur eine in ihrem Gesamtrepertoire von Maskeraden. Der schnelle Wechsel gehört zu ihrem Markenzeichen. Seit ihrem Durchbruch im Showgeschäft zu Beginn der achtziger Jahre überraschte sie immer wieder mit neuen Masken und geliehenen Identitäten. Doch als *Evita* wird sie auf jeden Fall in die Geschichte des Films als Werbeträger eingehen. »Die Reklame ist die List, mit der der Traum sich der Industrie aufdrängt«, heißt es bei dem Kultursoziologen Walter Benjamin. Und die Werbung für Schönheit ist nirgendwo besser aufgehoben als bei der Filmindustrie. Kosmetika

links und unten Madonna als Evita Peron im Film *Evita* von Alan Parker, 1996.

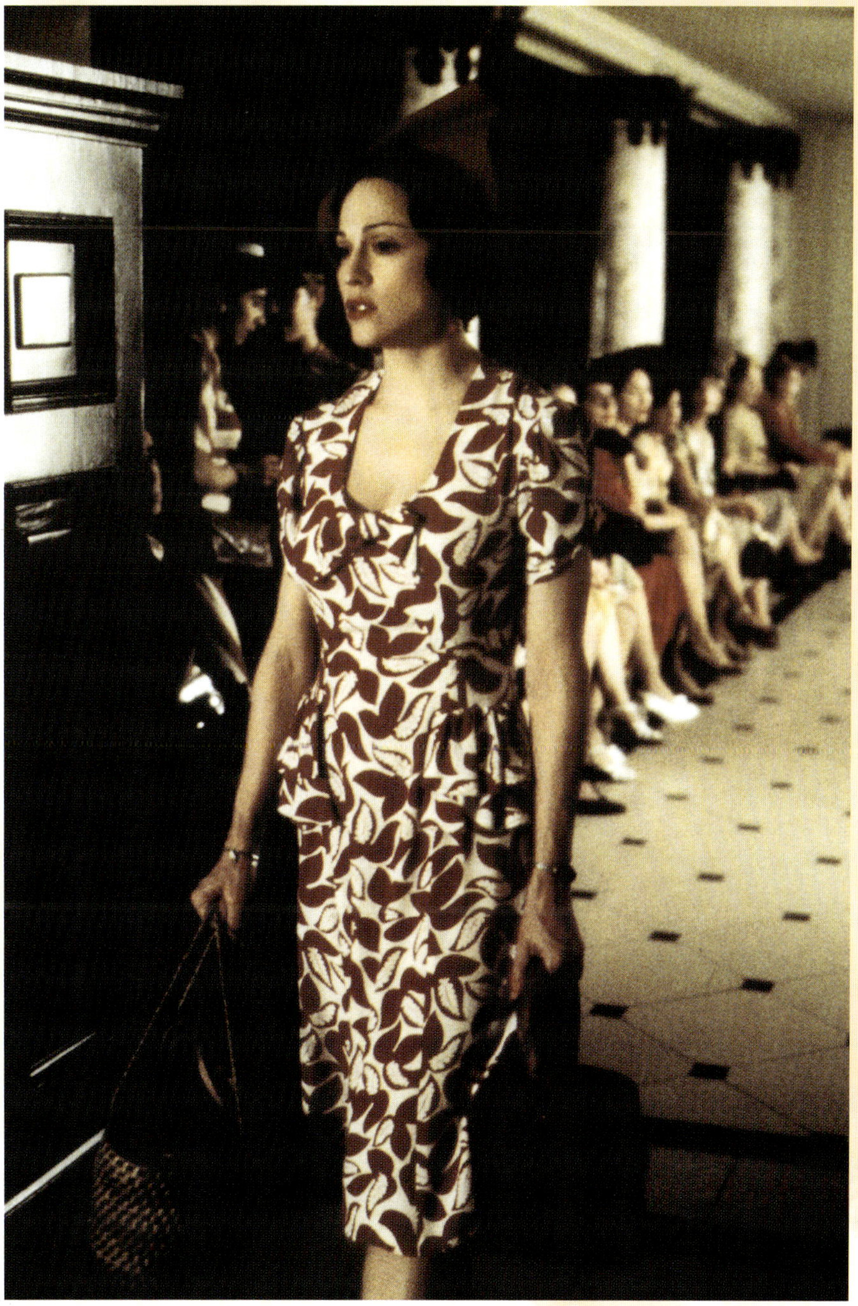

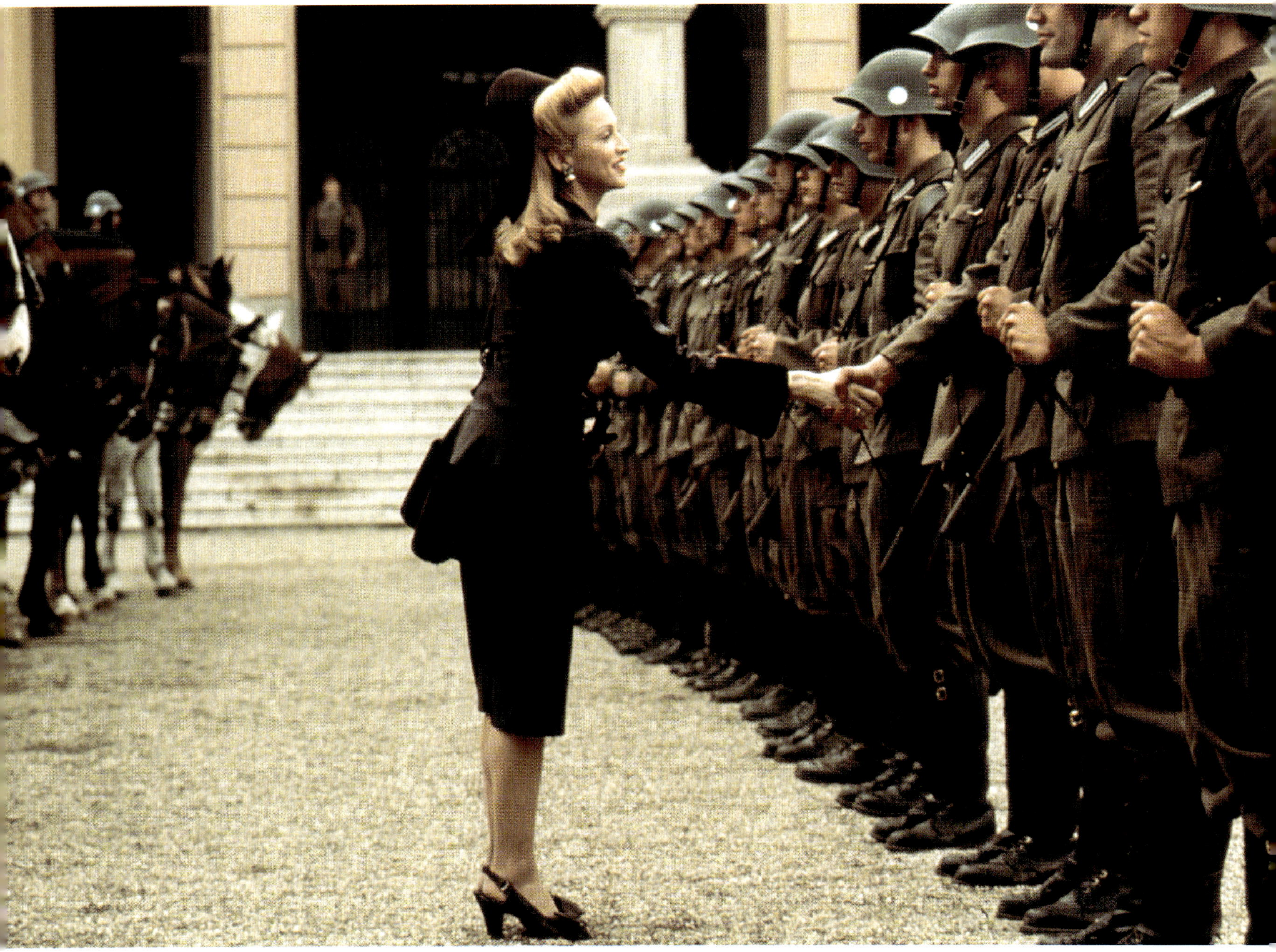

gehören zu den Luxus- und Prestigeprodukten. Ihr kundiger Gebrauch geht stets von den gesellschaftlichen Oberschichten aus, die dem Massenpublikum als Vorbild dienen. Als Werbeträger für Kosmetika benutzt man deshalb bekannte Models, Sportlerinnen oder andere Prominente, vor allem aber Filmstars, die nicht mehr unternehmen müssen, als den Artikel zu präsentieren, allenfalls noch eine Empfehlung zu äußern. Auch männliche Filmstars lassen sich für Werbezwecke einspannen, allerdings weniger häufig für Kosmetik. Das Filmgeschäft ist für die Werbewirtschaft zunehmend interessant geworden. Was früher noch despektierlich »Schleichwerbung« genannt wurde, wird heute als »Product Placement« bezeichnet. Produktplatzierungen gehören zum Alltagsgeschäft des Films und sind fester Bestandteil bei der Kalkulation. Die Produkte werden zwar offen präsentiert, jedoch nicht in einem eigens dafür geschaffenen Umfeld; vielmehr werden die beworbenen Produkte als scheinbar selbstverständliche Alltagsrequisiten ins Bild gesetzt. Wer sich mit Madonna und ihrer Evita identifiziert, wird deshalb zu den Accessoires und Kosmetika greifen, die als Mode zum Film präsentiert werden.

Bei den Filmstars zählen nicht nur das Äußere; auch die »inneren Werte«: ihr Lebens- und Konsumstil,

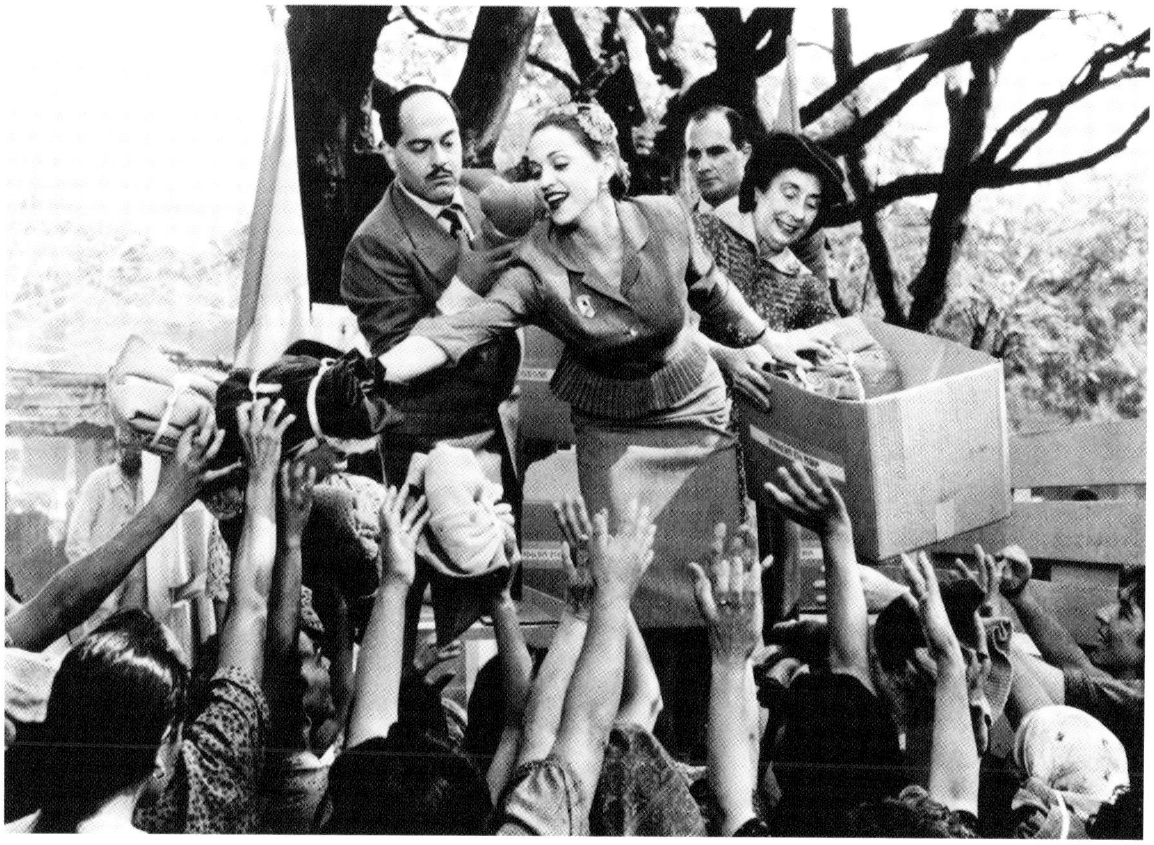

linke und rechte Seite
Madonna als Evita Peron
im Film *Evita*.

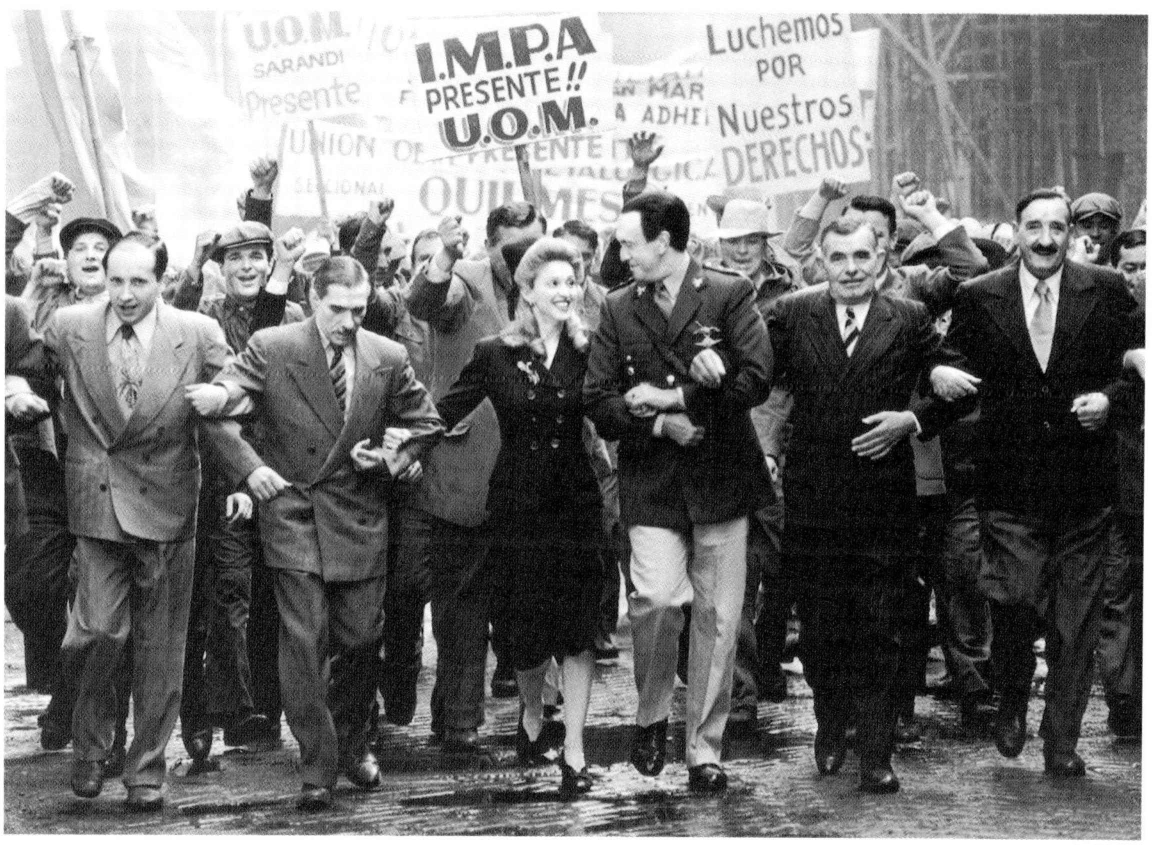

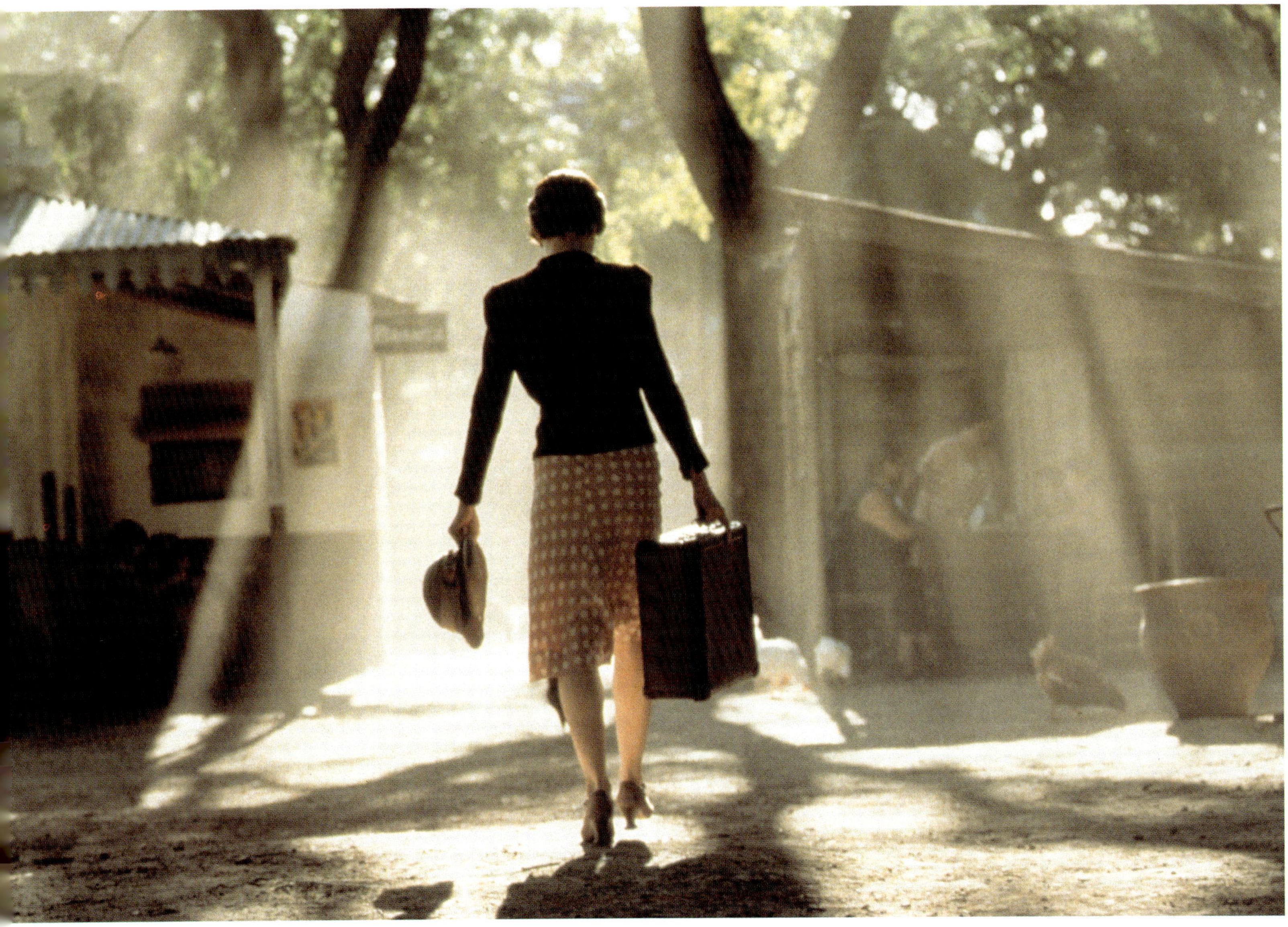

linke und rechte Seite
Madonna als Evita Peron im Film *Evita*.

ihre Ansichten und nicht zuletzt die Filmrollen, in denen sie auftreten, sind an der Ausformung ihres »Image« beteiligt. Sie werden zu Idealgestalten, mit deren Hilfe die Kosmetik- und Modewerbung uns diktiert, welche Körperformen und -maße anstrebenswert sind und welche Eigenschaften als wünschenswert zu gelten haben. Andererseits wandeln sich die Ideale von Schönheit und Erotik infolge gesellschaftlicher Veränderungen, namentlich im Verhältnis der Geschlechter und in der Rolle der Frau. Werbung verstärkt dabei nur die vorhandenen Trends. So sind Idealbilder von Keuschheit oder Mäßigung in unserer hedonistischen Ära weitgehend verschwunden. Gerade die Werbung für Kosmetika bedient sich erotisch und sexuell aufgeladener Bilder: entblößte Körper unter Duschen und Wasserfällen, verlockende Augen und Münder beim Schminken, laszive Hände, die den eigenen Körper eincremen.

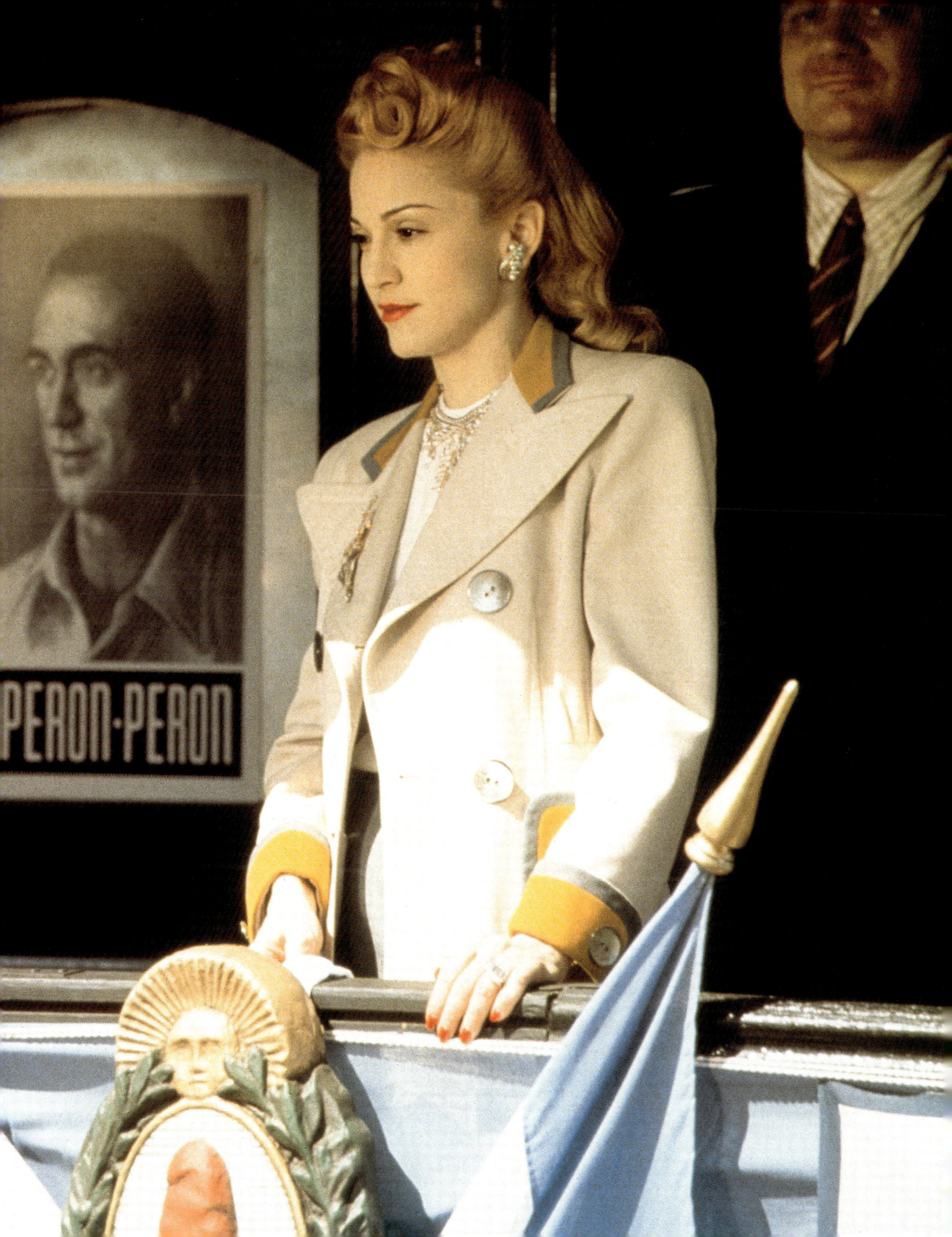
PERON-PERON

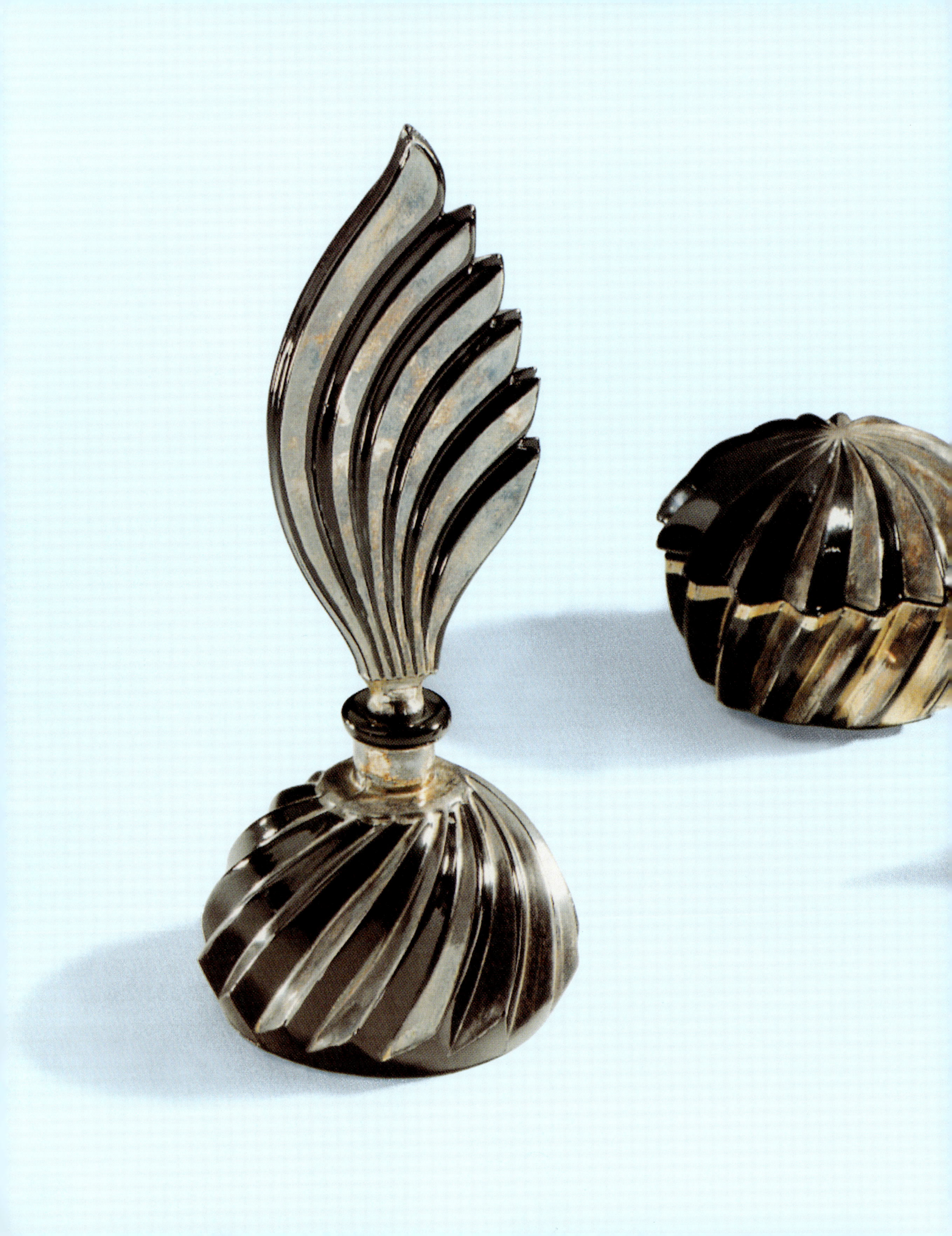

Die Moderne und das 20. Jahrhundert

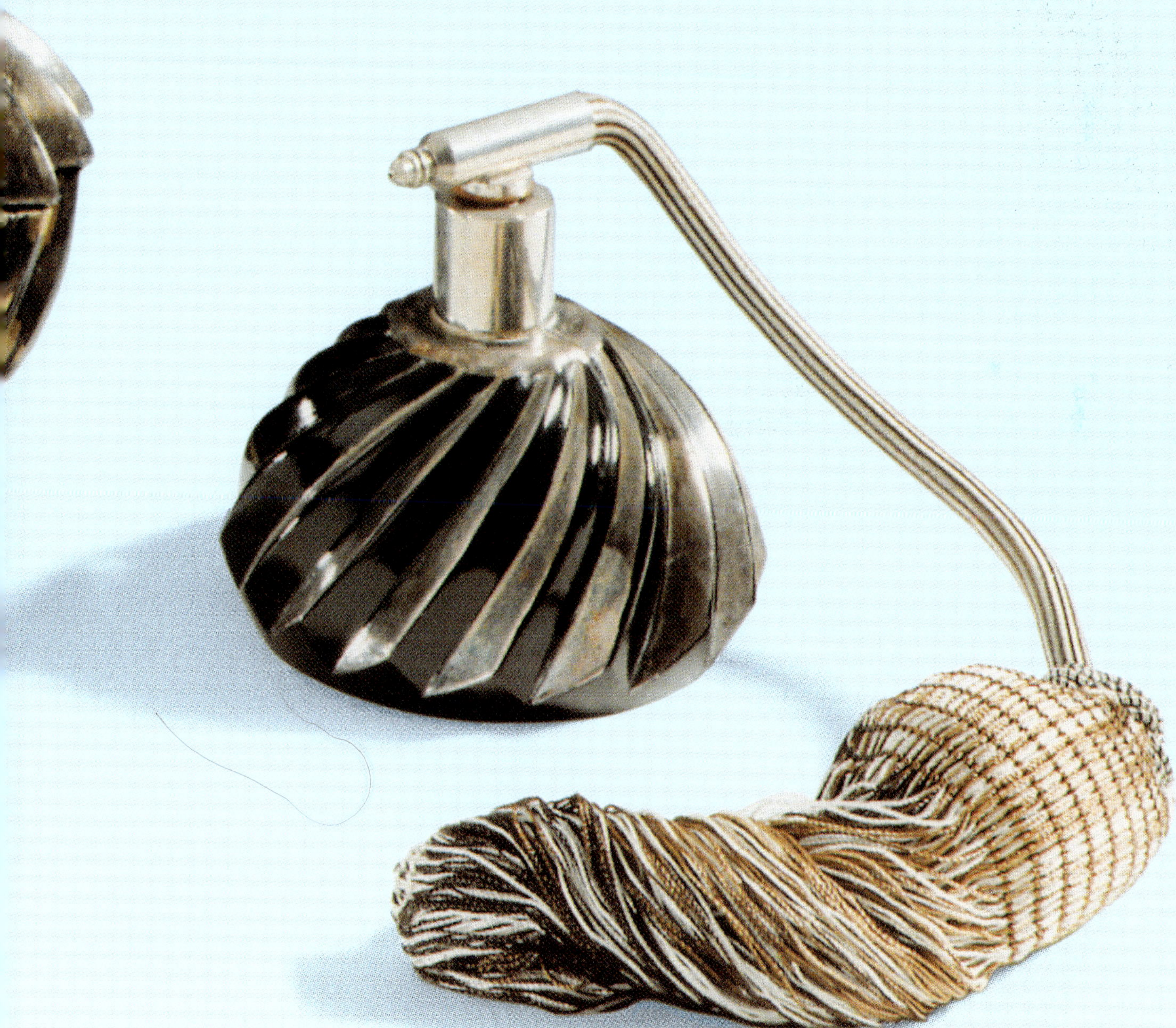

Belle Époque und Industriezeitalter

Der Begriff »die Moderne« hatte sich um 1890 in ganz Europa als Beschreibung des Zeitgeistes und des Lebensgefühls einer Aufbruchgeneration durchgesetzt. In Literatur, Kunst und Theater war es die Strömung des Naturalismus, die die Moderne für sich beanspruchte und gegen alles Vorangegangene auszuspielen versuchte. Doch die Widersprüche der Umbruchsituation vor und auch nach der Jahrhundertwende blieben bestehen, wie nicht zuletzt die Parallelität verschiedener Stile in der Ära der »Belle Époque« verdeutlicht. Die »Belle Époque« sei im Grunde »ein gesellschaftlicher Begriff«, schrieb der Publizist Willy Haas. Trotz Massenarmut und sozialer Konflikte habe sich »die Eleganz« zur »Göttin der Zeit« und »die Mode« zum »welthistorischen Prinzip« entwickelt. »Es ist eigentlich eine ganz kurze Epoche, viel kürzer als etwa der Barock – aber sie war zukunftsträchtig.« Als der geistvollste Chronist dieser Epoche gilt Marcel Proust. Zu den berühmten Frauen, die Lifestyle und Schönheitskult jener Jahre prägten, gehören die Tänzerin Isadora Duncan, die Schauspielerin Sarah Bernhardt, der Revuestar Mistinguette, die Nietzsche- und Rilkefreundin Lou Andreas-Salomé, aber auch die Suffragette Lady Pankhurst oder jene Pariser Arbeiterinnen, die 1908 einen speziellen Huldigungstanz für das neue Émile-Zola-Monument kreierten. Die ersten Bestrebungen zur Frauenemanzipation gingen einher mit einer Erosion der patriarchalischen Welt. Das große Parkett der »Belle Époque« war natürlich Paris. Und hier setzten sich nicht nur verführerische Frauen in Szene, sondern auch elegante Männer. Zu den großen »Boulevardiers« zählte man zum Beispiel Edward Prinz von Wales, der in den Pariser Salons den Ton angab, bevor er als Eduard VII. zum Herrscher von England gekrönt wurde – und nicht zuletzt den Modekönig Paul Poiret. Er schuf nicht im eigentlichen Sinne Damen-Couture, sondern Theaterkostüme zu einem maßlosen, phantastischen Traum – flatternde Gewänder für Feen und Succubi, Geister einer überhitzten Erotik, Hüllen für Bajaderen und Geishas, die nicht aus Indien oder Japan kamen, sondern ihre Herkunft aus der romantischen Literatur nicht verleugnen konnten.

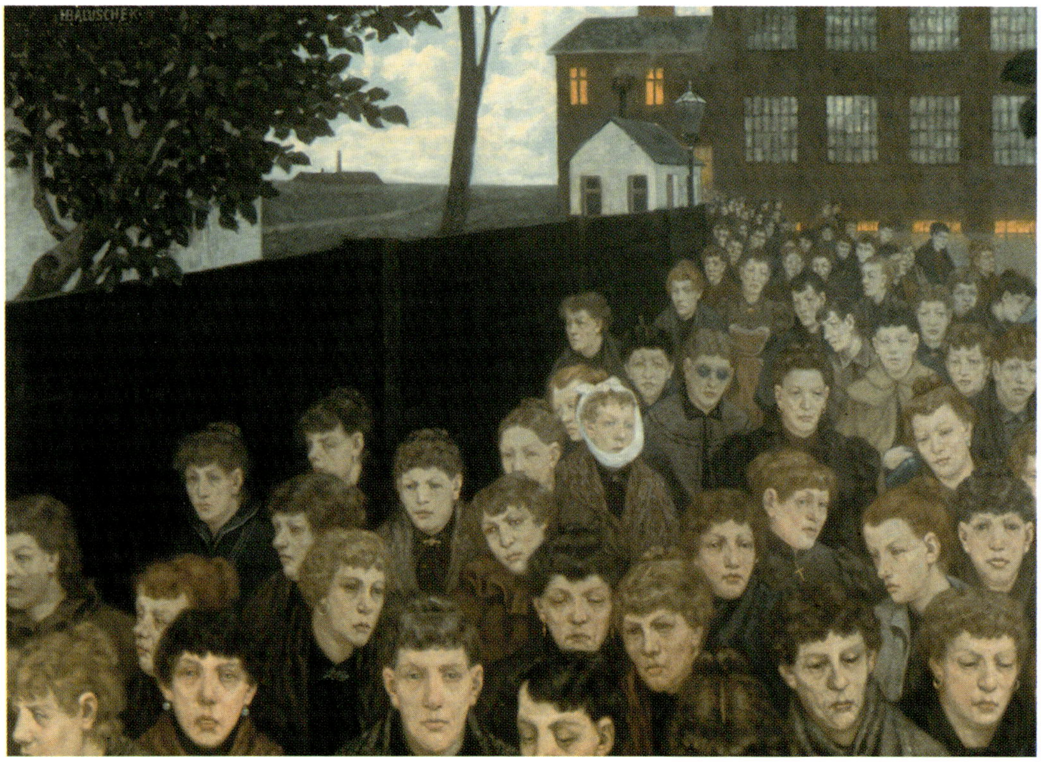

oben *Proletarierinnen*, Hans Baluschek, 1900, Ausschnitt, Öl auf Leinwand, Berlin, Märkisches Museum.
rechte Seite *Nana*, Edouard Manet, 1877, Öl auf Leinwand, Hamburg, Kunsthalle.
vorhergehende Seiten Toilettengarnitur, Art Deco. Schwarzes Pressglas, teilversilbert, Tschechoslowakei, 20er Jahre.

Mondäne Kurtisanen, Schauspielerinnen und Künstlerinnen boten um die Jahrhundertwende viel Stoff für die Literatur – man denke zum Beispiel an die Romane *Die Kameliendame* von Alexandre Dumas oder *Nana* von Émile Zola. In der zweiten Hälfte des 19. Jahrhunderts begann auch der Aufschwung populärer kosmetischer Literatur. Die beginnende Massenproduktion von Gebrauchsgütern und Imitationen von Luxusartikeln ermöglichten zunehmend Frauen und Männern des Mittelstandes, den aufwendigen Lebensstil der oberen Schichten nachzuahmen. Man darf jedoch nicht vergessen, wie verschwindend klein die gesellschaftliche Gruppe der Gutsituierten war. Auch nach dem Krieg

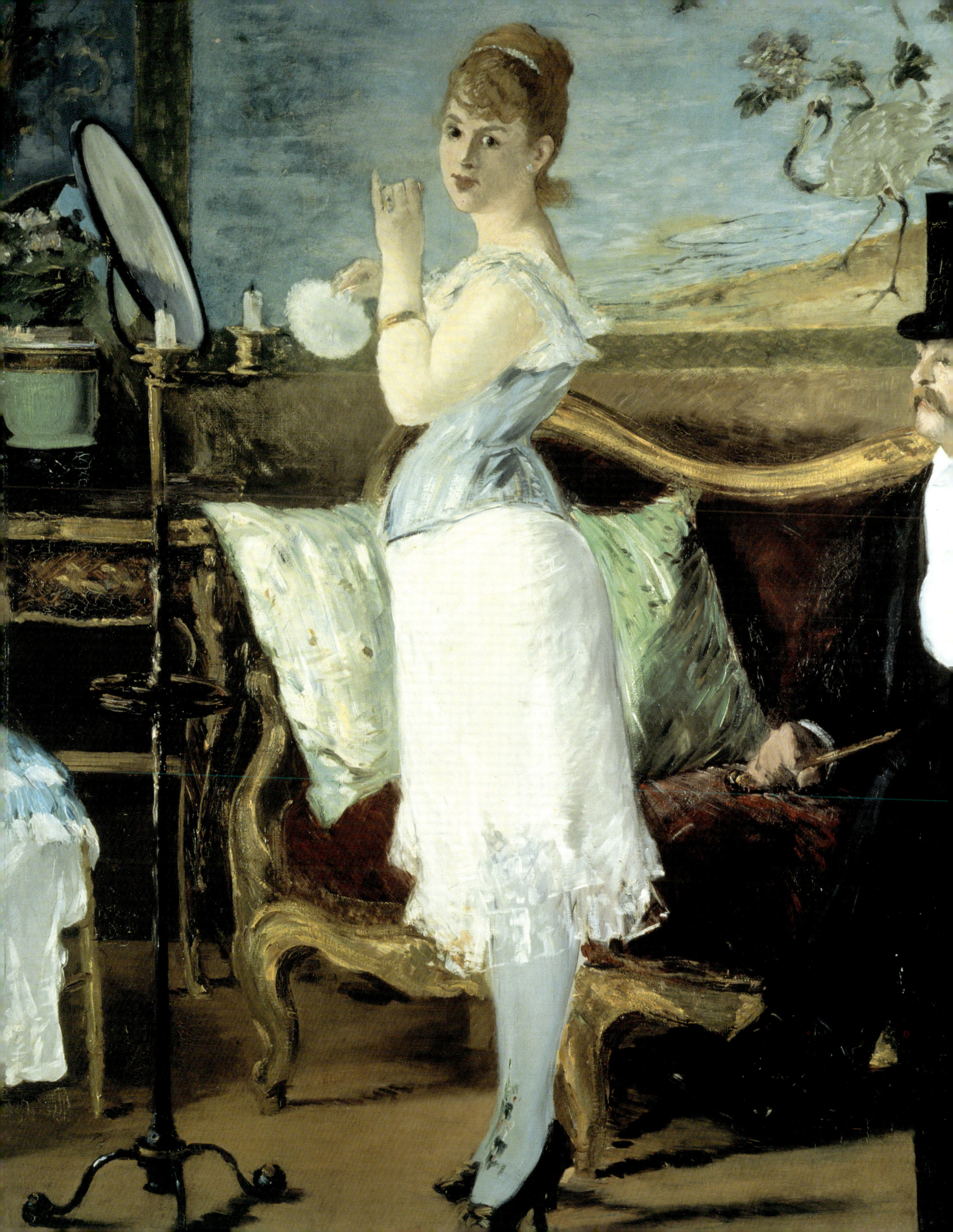

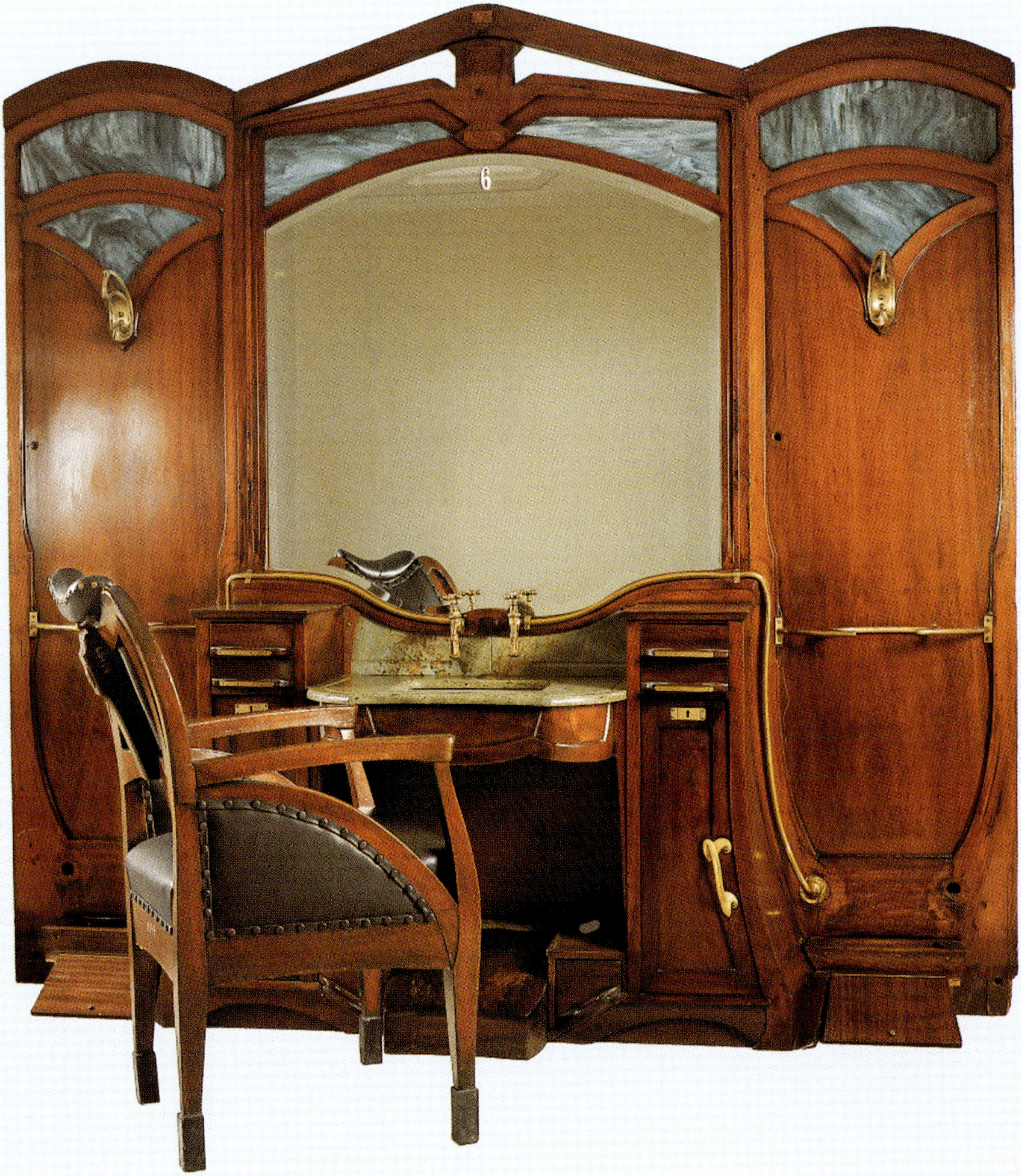
6

linke Seite Für den Hoffriseur Kaiser Wilhelms II., Francois Haby, entwarf der berühmte belgische Jugendstilkünstler Henry van de Velde eine Friseureinrichtung mit zwölf Herren- und sieben Damenfrisierplätzen im Berliner Dom-Hotel. Mahagoni, Messing, Marmor, Glas, Berlin, 1901.
rechte Seite oben Bildnis einer Frau, Paris, 1893. Stahlstich aus *La Coiffure Francaise Illustree.*
unten Der Gesichtsroller diente zur Massage und Durchblutungsanregung. Deutschland, 1895.

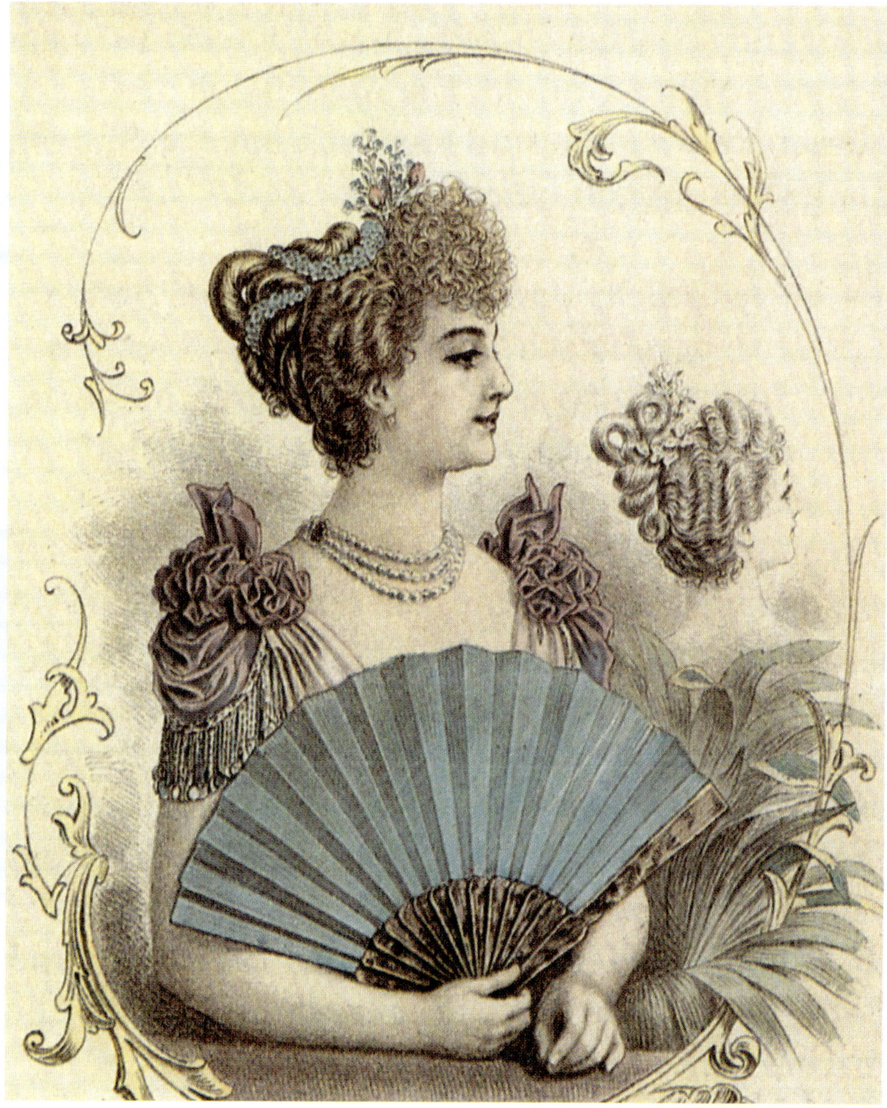

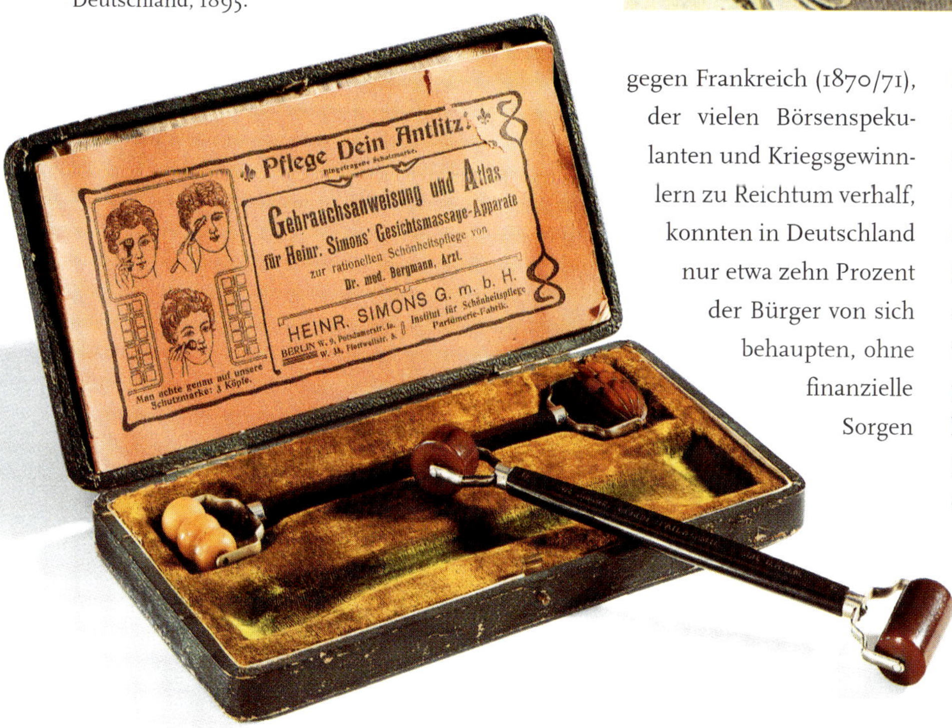

gegen Frankreich (1870/71), der vielen Börsenspekulanten und Kriegsgewinnlern zu Reichtum verhalf, konnten in Deutschland nur etwa zehn Prozent der Bürger von sich behaupten, ohne finanzielle Sorgen leben zu können. Die wirtschaftliche Situation im frühen Kaiserreich zwang viele junge Mädchen, die gewöhnlich bis zur Heirat bei den Eltern lebten, einen Beruf auszuüben. So stieg der Anteil der arbeitenden Frauen in Deutschland von knapp 19 Prozent in den Jahren 1882–1895 auf 44 Prozent in den Jahren 1895–1907. Diese sozialen Veränderungen führten auch zu einem Umbruch in der Schönheitspflege, der sich in der Hinwendung zu mehr Natürlichkeit manifestierte. Im Industriezeitalter wurden Moden nicht mehr ausschließlich von den oberen Gesellschaftsschichten bestimmt. Im Widerspruch zu den pompösen Architekturfassaden der »Belle Époque« wollten die Damen aus dem bürgerlichen Milieu zurückhaltend-seriös wirken. Man setzte in der Schminkkunst auf zarte Pastelltöne und machte Konzessionen an den Massengeschmack. Der wachsende Konsumentenkreis zwang

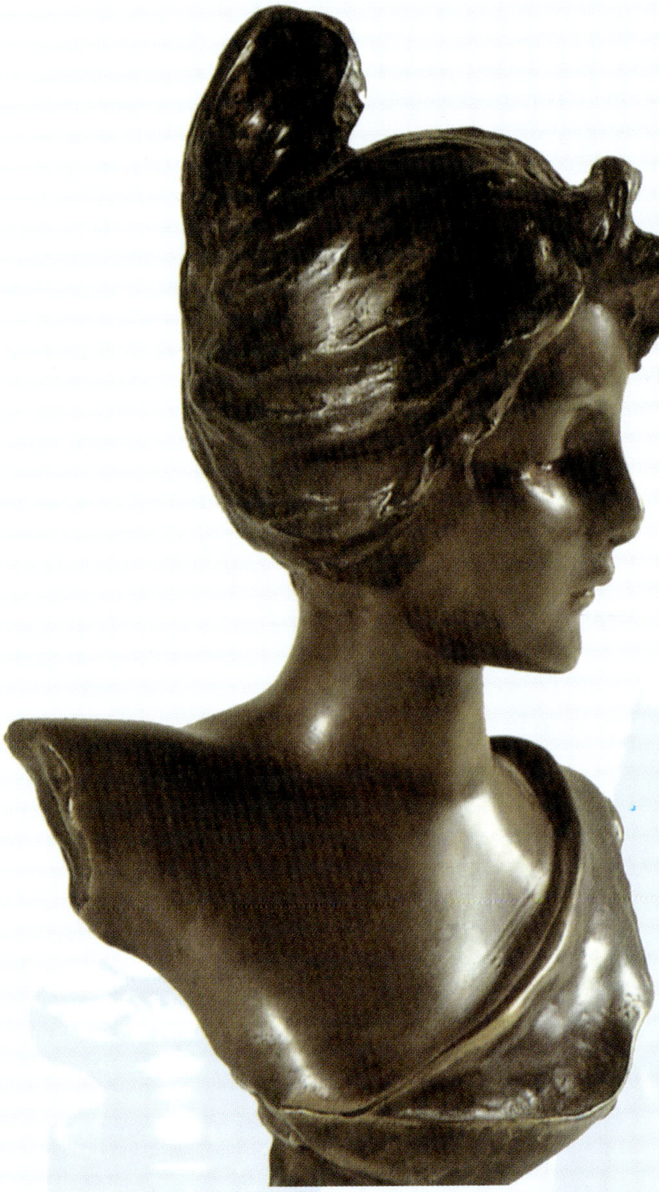

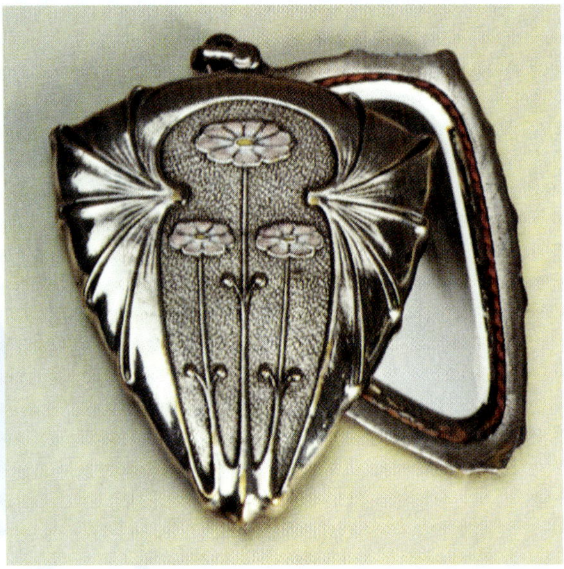

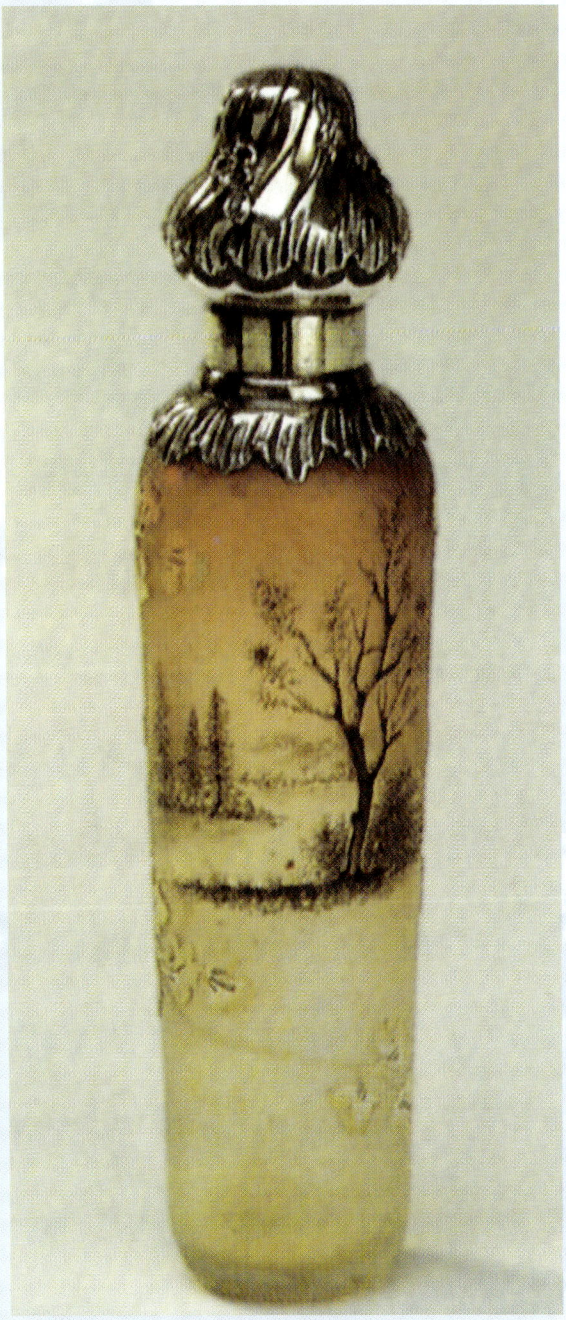

oben Die sogenannte Gesellschaftsfrisur gab dem Kopf eine schmale, leicht zum Hinterkopf gestreckte Silhouette. Büste, Bronze, um 1890.

die junge Kosmetikindustrie zu neuen Verkaufs- und Verpackungsstrategien. Die bisherigen luxuriösen Behälter aus Silber oder Kristallglas wurden nach 1900 durch zwar nach wie vor dekorative, aber preiswerte Pappumhüllungen abgelöst. Der Wandel der Kosmetikprodukte vom Luxus zur Massenware ging einher mit medizinischer Aufklärung über das Verhältnis von Gesundheit, Natur und Schönheit. Bereits der schon erwähnte Kosmetikratgeber von Hermann Klencke (1869) hatte ein Konzept zur ganzheitlichen Schönheitspflege entwickelt. Die wahre Schönheit komme von innen: »Die weiße, sammtartige Haust wird pustulös, rauh fleckig, gelb runzlich, wenn das Leben des Blutes in seiner

linke Seite oben Anhänger mit Spiegel. Versilbert, Deutschland, um 1905.
darunter Flakon aus Glas mit Silbermontierung, Daum, Nancy, um 1900.
rechts Toilettengarnitur. Lackdekor und Gold, Japan, um 1800.
Hintergrund unten und linke Seite Glasflakons von René Lalique. Frankreich, 1920er Jahre.
rechts außen Flakonverschluss von Lancôme.

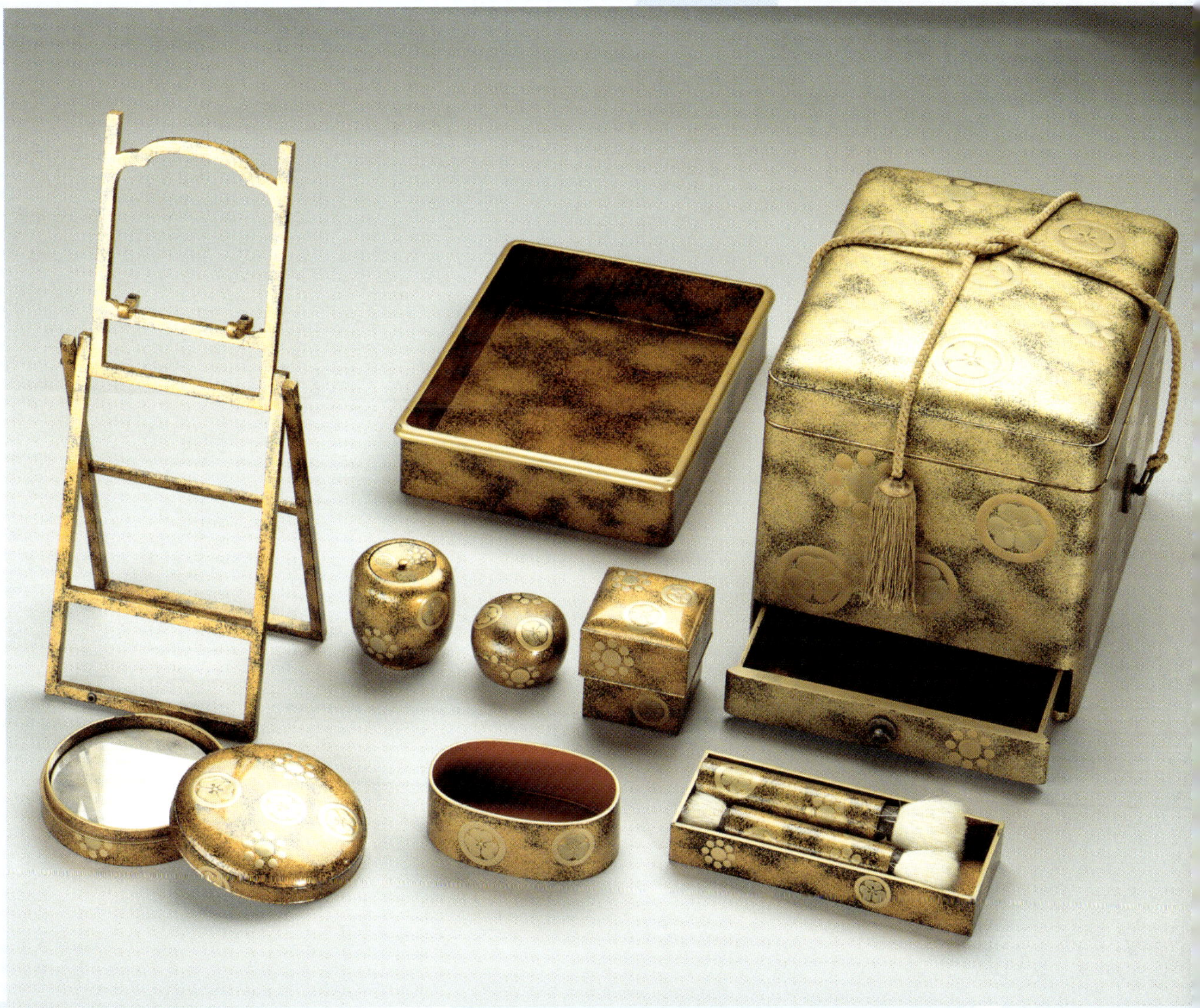

Mischung alteriert ist, und kein Puder und Pomadengeheimniß verschönert sie wieder, wenn den inneren Lebensfunctionen nicht genüge geschehen ist.«

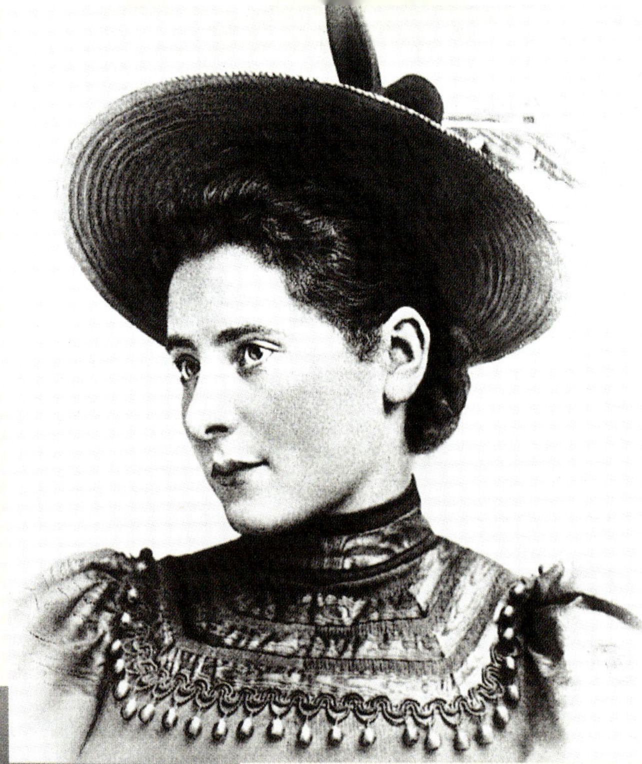

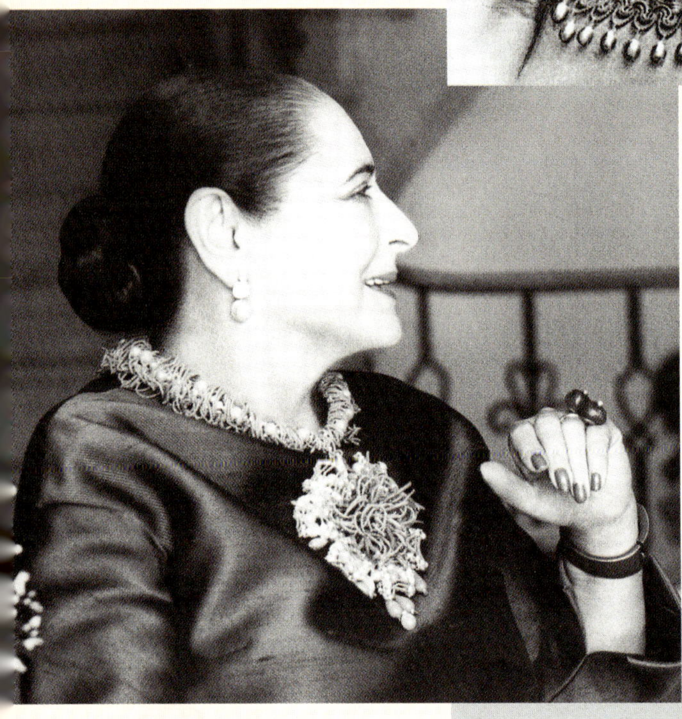

oben Helena Rubinstein als junges Mädchen in Krakau.
Mitte Helena Rubinstein 1962 in Paris. Damals soll Picasso es gewagt haben, die Grande Dame nach ihrem Alter zu fragen. Die Antwort: »Älter als Sie.«

Helena Rubinstein und moderne Amazonen

Auch die Moderne hat ihre Hohepriester(innen) der Schönheitspflege – die berühmteste war zweifellos Helena Rubinstein. Ihre Erfolgsgeschichte erschien unter dem Titel *My Life for Beauty*. Als die achtzehnjährige polnisch-jüdische Emigrantin im Jahre 1888 in Australien ankam, besaß sie sechs Tiegel voll hausgemachter Hautcreme, um ihren Teint vor dem rauhen Klima zu schützen. Als sie als Vierundneunzigjährige in Amerika starb, hinterließ sie das größte Kosmetikimperium der Welt, eine der bedeutendsten Kunstsammlungen und einen Namen, der für Millionen Frauen in der ganzen Welt ein Begriff war. Zu ihrem Imperium gehörten 14 Fabriken, 32 Schönheitssalons und über 100 Firmengesellschaften. »Vor mir gab es keine Kosmetikerinnen, keine Schönheitssalons und keine weitverbreiteten Schönheitsmittel«, erklärte sie voll Stolz in ihren Lebenserinnerungen. Ihre Autobiographie ist ein im doppelten Sinn persönliches Bekennt-

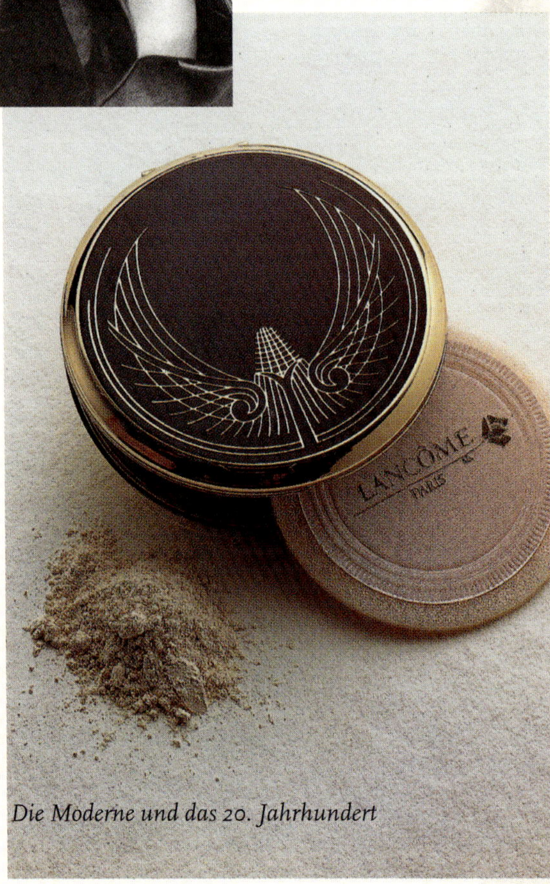

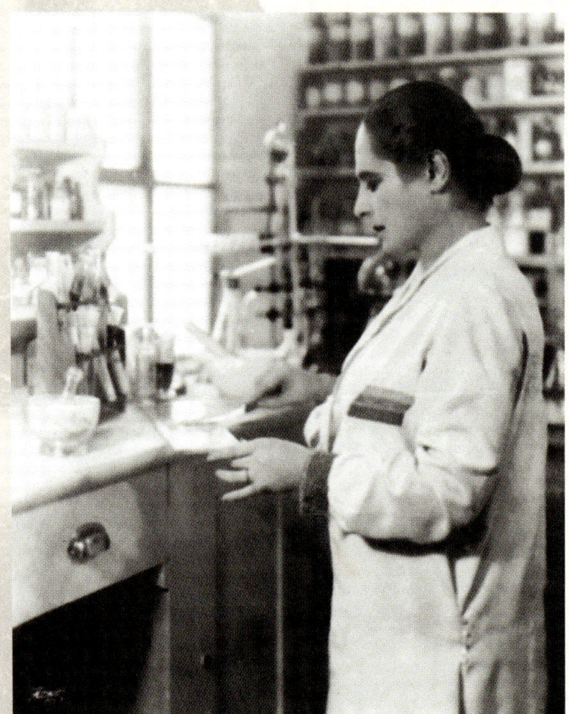

rechts außen Helena Rubinsteins Arbeit in ihrem Labor (1932) dokumentiert die praktizierte Einheit von Wissenschaft und Schönheitspflege.
rechte Seite Traditionelle Massagemethoden bestimmen auch die moderne »Ganzheitskosmetik«.

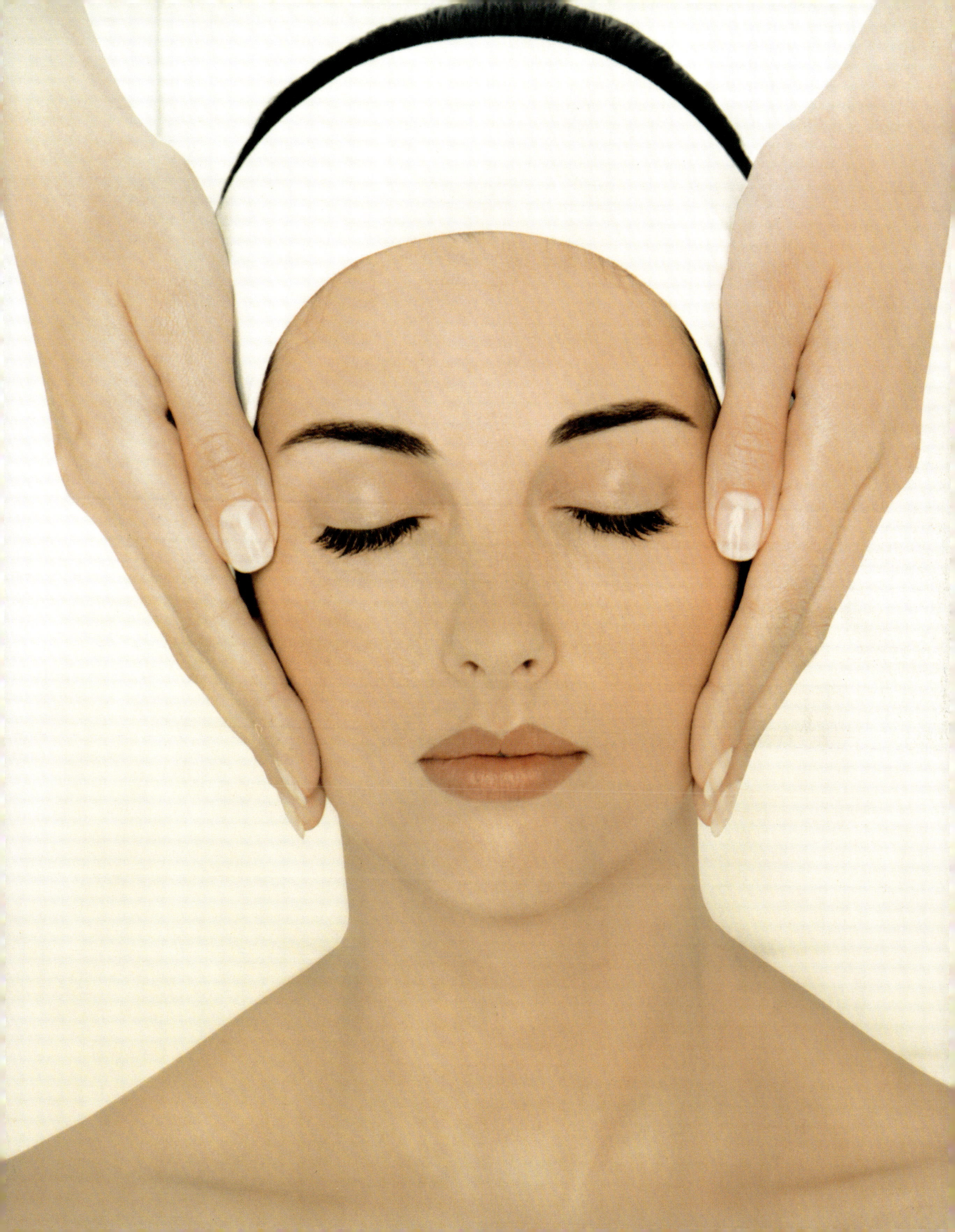

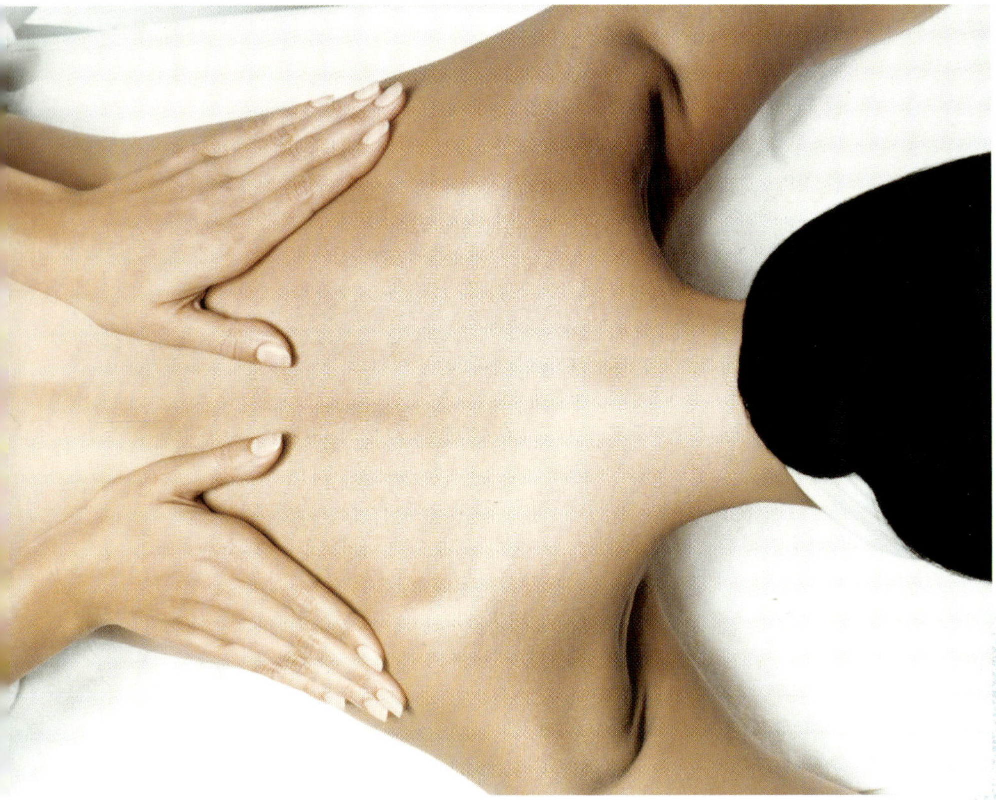

oben Körpermassage als Teil der »Ganzheitskosmetik«.
rechte Seite Leichner-Werbung, in *Illustrirte Zeitung*, Leipzig, 10. Dezember 1914.

nis: zur Schönheit im Leben und zur Schönheit als Aufgabe. Helena Rubinsteins Motto lautete: Schönheit zu erreichen ist für alle Frauen möglich, wenn sie sich entsprechende Mühe geben. Schon in Melbourne eröffnete sie ihren ersten Schönheitssalon und organisierte Herstellung und Vertrieb der legendären »Creme Valaze«. Sie bildete Assistentinnen für kosmetische Beratung und Behandlung aus, machte Gymnastik und Diät zu Bestandteilen ihres Pflegeprogramms und beschäftigte Dermatologen und Chemiker bei der Entwicklung neuer Produkte. Nach den Stationen London und Paris traf sie 1915 in New York ein und konkurrierte jahrzehntelang mit Elizabeth Arden, die mit ihrem Luxussalon in der mondänen Fifth Avenue residierte. Helena Rubinsteins Erfolgsrezept bestand darin, in ihren Kosmetiksalons Luxus mit Wissenschaft zu verbinden:
»Ein Schönheitssalon sollte wie eine Fachbibliothek benützt werden. Vom Erdgeschoß, wo kosmetische Mittel gezeigt und verkauft werden, bis zu den oberen Stockwerken, wo geschultes Personal Gesicht, Körper, Hände und Haare behandelt, bietet das Institut einen Lehrgang der Schönheitspflege. In den Massageräumen beaufsichtigt eine Spezialistin für Physiotherapie die neuesten wissenschaftlich ausgearbeiteten Behandlungen. In den Kabinen ruht man mit hochgelagerten Füßen auf einem Liegebett, während das Gesicht gereinigt, gepflegt, massiert und mit einer Maske gestrafft wird. Einige Make-up-Räume dienen für Gruppenunterricht, andere für individuelle Beratungen. In einer weiteren Abteilung befinden sich Dampfbäder, Gymnastiksäle mit Turngeräten, und auch an allen erdenklichen elektri-

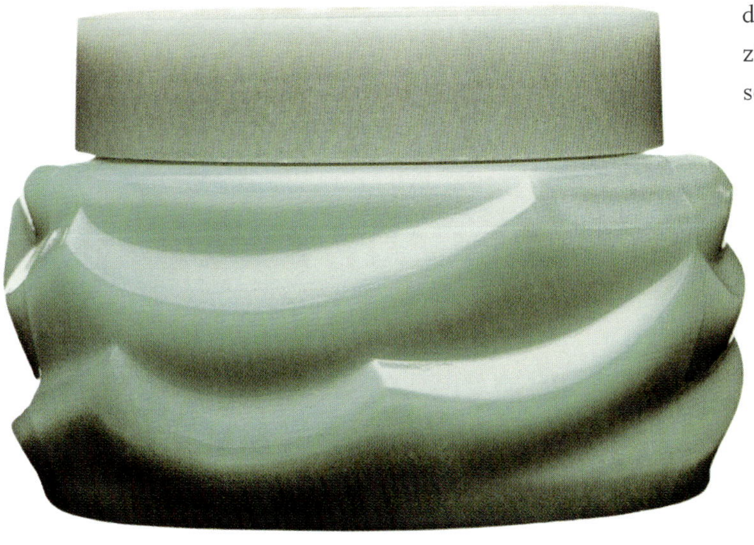

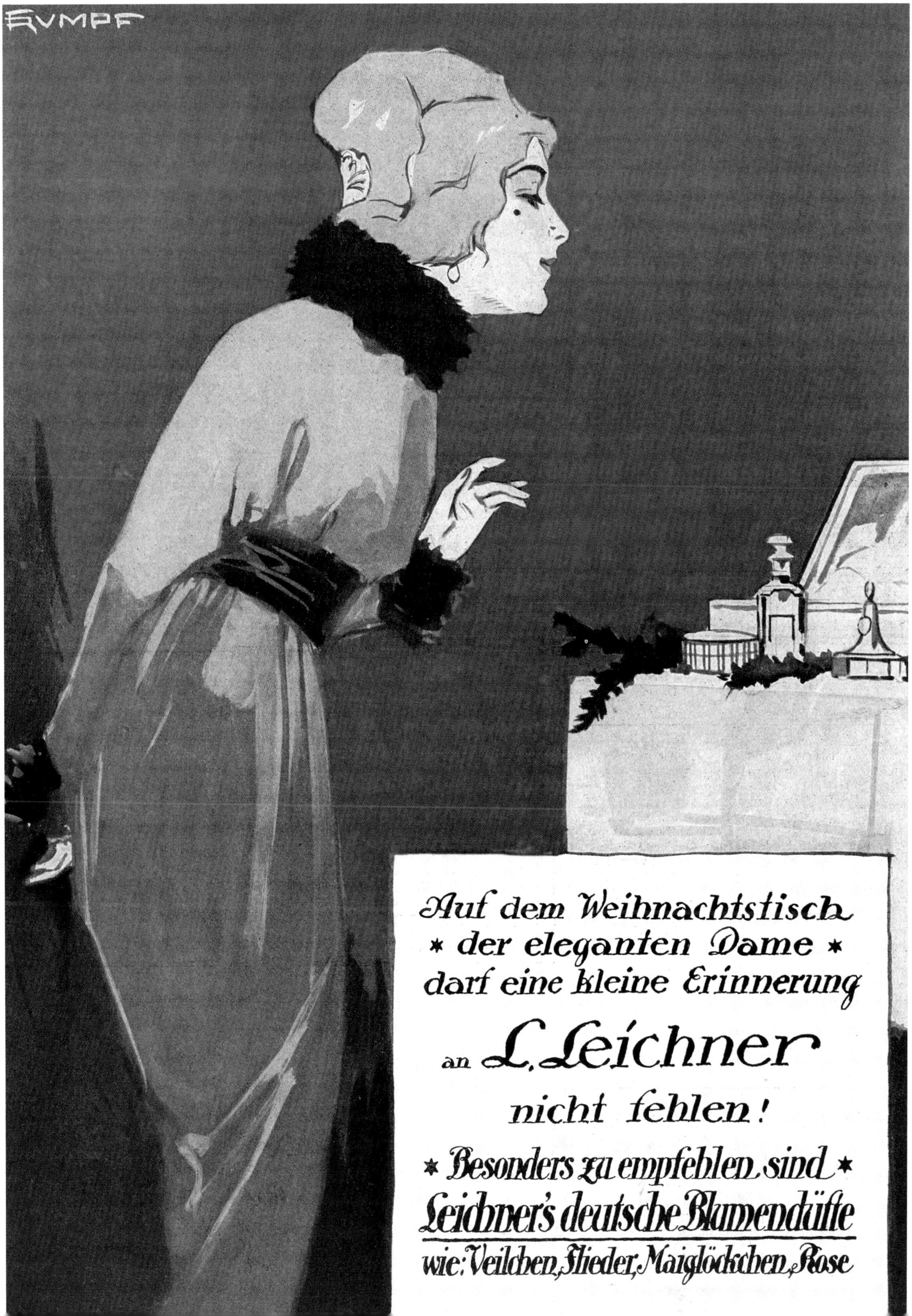
RUMPF
Auf dem Weihnachtstisch
* der eleganten Dame *
darf eine kleine Erinnerung
an L. Leichner
nicht fehlen!
* Besonders zu empfehlen sind *
Leichner's deutsche Blumendüfte
wie: Veilchen, Flieder, Maiglöckchen, Rose

Aus *Elegante Welt*, Nr. 32, 1914:
rechts Herzogin Viktoria Luise von Braunschweig, vorgestellt im Beitrag »Prinzessinnen im Heere«;
unten »Der Kriegsdienst der Frau« als Rote-Kreuz-Engel über Berlin;
rechte Seite Werbung für die »Natürliche Schönheit«.

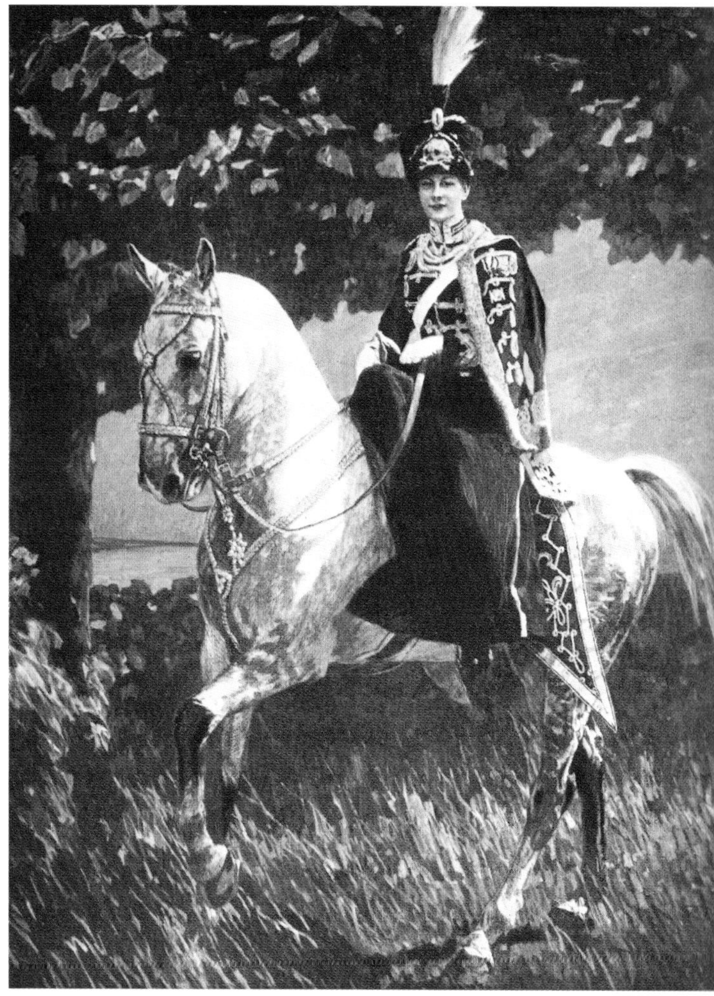

schen Apparaten zur Körper- und Gesichtspflege fehlt es nicht. Schließlich sind noch die eleganten Coiffeursalons zu erwähnen, wo man unter den neuesten Frisuren auswählen oder den eigenen Stil ausführen lassen kann.«
Zweifellos hatten Helena Rubinsteins Salons auch Einfluss auf die Formung des Berufsbildes »Kosmetikerin« in Deutschland. Seit 1912 wurden Kosmetikerinnen in Lehrgängen der Berliner Charité ausgebildet. Trotz aller Neuerungen im Makeup- und Apparatebereich hat sich an der kosmetischen Kabinenbehandlung – auch wenn sie nach der »ganzheitlichen« Methode im »Wellness«-Studio durchgeführt wird – bis heute nicht viel verändert. Nach wie vor steht die Gesichtsmassage im Zentrum der Pflegebehandlung.

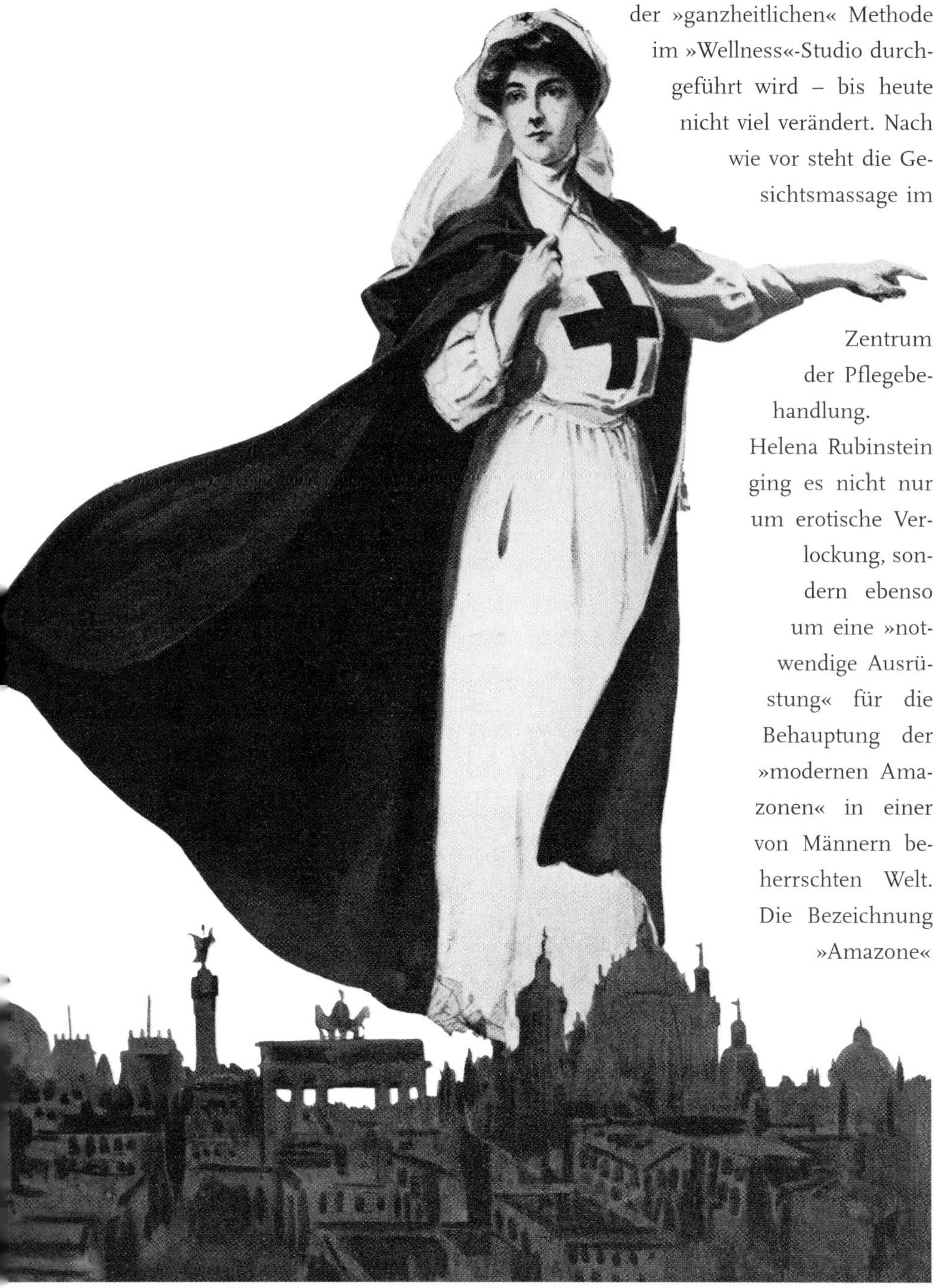

Helena Rubinstein ging es nicht nur um erotische Verlockung, sondern ebenso um eine »notwendige Ausrüstung« für die Behauptung der »modernen Amazonen« in einer von Männern beherrschten Welt. Die Bezeichnung »Amazone« hatte bei ihr nicht mehr den kriegerisch-patriotischen Beigeschmack, mit dem man noch im Ersten Weltkrieg kokettierte. Damals, im Jahre 1914, verzichtete die Zeitschrift *Elegante Welt* auf ein geplantes Bild der Königin Mary von England, weil diese sich kurz vor Drucklegung »auf die Seite unserer Feinde geschlagen« hatte. Stattdessen wurden deutsche Prinzessinen hoch zu Ross abgebildet und der Kommentar lautete: »Die hübsche Sitte, durch die Verleihung von Uniformen an junge und elegante Prinzessinnen ein besonderes Band zwischen dem Herrscherhaus und der Armee zu knüpfen, wird namentlich in Deutschland hochgehalten.« In der gleichen Ausgabe erschienen allerdings auch Werbeanzeigen für den Geschmack der zivilen Bürgertöchter; so wurden die teintverfeinernde »Pasta Divina«, die Wimperntusche »Nero« oder das »Femina-Mieder« als Kontrast zur Pickelhaube angepriesen. Die Möglichkeiten der Massenproduktion und neuer Werbemethoden erleichterten es, neue Konsumentenschichten anzusprechen. Eine wichtige neue Ziel-

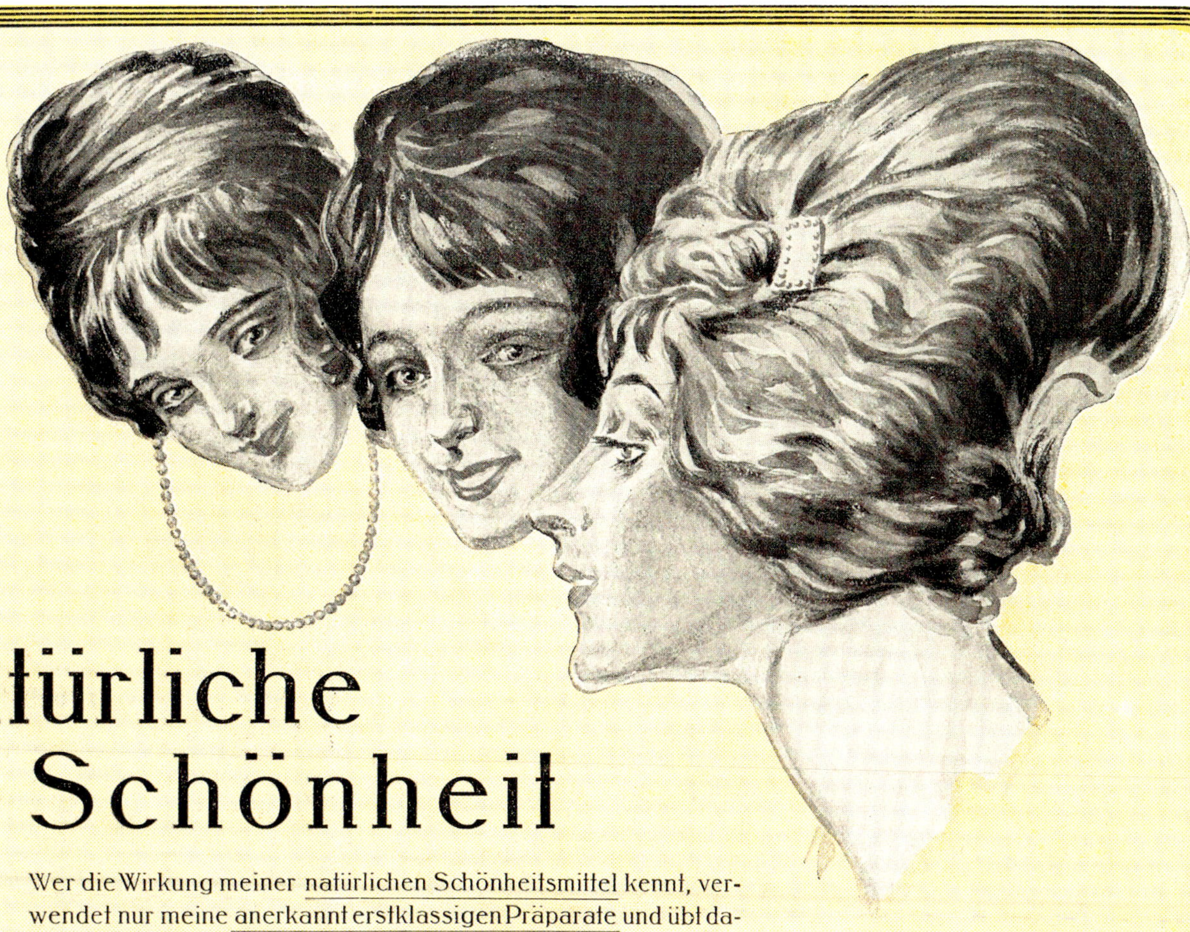

Natürliche Schönheit

Wer die Wirkung meiner natürlichen Schönheitsmittel kennt, verwendet nur meine anerkannt erstklassigen Präparate und übt damit eine Schönheitspflege auf wissenschaftlicher Grundlage aus.

Tausende von Anerkennungen

aus allen Gesellschaftskreisen liegen in meinem Institut zur Einsicht aus.

Schönheit des Teints

Pasta Divina *zur Verschönerung der Haut, durch sie wird jene echte Schönheit erzielt, die Anmut des schönen Antlitzes, ohne Gesichtsflecke, Gesichtsröte, Augenränder. Die Erhaltung der Jugendlichkeit. Preis: Tube M. 1,25. Dose M. 2,50.*

Stirn- und Kinnbinde *Wie häßlich sind Stirnfalten und wie alt machen sie! Wie entstellt ein Doppelkinn ...! Tragen Sie Nachts meine Binden und ... Ihre Schönheit kehrt wieder! Preis pro Stück M. 3.—.*

Methode Fix-Fix *(ges. geschützt) gegen alle Gesichtsfalten und Runzeln! In 14 Tagen ist Ihr Gesicht glatt, Sie erscheinen um Jahre verjüngt! Berühmte Spezialisten und Professoren empfehlen diese Methode. Preis M. 9—, M. 15,—, M. 20.—.*

Schönheit der Haare

Goldliesel *entwickelt das Haar zu höchster Schönheit. Goldliesel erzeugt den rötlich goldigen Glanz .... Gleichzeitig wird die Kopfhaut gereinigt und ernährt, verhindert Nachdunkeln blonden Haares! Preis M. 2—.*

Enfin *gegen graue Haare. Vermeiden Sie Alterszeichen! Jede gewünschte Farbe! Mißfärbung unmöglich! Um die Güte zu beweisen, Proben für M. 0.50. Originalpackung .. Preis M. 3.80.*

Lorelei *macht das Haar kräftig und voll. Gegen Haarausfall und Schuppen. Kraftspender des Haarwuchses; seine Anwendung, Vorbeugung gegen Kahlheit und Ergrauen. Preis M. 2.—.*

Schönheit der Augen

Nero *echte Färbung der Augenbrauen und Wimpern. Eine Färbung zirka 6 Wochen anhaltend, unbeeinflußt durch Waschungen. Farben: blond, braun, schwarz. Preis M. 3.—*

Augenbrauensaft *der pikante Reiz langer Wimpern, die ausdrucksvolle Schönheit ebenmäßiger, dichter Brauen durch den wachstumfördernden dunklerfärbenden Augenbrauensaft .... Preis M. 2.50*

Augenfeuer *macht die Augen ausdrucksvoll und glänzend. Zu höchster Schönheit entwickeln sich Ihre Augen durch „Augenfeuer“. Der Blick wird lebhaft. Müdigkeit, dunkle Schatten verschwinden Preis M 3—.*

Ideale Figur

Cedera *Elegante Figur, graziöse Formen erlangen Sie schnell und sicher mit meiner „Cedera-Paste“. Der starke Leib, die dicken Hüften, die Ueberfülle der Büste nehmen ein natürliches Ebenmaß an. Garantie für Erfolg. Preis M. 3.—.*

Afro *Vollendete Schönheit bedingt vollendete Figur. Jede Dame hat Anlagen zu einer plastischen, festen Büste. Sie zu entfalten ist möglich durch meinen tausendfach bewährten „Afro“. In sechs bis acht Wochen werden schlaffe Formen gefestigt, knochige Unebenheiten um Hals und Schultern ausgeglichen. Prospekt frei*

Femina-Mieder *Die Vorzüge des Korsetts ohne seine Nachteile, macht elegante Figur, ohne zu drücken (keine Stäbe!) Veredelt die Büste. Schafft anmutige jugendliche Linien bei vollster Bewegungsfreiheit. Prospekt frei. Brusthalter von M. 5.— an mit Hüftansatz von M. 8.50 an.*

Präparate prämiiert: Internationale Hygiene-Ausstellung Dresden 1911.

Ratschläge

Rezepte, praktische Angaben über Schönheits- und Körperpflege finden Sie in dem bekannten Buch: „Der einzige Weg zur Schönheit und Gesundheit.“ 125000 Auflage. Preis: M. 1.10.

Konsultation kostenlos. Proben und Prospekte gratis.

FRAU ELISE BOCK GMBH

BERLIN-CHARLOTTENBURG 38 KANTSTR. 158

»Alle wissen, daß er nicht nur hübsch, sondern auch praktisch ist, der Bubikopf, auch Herrenschnitt genannt.« Er sei »so praktisch wie die kurzen Röcke«, eine »Erfindung, die allen gelegen kommt, sowohl den Schwimmerinnen, den Filmsternen als auch der Industriearbeiterin, deren Haare von der Arbeit so staubig werden«. In Wirklichkeit gefiel ihm der Bubikopf gar nicht. Die Sachlichkeit im Sinne der Entzauberung des neuen Frauentyps, die Sachlichkeit, mit der allgemein über Fragen der Sexualität diskutiert wurden, sie erregte Unbehagen. Und auch der sonst so liberale und freigeistige Kurt Tucholsky spottete unverhohlen über die moderne Frau der zwanziger Jahre des 20. Jahrhunderts:

Im Hintergrund »Das Tägliche Wunder Neuer Schönheit«, Artikel über die Geschichte der Schminkkunst mit Werbung für *Patti Cold Creme* in *Die Dame*, 1929.
rechts *Großstadt*, Mittelteil des Triptychons von Otto Dix, 1927/28.
rechte Seite Werbung für Fettpuder und Lippenstift in *Die Dame*, 1925.

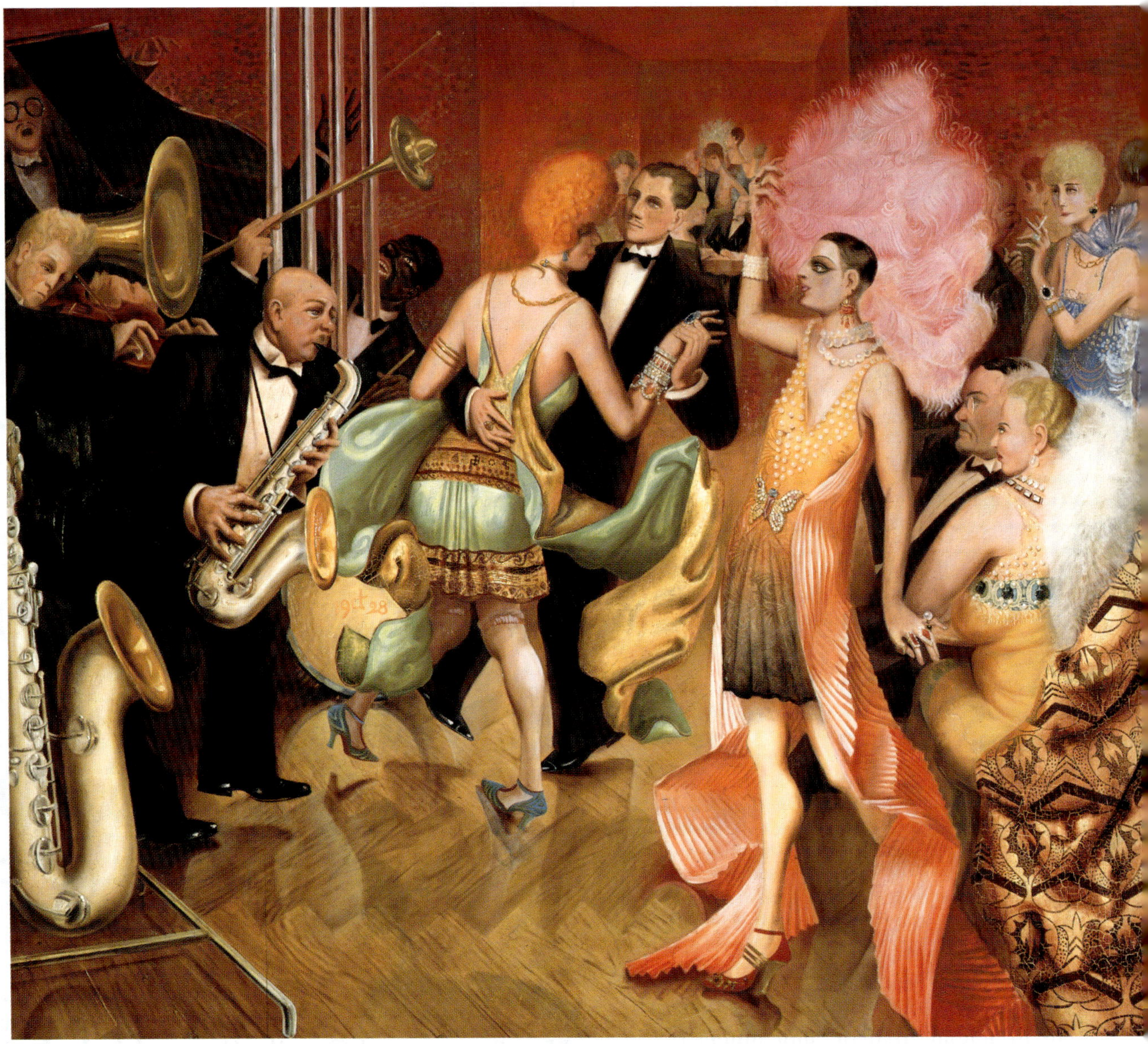

LEICHNER'S LIPPENSTIFT
(Carmine à la Rose)
verleiht dem Antlitz
delikate Betonung
von überraschender
Natürlichkeit und
Belebung

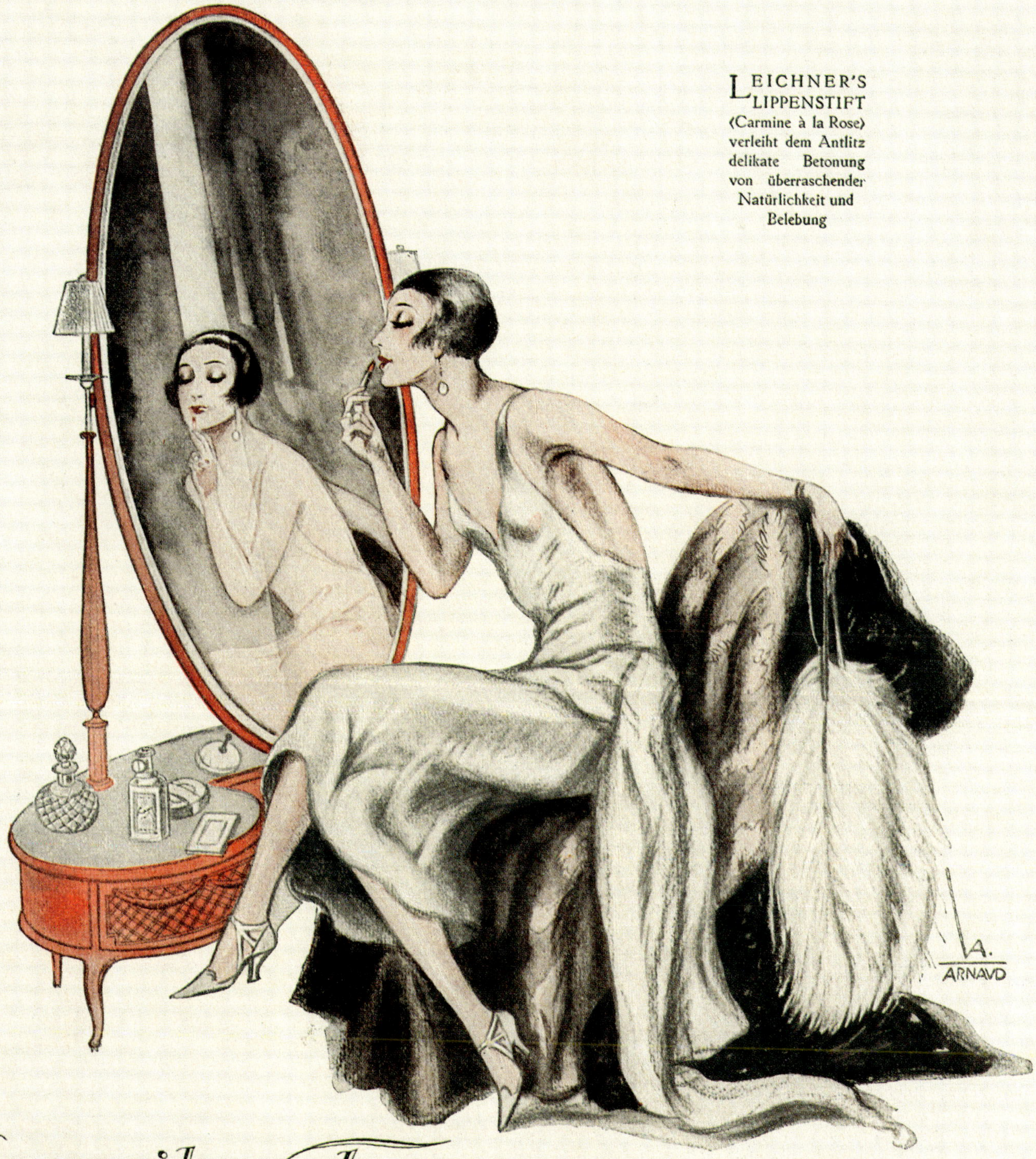

Grazile Frauen

wissen die exquisiten Qualitäten von Leichner's Puder für die Betonung und Pflege ihres Teints zu würdigen.

Die auf wissenschaftlicher Grundlage beruhende Komposition von **Leichner's berühmtem Fettpuder** enthält die reinsten Ingredienzien in subtilster Abstimmung. Sei es in Berlin, London, Paris, New York oder irgendeiner anderen Metropole, Leichner's Fettpuder ist überall in der Welt auf dem Toilettentisch der kultivierten Frau zu finden. Dieser Puder gibt den stumpfen, sammetweichen Teint der vornehmen Welt und pflegt zugleich die Haut. Als Puder Compact in kleinen, goldenen Döschen, so praktisch für Straße, Sport und Reise, in allen Nuancen überall erhältlich.

LEICHNER

Eine Schrift »Das tägliche Wunder neuer Schönheit« und »Die Kunst des Puderns« ist in Vorbereitung. Wenn Sie Interesse dafür haben, senden Sie mir Ihre Adresse, zugleich erhalten Sie **gratis** 2 Puderbüchelchen und 3 Duftproben. Parfümeriefabrik L. Leichner. Berlin SW 68, Schützenstraße 31, Wien, Buenos Aires.

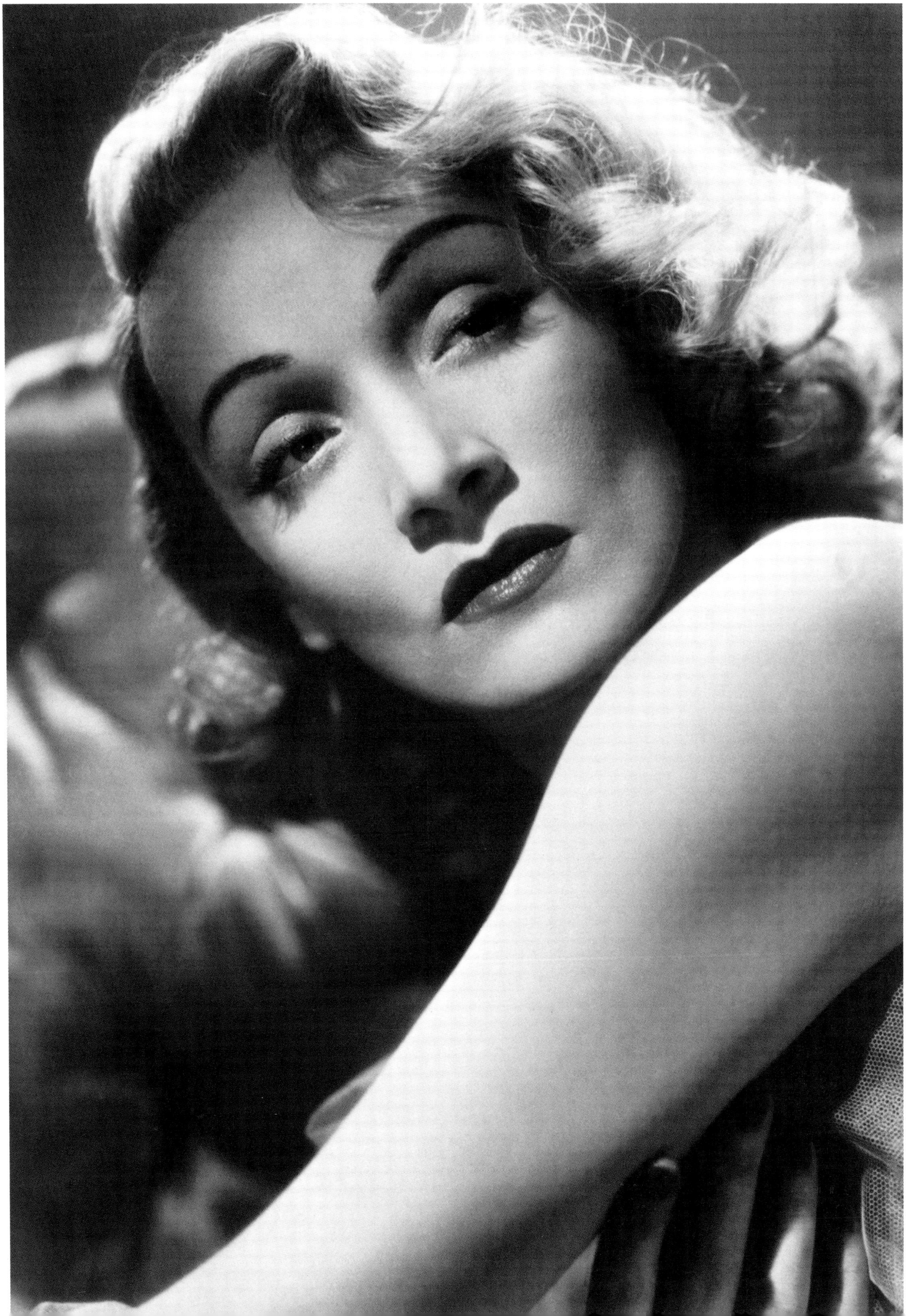

Nicht bei Lulu nur oder Wedekind
Ist der Platz für deine Reize,
Denn je nackter deine Schultern sind,
Um so mehr sagt man »Det kleidt´t se!«
Trag du als Iphigenie nur
´ne Armbanduhr, ´ne Armbanduhr!

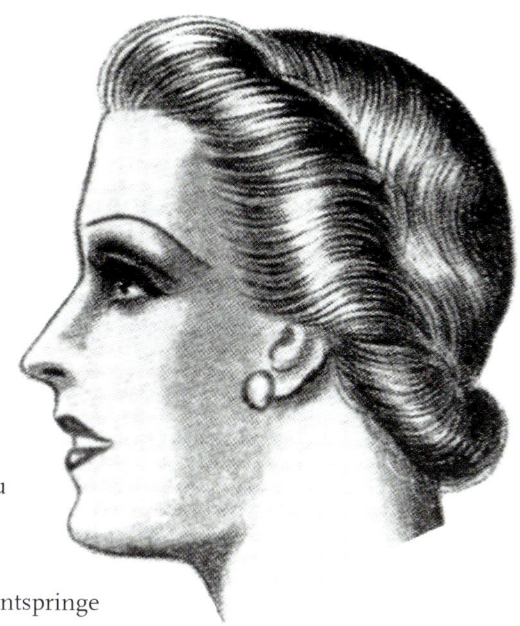

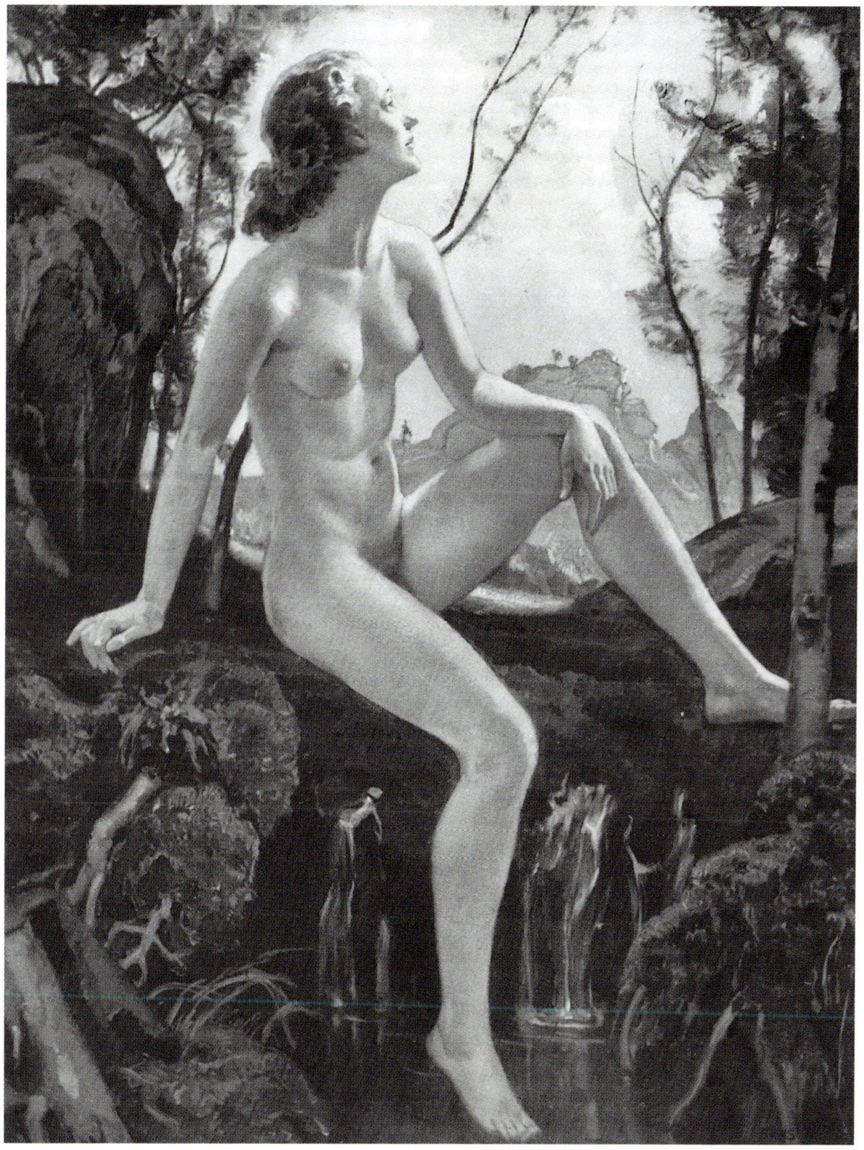

linke Seite Marlene Dietrich in den 1940er Jahren.
oben »Najade an der Quelle«, typisch für das nationalsozialistische Frauenideal, Ernst Liebermann, 1939.
außen »Die Olympiarolle«.

Kriegsbemalung

Erst faszinierenden und starken Persönlichkeiten wie Marlene Dietrich gelang es, mit ihrer zerbrechlichen Figur, den schweren Lidschatten, den provozierend roten Lippen, hellblonden Haaren und hohen Absätzen, der damals zunächst ungewohnten Erscheinung einer Frau in Männer-Jackett und -Hose die Bedrohlichkeit zu nehmen. Der Soziologe und Kulturphilosoph Siegfried Kracauer untersuchte in seiner großen Studie über den Status der Angestellten in der Weimarer Republik auch den auffälligen »Andrang zu den vielen Schönheitssalons«. Er entspringe nicht zuletzt den Existenzsorgen: »Der Gebrauch kosmetischer Erzeugnisse ist nicht immer Luxus. Aus Angst, als Altware aus dem Gebrauch zurückgezogen zu werden, färben sich die Damen und Herren (!) die Haare und Vierziger treiben Sport, um sich schlank zu erhalten.« Auffällig in der Werbung der dreißiger Jahre des 20. Jahrhunderts war dann auch der Versuch einer Betonung des individuellen Typs, der durch die Anwendung unterschiedlicher Kosmetika unterstrichen werden sollte.

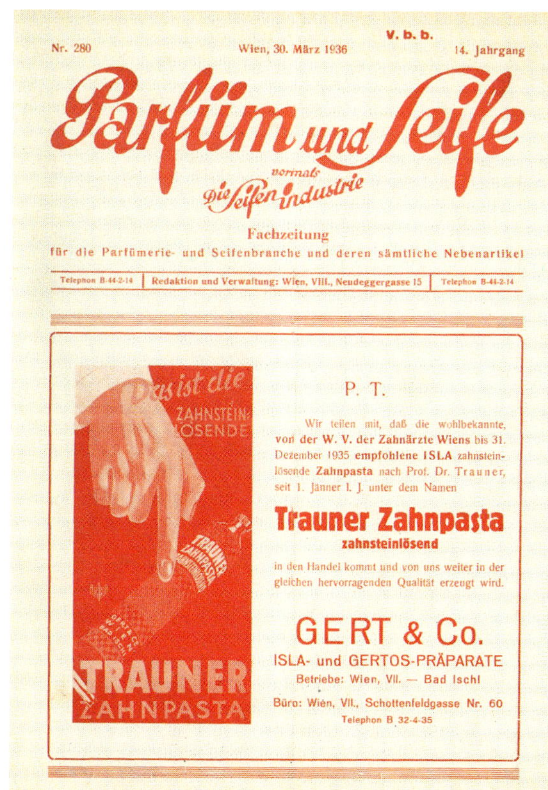

Nr. 280 | Wien, 30. März 1936 | V. b. b. | 14. Jahrgang

Parfüm und Seife
vormals
Die Seifenindustrie
Fachzeitung
für die Parfümerie- und Seifenbranche und deren sämtliche Nebenartikel

Telephon B-44-2-14 | Redaktion und Verwaltung: Wien, VIII., Neudeggergasse 15 | Telephon B-44-2-14

P. T.

Wir teilen mit, daß die wohlbekannte, **von der W. V. der Zahnärzte Wiens** bis 31. Dezember 1935 **empfohlene ISLA** zahnsteinlösende **Zahnpasta** nach Prof. Dr. Trauner, seit 1. Jänner l. J. unter dem Namen

Trauner Zahnpasta
zahnsteinlösend

in den Handel kommt und von uns weiter in der gleichen hervorragenden Qualität erzeugt wird.

GERT & Co.
ISLA- und GERTOS-PRÄPARATE
Betriebe: Wien, VII. — Bad Ischl
Büro: Wien, VII., Schottenfeldgasse Nr. 60
Telephon B 32-4-35

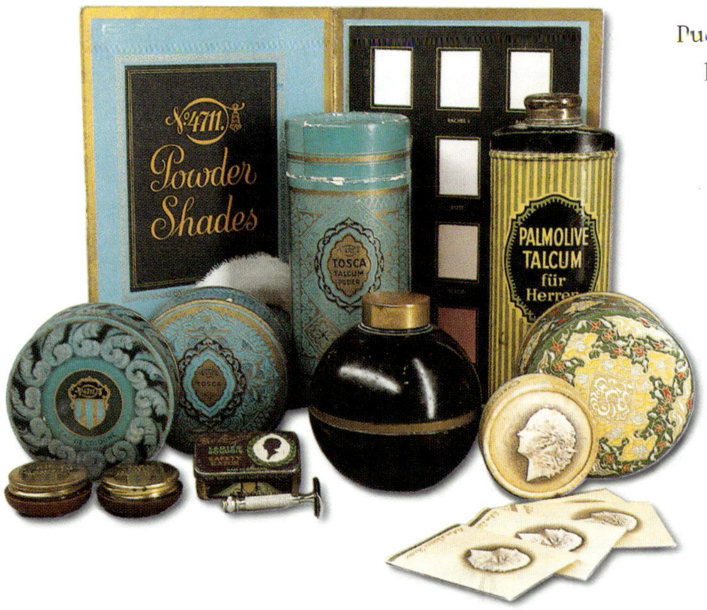

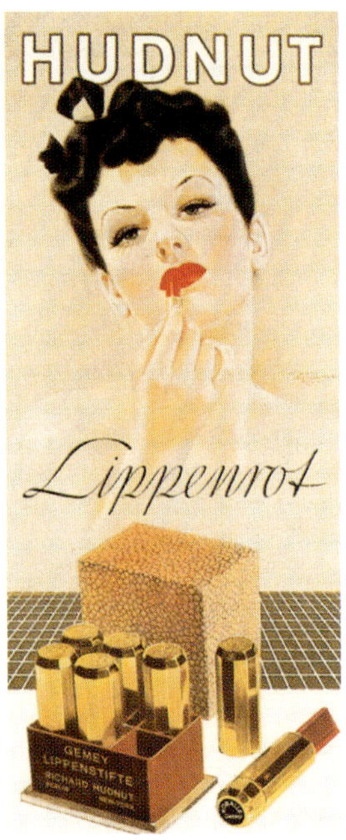

oben Ausgewählte Kosmetikartikel, 1930er Jahre. *Mitte* Werbeanzeige für Lippenstifte der Firma Hudnut in *Elegante Welt*, Heft 10, Mai 1939. *rechts* Dekoaufsteller der Firma 4711 – Tosca, 1938. *rechte Seite Allegorie der Liebe*, Öl auf Holz, Agnolo Bronzino, 16. Jh.

Das Angebot der Industrie und die Farbpalette der dekorativen Kosmetik erfuhren eine enorme Bereicherung. Die gesteigerte Wirkung der Werbung führte zu einem erhöhten Beratungsbedarf. In Zeitungsinseraten wurden Tabellen veröffentlicht, nach denen sich die Kundinnen entsprechend ihrer Haut-, Augen- und Haarfarbe (angeblich) selbst die Tönung des »Makeups« auswählen konnten. Der von Kracauer beschriebene soziale Konkurrenzdruck auf dem Schönheitsmarkt wandte sich zwar zunehmend gegen den modischen Einheitstyp der zwanziger Jahre des 20. Jahrhunderts, doch eine Individualisierung des Frauenbildes war nur scheinbar das Ergebnis. Für die unterschiedlichen Schichten wurde jetzt gleichermaßen ein immer junges Idealgesicht propagiert. Auch das nationalsozialistische Motto »Die deutsche Frau schminkt sich nicht« konnte an die scheinbare Opposition gegen den Einheitstyp der zwanziger Jahre anknüpfen. Diese Propaganda erreichte in erster Linie die Jugendlichen. Im Schulungsblatt des Bundes Deutscher Mädel (BDM) wurde 1940 verkündet, dass das deutsche Mädel auch ohne Lippenstift und Puderquaste »klar, großzügig und modern« sein könne. Auch der Rassismus war als Jugendkult verpackt. Der nordisch-arische Frauentyp sei kein »mystisches Wesen, das auf Odins Geheiß über die Schlachtfelder reitet«, sondern bewähre sich »im gesunden Training auf dem Sportplatz«, hieß es weiter im Schulungsblatt. Zur politischen Propaganda gehörte auch die Verbreitung des NS-Bilds der deutschen Mutter und Ehefrau; doch der Bruch mit der international vorherrschenden Ästhetik war nur unvollkommen. In illustrierten Frauenzeitschriften der NS-Zeit konkurrierten Bilder von nordisch-deutschen Müttern friedlich mit Werbeanzeigen für das herkömmliche Bild der »amerikanisch« geschminkten Frau. Vergleicht man zum Beispiel einen Mülhens-Dekoaufsteller für »Tosca«-Puder aus dem Jahre 1938 mit einer Lippenstift-Wer-

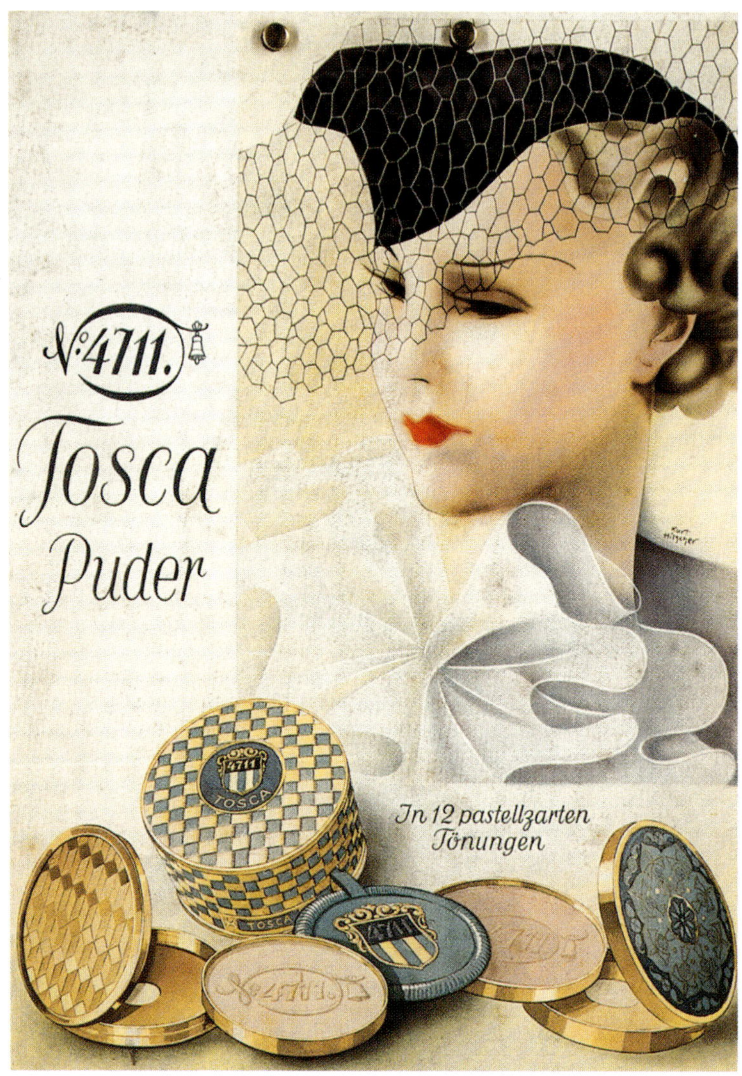

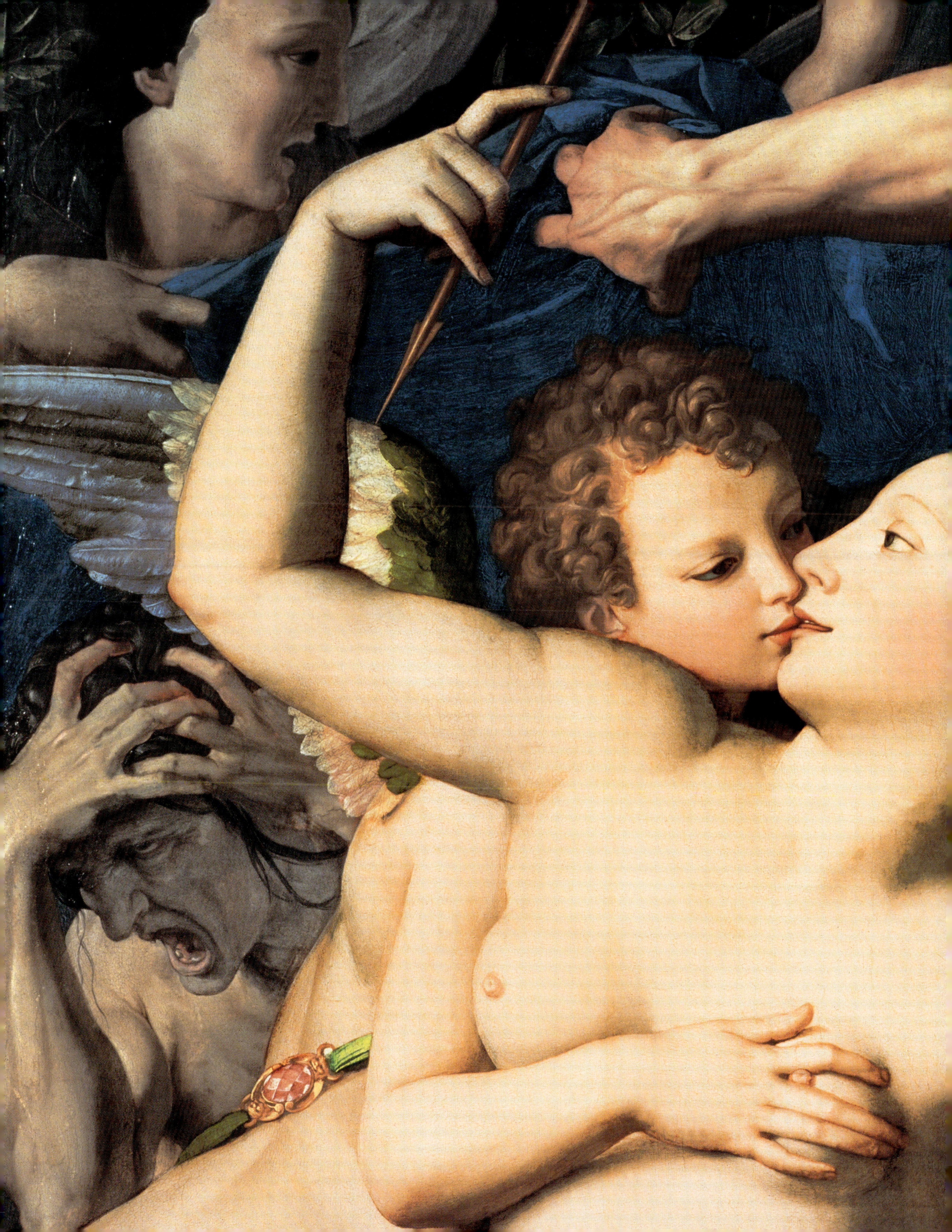

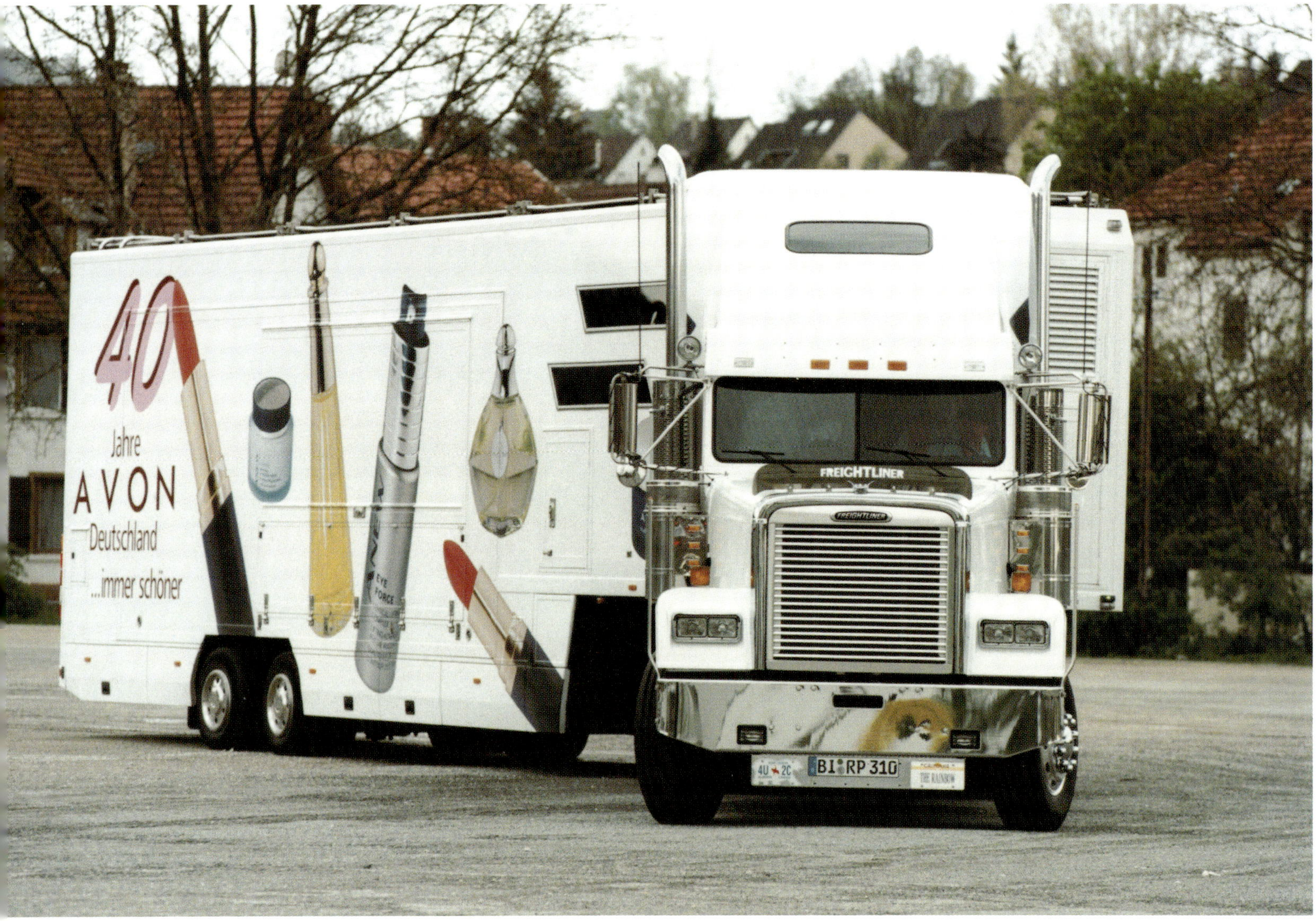

oben Das rollende Kosmetikstudio, 1999.
rechts Eine Avon-Beraterin beim Hausbesuch.

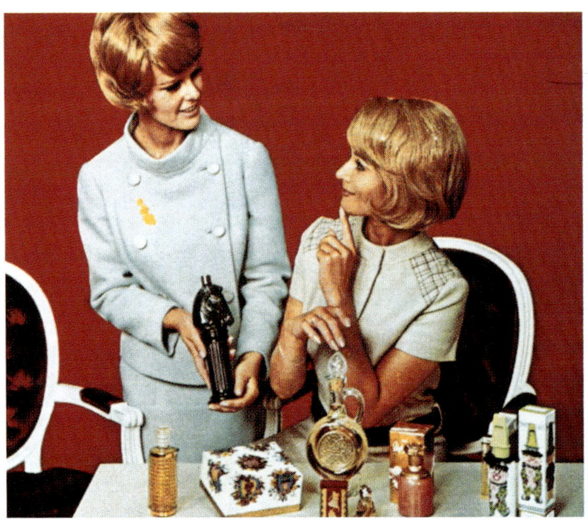

beanzeige der amerikanischen Firma Hudnut in der Ausgabe der *Eleganten Welt* vom 10. Mai 1939, fällt die verblüffende Ähnlichkeit des Frauenbildes auf. UFA-Schauspielerinnen wie Marika Rökk oder Lilian Harvey durften bis in die letzten Kriegsjahre weiter für die traditionellen Schönheitsideale der Industriekultur werben. An diese im Prinzip ungebrochen proamerikanische Orientierung in der Kosmetik konnte die Entwicklung nach dem Krieg direkt wieder anknüpfen.

Die Avon-Beraterin und wechselnde Makeup-Moden

So ist es auch kein Zufall, dass das 1886 in den USA gegründete Unternehmen Avon Ende der fünfziger Jahre des 20. Jahrhunderts mit seinem Direktvertrieb auf dem europäischen Markt vor allem in Deutschland Fuß fassen konnte. Der Werbespruch »Ding, dong – hier ist Avon« prägte sich in vielen Haushalten als geflügeltes Wort ein. Als zu Zeiten des Wirtschaftswunders im Jahre 1959 die ersten »Avon-Beraterinnen« dann von Haustür zu Haustür

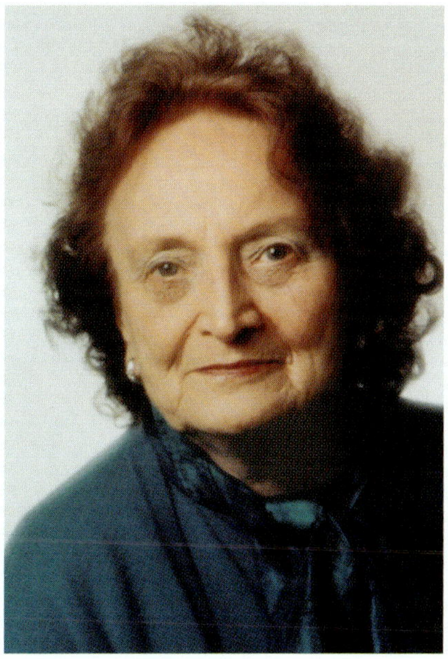

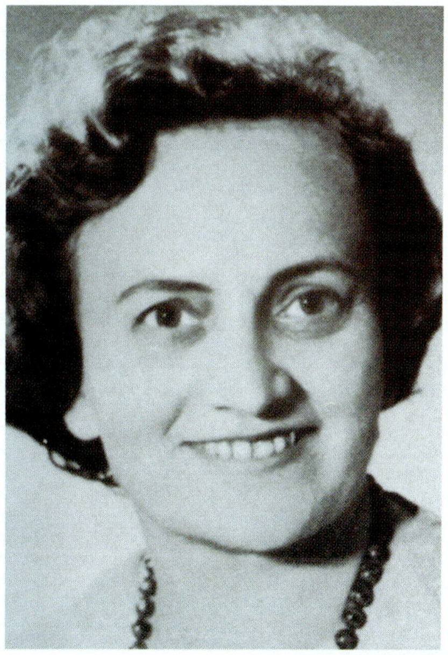

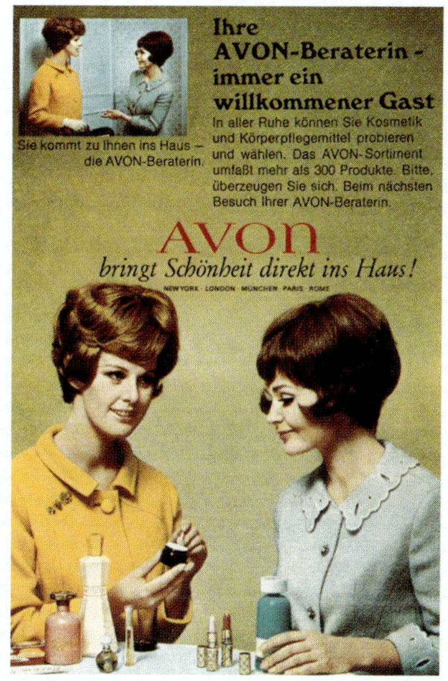

oben Doppelporträt: Helga Röder, 40 Jahre Avon-Beratung.
oben rechts Werbung mit Avon-Beraterin.
unten Verkaufskoffer und verschiedene Kosmetikprodukte der Firma Avon, 1970er Jahre.

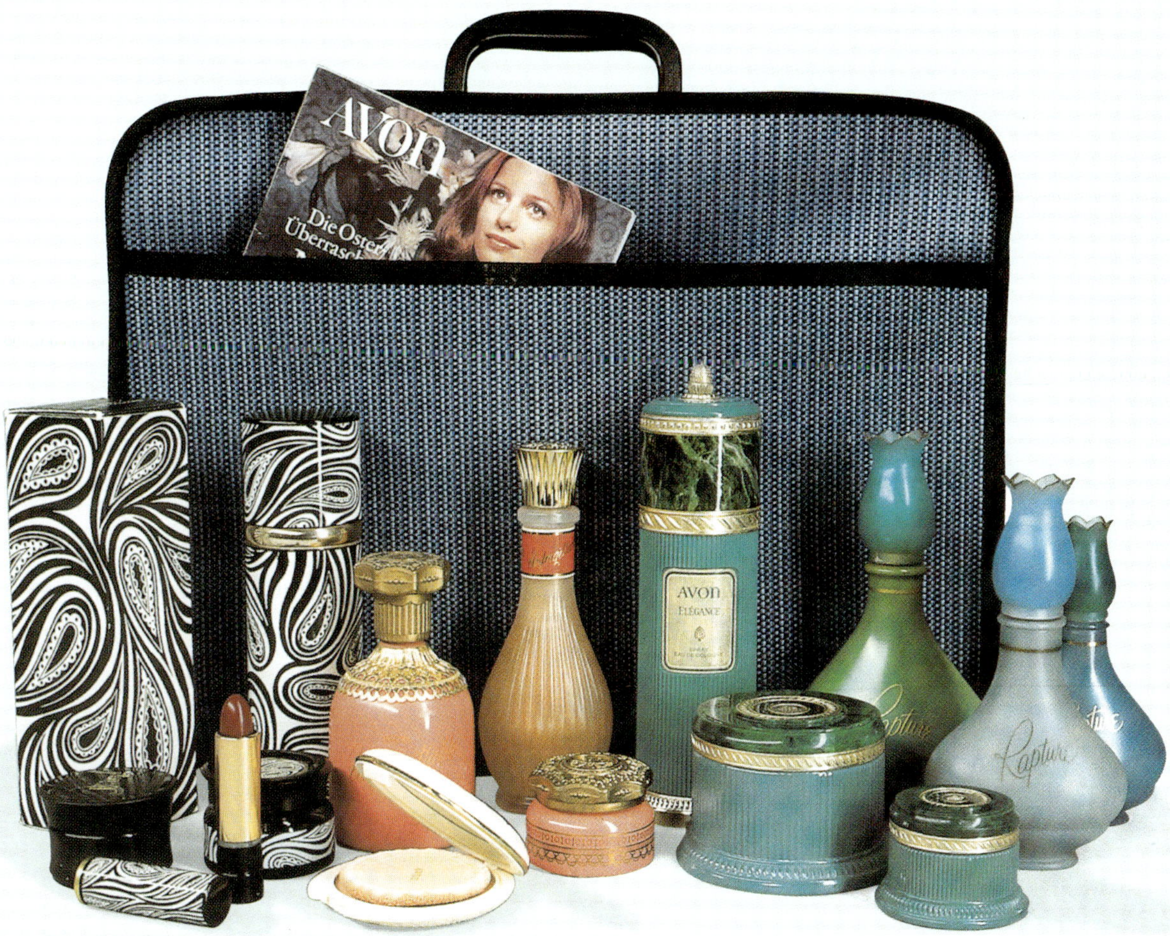

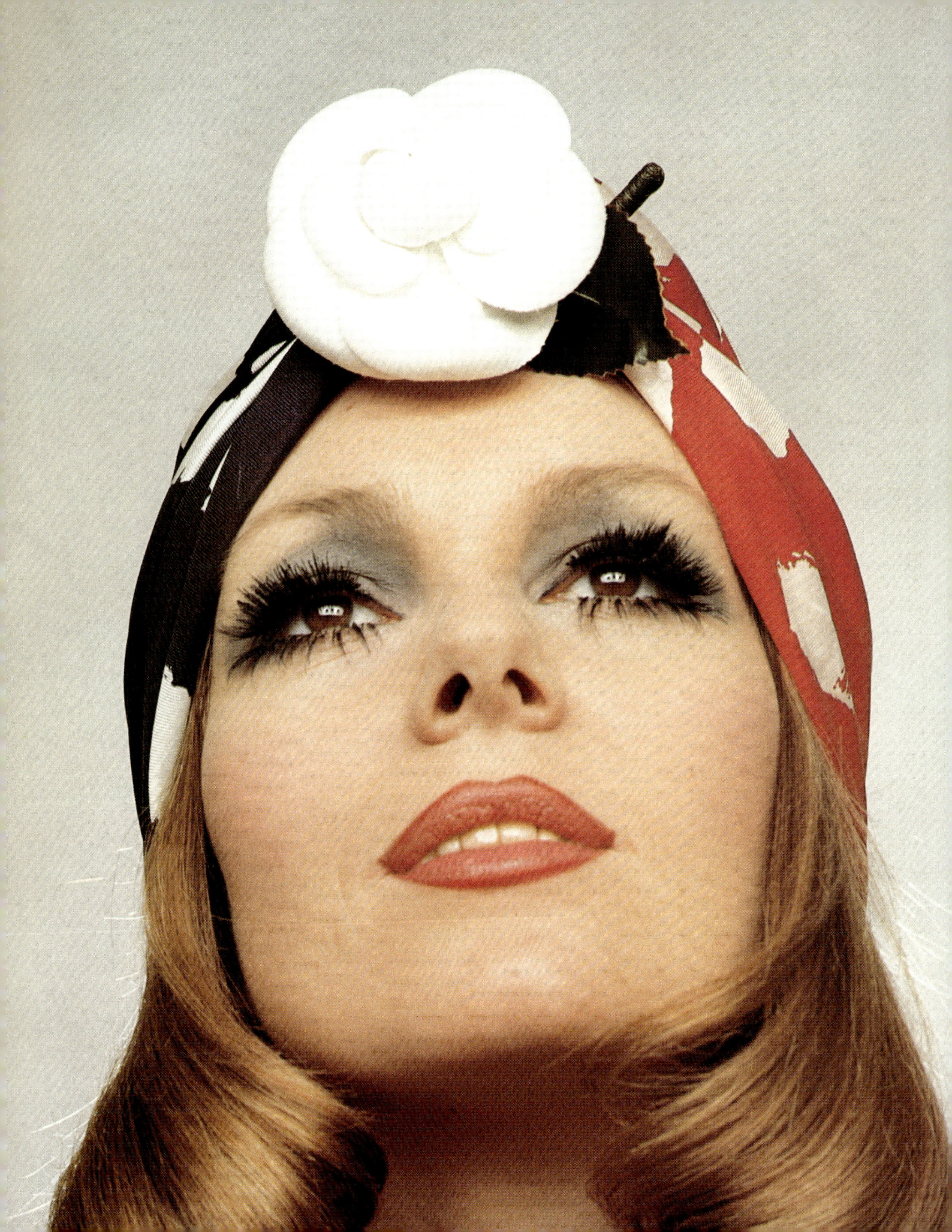

zogen, war dies echte Pionierarbeit, denn die Idee des Direktverkaufs war in der jungen Republik geradezu revolutionär. Es ist nicht nur Firmenreklame, wenn das Berufsbild der »Avon-Beraterin« mit der Geschichte der Frauenbewegung, mit dem Streben der Frauen nach Unabhängigkeit in Zusammenhang gebracht wird. Von Anfang an gab Avon den Beraterinnen die Möglichkeit, selbstständig zu arbeiten – und das in Amerika bereits zu Zeiten, als Frauen noch nicht einmal das Wahlrecht zugesprochen

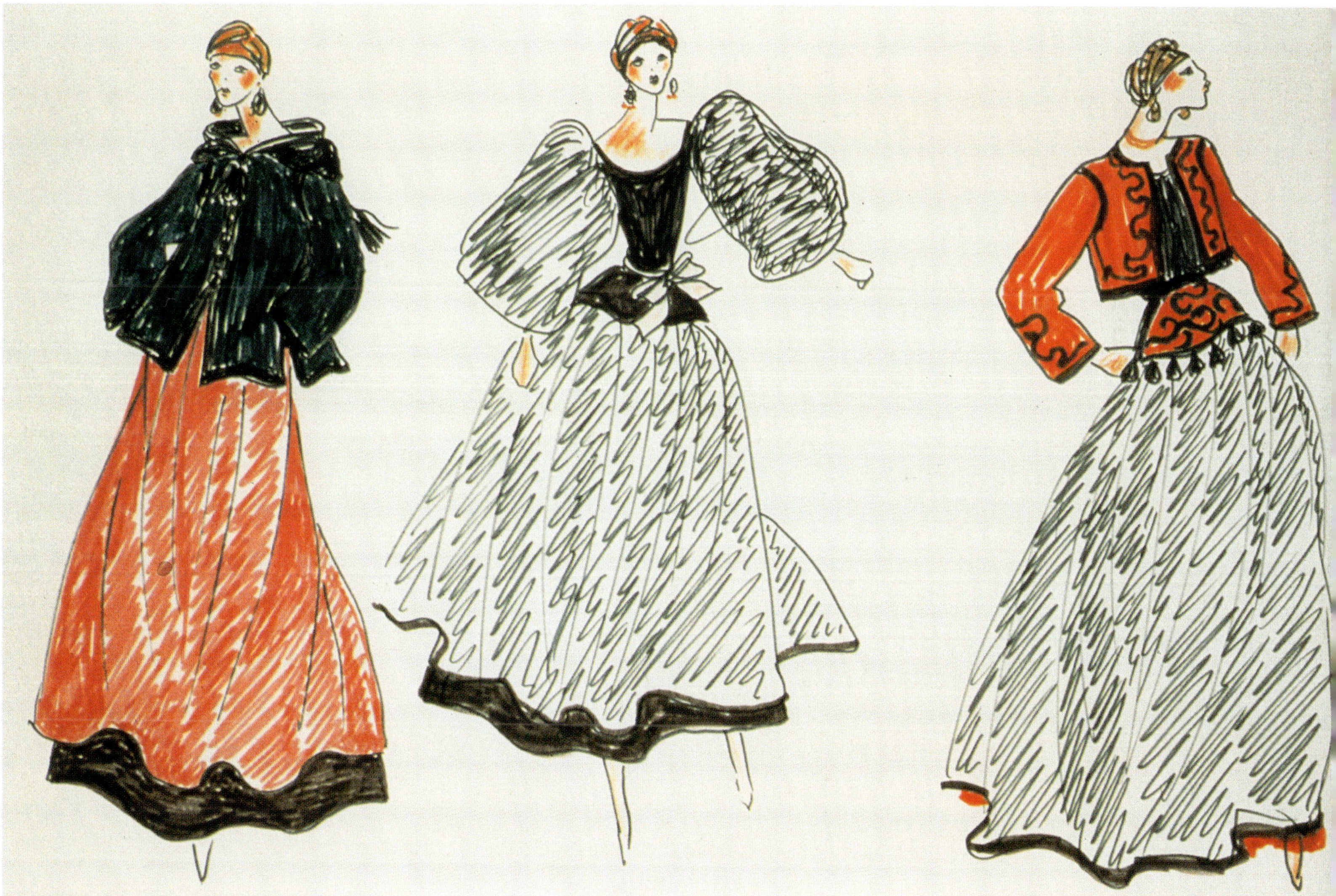

linke Seite »Lebensgefühl Ende der 60er Jahre«. *oben* Entwürfe von Yves Saint Laurent.

wurde. Avons große Zeit lag vor dem Boom von Discount-Drogeriemärkten, als die Firma durch ihr direktes Vertriebssystem nahezu konkurrenzlos vor allem den Kundinnen der unteren Mittelschicht günstige Produkte von vergleichsweise hoher Qualität und mit ansprechender Verpackung anbieten konnte. Die erste Parfumserie trug den vielversprechenden Namen »To a Wild Rose«. Um gegenüber

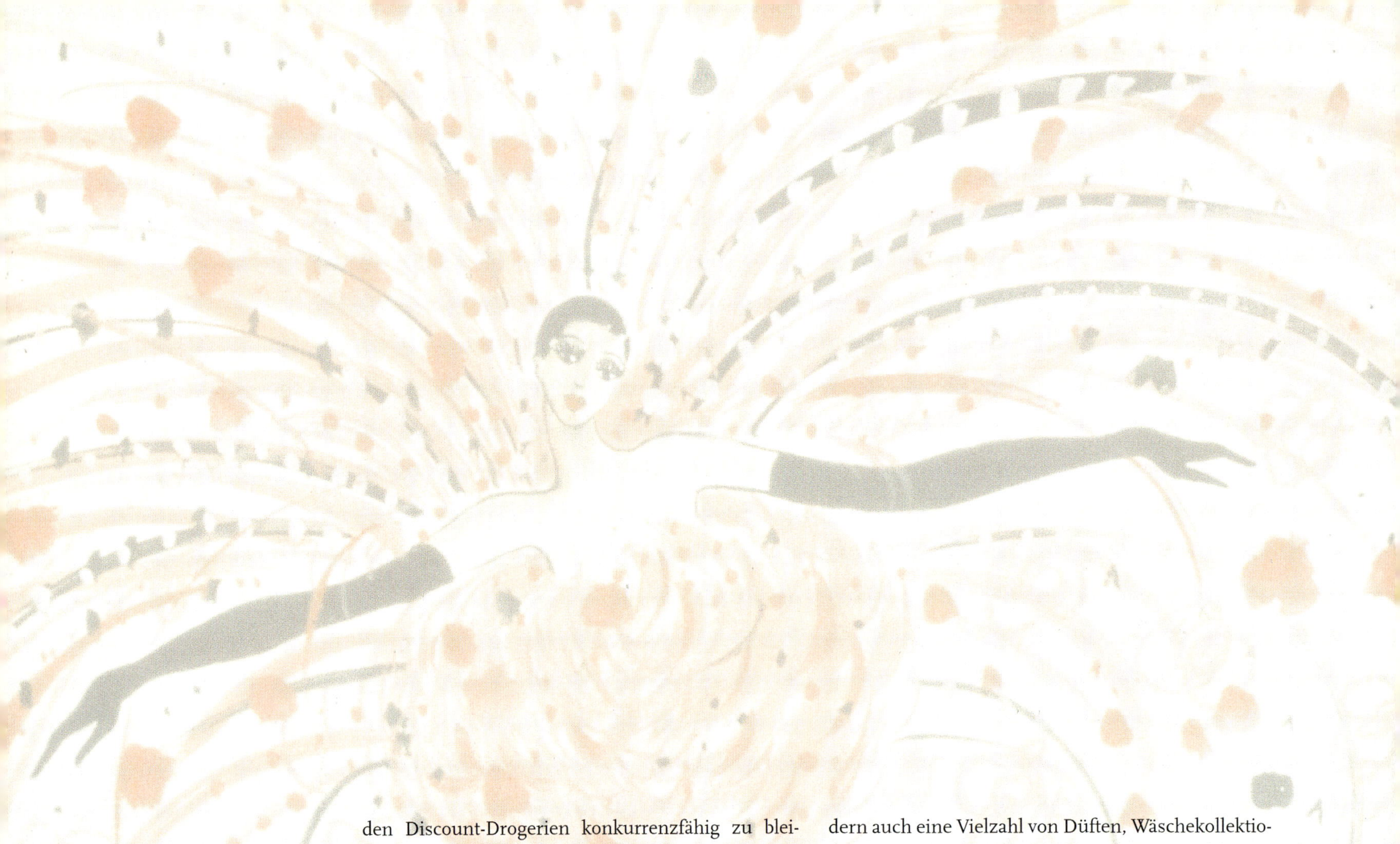

den Discount-Drogerien konkurrenzfähig zu bleiben, musste Avon seine Vertriebsstrategie ändern. Heute ist die Firma vor allem ein Versandunternehmen mit weit über 1000 Produkten im Angebot. Dazu zählen nicht nur die Kosmetika (jährlich werden allein 28 Millionen Lippenstifte produziert), sondern auch eine Vielzahl von Düften, Wäschekollektionen und Modeschmuck. Aus Anlass des vierzigsten Firmenjubiläums in Deutschland ging ein rollendes »Avon«-Kosmetikstudio unter dem Motto »Schönheit in Bewegung« auf Tournee. Ein Riesentruck machte Kosmetik und Pflege zum Happening.

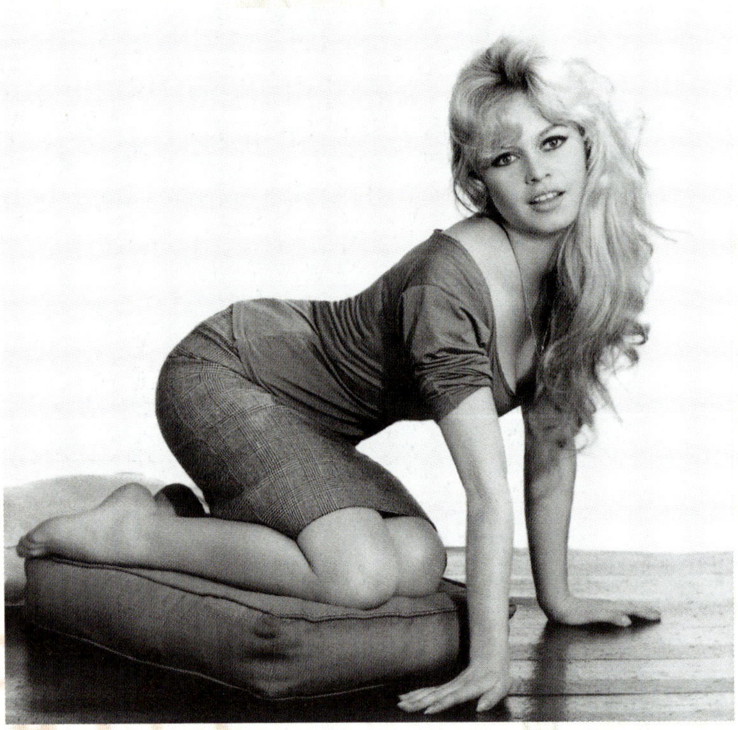

oben Kostümentwurf Yves Saint Laurents für die Revue von Zizi Jeanmaire »Venedig«, 1971.
rechts Brigitte Bardot, Sexsymbol der 1960er Jahre.
rechte Seite Twiggy, 1967.

In der Zeit vom Zweiten Weltkrieg bis heute änderten sich die Schönheitsideale aufgrund rasch wechselnder Lebensgefühle und Lifestylekonzepte wesentlich schneller als in früheren Epochen. Vor allem seit den sechziger Jahren des 20. Jahrhunderts sollten Frauen zahlreichen, sich widersprechenden Idealen genügen. Erst waren Kurven und Schmollmund gefragt wie bei Brigitte Bardot, dann galt als Vorbild die magere Twiggy, später betrat die Kindfrau mit großen Augen die Modeszene, gefolgt von dem gemäßigtemanzipierten »Denver«-Look der Businessfrauen. Ein neues Phänomen seit den sechziger Jahren war, dass auch Jugendliche für

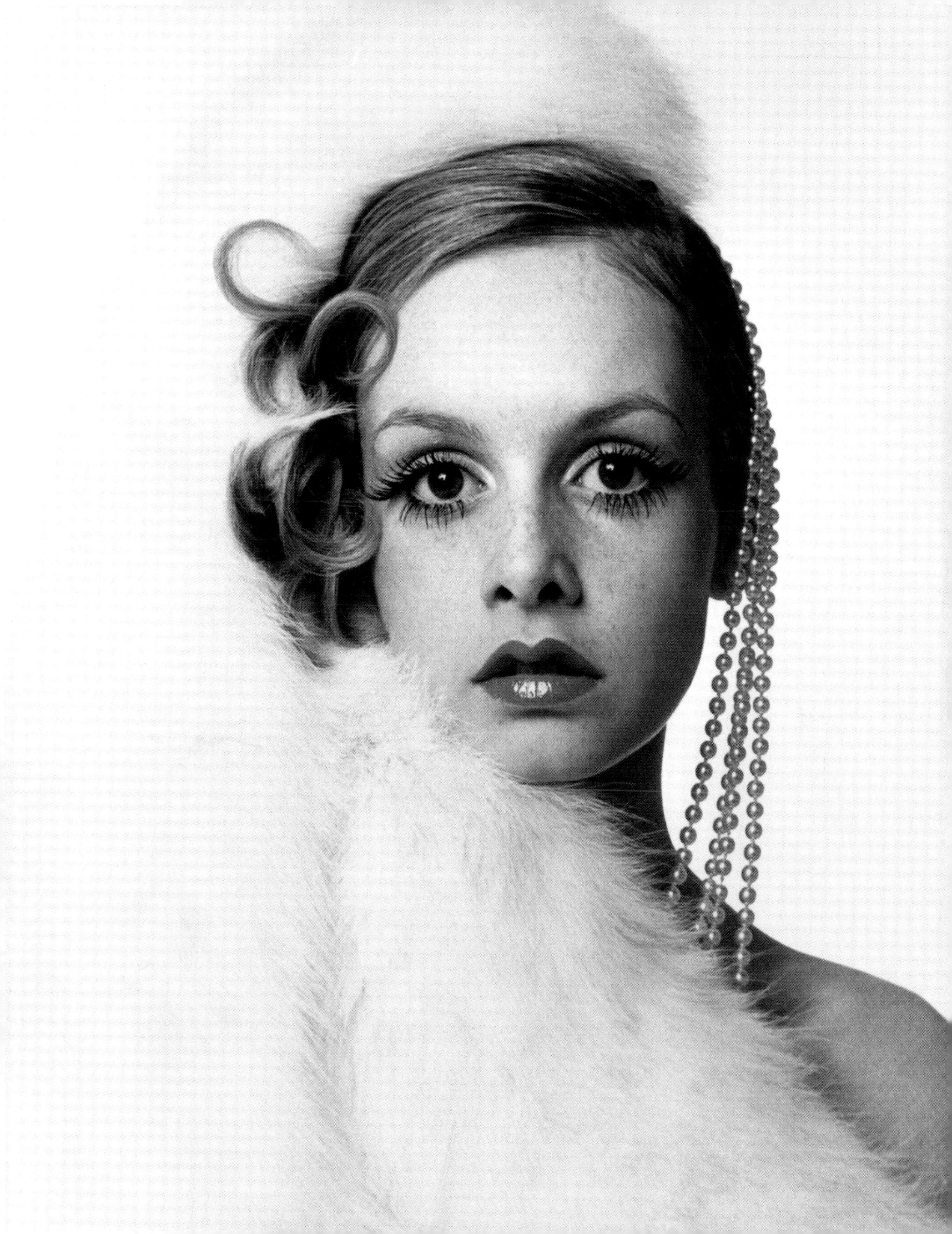

dekorative Kosmetik anfällig wurden. Teenies gehörten zu den Hauptabnehmern der falschen Wimpern, die damals zusammen mit dem Eyeliner in Mode kamen. Die Oppositionshaltung der rebellischen 68er Generation und des aufkommenden Feminismus gegen das Makeup blieb ein vorübergehender Trend. Das Motto der achtziger Jahre des 20. Jahrhunderts hieß: Phantasievoll-farbige Selbstinszenierung. Dann kam der »Natural Look«, behutsam unterstützt von sanften Rosé- und Beigetönen für die Teintpflege.
»Niemand will mehr aussehen wie Elizabeth Taylor in ihrer legendären Rolle als Kleopatra, mit dieser pappig-bunten Schmiere im Gesicht, nicht einmal

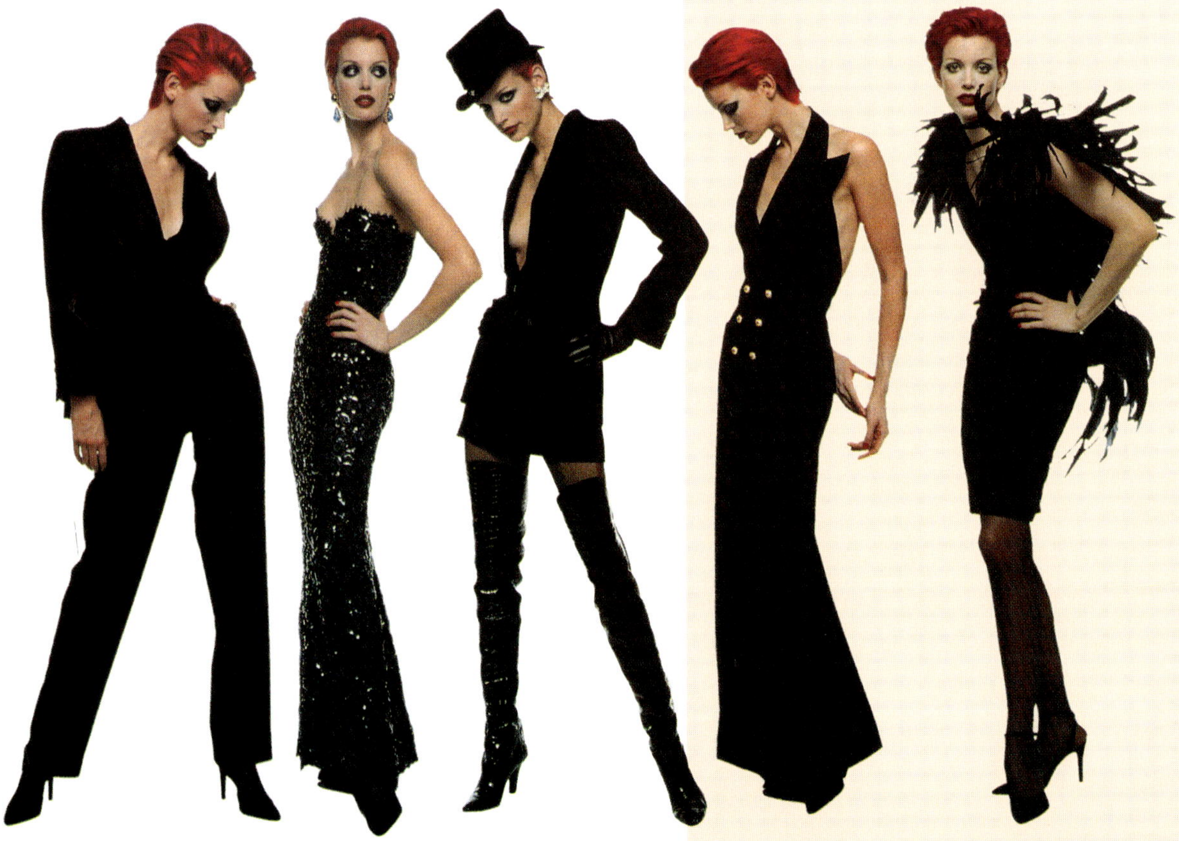

oben »Lebensgefühl der neunziger Jahre«, die Klassiker von Yves Saint Laurent.
rechte Seite Das gestylte »natürliche« Makeup.

Elizabeth Taylor selbst will das«, heißt es in einem Reader der Stiftung Verbrauchertest über die *Kosten der Schönheit*. In der Tat kommt auch die heute weit über Sechzigjährige auf den Werbefotos für ihr aktuelles Parfum mit dezentem Augenmakeup und sanftem Lippenstift aus. Doch was natürlich aussieht, ist weder bei Elizabeth Taylor noch bei uns wirklich natürlich. Durchgestylt sein, aber so zu wirken, als sei alles dem Zufall überlassen – das ist das Schönheitsmotto der Zeit.

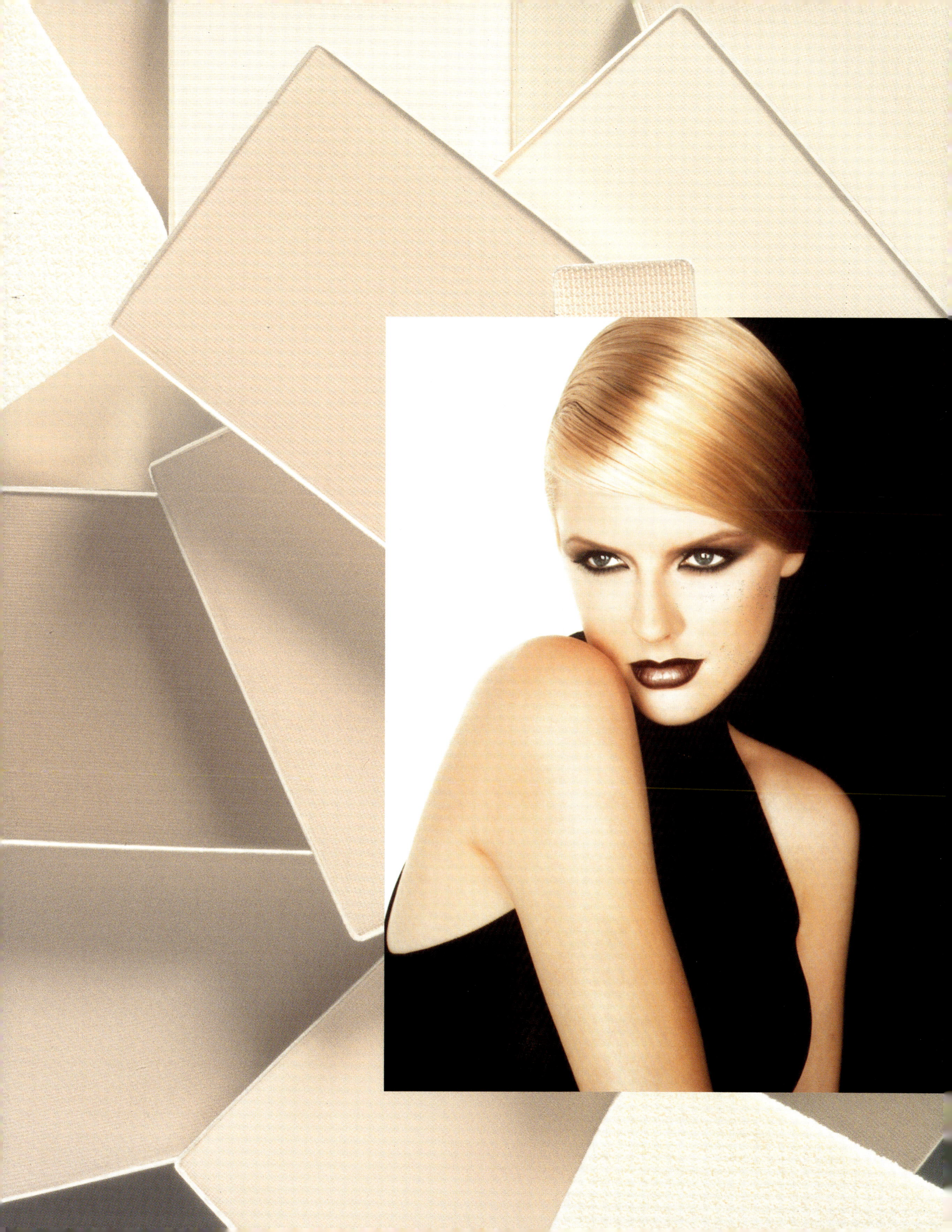

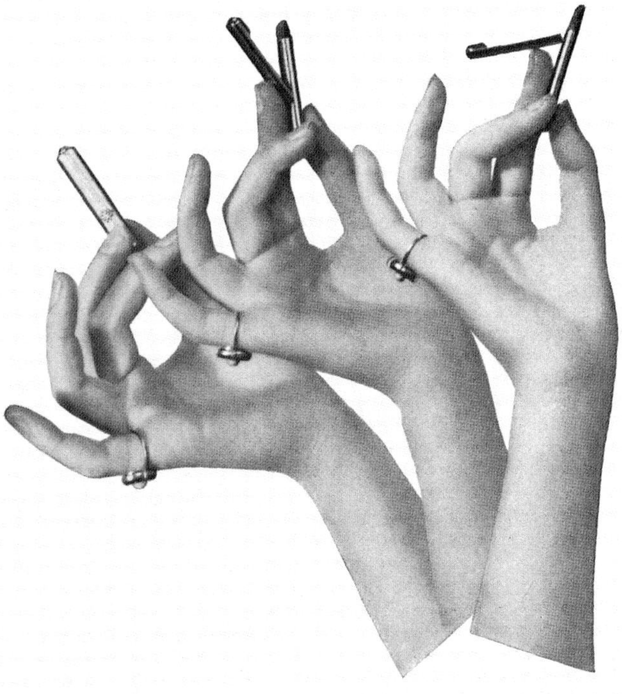

VON SCHÖNER FRAUENHAND GEFÜHRT

hat Leichner 1003 Zauberkraft; denn er verleiht Ihrem Antlitz den Reiz eines wundervoll geschwungenen und zauberhaft getönten Mundes. Mit Leichner 1003, dem mit einer Hand zu bedienenden Lippenstift, können Sie jetzt ganz leicht und unauffällig das Rot Ihrer Lippen unterstreichen, ihren feinen Schwung betonen oder die für Ihr Gesicht charakteristische Linie verstärken. Mit einer einzigen flüchtigen und kaum merklichen Handbewegung läßt sich in Zukunft dieser treue Helfer Ihrer Schönheit, auf den heute keine Dame mehr verzichten mag, in Anspruch nehmen. Sie brauchen nicht mehr die Hilfe der anderen Hand, um die Hülse abzuschrauben oder wieder aufzusetzen. Der Leichner 1003 wird das unentbehrlichste Requisit auf dem Toilettetisch und in der Handtasche der eleganten Frau werden

Leichner 1003

Der Lippenstift für eine Hand

Das ist das Werk einer Sekunde: Ihre Lippen haben wieder ihre reizvoll blühende Frische. – Leichner's Lippenstift 1003, mit einer Hand zu bedienen, wird wegen seiner vereinfachten und diskreten Anwendungsmöglichkeit von der Dame mit Freude begrüßt werden. Er läßt sich blitzschnell beim Greifen öffnen und ist ebenso einfach zu schließen. Fein parfümiert ist er in vornehmer Ausführung und modernen Farbtönen überall erhältlich.

Preis: pro Stück Reichsmark 1.–

L. LEICHNER, BERLIN SW 68

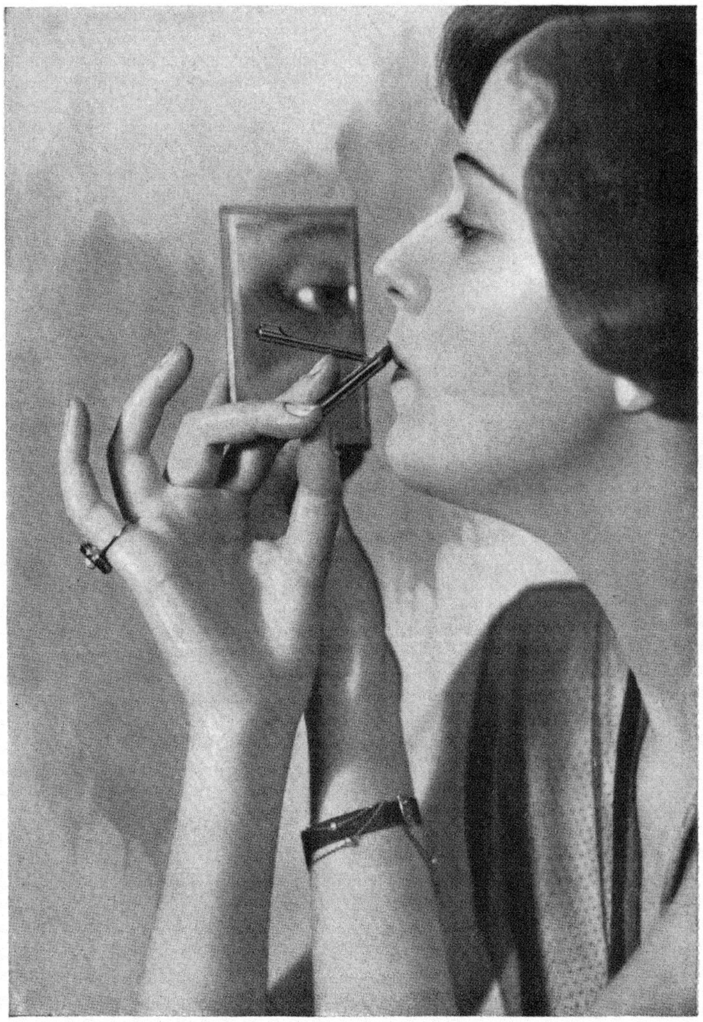

Eugenia Nicolaieva — Photos: Schneider, Berlin

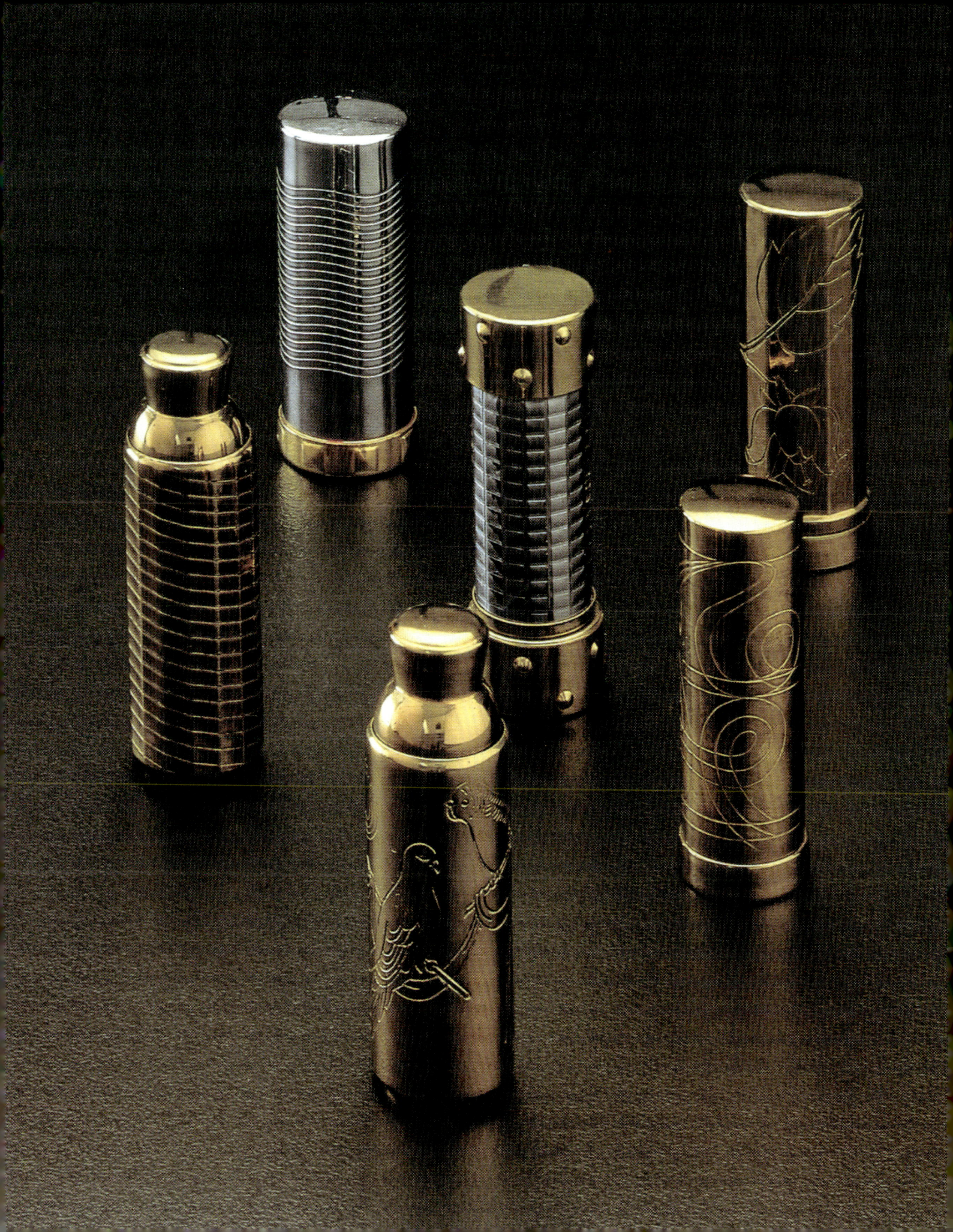

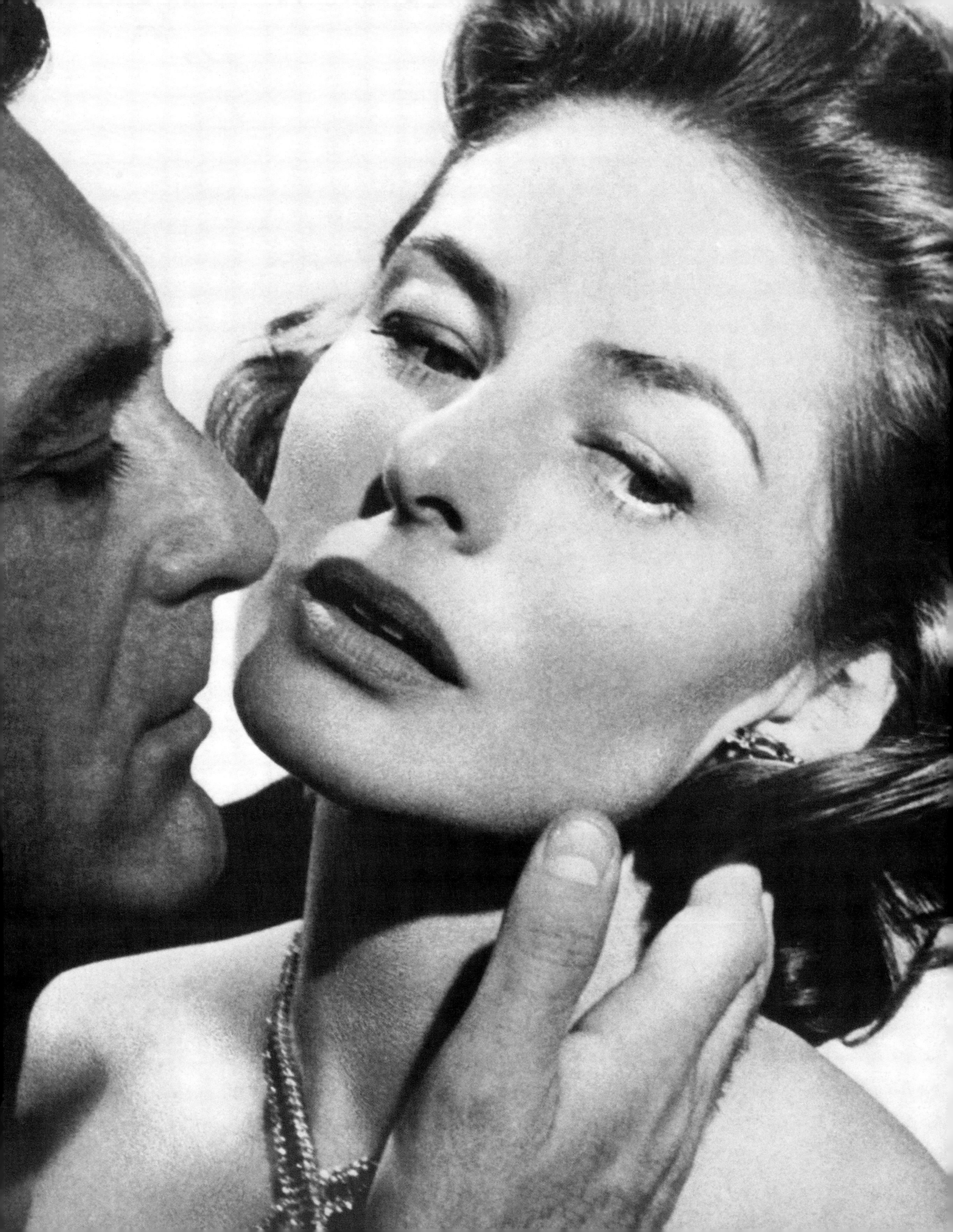

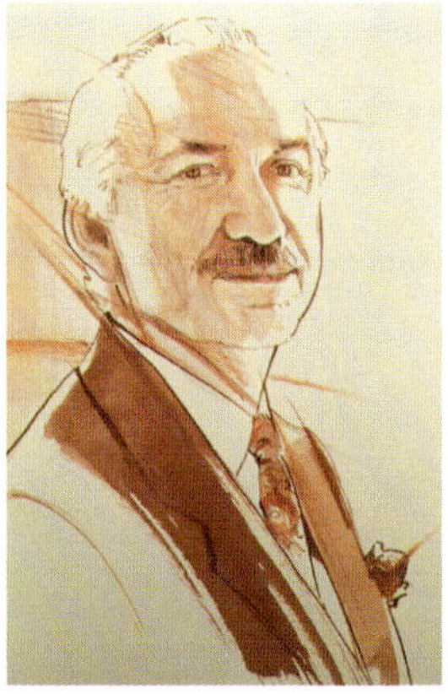

linke Seite Ingrid Bergman und Gary Grant in *Berüchtigt* von Alfred Hitchcock, 1946.
rechte Seite oben Jean Paul Guerlain, Parfümeur und Begründer des Unternehmens.
rechts Werbeplakat von Guerlain, 50er Jahre
unten »Ein Farbbuffet der Verführung«, Lippenstifte von Yves Saint Laurent.
auf den vorhergehenden Seiten Leichner-Werbung in *Die Dame*, 1928
und kostbare Lippenstift-Etuis der 50er Jahre von Lancôme.

Der Siegeszug des Lippenstifts

Die Entstehung des modernen »Makeups« wäre unvorstellbar ohne die Entwicklung des Lippenstifts. Alle dekorativen Kosmetika enthalten Farbstoffe, die das Gesicht, die Lippen, die Augen und die Nägel farblich verändern. Einen besonderen Anteil hatte das Cochenillerot, das heißt jener herrliche Farbstoff Karmin, den noch im 19. Jahrhundert Millionen und Abermillionen von mexikanischen Schildläusen geliefert hatten. Zur Herstellung wurden die Läuse ausgekocht und der glänzend rote Farbstoff aus dem Sud gefiltert. Anfangs lieferte die Cochenille ihren kostbaren Farbstoff in erster Linie für die Textilindustrie und nur nebenbei für die Kosmetik. Doch zu Beginn der ersten industriellen Revolution veränderten sich die Proportionen. Mit dem Einsetzen der Massenproduktion von Kosmetika stieg der Preis der Cochenille gewaltig, und sie wurde für Mexiko zum bedeutendsten Exportartikel – bis zum Jahre 1864. Da kam mit dem Erzherzog Maximilian von Österreich ein junger deutscher Chemiker nach Mexiko, der einem Berliner Labor ein Tütchen mit Cochenille-Läusen zum Analysieren schickte. So gewann man auf synthetischem Weg den roten Farbstoff Alizarin aus Anthrazen, der die Cochenille für die Kosmetik überflüssig machte. Der mexikanische Export brach zusammen, und die Cochenille-Flotte wurde abgewrackt. Der Siegeszug des Lippenstifts ohne »Läuseblut« konnte beginnen.

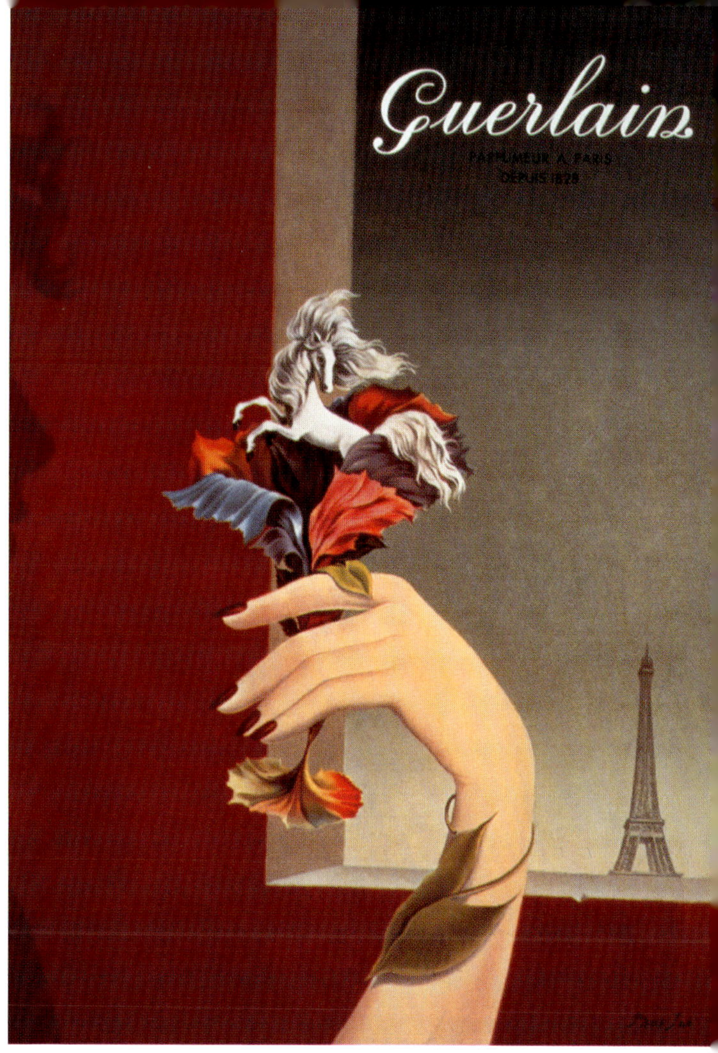

Immer war der Mund der wichtigste erotische Anziehungspunkt, sei es in der Antike, sei es heute. Immer versuchte man, ihn mit Farbe hervorzuheben, das Rot von Rosenblättern oder süßen Kirschen auf die Lippen zu zaubern. Im Altertum färbten Frauen und Männer die Lippen mit Henna oder rotem Ocker. Der »Lippenstift« der Antike bestand aus einem dünnen Schilfrohr als Behälter für gefärbtes Wachs. Dann jedoch geriet diese Schminkkunst in Vergessenheit. Erst im 17. Jahrhundert begann ein neuer Siegeszug der Lippenfarbe. Man bewahrte sie in kleinen Töpfen auf und fertigte sie aus Schweineschmalz, Benzoe, Siam, rotem Sandelholz und einer Farbdistel. Im 18. und 19. Jahrhundert stellte man Lippenwachssalben aus Fetten, Ölen, Butter oder Pflanzenschleimen her und färbte die Schmelzmasse mit Ochsenzungenwurzeln – Essenzen, die zwar unschädlich waren,

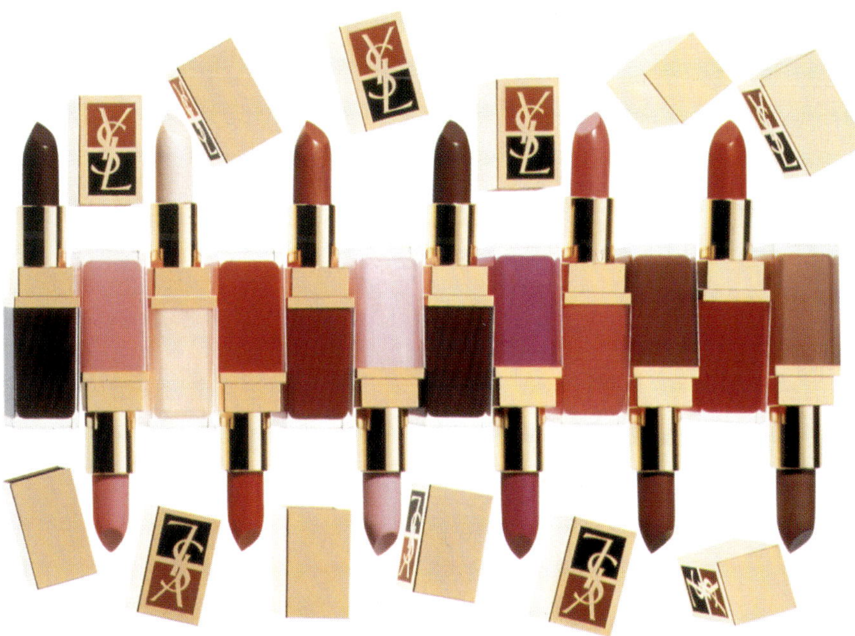

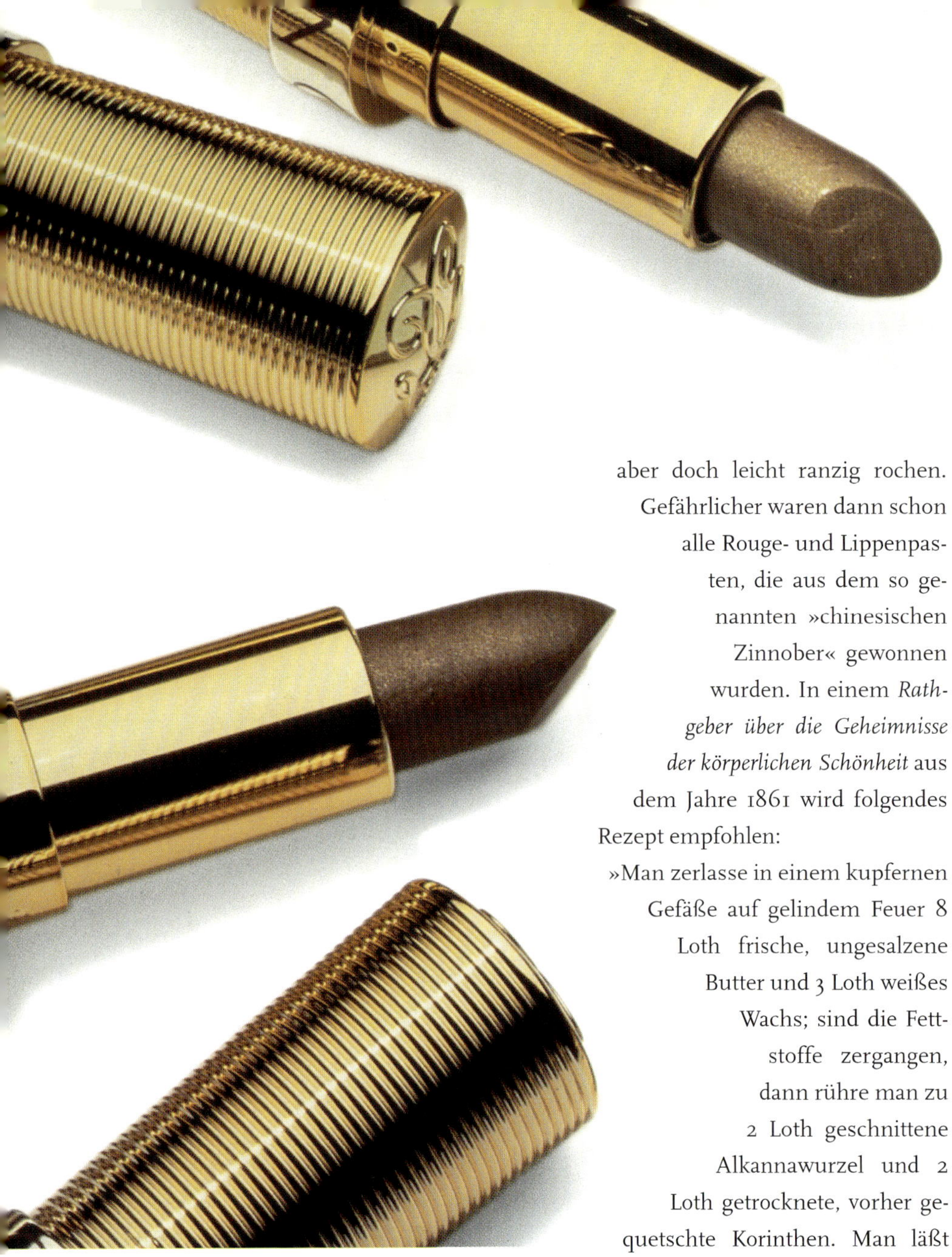

aber doch leicht ranzig rochen. Gefährlicher waren dann schon alle Rouge- und Lippenpasten, die aus dem so genannten »chinesischen Zinnober« gewonnen wurden. In einem *Rathgeber über die Geheimnisse der körperlichen Schönheit* aus dem Jahre 1861 wird folgendes Rezept empfohlen:
»Man zerlasse in einem kupfernen Gefäße auf gelindem Feuer 8 Loth frische, ungesalzene Butter und 3 Loth weißes Wachs; sind die Fettstoffe zergangen, dann rühre man zu 2 Loth geschnittene Alkannawurzel und 2 Loth getrocknete, vorher gequetschte Korinthen. Man läßt alles 8 Minuten lang auf dem Feuer, seiht dann durch Leinwand ab. Wenn die Masse zu erkalten beginnt, arbeitet man 1 Eßlöffel voll Triple fleur d`orange-Wasser darunter.«
Als Geburtsstunde des moderen Lippenstiftes gilt die Weltausstellung 1883 in Amsterdam, als Pariser Parfümeure den »Zauberstab des Eros« präsentierten. Das »rote Würstchen«, wie er ironisch bezeichnet wurde, war nur mit Seidenpapier umwickelt, das vor jedem Auftragen Stück für Stück entfernt werden musste. Trotz dieser komplizierten Handhabung war der neue Lippenstift ein Luxusartikel, der umgerechnet etwa 100 DM kostete. Der hohe Preis, die schwierige Anwendungsprozedur und moralische Vorbehalte verbannten den Lippenstift noch eine lange Zeit in das Milieu von Schauspielerinnen und Pariser »Halbwelt«-Damen, denen man ein verruchtes Leben nachsagte. Erst in den zwanziger Jahren des 20. Jahrhunderts befreiten sich viele Frauen von den alten Zwängen, machten den Männern beruflich Konkurrenz und schminkten sich wie die großen Filmstars. 1928 bekam der Lippenstift einen neuen Look und eine neue Konsistenz. Findige Chemiker hatten den »Rouge Baiser«, den »kussechten« Lippenstift, entwickelt. Er war zwar noch etwas hart, aber die Farbe hielt gut und ließ sich wesentlich einfacher auftragen als mit dem »Kokotten«-Modell in Seidenpapier. Auch in Deutschland setzte er sich trotz Wirtschaftskrise mit sechs Millionen Arbeitslosen durch und galt nicht mehr als reiner Luxusartikel. In den dreißiger Jahren des 20. Jahrhunderts wurden die Farbpaletten und das Angebot an Stiften immer reichhaltiger. Auch wenn im Zweiten Weltkrieg Maschinen zur Herstellung von Lippenstiften zur Produktion von Patronenhülsen zweckentfremdet wurden, gab es neue Kreationen, die die Lippen-

oben Lippenstifte von Guerlain.
rechte Seite »Paris«-Rosa von Yves Saint Laurent, 1983/84.

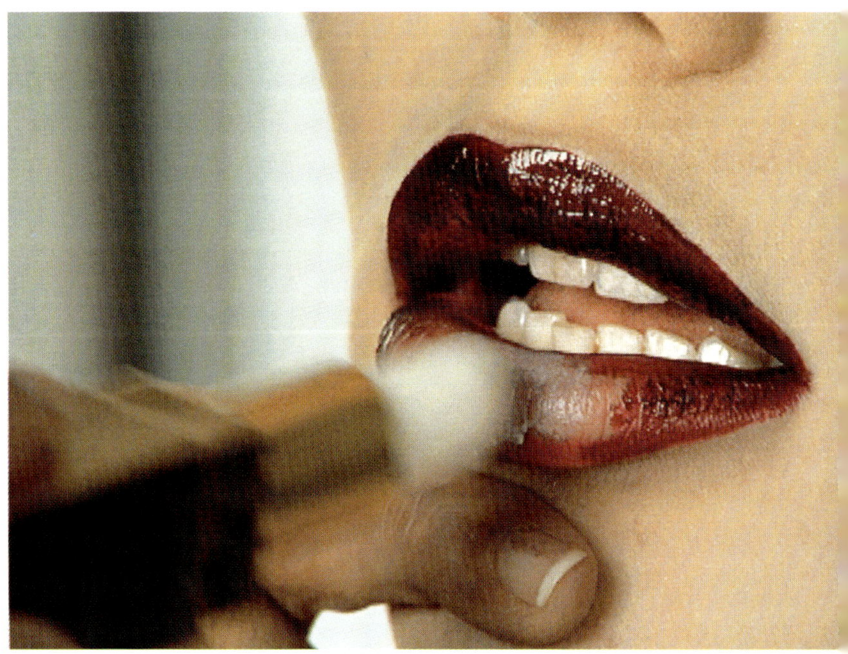

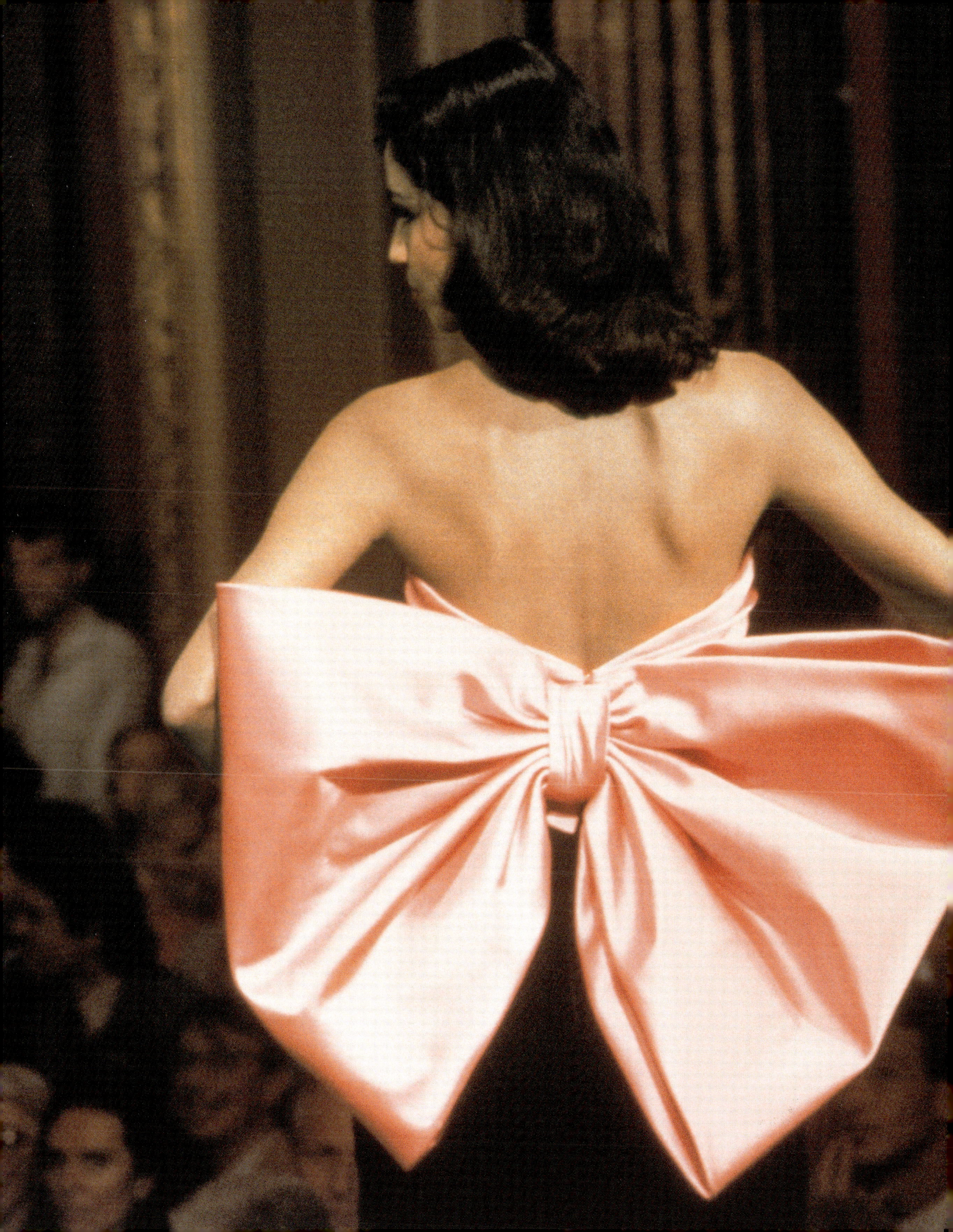

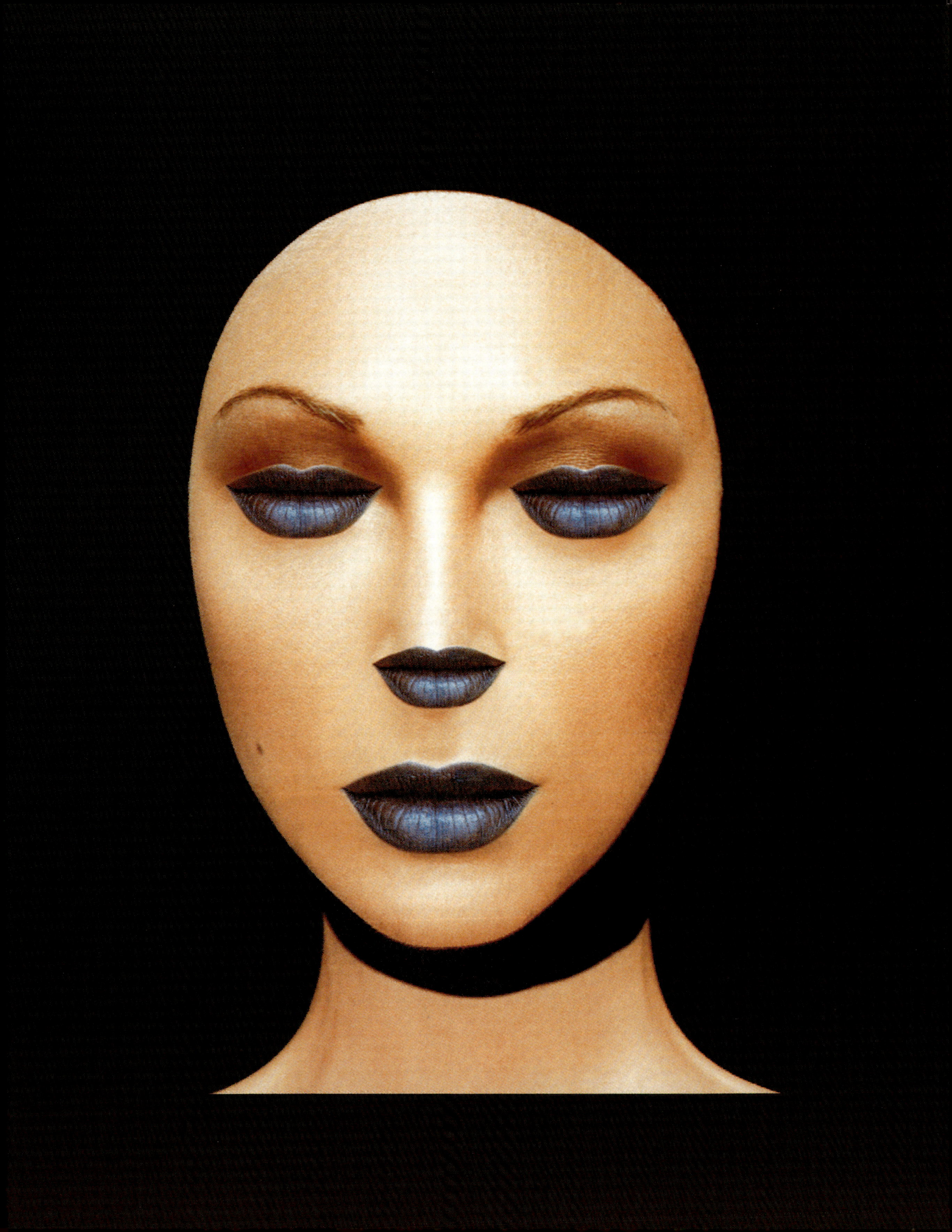

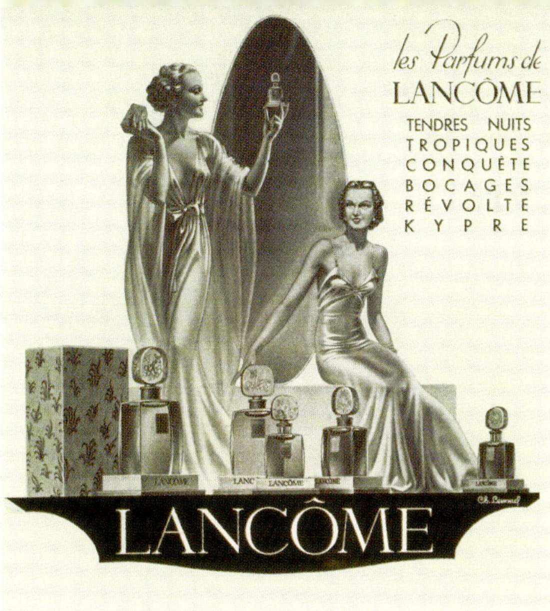

linke Seite Surrealistisch sind die Metallic-Reflexe der Kollektion *Chrysalide* (1998). Fred Farrugia, der »Magier« von Lancôme, ist der Erfinder dieses Morphing-Effekts.
oben Eine der ersten Anzeigen von Lancôme mit dem berühmten Flakon, der 1934 kreiert wurde.
oben rechts Flakon mit Perlen.
unten links Vergoldete Lippenstift-Etuis aus französischer Juwelierwerkstatt.
unten rechts Wappen der Firma Lancôme aus dem Jahr 1935.

stiftfarbe der Kleidung anpassten. Die in Amerika entwickelte Drehmechanik des Lippenstifts – also die Form, die wir heute kennen – kam erst im Jahre 1950 auch in Deutschland auf den Markt. Die neue Technik erhöhte die Nachfrage, löste aber nicht das Problem hoher Konzentrationen an giftigen Farbsubstanzen, wie Blei, Arsen oder Barium. Erst nach eindringlichen Warnungen aufgrund von Warentests verzichteten die Hersteller in den 70er Jahren des 20. Jahrhunderts auf den Zusatz gefährlicher schwermetallhaltiger Farbstoffe. 80 Prozent der Substanzen eines Lippenstiftes sind auch heute noch Öle, Fette und Wachse – das gilt für Chemieprodukte ebenso wie für »alternative« Naturkosmetik.

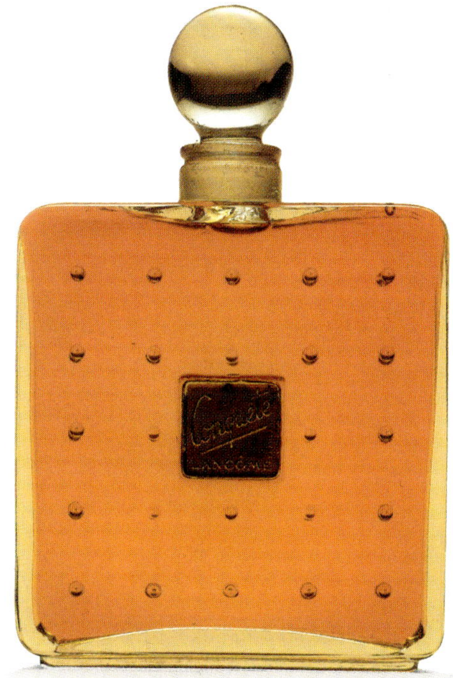

»Rote Lippen soll man küssen« heißt ein alter Schlagertext. Doch inzwischen sind die Objekte und Subjekte der Begierde nicht nur rot, sondern auch braun oder pink. Dazu kommt: Man (frau) küsst nicht nur, sondern wird auch geküsst. Übrigens nicht nur auf den Mund, wie schon der Dichter Franz Grillparzer zu differenzieren wusste:

Auf die Hände küßt die Achtung,
Freundschaft auf die off'ne Stirn.
Auf die Wangen Wohlgefallen,
Sel'ge Liebe auf den Mund;
Auf's geschlossene Aug' die Sehnsucht,
In die hohle Hand Verlangen,
Arm und Nacken die Begierde,
Alles weit're Raserei.

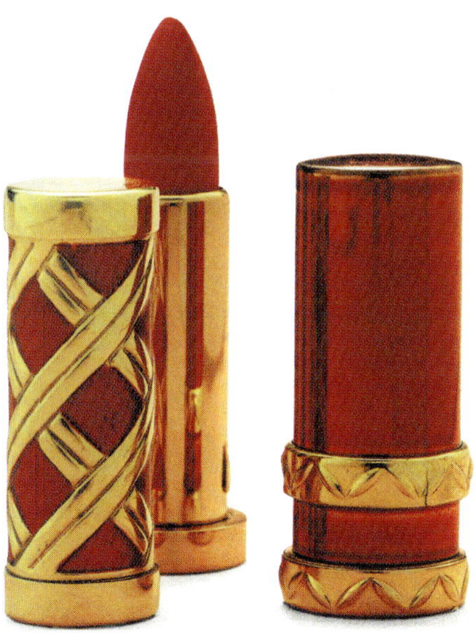

Pariser Dynastien

Zweifellos haben Hollywood und die Massenprodukte der amerikanischen Kosmetikindustrie auch in Europa die modernen Frauenbilder und Schönheitsideale entscheidend beeinflusst. Ihr Verdienst besteht vor allem in der »Demokratisierung« und Technikvereinfachung der Schönheitspflege. Die Makeup-Grundausrüstung ist heute für fast jeden Geldbeutel erschwinglich: Grundierung, Abdeckcreme, Transparentpuder, Rouge in verschiedenen Schattierungen, Augenbrauenstift, Lidschatten in unterschiedlicher Nuancierung, Eyeliner, Wimperntusche, Lippenstift, Pflegestifte und Schminkutensilien wie Spiegel, Grundierungsschwämmchen, Puderquaste, Rougepinsel, Pinzette, Augenbrauenbürstchen, Eyelinerpinsel, Wattestäbchen und Kosmetiktücher.

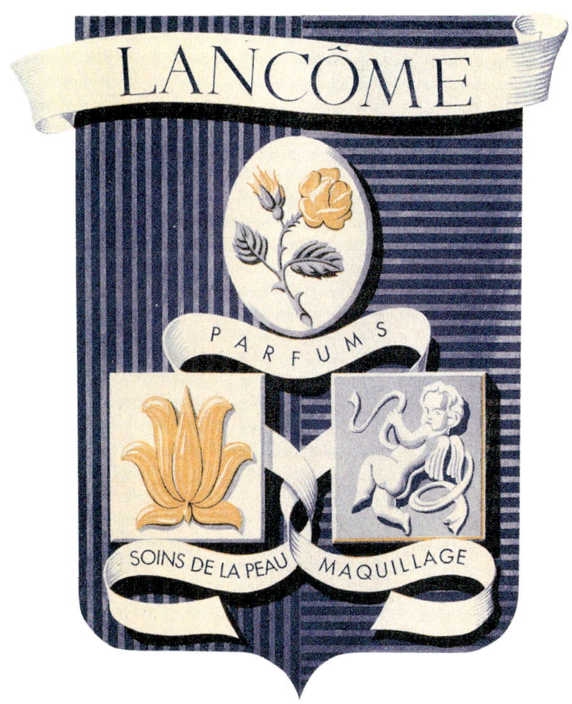

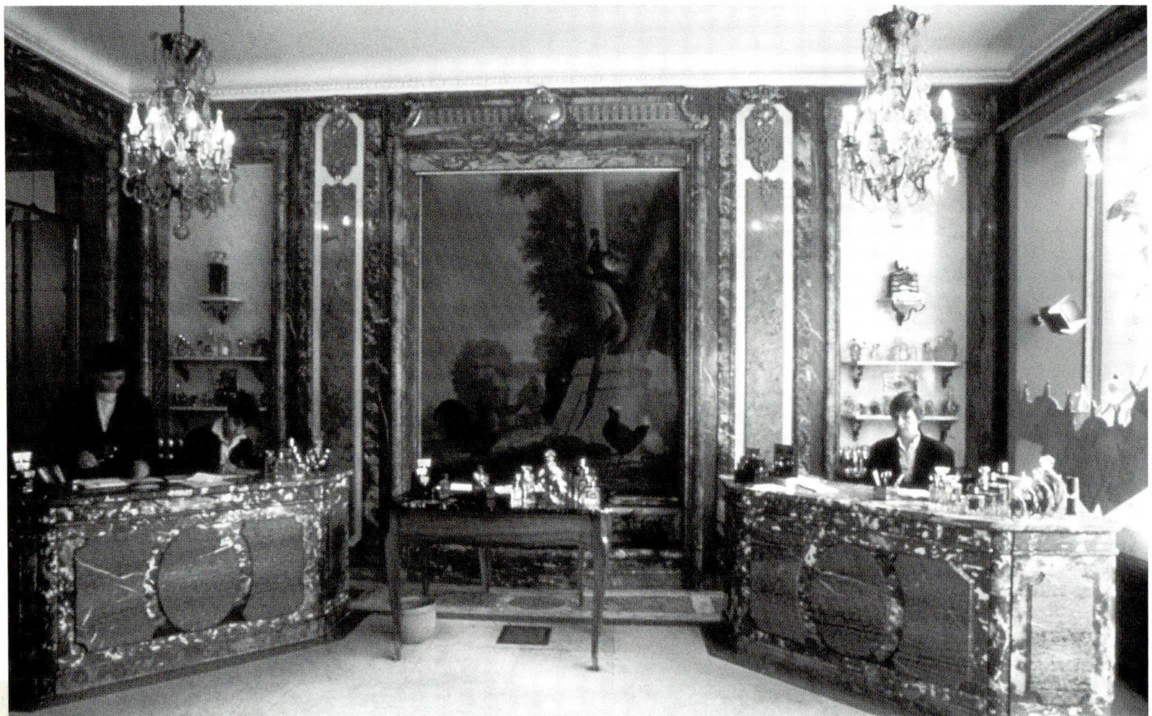

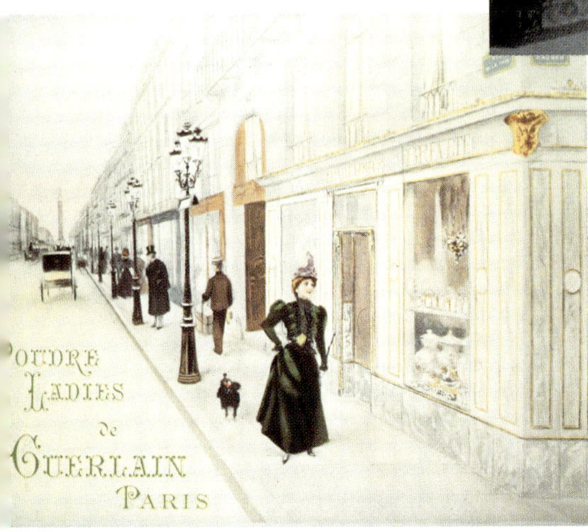

oben Guerlains »Tempel der Düfte«, auf der Avenue Champs-Elysees.
Mitte Altes Werbeplakat.
unten Verschiedene Düfte.
rechte Seite »Rubis sur l'Ongle«, Werbefeldzug im Jahr 1946 für roten Nagellack.

Doch in dem Maß, wie der »Beauty-Case« zum alltäglichen Makeup-Koffer wurde, zählte das Design nicht mehr. Die Verpackungsmaterialien bestehen zunehmend aus Kunststoff, und die Kosmetikartikel sind zu Wegwerfprodukten geworden. Doch es gibt sie noch (oder wieder) – die edlen Umhüllungen und das edle Design. Für diese Tradition stehen und werben vor allem die alten und neuen Dynastien in Paris – Häuser wie Lancôme, Guerlain oder Yves Saint-Laurent. Er habe Lancôme gegründet, erklärte Armand Petijean im Jahre 1935, »weil amerikanische Häuser die Kontrolle auf dem Gebiet der Schönheit übernommen haben und es notwendig war, dass sich ein französisches Haus neben die amerikanischen stellt«. Natürlich liebte der Franzose Armand Petijean die eleganten Frauen. Eine der ersten Anzeigen von Lancôme zeigt zwei Schönheiten, eine dunkelhaarig, die andere blond, in herrlichen Negligés vor dem ovalen Spiegel eines Frisiertisches. Die seidenen Kleidungsstücke gleiten die Körper entlang und lassen sie erahnen, ohne sie abzuzeichnen; die Haare sind gewellt, die Augenbrauen gezupft. Die blonde Frau hält in ihren Händen den wunderbaren Flakon »à la fleur de Jasmin«. Gegen die Wegwerfprodukte der Kosmetik setzte Petijean seine vergoldeten Lippenstiftetuis, die er in einem speziellen Juwelierwerk in der Nähe von Annecy herstellen ließ. Seit Jahrzehnten sind die Embleme für die drei Firmenzweige von Lancôme die gleichen geblieben: eine Rose für das Parfum, ein kleiner Engel für das Makeup und für die Pflege eine Lotusblume.

Wie sehr Symbolik und Design zum Kult geworden sind, spürt man in Paris vor allem, wenn man den Tempel der Düfte von Guerlain auf der Avenue des

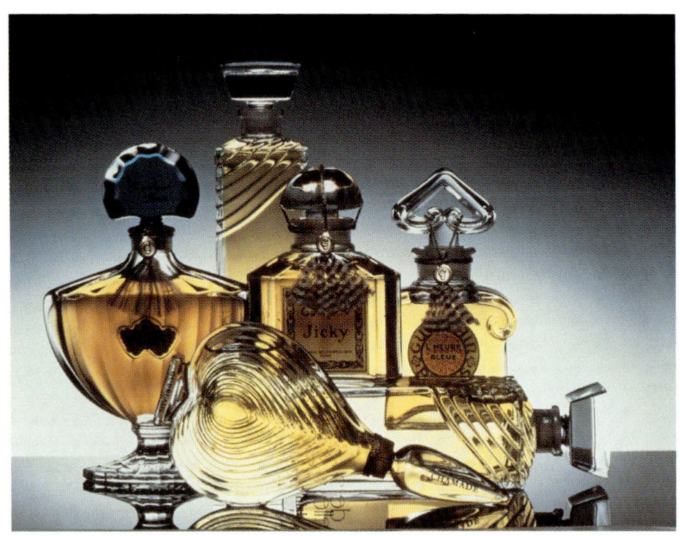

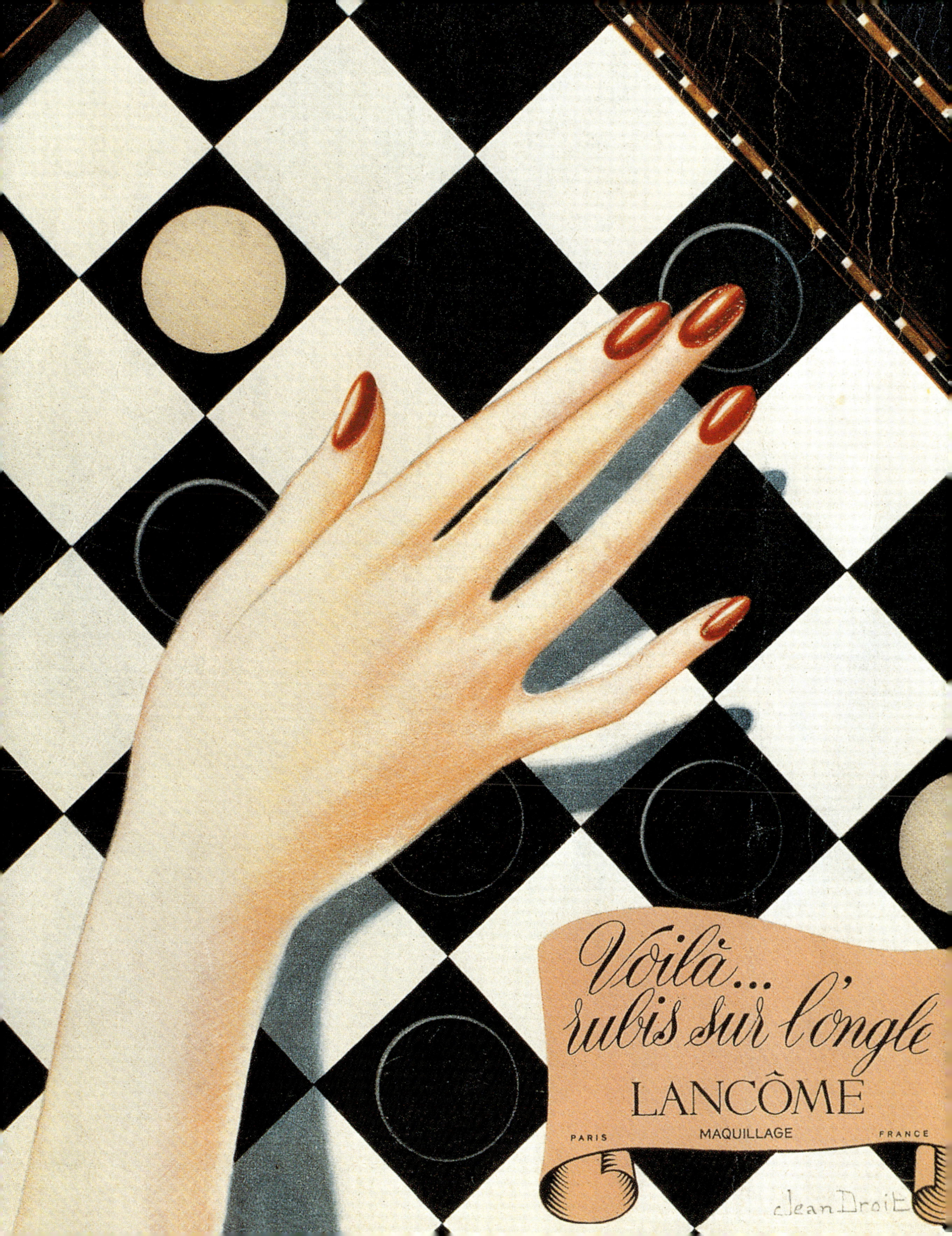
Voilà...
rubis sur l'ongle
LANCÔME
PARIS
MAQUILLAGE
FRANCE
Jean Droit

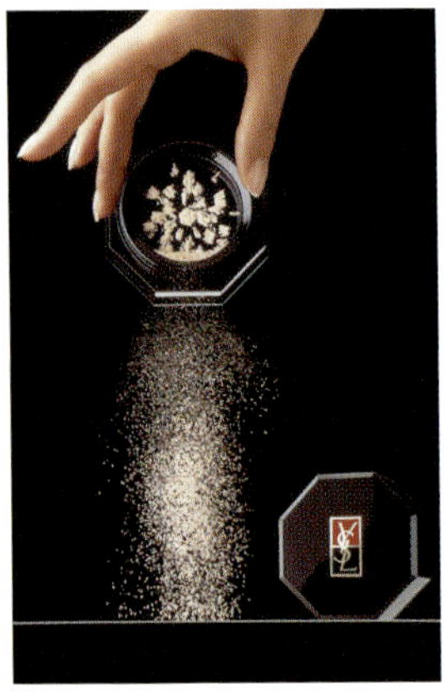

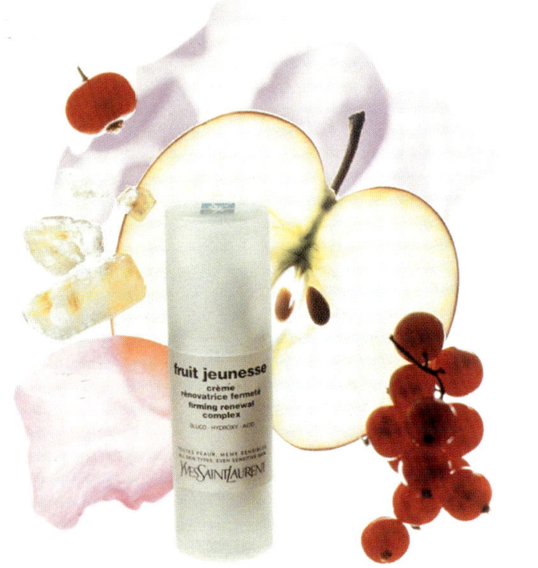

oben Puder, Yves Saint Laurent.
unten Yves Saint Laurent: Magier und Model.
rechte Seite »Beauty-Engel« über Paris.

Champs-Elysées betritt. Das Kulthaus der Flakons ist ebenso wie Lancôme zunächst durch die Kombination von Parfums und Kosmetikprodukten berühmt geworden. Bereits im Jahre 1828 eröffnete Pierre-François-Pascal Guerlain sein erstes Geschäft in der Rue de Rivoli, im Erdgeschoss des Hotel Meurice. Nach seinem Studium in England begann er, englische Produkte zu importieren, die im 19. Jahrhundert groß in Mode waren. Doch bald stellte er in einer kleinen Fabrik an der Ecke der Avenue Kléber und der Place de l´Etoile seine eigenen Aromen her: Eaux de toilette, wie zum Beispiel »Senteur des Champs« oder »Esprit des Fleurs«, Seifen, Pomaden und Cremes in allen Variationen. Gegen Ende des 19. Jahrhunderts umfasste die Produktpalette bereits Lotionen, Körpermilch, Puder und Körpercremes, die den Teint schützten und verschönerten, reinigten, bleichten und sanfter machten. Es gab ein Mandelöl und ein Gesichtswasser mit dem Namen »May Preserve«, das an einen alten ländlichen Brauch erinnern sollte, bei dem sich Mädchen im Morgengrauen des ersten Mai im Tau wälzten, um einen rosigen Teint zu erhalten. In jenen Tagen gab es noch keine Massenproduktion, weil jeder Kunde etwas Individuelles und Besonderes wünschte. Guerlain wurde nicht nur Hoflieferant von Napoleon III. oder Fürstlichkeiten wie der Herzogin von Württemberg und Ihre Majestät Königin Louise Marie von Belgien – er kreierte auch eine Spezial-Duftlotion für den berühmten Schriftsteller Honoré de Balzac. Einige der ursprünglichen Produkte sind auch heute noch, nach fünf Generationen des Familienunternehmens, im Handel. Natürlich besitzen die Parfums in dieser Geschichte einen besonderen Stellenwert. Second Empire, Belle Époque, Années Folles, Nachkriegszeit und Gegenwart – 321 Düfte sind Zeugen einer bewegten Vergangenheit. Seit 1904 vertraut Guerlain die Herstellung der meisten seiner Parfumflakons der Kristallkunst des Hauses Baccarat an. 1922 kreierte Lalique das Kunstwerk »Bouquet de Faunes«, und 1970 begann der Bildhauer Robert Granai seine Karriere bei Guerlain. Die Flakonkreation hat nicht immer direkt mit dem Duft zu tun. Da die Formulierung des Duftes geheim bleibt, arbeiten beide Kreateure – der des Duftes und der des Flakons – parallel. Das Vorbild für einen seiner letzten Entwürfe entdeckte Granai zufällig im Museum Guimet: die Silhouette einer Khmer-Tänzerin.

Yves Saint-Laurent kreierte bereits 1964 sein erstes Damenparfum, »Y«. Später eröffnete er in Paris auch einen mondänen Kosmetiksalon, doch seinen Weltruhm begründete er vor allem als Magier der Mode. Er war das Wunderkind der Branche – mit neunzehn Jahren Kronprinz bei Christian Dior, mit einundzwanzig Jahren dessen Nachfolger, mit fünfundzwanzig Jahren sein eigener Herr ... und heute ist er seine eigene Legende. Er regiert unangefochten ein Imperium, das seit mehr als drei Jahrzehnten Träume von Luxus, Verführung und bizarrem Lebenstil wahr macht. 1936 im algerischen Oran geboren – einer »Weltstadt mit Kaufleuten von überallher, glitzernd wie ein Mosaik aus tausend Farben unter der ruhigen Sonne Nordafrikas«, wie es in seinen Erinnerungen heißt –, wurde Yves Saint-Laurent empfänglich für die Wunder und Schönheiten des Ori-

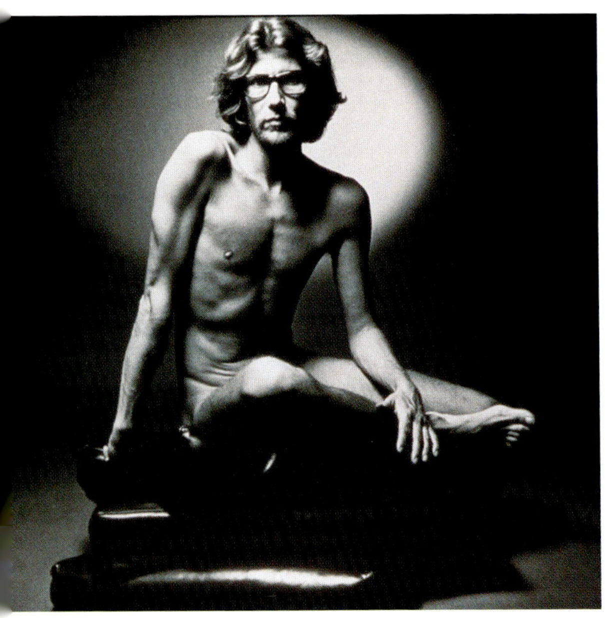

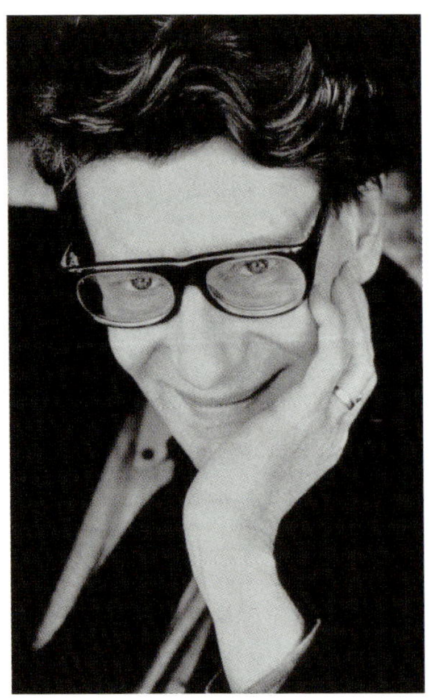

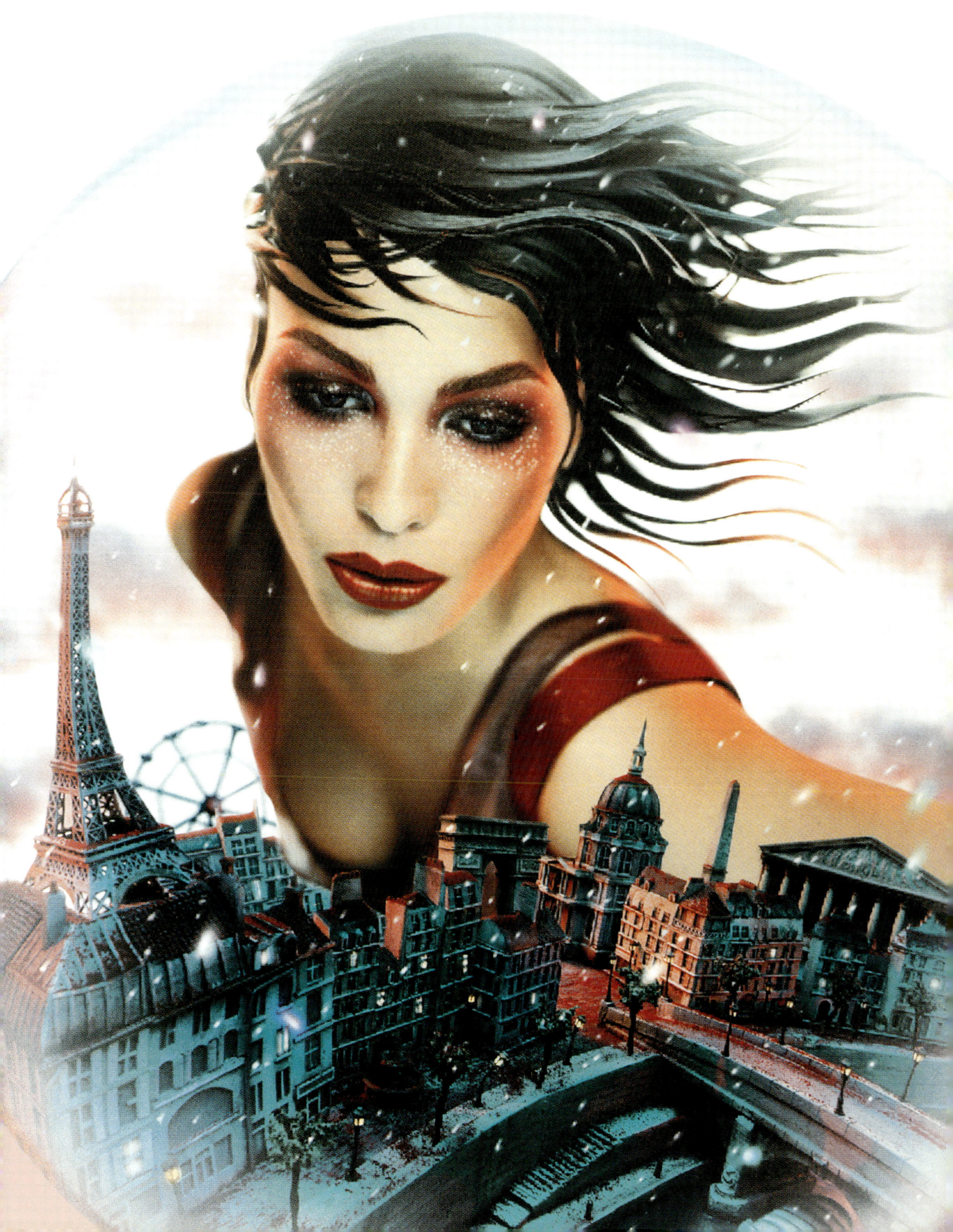

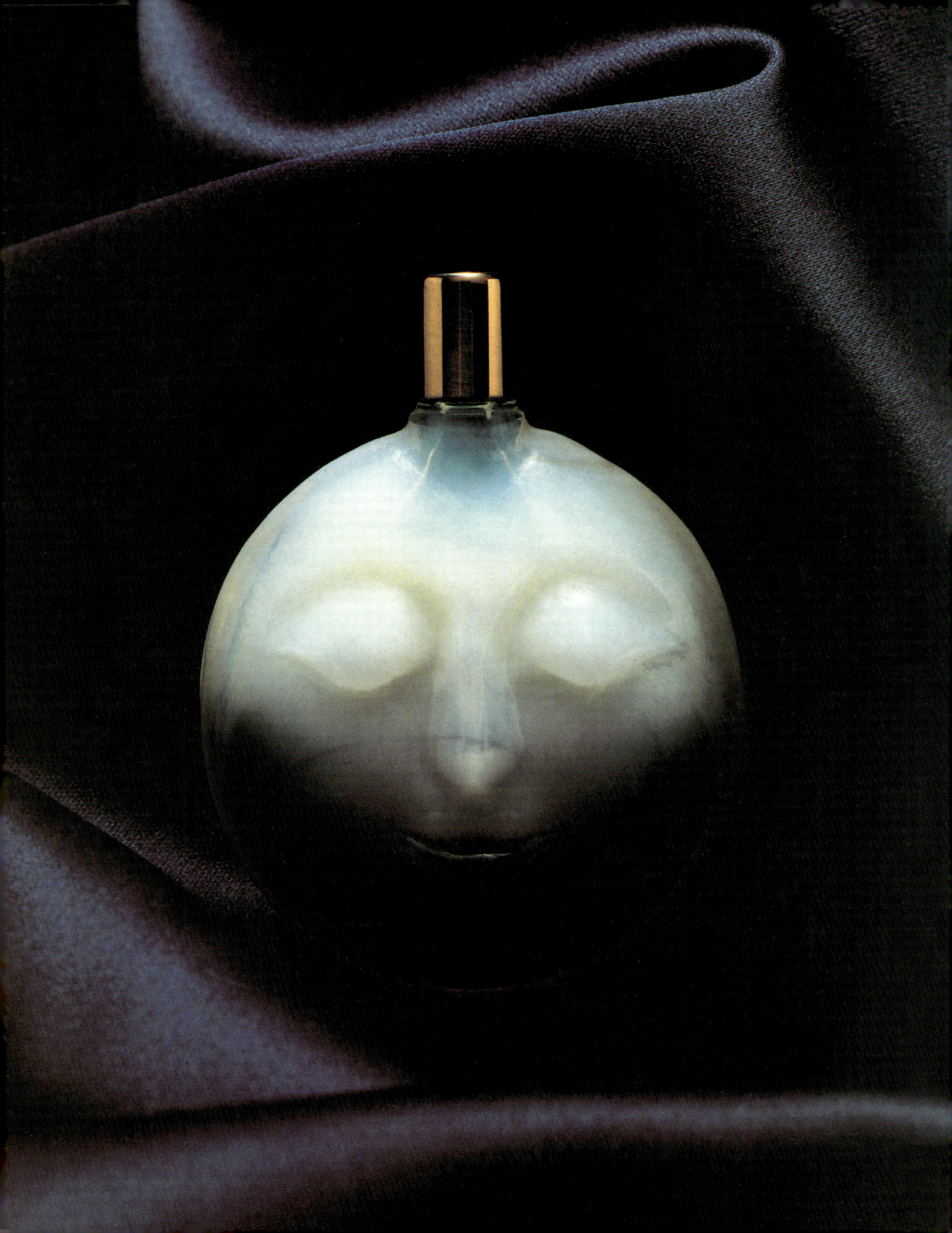

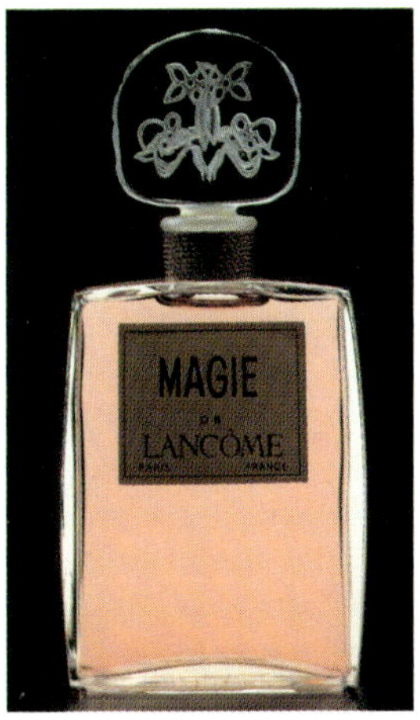

linke Seite Der Mondflakon von Lancôme. Entworfen 1959, zur Feier von Sputnik, dem ersten künstlichen Erdsatelliten.
links und oben verschiedene Parfumflakons von Lancôme.
oben rechts »Le rouge baiser«, Plakat von René Gruau aus den 50er Jahren.
unten Rosa Satinsofa von Salvador Dali, inspiriert von den Lippen der Schauspielerin Mae West.

ents. Im Alter von siebzehn Jahren siedelte er nach Paris über und entwickelte zielstrebig seine künstlerischen Talente, ging seinen Weg vom Jünger zum Meister der Haute Couture. Mode hat immer mit Selbstdarstellung zu tun und speziell mit der Darstellung der eigenen Person. Begleitet von positiver und negativer Resonanz, »von augenzwinkernder Zustimmung und geheimer Komplizenschaft mit den Frauen« – so der Weggefährte Pierre Bergé –, hat Yves Saint-Laurent sein Werk als Künstler der Schönheit geschaffen. Die Kollektionen demonstrieren anschaulich, dass Yves Saint-Laurent ein Kolorist ist, dessen Kreativität in die Grenzbereiche zur Malerei führt. Doch wenn er sich von Mondrian, Picasso, Braque oder Warhol hat inspirieren lassen, dann handelte es sich nicht um Kopien, sondern um eine eigene Kunstsprache. So ist sein Stil unverwechselbar auch in seinen zahlreichen Bühnenbildern und Kostümen für Film und Theater, etwa für Claudia Cardinale, Sophia Loren, Cathérine Deneuve, Anni Duperey oder Madeleine Renaud.

Yves Saint-Laurent war und ist eine internationale Erscheinung, nicht nur in der westlichen Welt. Er durchbrach auch ideologische und ästhetische Grenzen in den Ost-West-Beziehungen. Schon vor dem Fall des »Eisernen Vorhanges« fungierte er als Botschafter für Frankreichs Mode und Düfte in östlichen Ländern. Mitte der achtziger Jahre des 20. Jahrhunderts zum Beispiel hatte er große Ausstellungen in der Moskauer Tretjakow-Galerie und im Leningrader Eremitage-Museum. Yves Saint-Laurents Design und seine Farben fanden auch kreative Widerspiegelungen im »Bolshevique Chic« des russischen Modezaren Wjatscheslaw Saizew. 1987 übernahm er sogar die Funktion eines Regierungsberaters für die Volksrepublik China.

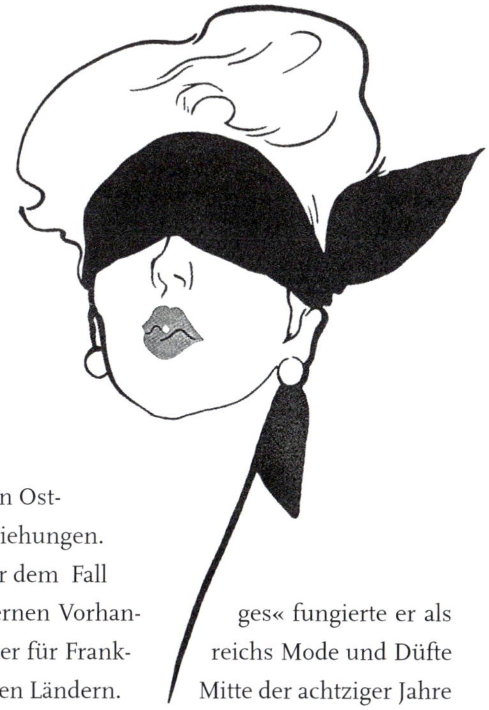

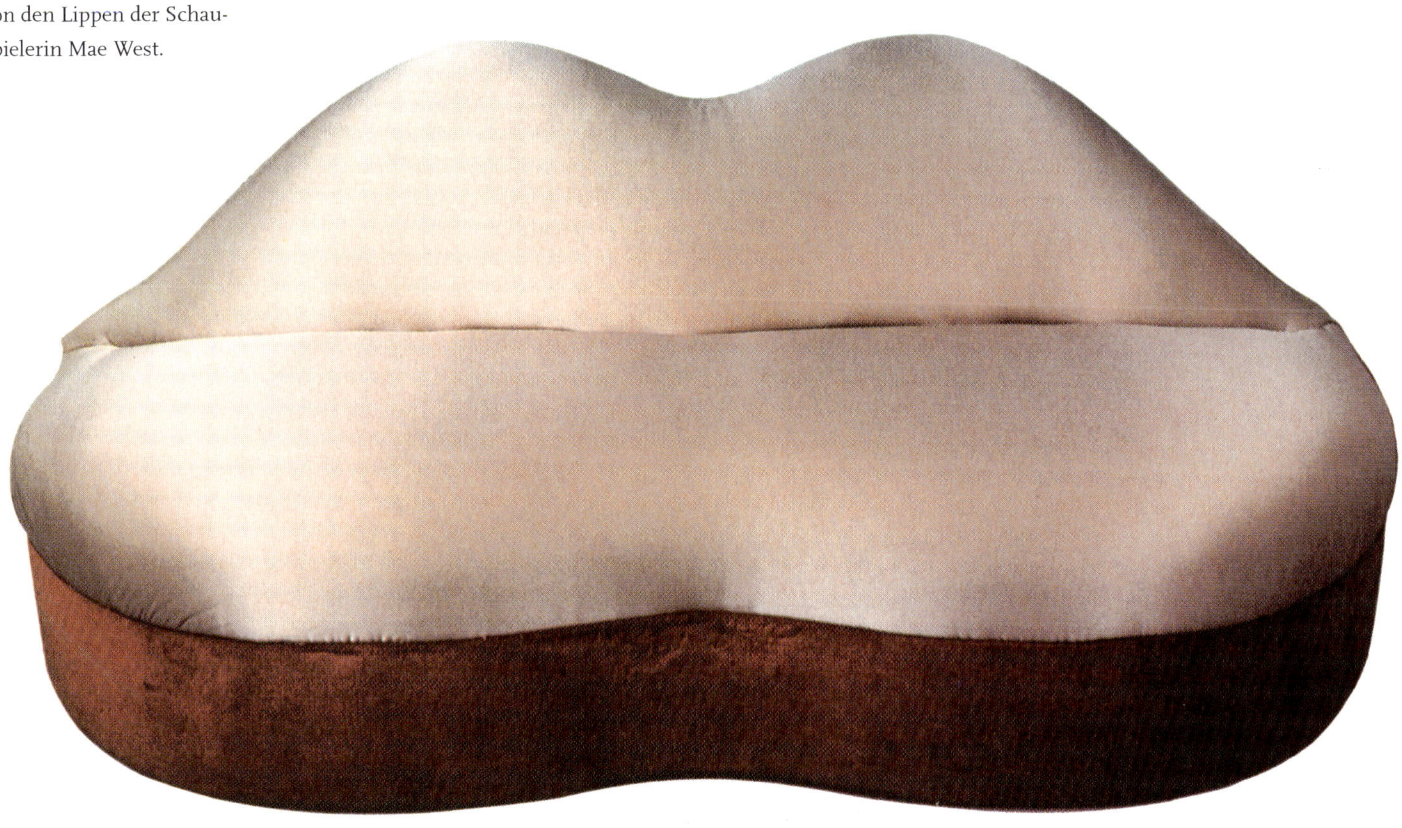

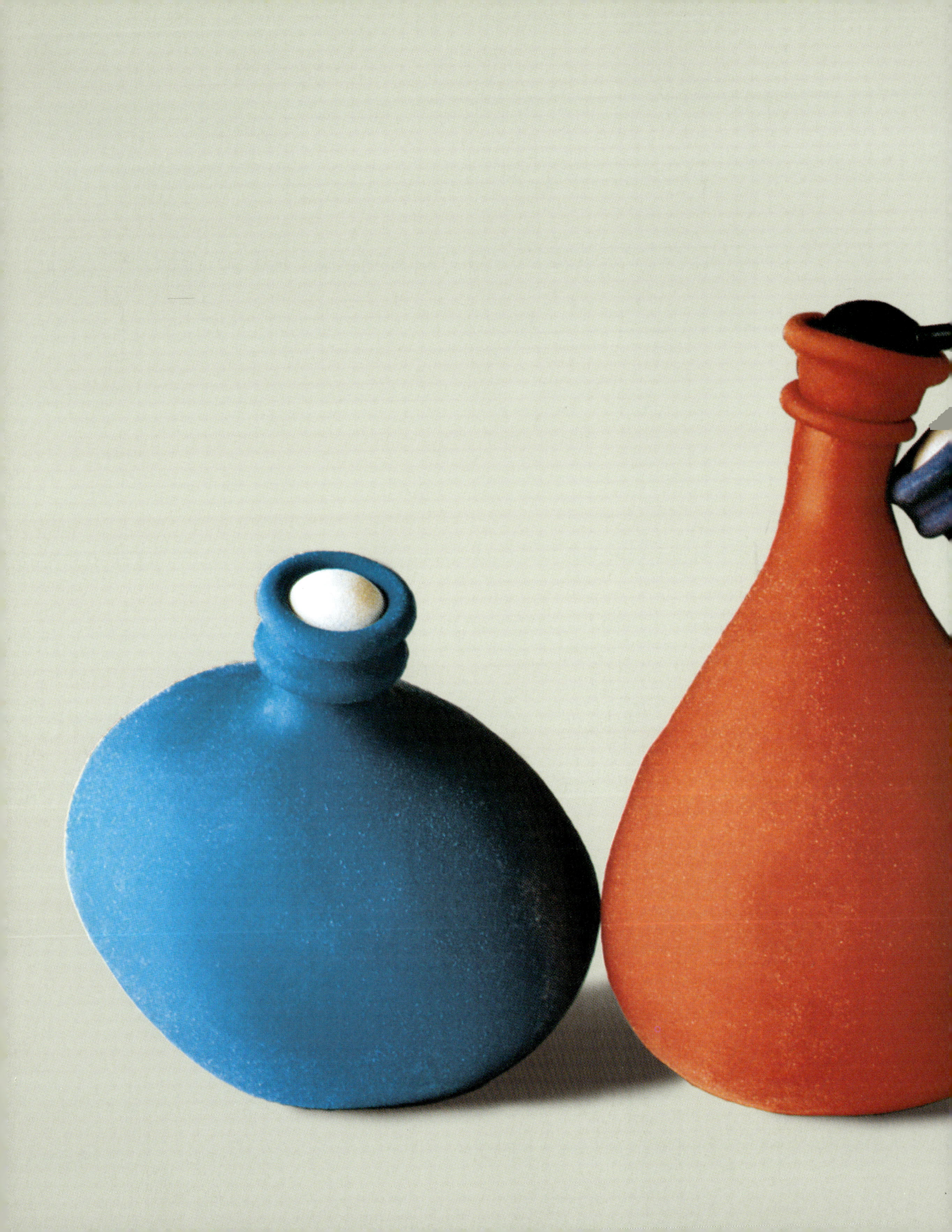

Aufbruch ins neue Jahrtausend

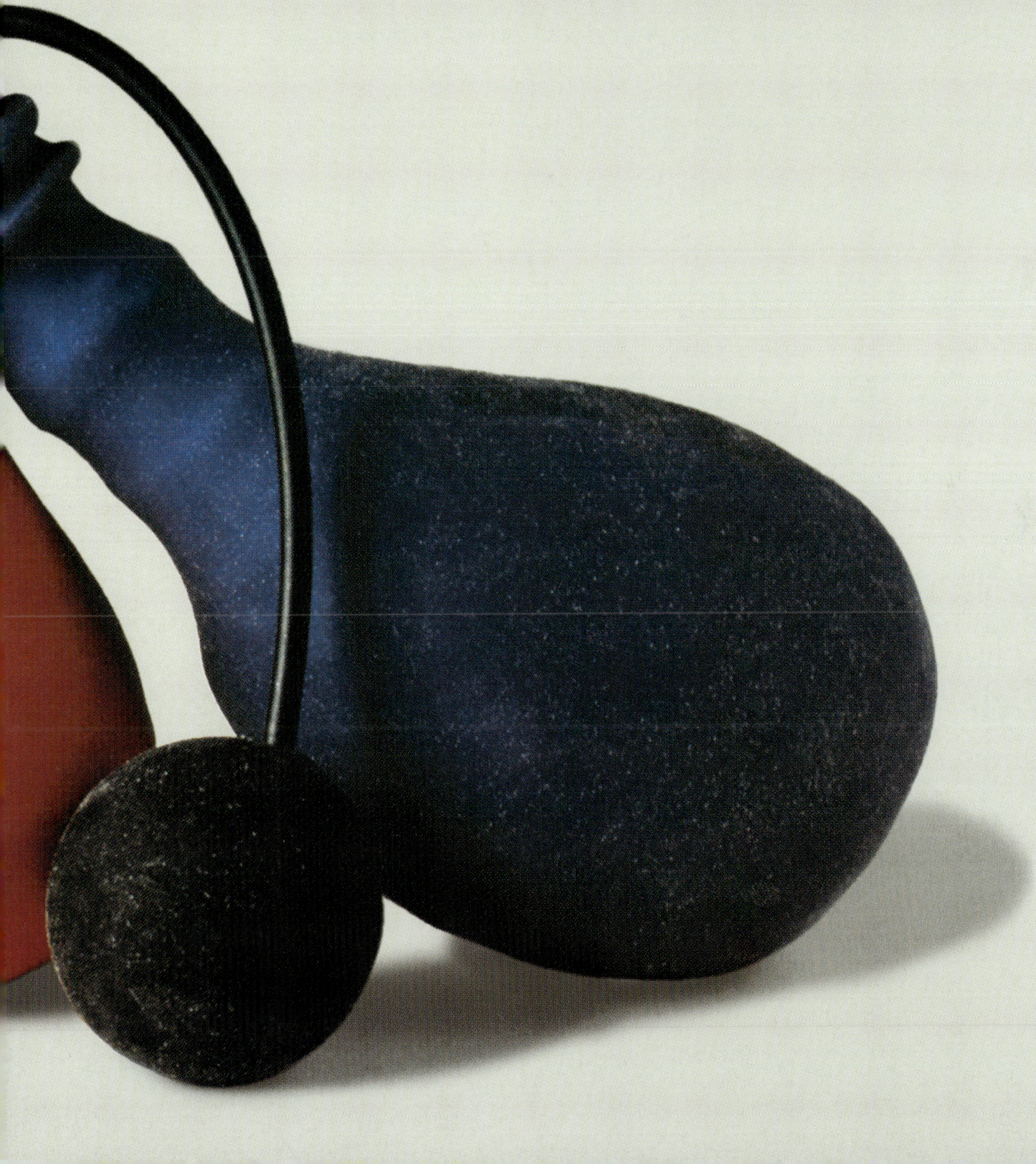

Forever young?

Klonphantasien trieben schon vor dem Wechsel ins neue Millennium Blüten. Man wollte nicht nur Schafe klonen, sondern sogar ein Mammut – und nach den Tierexperimenten natürlich auch schöne und kluge Menschen. Wissenschaftler betonen meist ihre ethischen Bedenken, sind aber oft überzeugt, dass es zum Menschenklonen kommen werde; Wirtschaftsunternehmen wittern das ganz große Geschäft, denn für nichts sind die Menschen mehr zu geben bereit als für die Verlängerung ihres Lebens – und die Konservierung ihrer Jugend. Die ewige Schönheit aus der Retorte wird fürs Erste Illusion bleiben. Dafür hat der Einsatz des Beauty-Messers Konjunktur. Die Schönheitschirurgie ist längst kein amerikanisches Phänomen mehr. Die Zahl der Operationen liegt in Deutschland nach unterschiedlichen Statistiken irgendwo zwischen 300 000 und 800 000 im Jahr. Es sind nicht nur Filmstars, Politiker und Banker, die sich liften lassen, sondern auch Büroangestellte und Verkäuferinnen. Einige sparen regelrecht auf die Operation. Fettabsaugen kostet in der Regel 5000 Mark, während der Preis für ein so genanntes Voll-Lifting bei 15 000 Mark beginnt. Auf dem Programm der »ästhetischen Medizin« stehen unter anderem: Brustverkleinerungen und -vergrößerungen, Gesichtsstraffung, Lippenaufbau, Augenlidkorrekturen, Faltenbeseitigung und Haarentfernung. Männer sind als Schönheitspatienten immer noch eine Minderheit, etwa ein Drittel – aber mit ansteigender Tendenz. Zumindest die letzten Jahrhunderte definierten ihre Schönheitsideale fast ausschließlich für Frauen. Erst in jüngster Zeit wird in den Medien auch mit Bildern schöner Männer geworben, an denen sich immer häufiger – meist jüngere – Männer orientieren. In zunehmendem Maß sind sie bereit, sich aktiv um ihr Aussehen zu kümmern, sich zu stylen und zu stählen und auch den Gang zum Schönheitschirurgen anzutreten.

Erscheint der Nachholbedarf des »starken« Geschlechts in Sachen Schönheit verständlich, so gibt es einen anderen Trend, der erschreckend ist. Immer mehr Kinder und Jugendliche möchten ihrem Wunschbild durch eine Operation näher kommen. Ihre Vorbilder sind Stars wie Brad Pitt, Pamela Anderson, Britney Spears oder David Beckham. Britney Spears ließ sich mit 17 Jahren ihre Brüste vergrößern. Jugendwahn und Altersangst verbreiten sich wie eine ansteckende Krank-

rechts Werden nach den Tierexperimenten auch Menschen geklont? *vorhergehende Seiten* Wiederbefüllbare Kautschukballons der Firma Schwarzkopf, 1992.

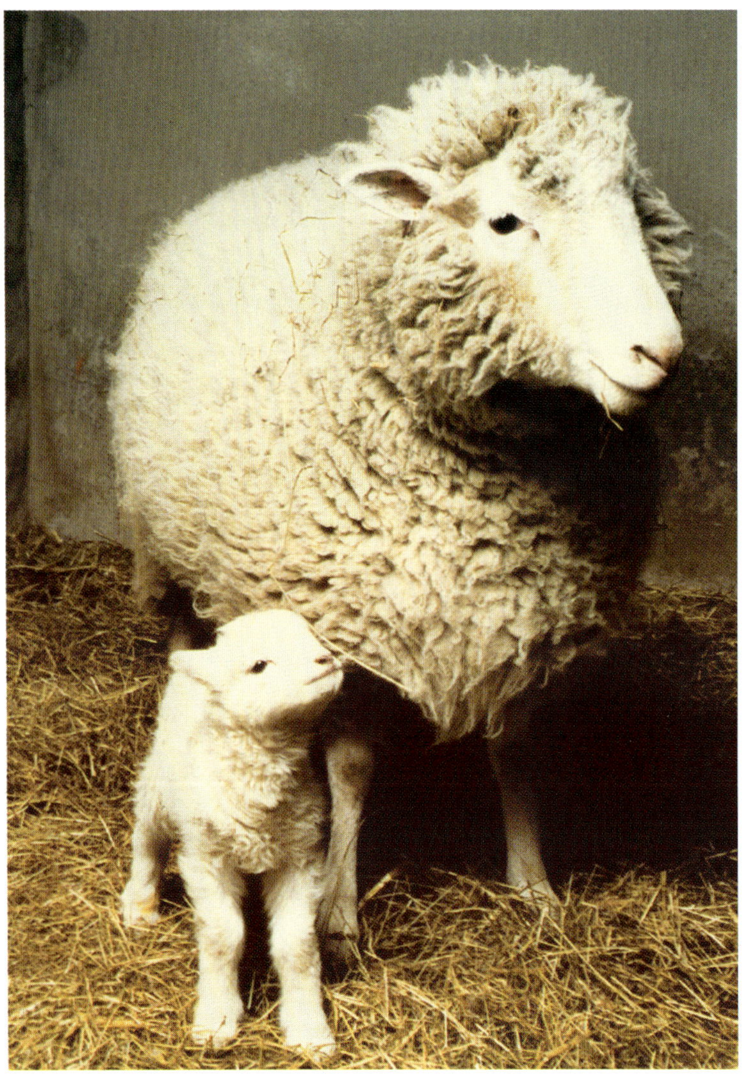

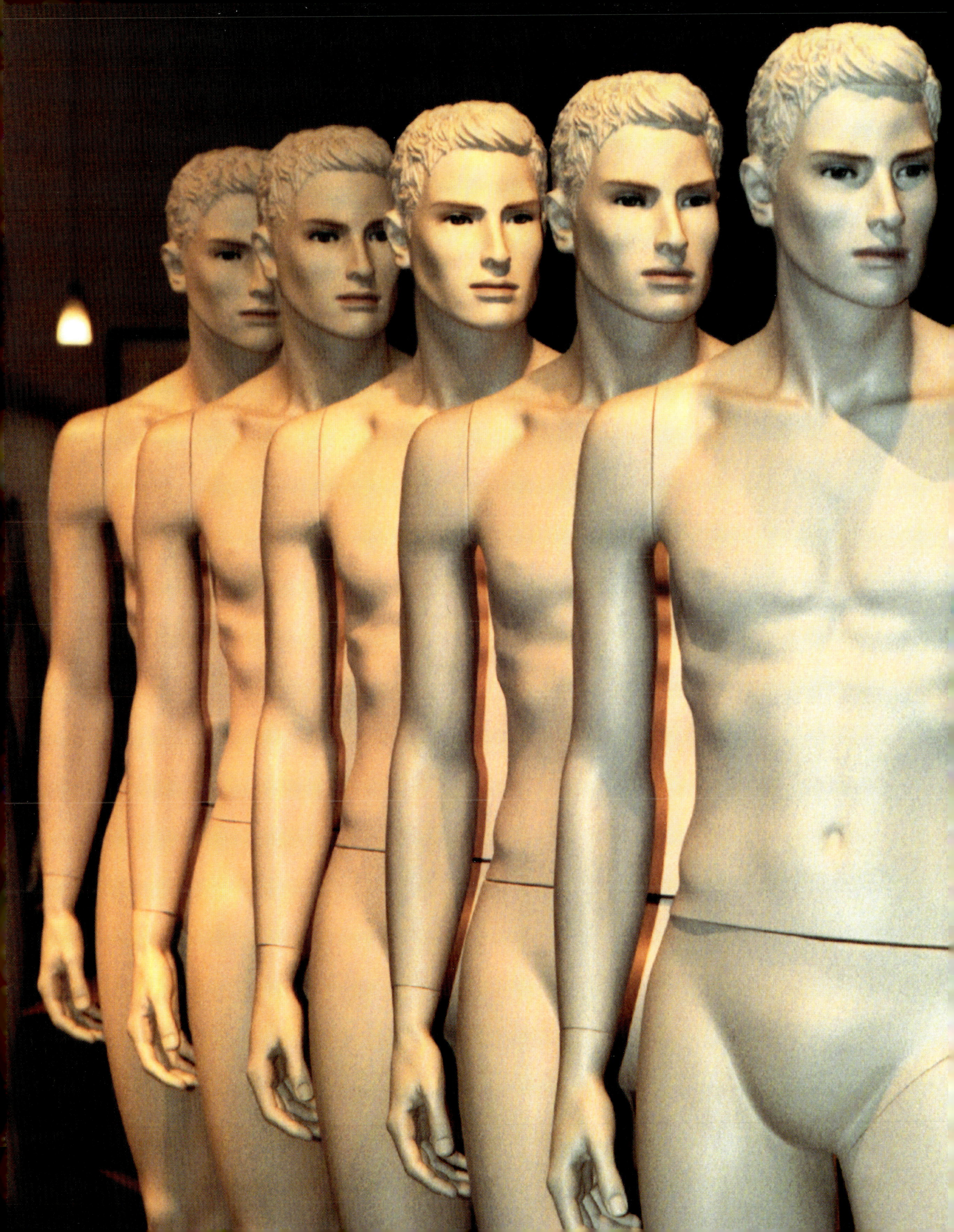

heit. Man pfuscht der Natur ins Handwerk und kämpft mit Pillen gegen Übergewicht oder Hautalterung, legt sich unters Messer und betreibt eine Rundumerneuerung durch »Anti-Aging-Therapy«. Denn Jugend bedeutet Attraktivität, Sex und Ausstrahlung. Für die alten Griechen lautete das Ziel eines erfüllten Lebens: in jugendlicher Blüte sterben – aber so spät wie möglich. Was damals unerreichbar war, erscheint heute möglich. Also: forever young? Laut Werbung und Industrie: No problem.

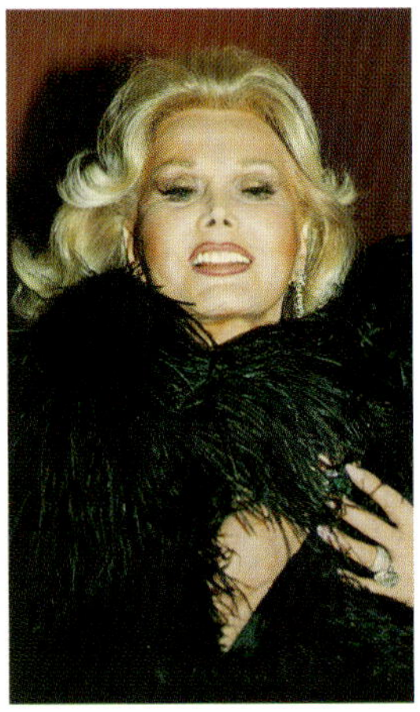

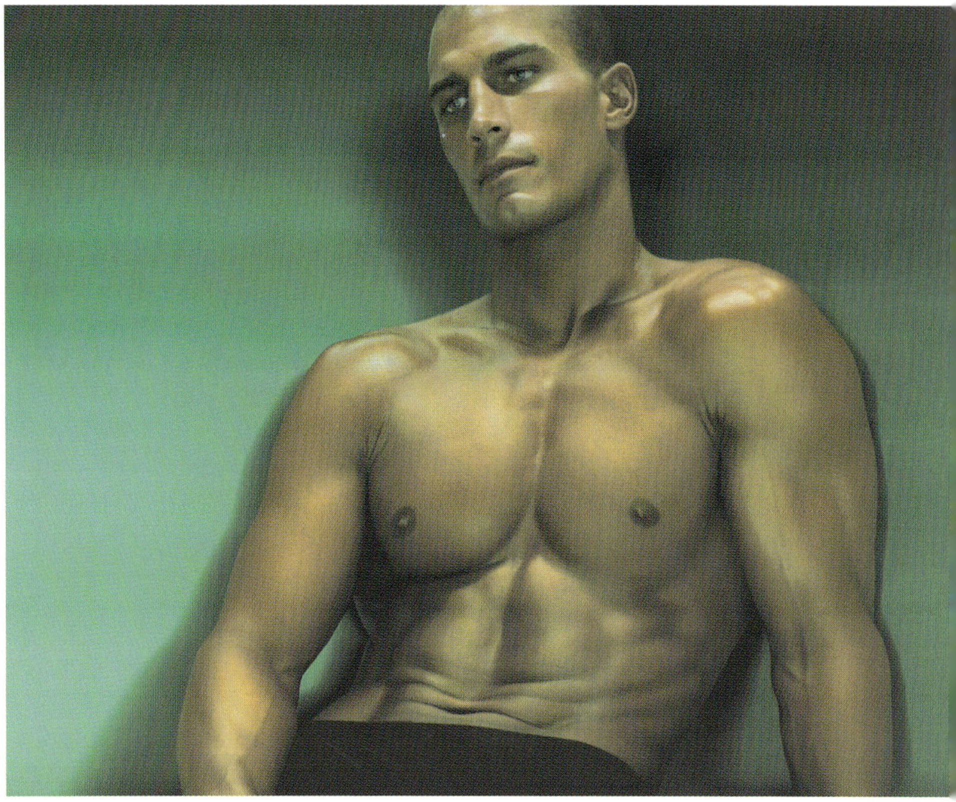

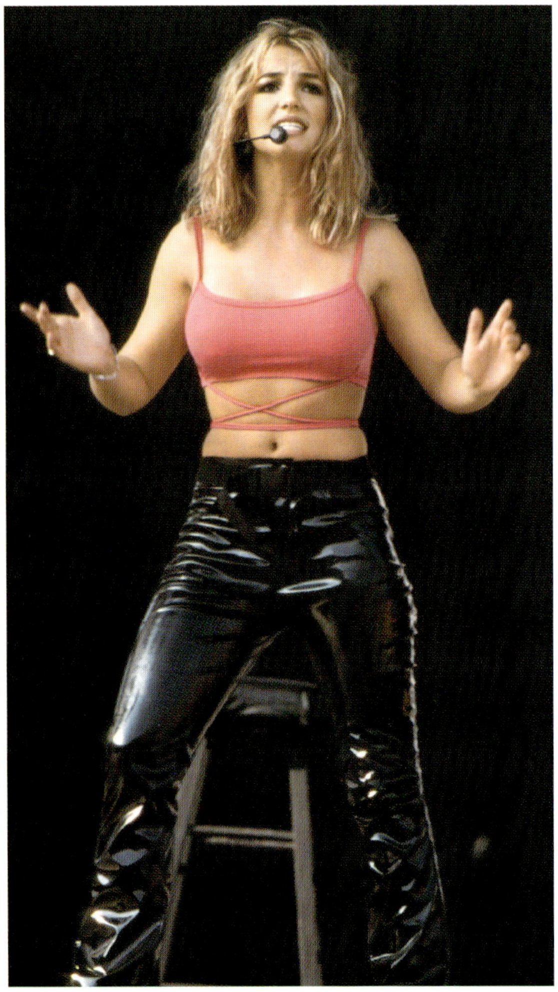

oben links Wer im Trend sein will, versucht wenigstens sich jung zu stellen. Zsa Zsa Gabor hütet daher streng ihr Geheimnis, ob sie erst 71 oder doch schon 81 Jahre alt ist.
oben rechts Yves Saint Laurents »Kouros-Mann«.
unten Immer mehr Jugendliche wollen aussehen wie ihre Schönheitsidole und legen sich dafür wie sie unter das Messer, hier: Britney Spears.

Die Wurzeln der Punk-Kultur

Jugendkult bedeutet aber nicht nur Orientierung an Werbung, sondern vor allem auch Selbstinszenierung. Und Selbstinszenierung war und ist gleichbedeutend mit Körperkult und Farbenfreude. Ein neues Zeitalter begann bereits mit den Provokationen der »Punker«. Blutrot geschminkt, Kettchen im Ohr, Perücken auf dem Kopf, so wollten und wollen sie die Gesellschaft schockieren. Das Gesicht, das bei haarigeren oder gefiederten Lebewesen meist schon attraktiv eingefärbt, geschmückt, verziert, getarnt oder maskiert ist, ist beim Menschen nackt und schutzlos geblieben. Obwohl es sich als Bemalungsfläche geradezu anbietet, waren die Punks und ähnliche Gruppierungen in unseren aufgeklärten Zeiten die Ersten, die wieder entdeckten, was sich mittels Farbe und Einfallsreichtum mit dem Gesicht alles anstellen lässt. Bewusst verdecken sie »Schönes«, setzen Asymmetrien, verfremden »Natürliches« und scheuen keine Provokation, um die von der Kosmetikindustrie so erfolgreich propagierte Ebenmäßigkeit und Harmonie aus den Fugen zu bringen. Die Punks mit ihren grünen und violetten Stachelfrisuren, mit schwarzen Zacken um die Augen und blauen Lippen, mit durchbohrten Wangen und Nasenflügeln, näherten sich zunächst spontan und unreflektiert den Praktiken sogenannter unzivilisierter Völkergruppen, deren Gesichts- und Körperbemalungen ebenfalls nicht den Zweck haben, ein stereotypes Schönheitsideal zu kopieren, sondern uralten Rollenspielen und magischen Praktiken folgen. Allerdings sind die Punks – oder das, was von ihnen übrig geblieben ist – längst aus ihrer ursprünglichen Protest- und Bürgerschreckhaltung wieder in ein ritualisiertes und in seiner ganzen Groteskheit konsumierbares Modespiel zurückgefallen.

Deshalb wollen wir noch ein wenig bei den Ursprüngen verweilen. Die Körperbemalung der »primitiven« Kulturen gehört zu den ältesten künstlerischen Äußerungen der Menschheit. Schon 20 000 Jahre vor unserer Zeitrechnung wurde im afrikanischen Swasiland ockergefärbter Roteisenstein abgebaut und als Körperfarbe benutzt. Der Trieb, zu gestalten, die Natur nachahmend zu verbessern und damit am eigenen Leibe zu beginnen, scheint dem Menschen eigentümlich zu sein. Er setzt Zeichen und Farben auf das, was die Natur ihm als Bildträger zur Verfügung stellt: Felsen, Erde, den menschlichen Körper. Jeder Einzelne in der Stammesgemeinschaft ist fähig, das menschliche Gesicht, den Körper in ein Bild zu verwandeln. Und stets war die Körperbemalung eine zeremonielle Handlung. Von den Nuba berichtet Leni Riefenstahl:

»Bevor die Nuba sich bemalen, waschen sie sich gründlich. Haare werden von Gesicht und Körper entfernt, weil auf ihnen die Farbe nicht haftet. Dann werden Körper und Gesicht eingeölt, da die Farben nur auf eingeölter Haut halten. Das müssen sie sehr sorgfältig tun, denn zuviel Öl würde die Farben verschmieren.« Nach dem Auftragen einer Grundierung erfolgt die eigentliche Bemalung: Die Nuba verwenden dafür hölzerne Stäbchen, aber auch Stempel aus Leder oder Holz, mit deren Hilfe sie den Körper regelrecht bedrucken. Die Farben gewinnen sie aus Steinen, Muscheln und Erden. »Nur das Blau, das sie erst seit einigen Jahren verwenden, erhalten sie von den arabischen Händlern; ebenso die Spiegel, die schon viele von ihnen haben. Bevor sie die besaßen, haben sich Freunde gegenseitig bemalt, was sie auch heute noch tun, wenn sie Zeichnungen auf den Rücken machen.«

Die uralte Kunst der Körperbemalung ist in jüngster Zeit als »Bodypainting« auch bei uns wieder lebendig geworden.

unten Nina Hagen in ihrer typischen Aufmachung.

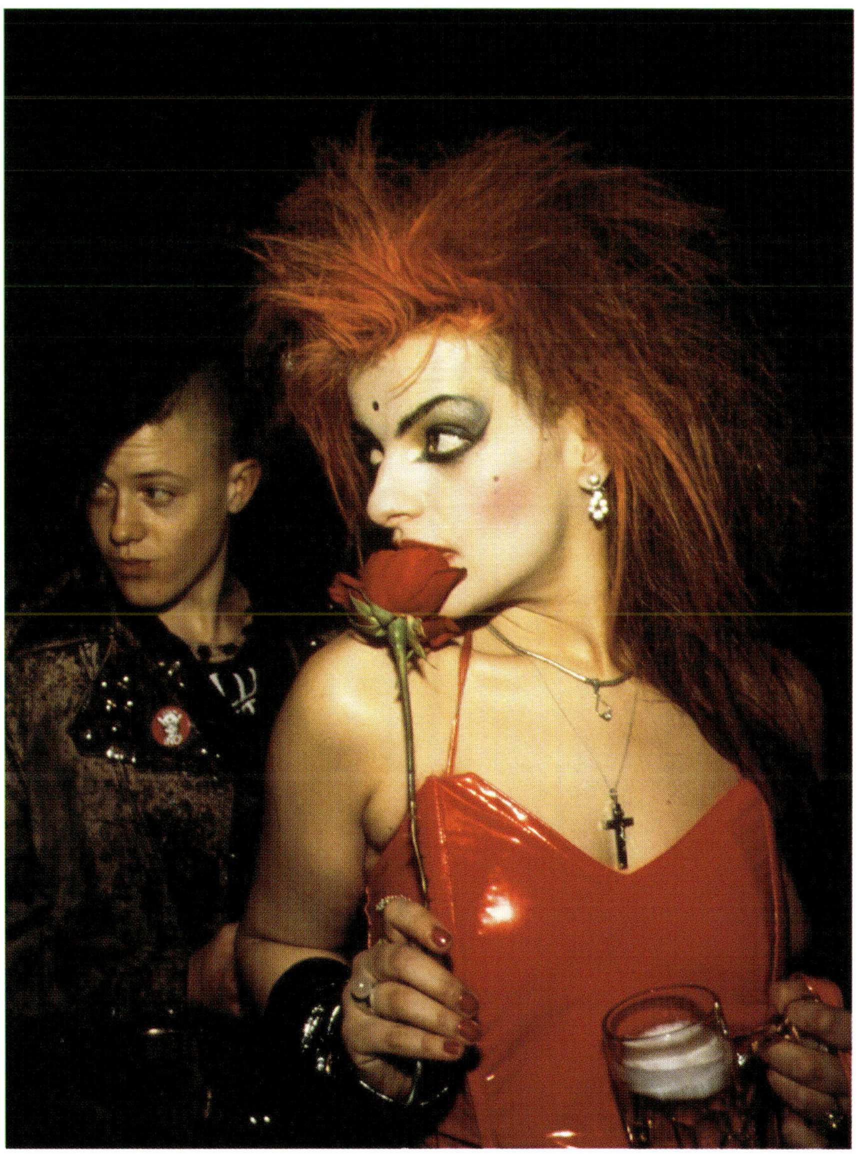

Bodypainting wird salonfähig

Spätestens seit sich die Hollywood-Schauspielerin Demi Moore 1992 nackt, nur mit Farbe »angezogen«, auf dem Titelbild der Zeitschrift *Vanity Fair* zeigte, ist Bodypainting in aller Munde. Körperbemalung liegt im westlichen Teil der Welt im Trend und gewinnt auch in der Kunst- und Kulturszene an Bedeutung: in Musikclips, bei Werbeveranstaltungen und anderen »Events«. Bodypainting ist nicht immer eine Frage des jugendlichen Alters, sondern steht allgemein für Aufgeschlossenheit gegenüber Neuem. Und so spielen bei der einen Gruppe derer, die sich zu Bodypainting entschließen, Werte der »Selbstfindung« eine ausschlaggebende Rolle. Man will ein Gegengewicht zu unserer hektischen und materiell ausgerichteten Welt herstellen; das heißt auch Ener-

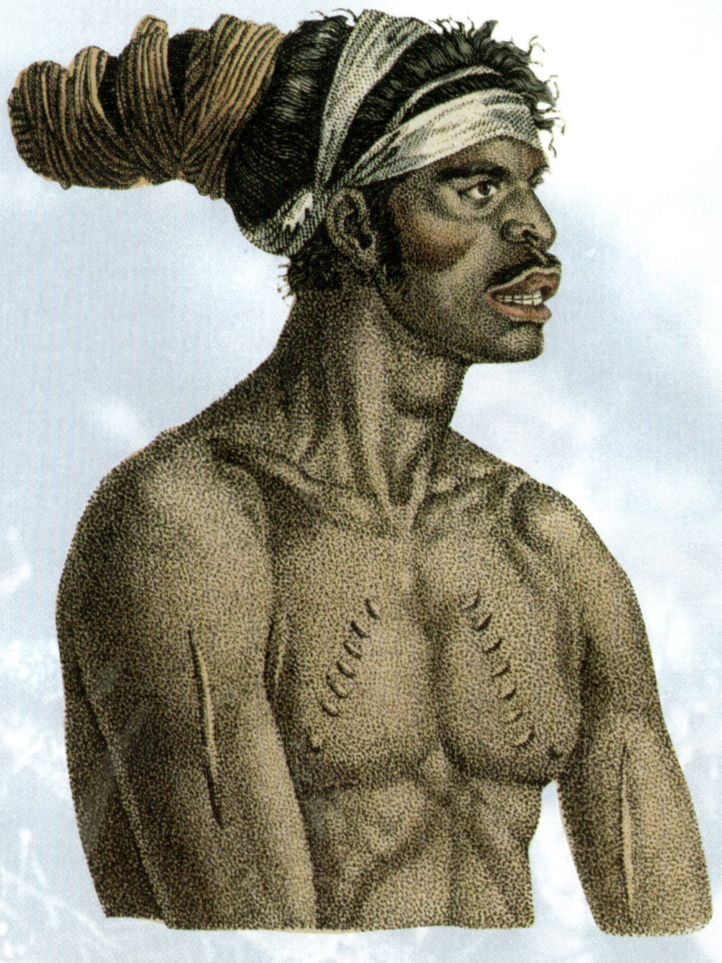

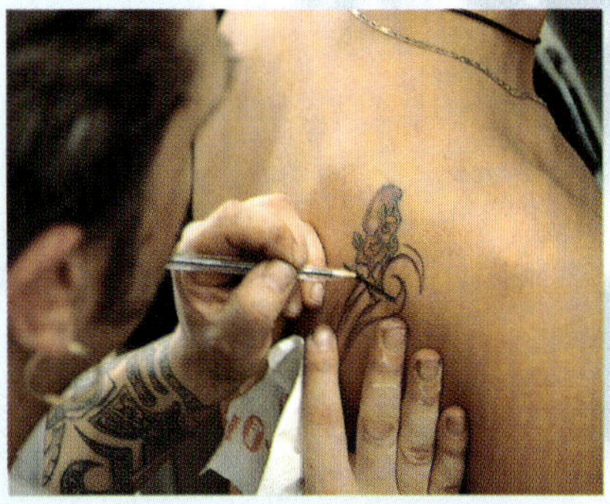

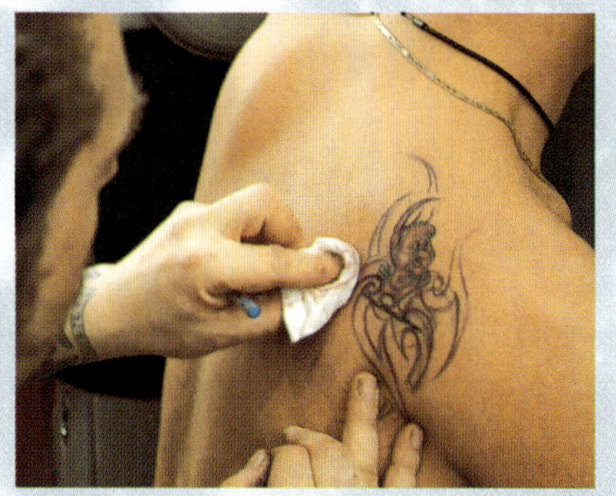

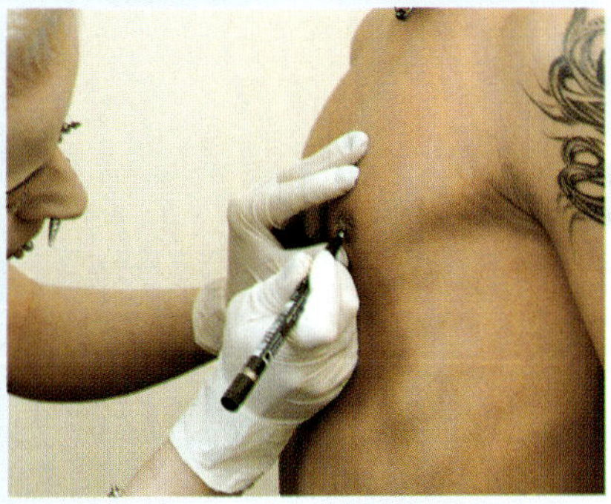

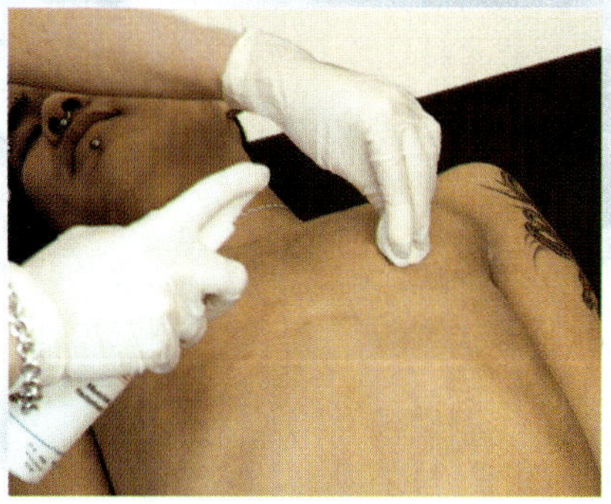

gie auftanken. Für die andere Gruppe gehört die Bemalung des eigenen Körpers zum schnellen, lustigen und abenteuerlichen Leben, zum Körperkult der Jugend. Schon ein kleiner Schmetterling, eine Blume auf der Wange oder auf der Schulter gibt dem Träger nicht nur in Discos oder auf Partys einen selbstbewussten, frechen Touch. Der erotische Reiz beim Bodypainting liegt in der Gratwanderung zwischen Verhüllen und Offenbaren, zwischen Konvention und Tabu. Streng genommen ist die Haut nackt – doch sie vermittelt dem Betrachter durch die aufgetragene Farbe einen Schein von Angezogensein. Und so ist es wohl keine Schutzbehauptung, wenn Models erklären, dass sie sich mit Bodypainting nicht wirklich nackt fühlen. Allerdings wird bei diesem extremen Outfit vom Träger Willensstärke und Selbstbewusstsein verlangt.

Natürlich verleiht diese Art Körperkunst nicht nur das Gefühl, sich von gewohnten Normen befreit zu haben, sondern macht auch Spaß. Körpermaler können ihr Werk mit Creme, Fettschminke oder Wasserfarben, mit Rund- und Flachpinsel sowie Schminkschwämmchen und Papiertüchern beginnen. Bodypainting mit der Spritzpistole, auch Airbrush ge-

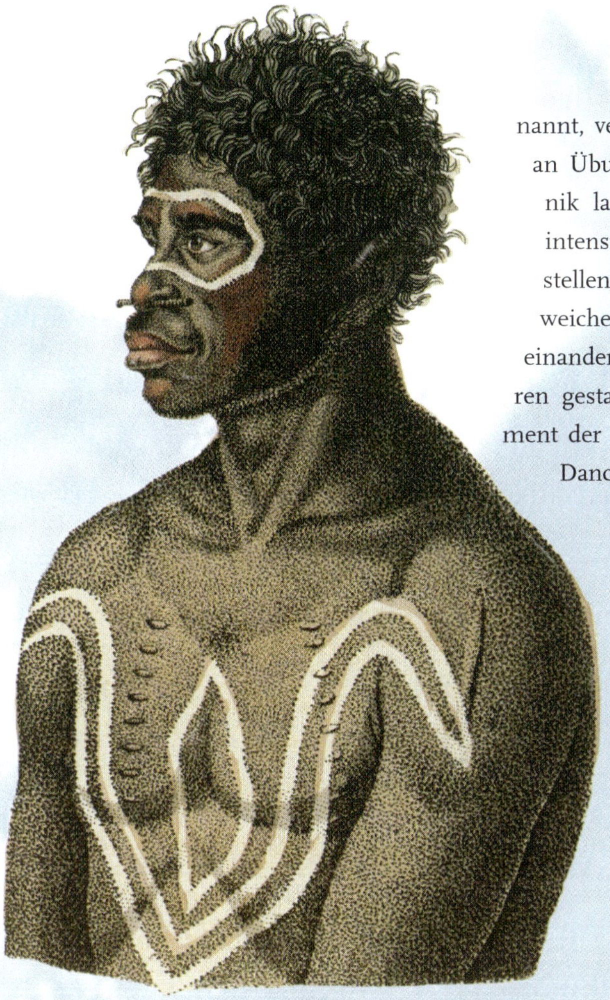

nannt, verlangt schon einiges an Übung. Mit dieser Technik lassen sich nicht nur intensive Farbflächen herstellen, sondern auch ganz weiche Übergänge und ineinander verfließende Konturen gestalten. Dem Temperament der Selbstdarstellung auf Dance-Events sind keine Grenzen gesetzt. Verspielt und reizvoll wirken einfache Symbole wie eine Blüte, Punkte oder Schlangenlinien, obwohl sie oft uralte mythische Wurzeln haben. Megastars wie Madonna, Prince und Sharon Stone sind die Träger solcher Symbolik – ebenso wie das trendige Girly von nebenan. Die Zeichen sehen auf der Haut aus wie Tattoos, müssen aber nicht schmerzhaft gestochen werden und verschwinden nach zwei bis drei Wochen von selbst. Bodypainting ist die Körperkunst, die vom Schminken bis hin zu Piercings und Tattoos verschiedenste Techniken beinhaltet. Besonders in der Jugendkultur findet man immer neue Gestaltungsformen.

»In« ist »Nailpainting« für Hände und Füße mit aufgeklebten Steinen, aufgemalten oder aufgesprühten Ornamenten. Als absolut trendy ist ebenfalls zu nennen: »Dazzling« (von englisch »to dazzle«: blenden). Wenn es beim Lachen im Mund blitzt, wird ein kleines funkelndes Bildchen, etwa ein Fisch, Herz oder Dollarzeichen, sichtbar. »Branding« ist dagegen eine Methode, bei der, anders als bei der Tätowierung, Muster mit einem heißen Metallstab in die Haut gebrannt werden. Ursprünglich war dies »Brandmarken« kein Mittel zur Verschönerung des Körpers, sondern wurde angewandt, um Sklaven zu kennzeichnen und Verbrecher zu entehren. Auch

oben Die Tätowierungskunst mancher Ureinwohnergruppen hat sich bis ins 19. Jahrhundert bewahrt. Kupferstich, 1813.
rechts Marokko, Place Djemaa el-Fna, Frauen bemalen Hände mit Henna.
linke Seite Blick in ein Tätowierungsstudio.
darunter Ein Piercing-Profi bei der Arbeit.
Hintergrund Henna, bereits in der Antike Grundsubstanz zum Haarefärben, ist heute längst wieder in Mode, Nordafrika, 1995.

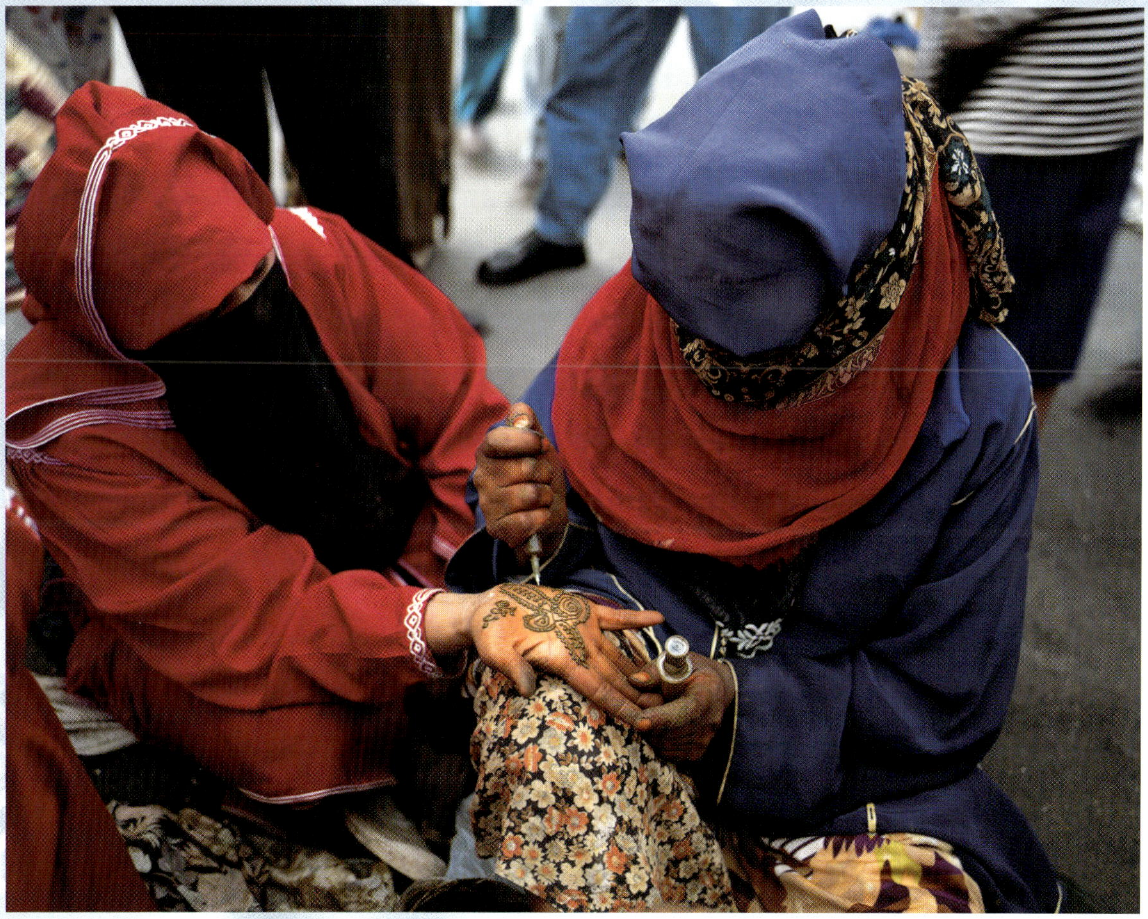

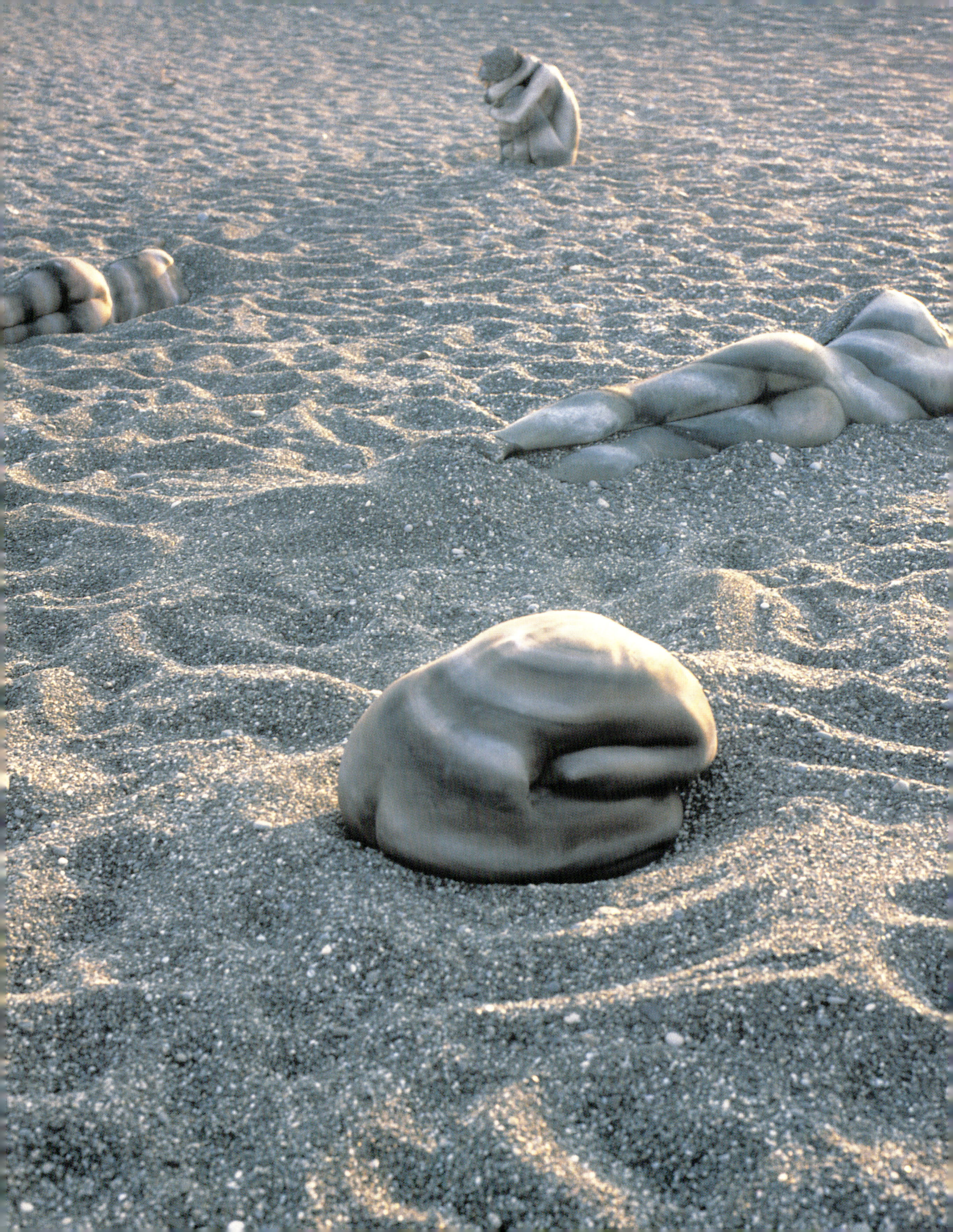

»Schmuck unter der Haut« zu tragen ist in bestimmten Szenen schick. Als Wiederentdecker dieses Kults gilt der US-Künstler Steve Haworth. Er operiert unerschrockenen Zeitgenossen Metallgegenstände oder Eisenkugeln unter die Haut. Der Künstler meint, dass vor allem die Vorstellung, dass so etwas schmerzhaft sein müsse, zur Attraktivität beiträgt. Schon vor Jahrzehnten war bei den Yakuza, den Mitgliedern der japanischen Mafia, neben der klassischen »Irezumi«-Tätowierung ein ähnlicher Körperschmuck bekannt. Er wies seine Träger als ehemalige Häftlinge aus.

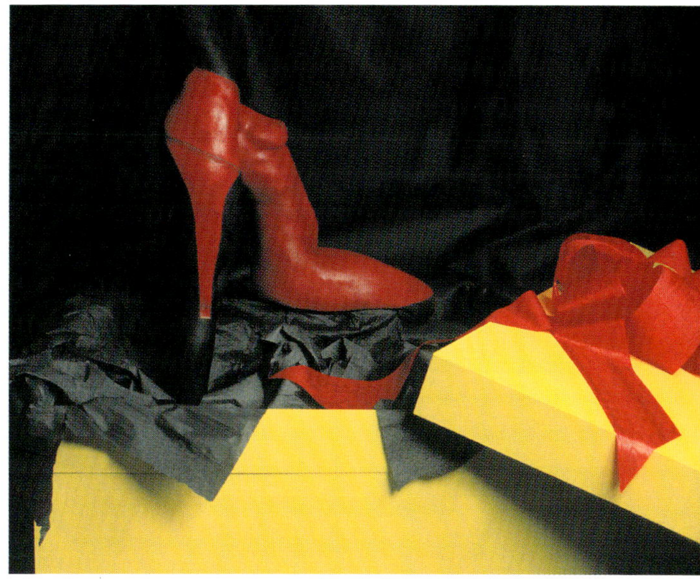

Body-Art-Building

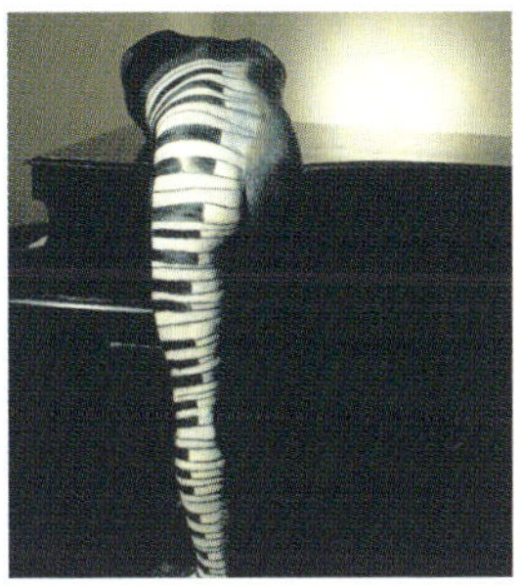

Body Art Klassiker:
links »Muschelgruppe«,
oben »Piano«,
rechts »Stiletto«.

Der Schein trügt. Der Schuh ist kein Schuh. Wie das Strandgut kein Strandgut ist. Was da des Betrachters Auge so verwirrt, offenbart erst in der Bewegung sein Geheimnis: Er hat es mit menschlichen Körpern zu tun, die bemalt sind, um etwas anderes darzustellen. Mit diesen Arbeiten präsentiert das Künstlerpaar Bernd Bauer und Sabine Kühne mit dem Kölner Team »die maske« eine neue Kunstform, die sich von der traditionellen »Body-Art« unterscheidet. Die klassischen Vertreter der »Body-Art« benutzen in der Regel den Körper selbst als das Hauptausdrucksmittel ihrer Kunst; bei der »maske« ist dies nicht der Fall. Anders als bei den klassischen Vertretern der »Body-Art« spielt bei ihnen auch der umgebende Raum eine wichtige Rolle. Sabine Kühne und Bernd Bauer stellen ihre Modelle meist in sehr konkrete – urbane oder natürliche – Umgebungen. Diese Umgebung ist integraler Bestandteil des Kunstobjekts und bestimmt den Inhalt mit.

Für das Projekt »Stiletto« zum Beispiel mussten zwei Frauen Modell stehen, um einen Stöckelschuh darzustellen. Die eine machte sich als Absatz gerade, die andere krümmte sich zum Schaft. In einer Stunden dauernden Prozedur wurde dann all das weggeschminkt, was im fertigen Bild noch verräterisch als Knochen oder als weiblich Weiches zu erkennen gewesen wäre. Ein großer quietschgelber Schuhkarton mit schwarzem Seidenpapier, das als schwarzer Hintergrund die schwarz geschminkten Körperteile verschluckte, die nicht ins Bild vom Stöckelschuh passten, dies alles trug zu einer irritierenden sinnlichen Vision bei. »Den Körper, die Haut als Leinwand zu benutzen, ist ja nicht neu«, erklärt Bernd Bauer, »den Körper aber als Körper in eine andere Form zu bringen, sodass er schließlich als Piano oder Giraffe wirkt, das hat niemand für möglich gehalten, dem ich von dieser Idee berichtet habe.« Der Kölner Künstler ging noch weiter und lehrte die Körperbilder das Laufen: »Das Plakative hat mir nicht genügt, war auch schon da. Was ich machen wollte, war eine Ballettinszenierung. Menschen so bemalen, dass durch ihre Bewegung immer neue Bilder entstehen, die so eine Geschichte erzählen.« Angefangen hat Bauer mit Gesichtern, die verfremdet wurden oder in die Gefühle »hineingeschminkt« wurden: Tränen, Traurigkeit. Aber bald war das Gesicht »zu klein« und der Körper kam hinzu. Anfangs noch als Leinwand, zum Beispiel für eine darauf gemalte Jeans. Dann ging er dazu über, den Körper zu verwandeln und zum Träger einer Botschaft zu machen. Der Künstler scheute sich dabei auch nicht, dem Volk aufs Maul zu schauen. So versuchte er sich zum Beispiel an der Body-Art-Realisation von Sprüchen wie »Die sieht ja aus wie ein Hamburger«. Aus Menschen wurden Lebensmittel, aus Körpern Autos und aus Frauen Steine.

Die Realisation neuer Themen und Projekte ist stets mit vielen Diskussionen und Vorarbeiten verbunden. Das zeigte sich bei einer Aktion der Künstler, als sie mit einigen Dutzend Kilogramm Schminke und voller Ideen in ein Dorf auf der griechischen Insel Kreta reisten. Vierzehn Tage lang arbeitete »die maske« mit ihren Modellen – unter sengender Sonne und gegen den Widerstand der Polizei, denn, so Bauer, »in Griechenland sind nackte Personen unerwünscht«. Aber seine skurrilen Verfremdungseinfälle waren außer-

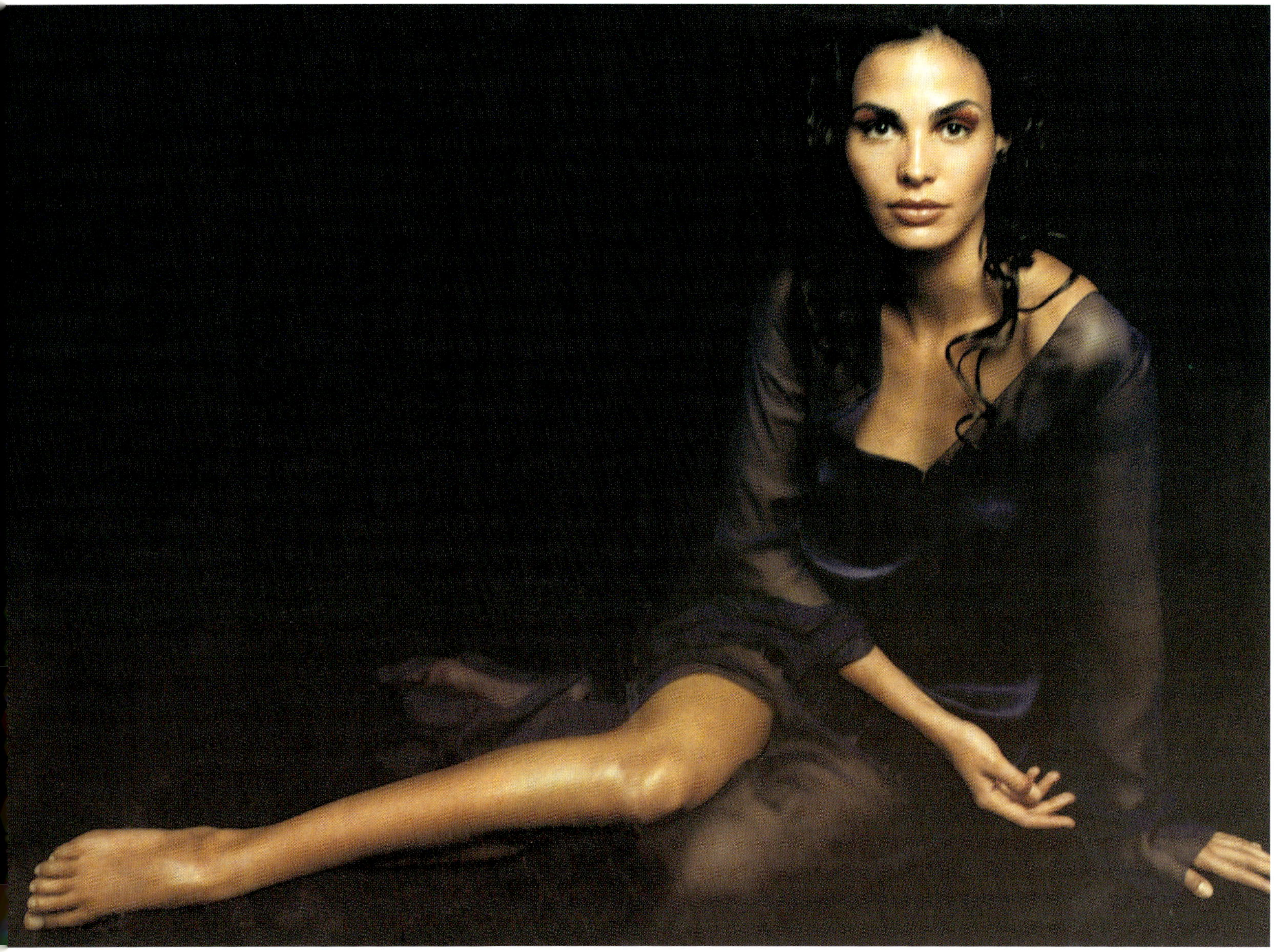

gewöhnlich gut. Er machte aus den Hüllenlosen giftgrüne Echsen und braungraue Steine. Er bastelte aus Personengruppen sprudelnde Wasserfälle und verdorrte Bäume. Da wurde ein Kopf zu einem Stück Geröll, aus einem Schneckengehäuse ragte ein Frauenleib, oder eine Frau wurde zu »Strandgut«. Bauer will Körper mit den Formen der Landschaft verbinden, und so lässt er an der Küste Kretas fantastische Fabelwesen entstehen, die in der Mythologie den Übergang zwischen Naturgegenständen und menschlichen Wesen glaubhaft erscheinen lassen.

Das *Sunday Times Magazine* verglich diese Body-Art-Bilder mit der Kunst Cocteaus und bezeichnete den »Body-Art-Builder« Bauer als »bekanntesten und wohl bestbezahlten Makeup-Künstler Europas«. Bei allen »maske«-Realisationen übernehmen Foto- und Videotechnik die Vermittlerrolle. Fotos und Videoaufnahmen von Bauers Partnerin Sabine Kühne stellen kein schlichtes dokumentarisches Material dar, sondern strukturieren Realisationen. Das Künstlerpaar arbeitet für die Werbung, zeigt Arbeiten in Ausstellungen und Büchern, ist international am Theater ebenso gefragt wie bei Film und Fernsehen. Für den künstlerischen Nachwuchs sorgt ihre Kölner Schminkschule, die sie zusammen mit dem Stylisten Norbert Ruda leiten.

Zen: Beauty-Kur der Sinne

Ein anderer Modetrend unseres hektischen Zeitalters ist die Hinwendung zur meditativen Schönheitslehre. Auch die Kosmetikindustrie hat das entdeckt und entwickelt zunehmend Produkte mit dem Flair des

Fernen Ostens. Was aber sind die Schönheitsgeheimnisse etwa des Zen? Oberstes Ziel der Zen-Praxis ist die vollkommene Entspannung von Körper, Seele und Geist. Einer der bedeutendsten Zen-Meister der Gegenwart, der vietnamesische Mönch Thich Nhat Hanh, empfiehlt das »innere Lächeln« als tägliche Übung. Es ist das Buddha-Lächeln, das von innen kommt und eine völlig andere Anmut besitzt als das »Cheese«-Gesicht, das uns die sozialen Zwänge oder die Kamera buchstäblich aufzwingen. Voraussetzung für die Beherrschung des »inneren Lächelns« ist die Fähigkeit, sämtliche Sinnenreize auszuschalten, ohne Spannung oder Verkrampfung sich bewusst auf das Ausatmen zu konzentrieren, dabei wahrzunehmen, wie die ausströmende Luft Lippen und Unterkiefer lockert, sodass – wie von selbst – der Hauch eines Lächelns entsteht. Übungsfelder sind vor allem Stresssituationen, aber auch der ganz alltägliche Spannungsmoment, wenn das Telefon klingelt – die kurze Zeitspanne, bevor man den Hörer abnimmt. Diese einfache Technik hilft, seelische Harmonie und Ausgeglichenheit herzustellen.

In Ideologie und Praxis des Zen spielt der Begriff »Hara« eine große Rolle. Das Hara ist der Sitz der Kraft, es liegt im Bereich des Nabels und entspricht dem dritten »Chakra« der Yoga-Lehre. Alle Methoden des Zen – ob Meditation oder Kampfkunst – legen Wert auf die innere Verbindung zu diesem Kraftzentrum. Im täglichen »Berufskampf« – am Schreibtisch oder einem anderen Arbeitsplatz, wo man die Zeit meist mit Sitzen zubringt – geht die Verbindung mit dem Hara leicht verloren. Und mit dem Ausschalten des inneren Kraftzentrums stellt sich eine ungesunde und hässlich-krumme Haltung ein. Eine einfache Übung hilft: aufrecht mit nicht durchgedrückten Knien stehen, dabei den Kontakt zum Boden spüren, Hände auf den Bauch legen, Augen schließen, ein paar Mal in den Bauch atmen, spüren, wie er sich unter den Händen hebt und senkt. Der bewusste Kontakt zum Hara bewirkt eine spontane Aufrichtung des Körpers, macht also eine schönere Haltung. Man muss nicht Zen-Ideologe sein, um das wiedergewonnene »innere Feuer« zu spüren. Die Mitmenschen erkennen den neuen Glanz in unseren Augen, den Zuwachs an überzeugender Ausstrahlung. Profis empfehlen, vor der Übung die Nabelgegend mit Körperöl kreisend zu massieren. Die Zen-Anweisung lautet: sich nicht grübelnd in Gedanken verlieren, sondern die Gedanken wie Wolken vorbeiziehen lassen. Zur Basisübung gehört auch das bewusste Wahrnehmen schöner Düfte, Essenzen und Aromaöle. Es stellt sich eine beruhigende Wirkung ein, weil dabei die Sinne »gebündelt« werden. Wer sich von der Zen-Methode beeinflussen lässt, wird auf das gedankenlose Erledigen gewohnter Tätigkeiten verzichten. Angesagt ist bewusstes Umgehen mit Körper und Seele. Mit anderen Worten: Es geht um die geistige und körperliche Konzentration auf das Wesentliche. Im modernen Industriezeitalter erscheinen solche Rituale vielen als elitärer Luxus. Doch dieser Luxus hat nichts mit materiellem Überfluss zu tun. Es geht um eine Beauty-Kur durch das Bewusstsein und die Sinne. »Der Luxus der Zukunft verabschiedet sich vom Überflüssigen und strebt nach dem Notwendigen, von dem zu befürchten ist, dass es nur noch den wenigsten zu Gebote stehen wird. Das, worauf es ankommt, hat kein Duty-free-Shop zu bieten«, erklärte schon vor Jahren der Zeitgeistkritiker Hans Magnus Enzensberger in seinen »Reminiszenzen an den Überfluß«.

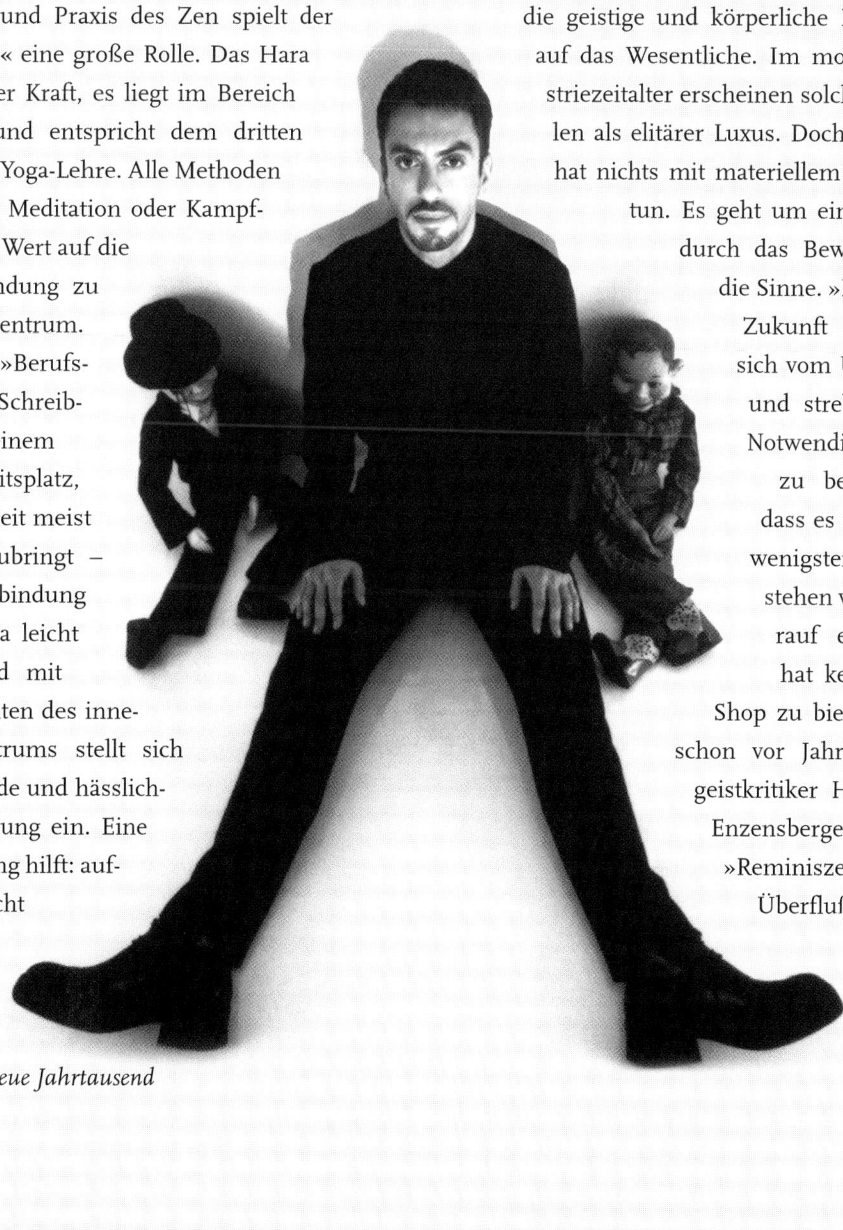

links Inès Sastre, eines der neuen Gesichter der Marke Lancôme, Star der Zeitschrift *Top Model* im Juni 1998.
rechts Star-Maquillar Fred Farrugia. Sind Männer wirklich für den »Schönheitsterror« verantwortlich, wie die Autorin Naomi Wolf behauptet?

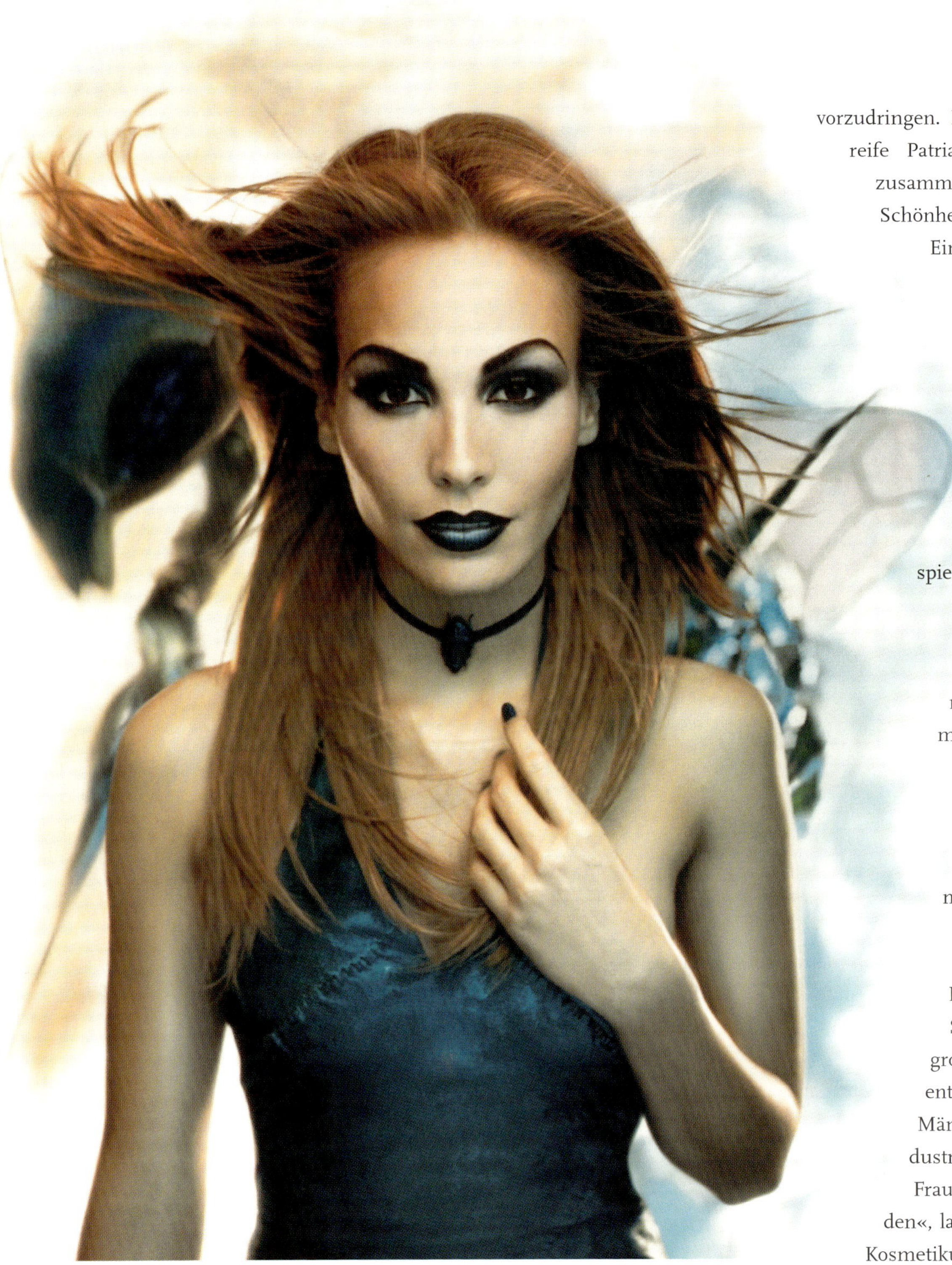

vorzudringen. Folglich nehme das untergangsreife Patriarchat noch einmal alle Kraft zusammen, um die Frauen durch den Schönheitsmythos auf ihre traditionelle Einflusslosigkeit zurückzuwerfen. Doch sieht man von diesen polemischen Verallgemeinerungen ab, so kann man Wolfs Thesen nicht als Verschwörungstheorie abtun. Die seelische und körperliche Verkrüppelung zugunsten eines maskenhaften Schönheitsideals, die sie am Beispiel der Frauen des amerikanischen Mittelstandes eindrucksvoll beschreibt, ist dann doch zu besorgniserregend. In der Dokumentation der konkreten Ausformungen eines »Schönheitsterrors« ist das Buch ein wichtiger Beitrag zum Thema des mangelnden weiblichen Selbstwertgefühls, das durch den dauernden Vergleich mit den herrschenden Schönheitsidealen immer wieder neu erzeugt wird.

Ein Thema, das die britische Body-Shop-Chefin Anita Roddick mit großem Engagement zum Weltfrauentag 1998 wieder aufgriff. »Der von Männern dominierten Schönheitsindustrie ist es leider sehr gut gelungen, Frauen von ihrem Körper zu entfremden«, lautete ihre Frontalkritik. Roddicks Kosmetikunternehmen startete, auch in den deutschen Verkaufsfilialen, eine Kampagne zum Thema »Schönheit und Selbstbewusstsein«. Leitfigur der Kampagne ist Ruby – ein Modell mit molligen Formen, üppigem Busen und einem gesunden Selbstbewusstsein. Das Modell soll alle Frauen ermutigen, ihre eigene Schönheit neu zu entdecken und wertzuschätzen. In erster Linie, meint die Firmengründerin, »engagiere ich mich dafür, dass The Body Shop seine Kraft nutzt, um auch in der Schönheitsindustrie ein neues Konzept von Schönheit zu kreieren, das auf Vielfalt basiert und uns das feiern lässt, was wir sind. Ich glaube«, erläutert sie ihr

Mythos Schönheit

Als die amerikanische Autorin Naomi Wolf 1991 ihr Buch *Der Mythos Schönheit* veröffentlichte, wurde sie fälschlicherweise für eine radikale Feministin gehalten. Man vereinfachte die Aussagen des Buches auf die These, dass die Männer den Frauen eine entseelte Schönheit aufzwingen, an der diese zugrunde gehen. Natürlich gibt es Polemik in diesem Buch. So behauptet die Autorin, dass die Frauen für die Männer bedrohlicher als früher geworden seien, seit es ihnen gelungen ist, in die »etablierten Machtstrukturen«

Geschäftskonzept, »daß wir unseren Erfolg unserer Ehrlichkeit verdanken. Wir lügen Frauen nicht an, und wir werden auch in Zukunft nicht versuchen, Geschäfte mit ihnen zu machen, indem wir ihre Unsicherheiten ausnutzen. Wir versuchen vielmehr, die Stereotypen zu benennen, die so vielen Frauen das Gefühl geben, es wäre besser, wenn sie gar nichts mehr sagen würden. Oder sie probieren neue Diäten aus und lassen ihr Gesicht liften. Wir haben es mittlerweile gelernt, Wölbungen, Schwangerschaftsstreifen und Falten zu verabscheuen. In Wirklichkeit sind all das Zeichen dafür, wie wir unser Leben leben und lieben, wie wir unsere Kinder aufgezogen haben, gut gegessen, gelacht und genossen haben. Doch statt einer Veränderung des Denkens wächst der Druck auf Frauen, einem körperlichen Ideal zu entsprechen. Deshalb möchte ich einen Wandel in den Köpfen der Menschen in Gang setzen. Unsere Zielscheiben sind der Sexismus sowie ein übertriebener Körper- und Jugendkult. Unsere Waffe ist die Selbstachtung«.

In Zusammenhang mit der Kampagne wurde auch eine Fragebogenaktion »Sind Sie schön?« durchgeführt. Von den rund 5000 Befragten – überwiegend Frauen – stufen sich selbst knapp 56 Prozent als »gut aussehend« ein. Mit dieser Einschätzung ist jedoch nicht auch automatisch ein gesundes Selbstbewusstsein verbunden. Über 70 Prozent der Frauen hatten auf Grund eines allgemeinen Wunsches nach innerer und äußerer Veränderung schon mehrere Diätkuren hinter sich. Aber dennoch ist für 80 Prozent der Befragten Charme wichtiger als rein äußerliche Schönheit – und drei Viertel bewerten einen Menschen als schön, wenn er strahlende Augen hat, intelligent ist und einfühlsam argumentieren kann. Ein Umfrageergebnis, das uns durchaus optimistisch in die Zukunft blicken lässt. Wir sollten uns darauf einstellen, dass niemand in der von uns überschaubaren Zeit im neuen Jahrtausend einen Stein der Weisen, ein Lebenselixier, einen Jungbrunnen oder irgendwelche Wunderwirkstoffe entdecken wird. Krankheit, Altern und Tod müssen wir als Bestandteil des Lebens akzeptieren. Allerdings brauchen wir Krankheiten in der Zukunft nicht unbedingt als Schicksalsschläge hinzunehmen. Wir können schon jetzt durch entsprechende Lebensführung und bewusste Körperpflege vorbeugen. Das Altern ist zwar unvermeidlich, aber seine Folgen lassen sich relativieren. Denn Altern hat nichts mit Hässlichkeit zu tun. Nur wer sich selbst und sein Äußeres hasst, hat sich aufgegeben. Auch die moderne Kosmetik unterstützt nicht jene, die nicht alt werden wollen, sondern diejenigen, die sich selbst in jeder Phase ihres Lebens akzeptieren.

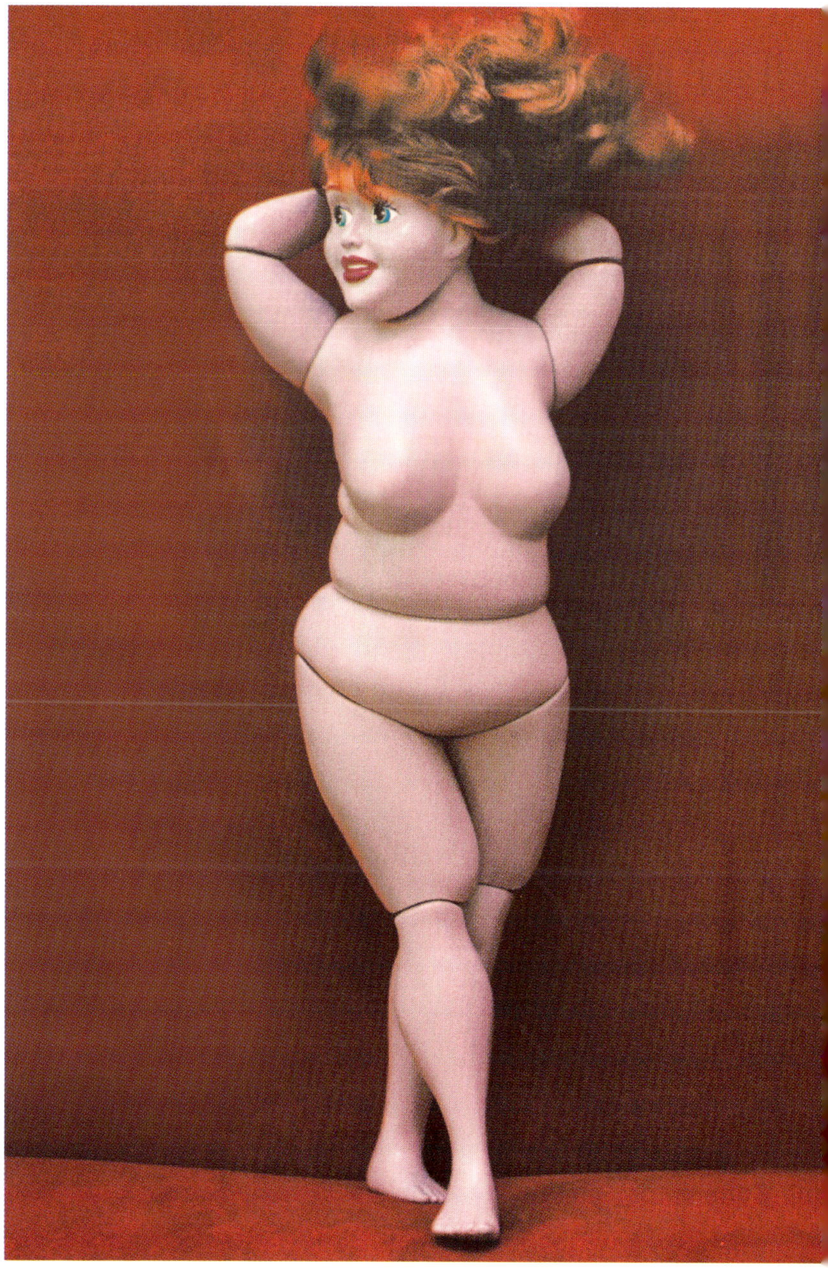

linke Seite Inès Sastre präsentiert *Chrysalide*, ein Märchen aus Farbe, kreiert von Fred Farrugia für Frühjahr/Sommer 1998.
rechts Das Anti-Model »Ruby« von The Body Shop.

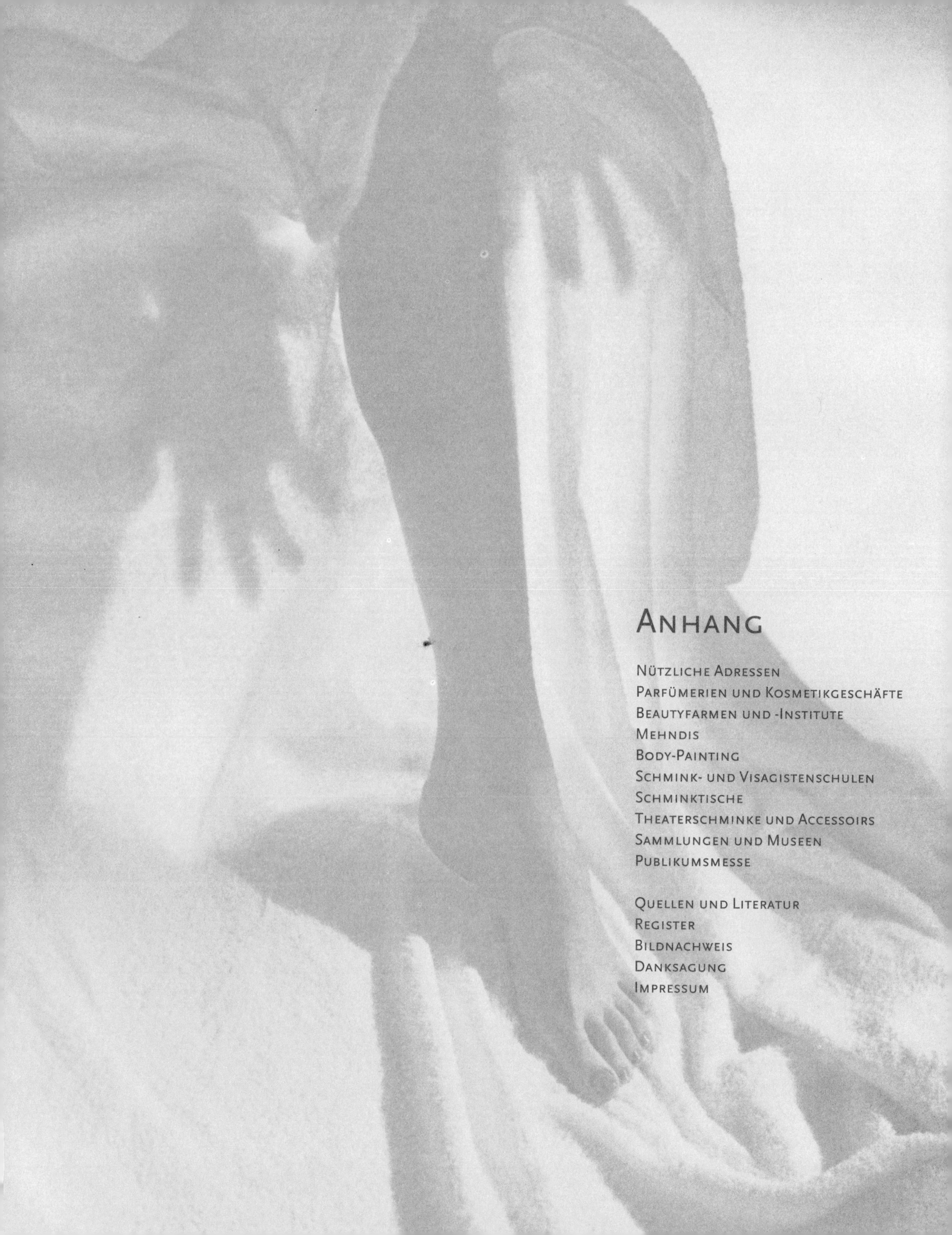

Anhang

Parfümerien und Kosmetikgeschäfte

Deutschland

Rosewaters Bath & Body Shop
Knesebeckstraße 5
10623 Berlin
Tel.: 0 30/31 50 30 22
Englische und französische Luxusprodukte für Körper und Bad.

Parfümerie Staege
Leibnizstraße 60
10629 Berlin
Tel.: 0 30/3 24 37 95
Parfümerie und Kosmetiksalon mit Produkten von *Chanel, Dior, Clarins, Guerlain, Braukmann.*

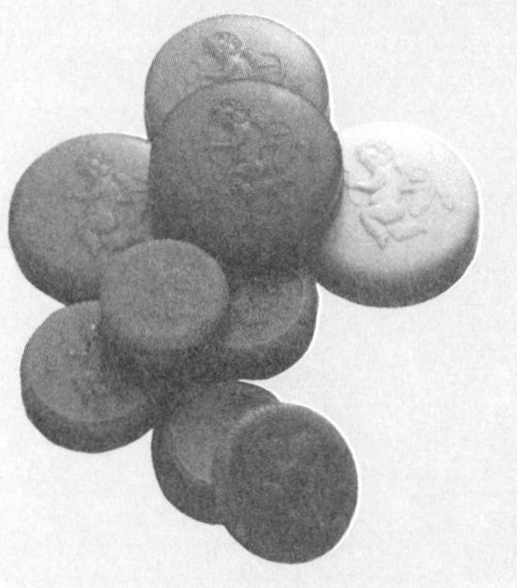

Shiseido Beauty Gallery
Bleibtreustraße 32
10707 Berlin
Tel.: 0 30/88 67 98 40
Sämtliche Makeup- und Pflegeprodukte der *Shiseido*-Linie zum Ausprobieren.

Hanfhaus
Oranienstraße 192
10999 Berlin
Tel.: 0 30/6 14 81 02
Cremes und Kosmetikprodukte auf Hanf-Basis.

Muelhens Traditionsgeschäft
Glockengasse 4711
50667 Köln
Tel.: 02 21/9 25 04 50
Gegr. 1792, historische Ausstellung *Echt Kölnisch Wasser*, Körperpflegeartikel von *Gucci* und *Rochas.*

Parfümerie Tappert
Hauptstraße 112
50996 Köln/Rodenkirchen
Tel.: 02 21/39 53 28
Kosmetikartikel und Düfte von *Shiseido, Hugo Boss, Joop!, Kenzo.*

Parfümerie Mallach
Frankfurter Straße 14
51065 Köln
Tel.: 02 21/9 62 50 50
»Ihre private Parfümerie« mit 11 Filialen, *Lancôme, Lauder, Lancaster, Boss, Biagotti.*

Parfümerie Albrecht
Große Bockenheimer Straße 37
60313 Frankfurt
Tel.: 0 69/28 16 53
Fax: 0 69/28 53 61
Internet: www.parma.de
Familienbetrieb seit 1732, Filiale in der Goethestraße.

Applewoods
Zeil 112–114
60313 Frankfurt
Tel.: 0 69/91 39 69 00
Fax: 0 69/91 39 69 02
Naturkosmetik aus Großbritannien.

Ulrike Frey Cosmétique
Hochstraße 35-37
60313 Frankfurt
Tel.: 0 69/91 39 53 01
Fax: 0 69/91 39 53 03
E-mail: Guerlain@t-online.de
Guerlain-Boutique, angeschlossenes Schönheitsinstitut, exklusives Ambiente.

Kobberger
Zeil 123
60313 Frankfurt
Tel.: 0 69/28 10 35
Gegr. 1919, exklusive Kosmetik von *Isabella Rossellini*, Geschenk- und Versandservice.

Parfümerie Lehr
Kaiserstraße 46
60329 Frankfurt
Tel.: 0 69/25 00 76
Fax: 0 69/25 23 15
Parfümerie mit persönlichem Makeup-Training und Erlebnis-Behandlung.

Frankreich

Annick Goutal
14 rue de Castiglione
75001 Paris
Tel.: 01/42 60 52 82
Kleines Geschäft mit Belle-Époque-Atmosphäre. Das Firmenlogo ziert als Mosaik den Gehweg vor dem Ladeneingang.

Les Salons du Palais Royal Shiseido
142 galerie de Valois
jardins du Palais Royal
75001 Paris
Tel.: 01/49 27 09 09
Ausgefallene Innendekoration in Purpur und Violett, Innovationen und Entwürfe von Serge Lutens, maßgeschneiderte Parfums, keine Derivate.

Poudre Leclerc
10 rue Vignon
75001 Paris
Tel.: 01/47 42 04 59
Fax: 01/47 42 75 13
Firmensitz mit Produktverkauf von nostalgischem Gesichtspuder in zarten und neutralen Farbtönen.

Perlier
8 rue de Sèvres
75006 Paris
Tel.: 01/45 48 48 05
Honig-Kosmetiklinie; kleinere, als Geschenk geeignete Beauty-Artikel.

Shu Uemara
176 boulevard St. Germain
75006 Paris
Tel.: 01/45 48 02 55
Hightech-Shop des berühmten japanischen Kosmetikkünstlers; ein Tempel der Makeup-Pinsel und Spiegel.

L'Artisan Parfumeur
24 boulevard Raspail
75007 Paris
Tel.: 01/42 22 23 32
Das »andere« Parfüm mit *Single-Note*-Variationen: Feige, Mimose, Laub. Parfums für die Haut und als Raumduft.

Patricia de Nicolai
80 rue de Grenelle
75007 Paris
Tel.: 01/45 44 59 59
Großenkelin des Firmengründers Guerlain; Düfte, Kerzen, Potpourris.

Sephora
70 avenue des Champs-Élysées
75008 Paris
Tel.: 01/53 93 22 50
Filialen in ganz Frankreich; das Hauptgeschäft am Champs-Élysées hat 7 Tage die Woche geöffnet; Internet-Stationen; Relax-Ecke mit Ruhebetten.

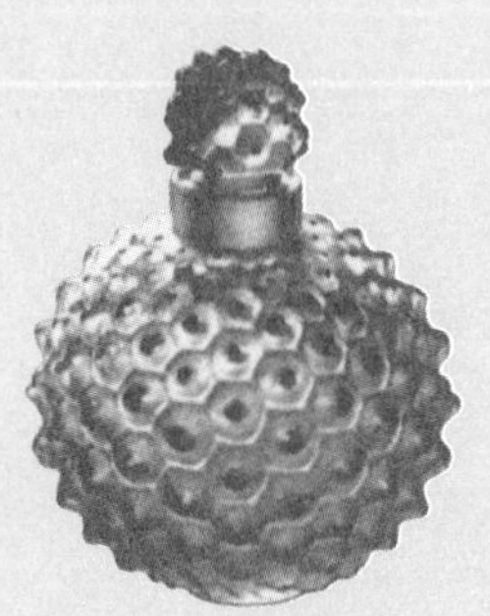

Galeries Lafayette Haussmann
40 boulevard Haussmann
75009 Paris
Tel.: 01/42 82 34 56
Soll die größte Parfümerie der Welt sein.

Le Printemps
64 boulevard Haussmann
75009 Paris
Tel.: 01/42 82 50 00
Hochwertige Mode, Parfums und Kosmetika unter einer Glaskuppel aus der Ära Napoleons.

M.A.C.
62 rue de Passy
75016 Paris
Tel.: 01/53 92 08 60
Kanadisches Makeup-Label; Interieur aus hellem Stein.

Grossbritannien

The Body Shop
Oxford Street 64
London W1
Tel.: 0 20/76 31 00 27
Filialen in der ganzen Stadt und europaweit; Naturkosmetik, Makeup, Pflegeserien für den Mann.

Floris
89 Jermyn Street
London SW1
Tel.: 0 20/79 30 28 85 oder 77 47 36 00
Das 1730 gegründete Geschäft wirkt wie ein Relikt aus Viktorianischer Zeit; wurde häufig von Lady Di besucht.

Mary Quant
3 St. Ives Street
London SW3
Tel.: 0 20/75 81 18 11
Modekreationen und Kosmetika von der Erfinderin des Minirocks.

Lush
123 King's Road
London SW3
Tel.: 0 20/73 76 83 48
Fax: 0 20/82 00 40 60
Seifen, Shampoos und Kosmetika auf natürlicher Basis; Gesichtsmasken werden in Salatschüsseln auf Eis angeboten.

Space NK
307 King's Road
London SW3
Tel.: 0 20/73 51 72 09
Filialen überall in der Stadt; bunte, einladende Läden, seltene Cremes kleiner Hersteller, große Lippenstiftauswahl.

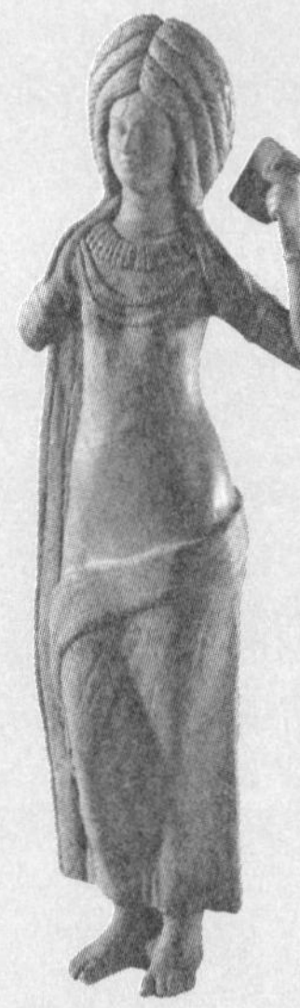

Crabtree & Evelyn
6 Kensington Church Street
London W8
Tel.: 0 20/79 37 93 35
Nostalgische Parfümerie; keine Chemie, nur feinste Kräuter und Essenzen.

Penhaligon's
41 Wellington Street
London WC2
Tel.: 0 20/78 36 21 50
oder 78 36 49 73
Lieferant des Buckingham Palace, berühmt für seine Seifen, Eau de Cologne und diverse Pudersorten.

Italien

Albero del Pane
Via Santa Maria del Pianto 19
00100 Rom
Tel.: 06/6 86 50 16
Ausschließlich Bio-Kosmetik.

La Rinascente
Piazza Fiume
00100 Rom
Tel.: 06/8 84 12 31
Elegante Mode- und Parfümerieabteilung, Filialen in der ganzen Stadt.

Dorotea Kosmetike
Via Roma Libera 11
00153 Rom
Tel.: 06/5 88 04 97
Über 200 Kosmetikartikel auf Naturbasis; Kräuter, Kristalle und Heilsteine.

Tiffany – Gestione GM
Via Somalia 114
00199 Rom
Tel.: 06/8 60 51 16
Kosmetika und Parfumes, Kräuter, Essenzen, Accessoires, Gürtel, Handtaschen.

The Body Shop
Galleria Passarella 2
20100 Mailand
Tel.: 02/76 00 13 87
Düfte, Öle, Kosmetika aus natürlichen Stoffen, tierversuchsfrei.

Layla Cosmetics
Via Pestagalli 21
20138 Mailand
Tel.: 02/5 06 20 52
Fax: 02/5 06 11 60
Hersteller und Einzelhändler von Schmink-, Schönheits- und Hygieneartikeln.

Erboristeria Palazzo Vecchio
Via Vacchereccia 9r
50100 Florenz
Unter anmutigen Fresken werden Kosmetik, Seifen und Parfums angeboten.

Filistrucchi
Via Verdi 9
50100 Florenz
Tel. + Fax: 0 55/2 34 49 01
Seit 1720 Verkauf von Schminke und Perücken für Theater und Daheim.

Profumeria Inglese
Via de Tornabuoni 97r
50100 Florenz
Tel.: 0 55/29 47 43
Von Henry Roberts 1843 als Apotheke gegründet, bestens bestückte Parfümerie mit antiker Einrichtung.

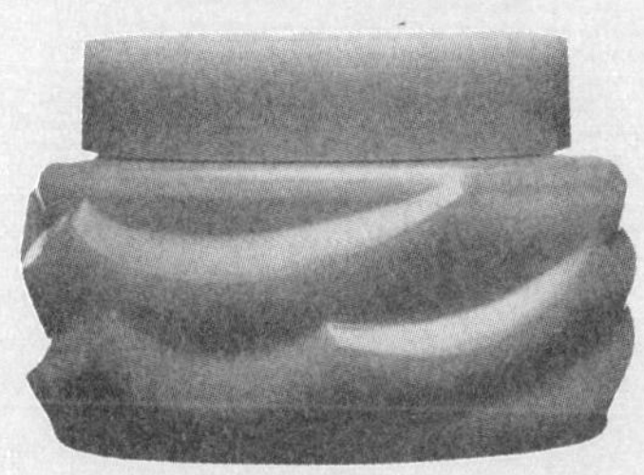

Farmacia Munstermann
Piazza Goldoni 2r
50100 Florenz
Tel.: 0 55/21 06 60
1897 vom deutschen Apotheker Munstermann gegründet; Naturkosmetik.

Österreich

Canaba Nuova
Judengasse 3
1010 Wien
Tel.: 01/5 35 75 35
Spezialisiert auf Hanf-Kosmetik.

Bio Greißler
Wurlitzergasse 93
1170 Wien
Tel.: 01/45 58 25
Nur biologisch erzeugte Kosmetika.

Parfümerie Andromeda
Andromeda Tower, Ebene -3
Donau-City-Straße 6
1220 Wien
Tel.: 01 /2 63 78 78
Haut- und Haaranalyse, Sonnenschutz, Kosmetik.

Schweiz

Hyazinth AG
Falknerstraße 17
4001 Basel
Tel.: 0 61/2 61 65 64
Fax: 0 61/2 61 66 51
Gegr. 1921, Parfümerie, Mode-Accessoires, Kosmetik-Institut, naturärztliche Behandlung, Postversand im In- und Ausland.

Parfümerie Maeder
Freie Straße 101
4001 Basel
Tel.: 0 61/2 72 12 20
Fax: 0 61/2 72 14 74
Basels älteste Parfümerie, gegründet 1873; alle großen Marken wie *Chanel, Guerlain, Sisley, Helena Rubinstein*, Kosmetiketuis, Zerstäuber, Accessoires.

Parfümerie Villiger
Falknerstraße 13
4051 Basel
Tel.: 0 61/2 61 24 55
Fax: 0 61/2 72 14 74
1961 als Zusatzfiliale der Parfümerie Maeder eröffnet.

Beautyfarmen und -Institute

Deutschland

Schönheitsresidenz Edda Miels
im Steigenberger Parkhotel
Nizzastraße 55
01445 Radebeul/Dresden
Tel.: 03 51/8 32 10
Fax: 03 51/8 32 14 45
Ganzheitskosmetik mit Naturprodukten von *Bionouvelle;* türkisches Hammam-Bad; Fußperlbad

Haargeneration Dzwikowski
Friedrichstraße 82
10117 Berlin
Tel.: 0 30/46 50 72 84
Friseur- und Beauty-Salon in einem denkmalgeschützten Gründerzeithaus nahe der Allee Unter den Linden; dermatologische Pflege mit Kollagen, Algen, Fruchtsäuren und Feuchtigkeitsmasken; Permanent-Makeups, Bio-Körper-Tattoos.

Beauty Spa
im West Inn Grand Hotel
Friedrichstraße 158–164
10117 Berlin
Tel.: 0 30/20 27 42 03
Beautyfarm steht nicht nur Hotelgästen offen; Pflege auf Naturbasis, Haut-Cocktails mit Kaviar-Ampullen; Gesichtspeeling und -massage, Wimpern- und Augenbrauen-Styling, Kosmetikprodukte von *Lancaster* und *Schrammeck.*

Cosmetic Camouflage Centrum Berlin
René Koch
Helmstedter Straße 16
10717 Berlin
Tel.: 0 30/8 54 28 29
Fax: 0 30/8 54 40 23
Star-Visagist, Kosmetologe, Farbberater, Camouflagist, Gewinner des Kosmetik-Oskars 1986; Atmosphäre im Salon-Stil der zwanziger Jahre.

Arkona Spa
im Hotel Neptun
Seestraße 19
18119 Rostock-Warnemünde
Tel.: 03 81/77 70
Fax: 03 81/5 40 23
Internet: www.hotel-neptun.de
Erstes deutsches Original-Thalassozentrum; Meerwasserpool, finnische Sauna mit Meerblick, römisches Kristall-Dampfbad; Körper- und Gesichtsbehandlung mit den Kosmetiklinien *thalgo COSMETIC* und *Maria Galland.*

Le Coup/Gerhard Meir
im Kempinski-Hotel Atlantic
An der Alster 72
20099 Hamburg
Tel.: 0 40/24 11 66-67
Deutschlands einziges Beautyinstitut, das nur mit *Chanel*-Produkten arbeitet; Hydra- und Lifting-Systeme; Thermo-Masken; Kräuterschälkur; Verkauf von seltenen *Chanel*-Düften. Ganz in Schwarz und Weiß gehaltenes Ambiente

Marlies Möller
Tesdorpfstraße 20
20148 Hamburg
Tel.: 0 40/4 44 00 40
Bekannte Hair-Stylistin, die

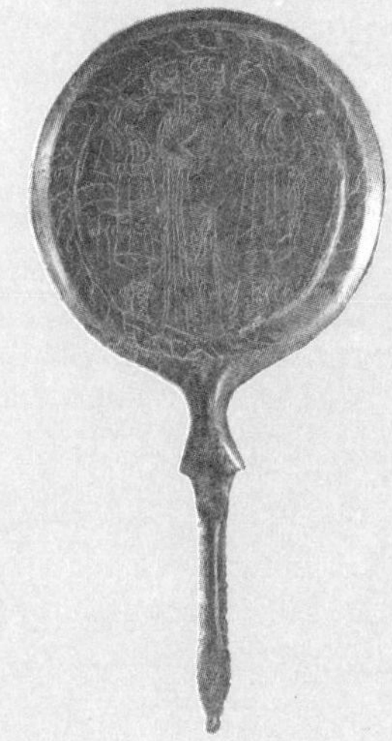

auch Hautpflege und Makeup anbietet; klassische Kosmetikbehandlung mit Produkten von *La Prairie* und *Estée Lauder.*

Dominique Visagiste
Beautyfarm
im Marriott Hotel
ABC-Straße 52
20354 Hamburg
Tel.: 0 40/34 34 77
Entspannungsprogramm »Anti-Streß«: Peeling; japanisches Dampfbad; Massage. Professionelle Makeup-Beratung mit Hautdiagnose-Gerät.

Nordseefarm GmbH
Uwe Thiessen
Ohl-Lühr
25761 Büsumer-Deichhausen
Tel.: 0 48 34/99 60
Fax: 0 48 34/9 96 30
400 m von der Nordsee entferntes Landhaus; kostenlose Abholung vom Bahnhof Büsum; kostenloses Makeup für die Rückreise; Gesichtsbehandlung nach der Methode von *Maria Galland.*

Gräfliche Schönheitsfarm Bad Driburg
Im Kurpark
33014 Bad Driburg
Tel.: 0 52 53/95 22 14
Fax: 0 52 53/95 26 00
Internet: www.bad-driburg.de
Über 200 Jahre altes Privatheilbad. Hautdiagnose, individueller Pflegeplan, Tiefenreinigung, Gesichts- und Körperbehandlungen, Masken, Milchmolke-Bad, Körperölpackungen, Makeup-Seminare.

Schönheitsfarm
Schloß Zwesten
Karin und Jockel Eisenhardt
Schloßweg 2
34596 Bad Zwesten
Tel.: 0 56 26/86 50
Fax: 0 56 26/92 50 77
E-mail: schoenheitsfarm.zwesten@t-online.de
200 Jahre altes Fachwerkhaus neben dem Schloß, maximal zehn Gäste, familiäre Atmosphäre, Partnerprogramme, natürliches Schminken mit Schminkplan, Duft- und Farbworkshops, Massagen mit »Körpersahne« und Begleitmusik; Ayurveda, natürliche *Schloß-Kosmetik.*

Kosmetik-Institut Margret Schopen
Brend'amour-Straße 21
40545 Düsseldorf
Tel.: 02 11/58 97 77
Mit Marmor ausgestattete Behandlungskabinen; asiatische Schälkuren, Vitamin- und Thalasso-Behandlungen, Ampullenkuren; Produkte von *Monteil* und *Gerhard Klapp.*

Health Club
im Hotel Savoy
Turiner Straße 9
50668 Köln
Tel.: 02 21/16 23-0
Fax: 02 21/16 23-2 00
Internet:
www.savoy-health-club.de
Wenige hundert Meter vom Kölner Dom entfernt; üppig bepflanzte Dachterrasse, mediterrane Zimmereinrichtungen, orientalisches Pflegezeremoniell im Rasul-Bad, Kosmetik-Behandlung mit *Jeanne-Piaubert-* und *Stendhal*-Produkten.

Lancaster Beauty Spa
Schloßhotel Lerbach
Lerbacher Weg
51465 Bergisch-Gladbach
Tel.: 0 22 02/20 46 03
Fax: 0 22 02/3 27 02

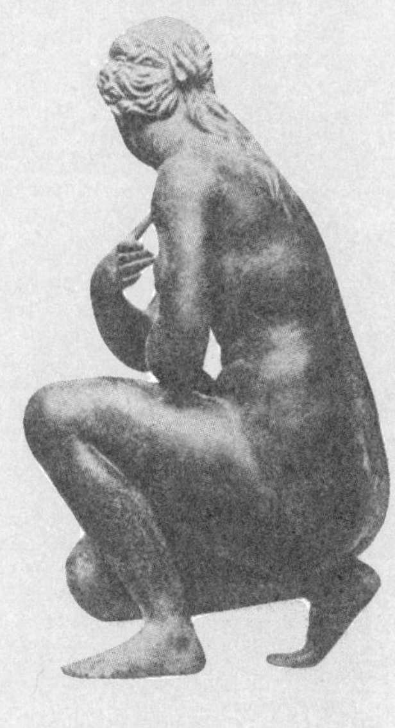

Inmitten eines 28 ha großen Privatparkes im Bergischen Land. Massage mit heißen und kalten Steinen, Haut- und Makeup-Beratung, Intensivbehandlungen von Gesicht, Hals und Dekolléte.

GGG Mahindra-Institut
Zentrum für ganzheitliche Gesundheit Frankfurt
Hasengasse 17
60311 Frankfurt
Tel.: 0 69/29 11 55
Fax: 0 69/2 97 98 89
E-mail: oase.ffm@mahindra-Institut.de
Ayurveda-Beauty-Behandlungen; Öl-Massagen; Ernährungsberatung und Yoga-Kurse.

Binshof Resort
Binshof 1
67346 Speyer
Tel.: 0 62 32/64 70
Fax: 0 62 32/64 71 99
Kaiserin-Sissi-Bad mit Rosenblättern, Kräuterölen und Kohlensäure. Die Thermenlandschaft wurde 1997 mit dem Deutschen Spa-Award ausgezeichnet; *Sisley*-Beauty-Farm mit Ampullenkur, Massage und Maske fürs Gesicht.

Hotel Traube Tonbach
Familie Finkbeiner
Vital Resort
72270 Baiersbronn-Tonbach
Tel.: 0 74 42/49 20
Fax: 0 74 42/49 26 92
Internet:
www.traube-tonbach.com
Meerwasserpool an den Hängen des Schwarzwaldes; Wanderungen mit dem ortsansässigen Förster; vier Restaurants; römisch-irisches Dampfbad, *Shiseido*-Qi-Gesichtsmassage, Augenmasken, Algenmasken und Nuß-Gesichtspackungen.

Schönheitsfarm Kraft & Kern
beim Wald- und Schloßhotel Friedrichsruhe
Hofgasse 8
74639 Friedrichsruhe
Tel.: 0 79 41/3 40 90
Fax: 0 79 41/6 56 39
E-mail: schoenheitsfarm@friedrichsruhe.de

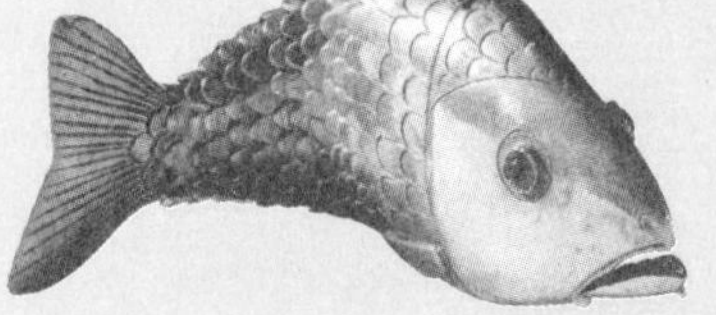

Tages-, Gala- oder Hochzeits-Makeup; Makeup-Seminare, Vorher-Nachher-Studio mit Visagistin, Friseur und Fotograf; kombinierbare Golf- und Beauty-Aufenthalte.

Denise's Beauty Spa
Schleißheimer Straße 280a
80809 München
Tel.: 0 89/3 08 50 23
Ein-Frau-Institut; Gesichtsbehandlung, Fußreflexzonen-Massage, Handpeeling, Maniküre, Pediküre, Produkte von *La Prairie, Borghese* und *Pourelle.*

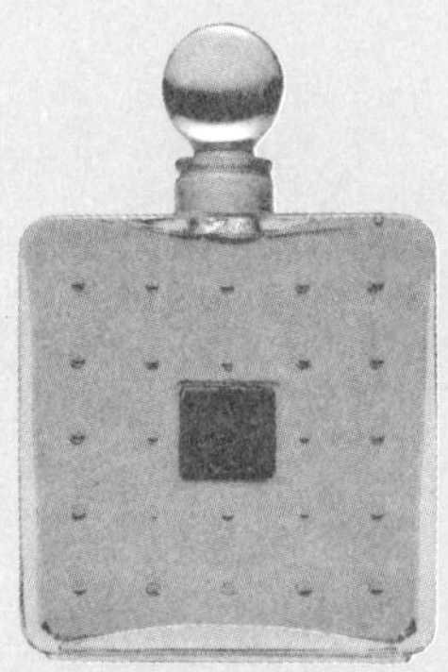

Hotel Bachmair am See
Seestraße 47
83700 Rottach-Egern
Tel.: 0 80 22/2 72-0
Fax: 0 80 22/2 72-7 90
Internet: www.bachmair.com
Indoor-Golfanlage; *Lancaster*-Schönheitsfarm für Damen und Herren, Kosmetikbehandlungen, Permanent- und Conture-Makeup, Vitalzentrum, Sauna, Solarium, Hallenbad, *F.-X.-Mayr*- und *Buchinger*-Kuren; direkt am Tegernsee gelegen; kostenloser Shuttle-Service vom Flughafen und Hauptbahnhof München.

Bristol Hotel Bad Kissingen
Bismarckstraße 8–10
97688 Bad Kissingen
Tel.: 09 71/8 24–0
Fax: 09 71/8 24–58 24
E-mail:
BRISTOL.HOTEL@t-online.de
Hotelbetrieb seit 1899; Beautyfarm: Algenkörperbehandlung, medizinische Fußpflege, Gesichts-Lymphdrainage, Shiatsu-Massage, Spezial-Modelage, Lifting-Packungen, klassische Kosmetikbehandlung.

Schönheitsfarm für Sie & Ihn
Andrea Losch
im Hotel Weimar Hilton
Belvederer Allee 25
99425 Weimar
Tel.: 0 36 43/72 26 92
Japanische Gesichts- und Körperbehandlungen, schwedische Ganzkörpermassage, Eukalyptus-Maniküre, Saugglocken-Massage zur Oberschenkelstraffung.

Frankreich

Thermes Marins de Saint-Malo
Grande Plage du Sillon
BP 32
35401 Saint-Malo Cedex
Tel.: 02/9940 75 75
Fax: 02/99 40 76 00
Internet:
www.st-malo.com/thalasso
An den alten Stadtmauern von Saint Malo; über 30 Jahre Erfahrung in Thalasso-Therapie.

Château Nantilly
Club de remise en forme
70100 Nantilly
Tel.: 03/84 67 78 00
Fax: 03/84 67 78 01
Internet: www.romantikhotels.com@gray-nantilly
Elegantes Herrenhaus aus dem Jahr 1839. Hydra-Ora-Klub mit Kosmetikanwendungen, Gesichtsmassagen, Massageduschen, Jaccuzzi-Bad, Hammam-Dampfbad; *Maria-Galland*-Produkte.

Guerlain Instituts de Beauté
68 avenue des Champs-Élysées
75008 Paris
Tel.: 01/45 62 52 57
Gegr. 1828, vielleicht der berühmteste Name für Kosmetik in Frankreich; Kosmetikbehandlung über dem Geschäft, das Firmengebäude steht unter Denkmalschutz.

Institut Beauté Yves Saint Laurent
32 rue du Faubourg St. Honoré
75008 Paris
Tel.: 01/49 24 99 66
Fax: 01/42 82 46 72
Kosmetikinstitut gleich neben dem Accessoires-Geschäft.

Hôtel Ritz
Ritz Health Club
15 place Vendôme
75041 Paris
Tel.: 01/43 16 30 30
Fax: 01/43 16 36 68
E-mail: resa@ritzparis.com
Ausgeprägtes Pflegeprogramm gerade für den Mann: Massagen, Pediküre, Maniküre, Gesichtspflege; Abend-Makeup für die Dame auf dem Hotelzimmer; längstes Hallenbad in ganz Paris.

Trianon Palace Versailles
Spa Trianon
1 boulevard de la Reine
78000 Versailles
Tel.: 01/30 84 38 00
Fax: 01/39 49 00 77
Internet: www.westin.com
Am Rande der Schloßanlage von Versailles: Sauna, Dampfbad, Hallenbad, Solarium, komplettes Körper- und Gesichtspflegeprogramm.

Grossbritannien

Health Club Elysium
100 Quenn's Gate
South Kensington
London SW7 5AG
Tel.: 0 20/3 70 41 41
Fax: 0 20/3 70 55 55
Massagen, Aromatherapien, Wachsbäder, Gesichts-Behandlungen, Maniküre, Pediküre und Makeup.

The Dorchester Spa
Park Lane
London W1A 2HJ
Tel.: 0 20/4 95 73 35
und 6 29 88 88
Fax: 0 20/3 17 63 13
E-mail:
info@dorchesterhotel.com
Opulente Art-Deco-Atmosphäre, Mitgliedschaft erforderlich. Gesichtbehandlung mit Kosmetika von *Eve Lom*, Akupressuren, Lymphdrainagen, Aromatherapien für Mann und Frau, Friseursalon.

Champneys Piccadilly
21 A Piccadilly
London W1V OBH
Tel.: 0 20/72 55 80 00
Fax: 0 20/72 55 80 01
Internet: www.champneys.com
Londons prestigeträchtigster Gesundheits- und Fitnessclub – »There is a heaven in all this hell«, Mitgliedschaft erforderlich. Lifestyle-Beratung, Gesichtsaroma- und Phytotherapie sowie Anti-Falten-Behandlung für den Mann, Protein-Behandlung, elektrotherapeutische Cathiodermie zur Verjüngung der Gesichtshaut, Makeup.

Neal's Yard Apothecary and Therapy Rooms
2 Neal's Yard
London WC2
Tel.: 0 20/73 79 76 62

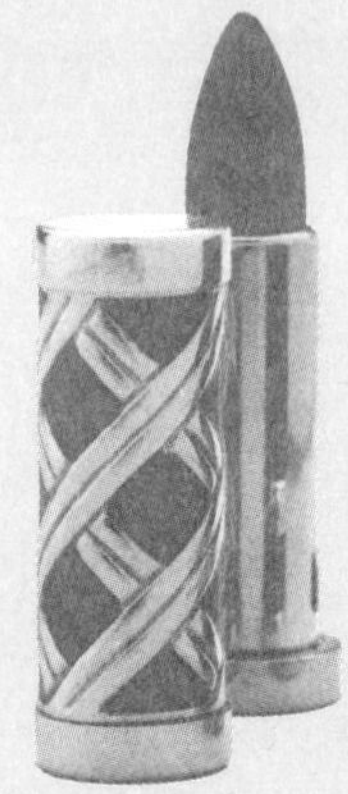

Massagesalon, Naturkosmetik aus eigener Herstellung, Aromatherapien.

The Sanctuary
12 Floral Street
London WC2E 9DH
Tel.: 0 20/4 20 51 51
Fax: 0 20/4 97 04 10
Ausschließlich für Frauen. Unterwassermassage, Seegras-Packungen, Aromatherapien, Yoga, Maniküre, Pediküre, *Aveda*-Makeup, *Jessica*-Nail-care

Bath Spa Hotel
Sydney Road
Bath BA2 6JF
Tel.: 0 12 25/44 44 24
Fax: 0 12 25/44 40 06
Landhaus aus dem Jahre 1830 inmitten weitläufiger Parklandschaft. Diät-Beratung, Gesichts-Behandlung, Makeup; Hallenbad, Friseursalon, Kricket-Platz, Voranmeldung unbedingt erforderlich.

Chewton Glen
New Milton BH25 6QS
Tel.: 0 14 25/27 53 41
Fax: 0 14 25/27 23 10
Internet:
www.chewtonglen.com
Hotel und Gesundheits- und Countryclub, Herrensitz aus dem 18. Jahrhundert, 500m von der Küste entfernt inmitten einer weitläufigen Parkanlage, *Stress-Buster*-Ganzkörperbehandlung für den Mann, kathiodermische Gesichtsbehandlung, Gesichts- und Ganzkörpermassage nach *Clarins.*

Henlow Grange Health Farm
Henlow SG16 6DB
Bedfordshire
Tel.: 0 14 62/81 11 11
Fax: 0 14 62/81 53 10
Geräumiges Landhaus, Fitness- und Sportmöglichkeiten für jedes Alter, Beauty-Bereiche zum Teil nach Geschlechtern getrennt, 25-m-Schwimmbad,

Friseur, Yoga, Kricket, Ganzkörper- und Gesichtsbehandlungen, Vulkanschlamm, Seegras, Wachsbäder, Makeup.

Roundelwood Health Improvement Centre
Drummond Terrace
Crieff, Tayside PH7 4AN
Tel.: 0 17 64/65 38 06
Fax: 0 17 64/65 56 59
Zwischen den schottischen Highlands und Lowlands gelegen, Mindestaufenthaltsdauer fünf Tage, absolutes Alkohol- und Rauchverbot, Massagen, Infrarotbehandlungen, Diätberatung, Hydrotherapie, Gesichtsbehandlungen, Makeup.

Italien

Health Center Marc Messègué
05020 Melezzole
Tel.: 07 44/95 16 66
Fax: 07 44/95 11 72
Restaurierte antike Burg inmitten der unberührten Natur Umbriens: Antirauch-Therapie, *Marc-Messègué*-Kur – integrierte Entschlackungs- und Schönheitskur zur Wiederherstellung des psychophysischen Gleichgewichts.

Diego Dalla Palma
Via Venti Settembre 12
20123 Mailand
Tel.: 02/4 69 15 45 oder 02/4 69 53 83
Makeup-Salon des berühmten Visagisten.

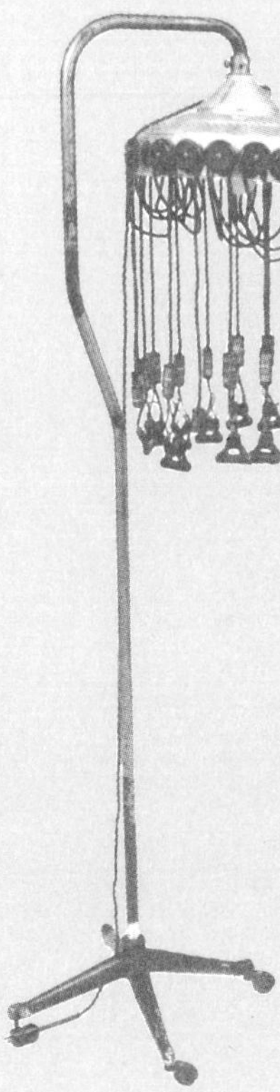

Grand Hotel Terme
Viale Marconi 7
25019 Sirmione
Tel.: 0 30/91 62 61
Fax: 0 30/91 65 68
Internet: www.termedisirmione.com
Zwischen Venedig, Verona und Mantua direkt neben dem Castello Scaligero, mit Seeblick: Thermalbad, Schwefel-Behandlungen, Facebeauty- und Haut-Regenerations-Programme.

Grand Hotel Terme Abano
Via V. Flacco 1
35031 Abano Terme/Padova
Tel.: 0 49/8 24 81 00
Fax: 0 49/8 66 99 94
Internet: www.gbhotels.it
Umgeben von »918 Palmen, 897 hochstämmigen Bäumen und 2212 verschiedenen Pflanzen«; drei miteinander verbundene Thermal-Schwimmbäder, kosmetische Behandlungen, Ganzkörperpeeling mit schottischer Dusche.

Hotel & Beauty Spa
Rosa Alpina
39030 San Cassiano
Tel.: 04 71/84 95 00 und 84 11 11
Fax: 04 71/84 93 77
Internet: www.rosalpina.it
Dolomitenhotel auf 1600 m Höhe, Gesichtsbehandlungen mit dem ganzheitlichen Pflegesystem von *Daniela Steiner*, antiallergische Kosmetika aus nachwachsenden Rohstoffen, auf Wunsch Visite durch einen Schönheitschirurgen.

Capri Beauty Farm
Hotel Palace
Via Capodimonte 2b
80071 Anacapri
Tel.: 0 81/8 37 38 00
Fax: 0 81/8 37 31 91
Internet: www.capri-palace.com
Antike Palastatmosphäre mit mediterranem Charme: Thalasso-Therapie, Unterwassermassage mit Meeresalgen, Gesichtsbehandlung mit Tonerde, Vitamin-C-Maske, Fruchtsäure, Gesichtslifting mit Ultraschall.

Österreich

Dipl.-Kosmetikerin Baron Mirela
Kandlgasse 3
1070 Wien
Tel. + Fax: 01/5 22 55 19
Internet: www.ki-online.de
Ganzheitliche Kosmetik, energetische Gesichts- und Ganzkörperbehandlungen nach dem Yin-und-Yang-Prinzip, Visagistenberatung.

Schönheitssalon
Isabella Pürkner
Ketzergasse 43
1230 Wien
Tel.: 01/6 09 16 93
Internet: www.kosmetik.at/puerkner
Kosmetik, Aromawickel, Solarium, Bodybalance, Bodystyling.

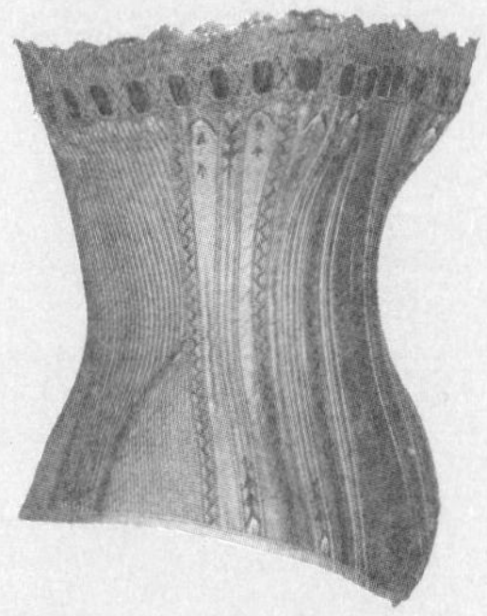

META Hotel
Schloß Krumbach
Schloß 1
2851 Krumbach
Tel.: 0 26 47/4 22 09–0
Fax: 0 26 47/4 22 09–88
Internet: www.metahotels.com
Mineralienmasken, Oberlippen-Harzung, Makeup, Färben und Facionieren von Wimpern und Brauen, Intensivbehandlung, Peeling, Massage für Hals und Gesicht, Ganzkörper-Aromaölbehandlung.

Dilly's Wellness-Hotel
Pyhrnstraße 11
4580 Windischgarsten
Tel.: 0 75 62/52 64–0
Fax: 0 75 62/52 64–50
Internet: www.dilly.at
Naturkosmetik *Bio-Bio*, Panorama-Sauna mit Frischluft-Grotte, Felsendampfbad, Wintergarten, Aromakabinen, Massagestudio.

Vital-Hotel Kobenzl
Familie Herzog-von Buseck
Gaisberg 11
5020 Salzburg
Tel.: 06 62/64 15 10
Fax: 06 62/64 22 38
E-mail: kobenzl@salzburginfo.or.at
Mitten im Grünen, 15 Autominuten von Salzburg, Körper- und Gesichtsbehandlungen mit Produkten aus dem Hause *Sisley*; Heu-, Moor- und Algenpackungen, Kneipp-Behandlungen.

Kosmetikstudio Dolce Vita
F.-X.-Mayr-Zentrum
Parkhotel Igls
6080 Innsbruck/Igls
Tel.: 05 12/37 73 05
Fax: 05 12/37 92 25
Internet: www.f.x.mayr-zentrum.igls.at
Am Sonnenplateau über Innsbruck gelegen: Langzeitkonturen-Makeup-Behandlungen, Naturkosmetik nach *Henri Chenot*, Hautverjüngung und -erneuerung, Energiemassagen, *Akari*-Farblichttherapien, *F.-X.-Mayr*-Kuren.

Polly's Vital-Center
im Hotel Schloß Lebenberg
Lebenbergstraße 17
6370 Kitzbühel
Tel.: 0 53 56/6 66 79
Fax: 0 53 56/66 67 99
Internet: www.austria-trend.at
Am »Sonnenbalkon von Kitzbühel«, durch einen Wintergarten mit dem Hotel verbunden. Energetisches Haut-Lifting, Gesichtsbehandlung unter Sauerstoffdampf, Wirkstoffampulle-Massage-Packung, Computer-Körperanalyse, Straffung von Hals, Wange, Oberlippe mit Beauty-Eiskristallen und Interferenzstrom.

Beautyfarm im Ifen-Hotel
Familie Simon
6992 Hirschegg/Kleinwalsertal
Tel.: 0 55 17/5 07 10
Fax: 0 55 17/34 75
Internet:www.ifen-hotel.com
Gegr. 1936, frequentiert durch internationale Polit-Prominenz, Fruchtsäurebehandlung gegen Hautalterung, Wasser aus hauseigener Quelle, Thalasso-Therapie, Kosmetik-Behandlung für Gesicht, Hals, Dekolleté, »*Ifen*-Manager-Wochen«.

Hotel Schloß Pichlarn
8952 Irdning
Tel.: 0 36 82/2 28 41
Fax: 0 36 82/2 28 41-6
E-mail: schloss.pichlarn@vip.at
900 Jahre altes Schloß, eingebettet in eine herrliche Berglandschaft: ganzheitliche Gesichts- und Körperbehandlung, *Sisley*-Makeup-Beratung, Körpermassagen, Dampfbad, Ayur-Veda- und Thalasso-Therapie.

Gesundheitszentrum
Golfhotel am Wörthersee
9082 Maria Wörth/Dellach
Tel.: 0 42 73/25 11–0
Fax: 0 42 73/25 11–51
Internet: www.golfhotel.at
An den Ufern des Wörthersees gelegenes, kleines Hotel in Holzriegelbauweise: Totes-Meer-Salz- und Algentherapie, Kosmetik nach *Henry Chenot*, Thalasso-Therapie nach *Maria Galland*, Wimpern- und Augenbrauenfärbung.

Schweiz

Grand Hotel Park
Wispilestraße
3780 Gstaad
Tel.: 0 33/7 48 98 00
Fax: 0 33/7 48 98 08
Alpines Erholungszentrum mit Sole-Hallenbad, Beautycenter, Fango-, Thalasso-Behandlungen, Massage, Coiffeur, finnische Sauna, türkisches Dampfbad, Wassergymnastik, Mitglied im Verband *Swiss Deluxe Hotels*.

Seehotel Kastanienbaum
St.-Niklausen-Straße 105
6047 Kastanienbaum-Luzern
Tel.: 0 41/3 40 03 40
Fax: 0 41/3 40 10 15

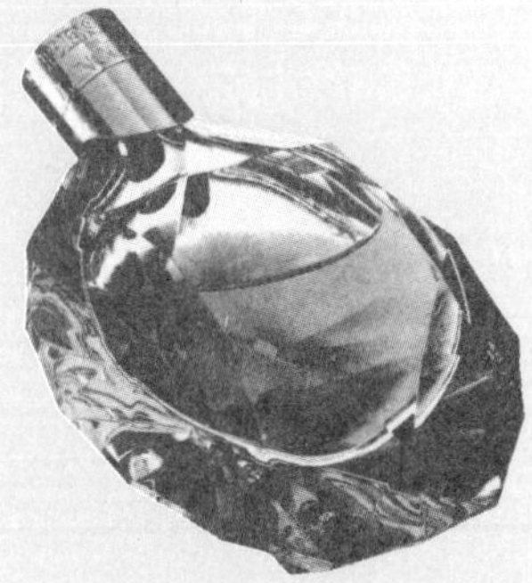

Internet: www.alpineclassics.ch/kastanienbaum
Direkt am Ufer des Vierwaldstättersees, 8 Kilometer von Luzern entfernt, Aroma-, Hydro- und Farbtherapie, Kneipp-Kur, individuelle Kosmetikbetreuung im *Kaz-Wellness-Club*.

Wellness- & Beauty-Hotel Graziella
Hertensteinstraße 132
6353 Weggis
Tel.: 0 41/3 92 78 78
Fax: 0 41/3 92 78 88
Internet: www.graziella.ch
Kosmetiksalon, Eukalyptus-Luftbad, Sauerstoff-Kohlensäure-Dampfbad, *Graziella*-Früchte- und -Wellness-Diät.

Relais & Châteaux
Hotel Giardino
Via segnale
6612 Ascona
Tel.: 0 91/7 91 01 01
Fax: 0 91/7 92 10 94
Internet: www.relaischateaux.ch/giardino
Landhaus mit mediterranem Flair am Lago Maggiore, *Vanity Club* mit Meeresbrandungsbädern, Massagen und Antistress-Gesichtsbehandlungen, türkisches Dampfbad.

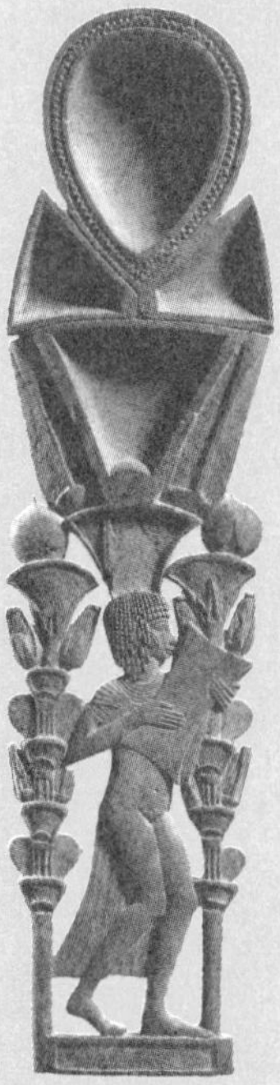

Therme Vals
7132 Vals
Tel.: 0 81/9 26 80 80
Fax: 0 81/9 26 80 00
Internet:
www.graubuenden.ch/vals
Kosmetikstudio, finnische Sauna, Thalasso-Therapie, Fitness-Studio, Felsen-Therme.

GrandHotel Hof Ragaz
Health, Sport & Golf Resort
7310 Bad Ragaz
Tel.: 0 81/3 03 30 30
Fax: 0 81/3 03 30 33
Gault-Millau-Hotel des Jahres 1999 im voralpinen Rheintal, Thermalbad, römisch-irisches Bad, Schönheitsoase »To B.« für Frauen und Männer, Unterwassermassage.

Kurhotel Heiden
Seeallee 8
9410 Heiden
Tel.: 0 71/8 91 91 11
Fax: 0 71/8 91 11 86
Internet: www.kurhotel.ch
Traditionelle chinesische Medizin und Schulmedizin: Akupunktur, Qi Gong, kosmetische Laserchirurgie, Fango-Packungen, Panorama-Schwimmbad, mit Blick auf den Bodensee.

Mehndis

Deutschland

Five Seasons
Perleberger Straße 56
10559 Berlin
Tel.: 0 30/39 78 92 39
Fax: 0 30/39 78 92 29
Geschäft für u.a. *World-of-Henna*-Produkte.

Mehndi-Tempel Petra Rascher
c/o Vanity Studio
Gertrudenstraße 2
20095 Hamburg
Tel.: 0 40/33 88 73
Fax: 0 40/33 88 71
Internet:
www.mehndi-tempel.com
Henna-Produkte und Accessoires, Versandhandel, Workshops über Geschichte und Anwendung von Mehndi-Malerei, Fortbildung und Schulen.

Art with Love
Andrea von Lossberg-Seeland
Karolinenstraße 3
20357 Hamburg
Tel.: 0 40/39 92 32 13
Internet: www.cultstuff.com
Ältestes Mehndi-Studio in Deutschland, schwarzes Henna, Mehndi-Sets, Bodypainting

World of Henna
Auguste-Piccard-Weg 40
40764 Langenfeld
Tel.: 01 77/7 61 33 75
Internet: www.henna.de
Direktvertrieb von Henna-Produkten.

Georg von Wellean
Oranienstеiner Straße 18a
65582 Diez
Tel. und Fax: 0 64 32/21 01
Internet: http://webuser.rhein-main.net/georg.vonwellean/
Pionier der deutschen Henna-Mehndi-Szene, deutschlandweiter Vertrieb von *Wellean-EigenArt*-Produkten: Henna-Pasten, Bindis, Schablonenmuster und mehr.

Kosmetikstudio Nußrainer
Münchner Straße 30
84424 Isen bei Erding
Tel.: 0 80 83/12 62
Mehndi-Malerei.

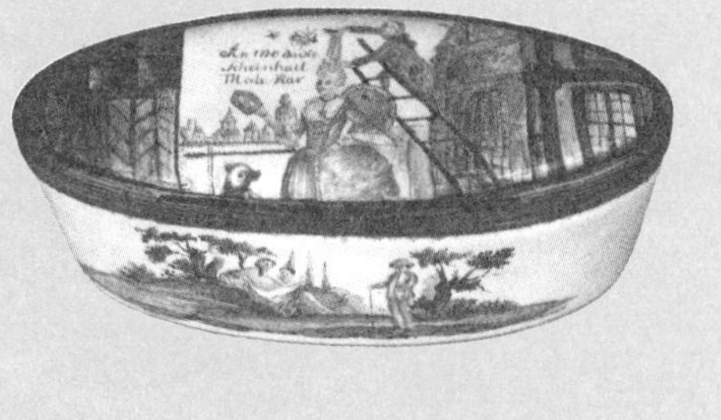

Frankreich

Black Henna.Net.
BP 845
34307 Cap d'Agde
Tel.: 04/67 01 50 20
Internet: www.blackhenna.net
Schwarzes Henna, Motiv-Kataloge.

Grossbritannien

Devyani Patel
34 Broadoak road
Langford
Bristol BS40 5HB
Tel.: 0 19 34/85 31 34 oder 0 11 79/28 94 05
E-mail:
Devyani.patel@bristol.ac.uk
Anfertigung von Henna-Tattoos, Hausbesuche nach Vereinbarung.

Henna Tattoos
97a High Street
Maidenhead SL6 1JX
Tel.: 0 16 28/78 11 16
Anfertigung von Henna-Tattoos.

Italien

Fantastudio Tattoo Line
Via Emilio
PO 119
41100 Modena
Tel.: 0 59/82 68 65
Fax: 0 59/82 44 36
Internet:
www.fantastudio.tattoo.com
Anfertigung von Henna-Tattoos und Verkauf von Mehndi-Accessoires.

Lorenzo Noccioli
50100 Florenz
E-mail: noccioli@dada.it
Eigene und Katalog-Mehndi-Designs, traditionell und modern.

Schweiz

SaBo
Samira Boughzala
Peter-Rot-Straße 92
4058 Basel
Tel.: 0 61/6 81 55 13
E-mail: sabo@access.ch
Mehndimalereien in Braun und Schwarz, nur gegen Voranmeldung.

Guinot Kosmetik
Mühlegasse 11
4410 Liestal
Tel.: 0 61/9 21 86 38
Mehndis, Permanent Makeup, Kosmetikinstitut, Schminkkurse auf Anfrage.

Diwan Henna-Studio
Diwan Abdel Aziz
Badener Straße 109
8004 Zürich
Tel.: 01/2 40 22 22
Fax: 01/2 40 22 23
Internet: www.come.to/diwan

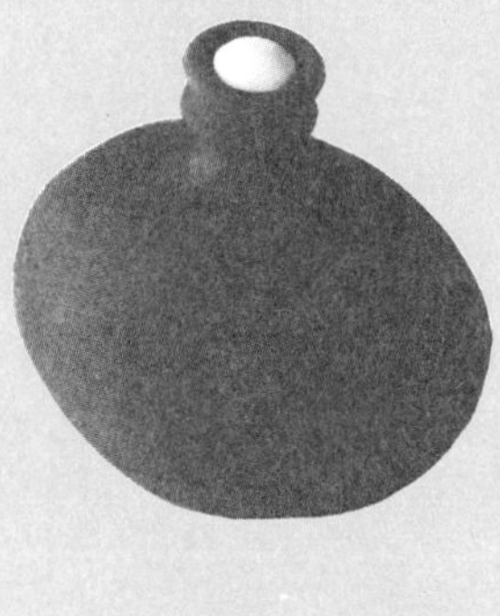

Teil des orientalischen Kulturzentrums in Zürich, Henna-Tattoos als arabische Schriftzüge, japanische Schriftzeichen, Verkauf von Henna-Artikeln, nur gegen Voranmeldung.

Bodycult
Adam Dettwiller/Fusa
Hintere Kirchstraße 31
Postfach 49
9444 Diepoldsau
Tel. + Fax: 0 71/7 33 20 30
Internet:
www.tatoos.ch/studios.html
Mehndis, Tattoos, Piercing für Werbung, Show und Party.

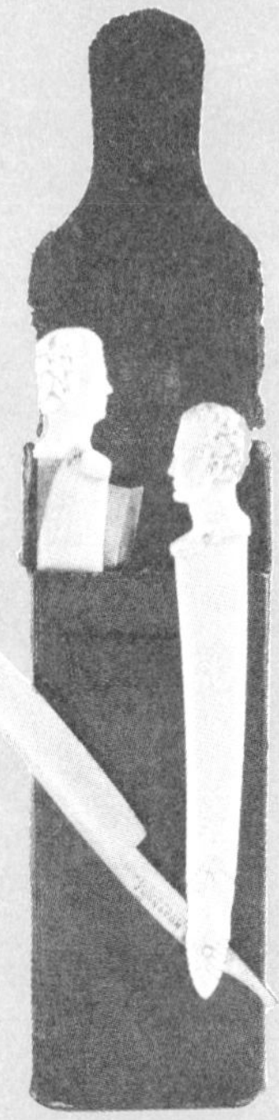

Body-Painting

Deutschland

Trojahner Körperkunst
Bayreuther Straße 32
01187 Dresden
Tel.: 03 51/4 70 61 00
Fax: 03 51/4 70 84 61
Internet: www.trojahner.de
Bodypainting, Permanent Makeup, Makeup, Tattoos.

Nina Klein
Rathausplatz 5
50674 Köln
Tel.: 02 21/2 76 86 96
Fax: 02 21/2 76 86 95
Makeup, Hairstyling, Bodypainting.

Body-Art-Galerie
Pit Mayer & Sascha Fix
Kempter Straße 11
87700 Memmingen
Tel.: 0 83 31/96 52 97
Fax: 0 83 31/91 18 28
Internet:
www.body-art-galerie.de
Körperabformungen und Bodypaintings.

Body Art Studio
U. Sengenberger
Postfach 10 02 25
95402 Bayreuth
Tel.: 09 21/51 12 21
Fax: 09 21/51 12 23
Internet: www.body-art.de
Aktfotographie und Bodypainting, Workshops.

Grossbritannien

Tailor Made Tattoos
433 High Road
Harrow Weald HA3 6EJ
Tel. + Fax: 01 81/8 61 45 00
Tattoos, kosmetische Tattoos, Henna-Tattoos, Piercing, Bodypainting, auf Wunsch weibliches Personal.

Italien

Body Bagg
Thomas Isler
Mayla Maiaroli
Via delle Moline 2/B
40126 Bologna
Tel.: 03 29/4 11 66 29
Zahndiamanten, Tattoos, Body-Painting.

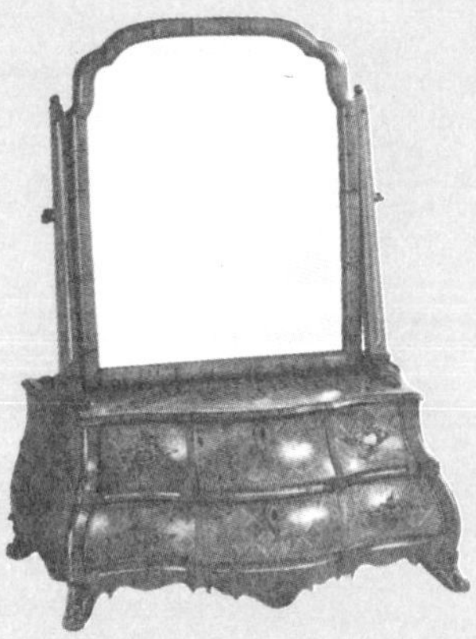

Schweiz

Kosmetikstudio Venere
Dorfstraße 6
3714 Frutigen
Tel.: 0 33/6 71 41 47
Internet: www.swissmountains.ch/venere
Bodypainting, Fantasy-Makeups, Kosmetik, Massagen, Solarium, Pediküre.

Fredi's Bodypainting
Fredi Schmid
Dorfstraße 7
5103 Möriken
Tel.: 0 62/8 93 13 07
Internet: www.bodypaint.ch
Visagist und Coiffeur-Meister.

Schmink- und Visagistenschulen

Deutschland

Beauty is life
Beatrix Isabel Lied
Verwaltung, Schule, Vertrieb
Hermann-Behn-Weg 3
20146 Hamburg
Tel.: 0 40/45 57 92
Fax: 0 40/41 35 67 43
Schönheitshaus
Neue ABC-Straße 5–6
Tel.: 0 40/34 00 13
Fax: 0 40/34 21 85
Internet: www.BIL-worldwide.com
Edel ausgestattetes Schönheitshaus. Schule für Visagisten sowie Farb- und Imageberater, Makeup-Beratungen und -Seminare für den Laien, Kosmetikbehandlungen, Frisurenstyling.

Ulrike Schütze
Hamburger Schule für Gesichtsgestaltung GmbH
Große Bleichen 21
20354 Hamburg
Tel.: 0 40/34 03 51-52
Fax: 0 40/34 03 26
Internet: www.GRIMAS.de
Visagistenausbildung und Makeup-Training, *Grimas*-Makeup.

Schminkschule Helena
Helena Kourtidis
Pfefferstraße 31
22143 Hamburg
Tel. + Fax: 0 40/64 86 00 55
5-tägige Visagisten-Schulung, Wochenendseminare.

Make Up Atelier
Sabine Overbeck
Papenkamp 10
22607 Hamburg
Tel.: 0 40/82 42 81
Fax: 0 40/82 90 50

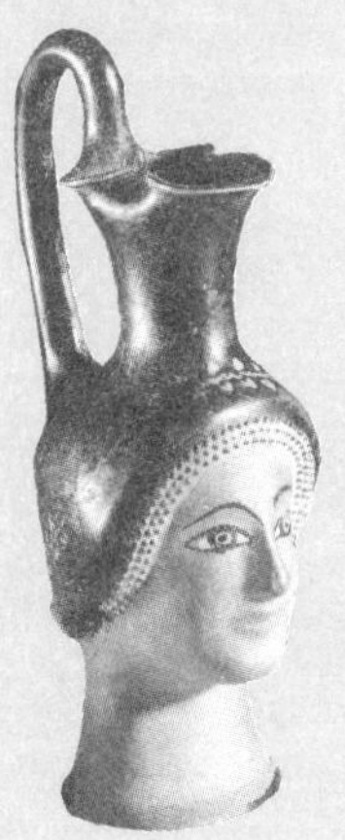

Atelier in einem Fachwerkhaus. Individuelle Typberatung von Kopf bis Fuß, professionelle Visagistenkurse, Makeup für renommierte Frauenzeitschriften und Fotostudios, Hausbesuche.

Badawi
Düsseldorfer Fachschule für dekorative Kosmetik
Kastanienweg 1
41469 Neuss
Tel.: 0 21 37/33 50
Fax: 0 21 37/1 32 34
Ausbildung zum Visagisten und Hair-Stylisten mit Farb-, Stil- und Imageberatung.

die maske
maskenbildnerschule
Bernd Bauer
Albertusstraße 13–17
50667 Köln
Tel.: 02 21/9 12 33 74
Fax: 02 21/13 40 68
Internet: www.die-maske.de
Seit 20 Jahren Ausbildungsstätte für Maskenbildner, Visagisten, Makeup-Artists und Hairstylisten in den Bereichen Theater, Oper, Film und Foto; zweistündige Einzelberatung.

Schminkschule Birgit Zimm
Entenweg 15
50829 Köln
Tel. + Fax: 02 21/5 80 26 34
Visagistenausbildung in kleinen Gruppen, Seminare gibt die Deutsche und Internationale Makeup-Meisterin von 1999.

Academy of Trends
Film- und Bühnencosmetologenschule
Goethestraße 11
60313 Frankfurt a. M.
Tel.: 0 69/28 01 71
Fax: 0 69/23 67 55
Internet: www.ki-online/html/schul_trendakademie.html
Ausbildung zum Visagisten der Maske in Zusammenarbeit mit Film- und TV-Produzenten.

Make Up Atelier Wöppel
Albstraße 32
72116 Mössingen
Tel.: 0 74 73/2 41 20
Fax: 0 74 73/2 23 58
Internet: www.Schminke.de
Seminarzentrum für Visagismus und Maskenbilden, Face- und Bodypainting, Braut-Makeup, Camouflage, Makeup und Zubehör für Theater, Bühne, Film und Foto.

cosmetic arts
die cosmetic der anderen art
Kreuzstraße 11
80331 München
Tel. + Fax: 0 89/2 60 40 04
Internet: www.cosmeticarts.com
Ausbildung für professionelle Visagisten und schminkbegeisterte Laien, Einzelschulung für Neueinsteiger, Profis oder zur Auffrischung, kostenlose Farb- und Ernährungsberatung sowie Profi-Schminktips.

New Trend Cosmetic
Kornelia Meyer
Leopoldstraße 19
80802 München
Tel.: 0 89/38 88 90 99
Fax: 0 89/38 88 90 98
Ausbildungscenter für Permanent Makeup.

Art of Style Ingrid Eder
Silvanastraße 7
81927 München
Tel.: 0 89/95 29 97
Fax: 0 89/9 29 55 18
Fortbildung und Schulen, Profi-Zubehör, Farb- und Stilschule für Farb- und Typberatung.

Frankreich

Forum Make up
5 avenue Bertie Albrecht
75008 Paris
Tel.: 01/53 75 21 73
Fax: 01/53 75 13 59
Friseur- und Makeup-artist-Ausbildung.

Grossbritannien

Cosmetics à la carte
102 Avro House
Havelock Terrace
London SW8 4As
Tel. + Fax: 0 20/6 22 23 18
Internet: www.a-la-carte.co.uk
Weltweite, individuelle Makeup-Beratung auch über Telefon, per Post oder E-mail, Erstellung individueller Kosmetik-Produkte.

Greasepaint
143 Northfield Avenue
London W13
Tel.: 0 20/88 40 60 00
Internet: www.greasepaint.co.uk
Makeup-Schule für Bühne, Fernsehen, Film und Mode, Makeup-Künstleragentur, Hairstyling-Kurse.

Italien

Accademia Altieri

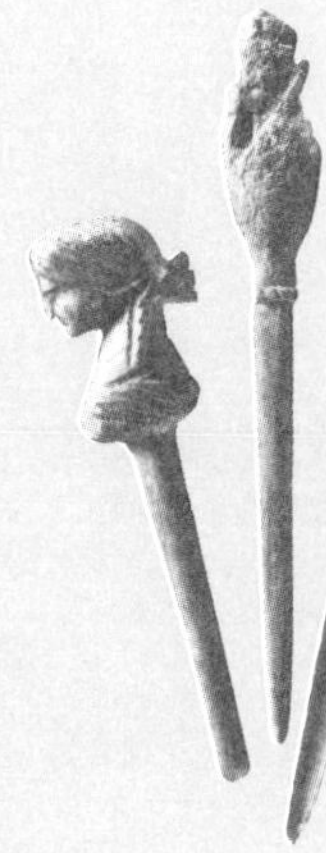

Via S. Nicola Tolentino
00187 Rom
Tel. + Fax: 06/4 82 09 02
E-mail: info@accademiaaltieri.it
Schule für u. a. Models, Schönheits- und Film-Makeup.

Trotta Alfredo
Via Reg. Margherita
00198 Rom
Tel.: 06/8 54 61 35
Schule für Schönheitspflege, Hairstyling, Makeup, Maniküre.

I Castorina di Castorina Francesco
52, via Coni Zugna
20144 Mailand
Tel.: 02/8 32 33 16
Fax: 02/89 40 21 94
Internet: www.icastorina.it
Gelegen im alten Händlervier-

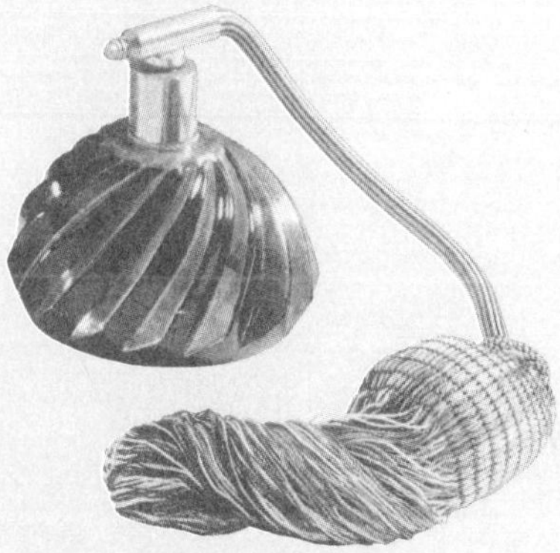

tel von Mailand. Seminare für Theaterschminkkunst, Kosmetik und Mode, Schönheitsinstitut.

Österreich

Make up Studio
Karin Van Vliet
Köllnerhofgasse 4
1010 Wien

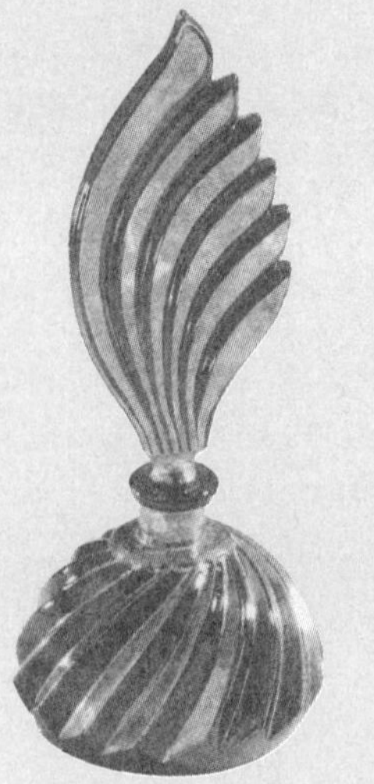

Tel.: 01/5 13 11 55
Fax: 0 26 20/21 22
Internet:
www.makeup-studio.com
Visagistenseminare für Anfänger und Fortgeschrittene, Makeup-Artist-Kurse, persönliche Einzel-Schminkkurse, Visagistenvermittlung.

Internationale
Massage-Akademie
Schußwallgasse 1/10/1
1050 Wien
Tel. + Fax 01/5 48 26 29
Internet:
www.weltverband.com
Ausbildung in Massage, Fußpflege, Kosmetik, Farb- und Stilberatung.

Schminkschule Renner
Neubaugasse 26/13
1070 Wien
Tel.: 01/5 26 48 58
Fax: 01/5 22 93 57
Ausbildung zum Visagisten und Makeup-Artist, professionelle Schminkmaterialien.

Dominique Philippe
Schrannengasse 2/2/29
5020 Salzburg
Tel.: 06 62/87 09 32–0
Fax: 06 62/87 09 32–17

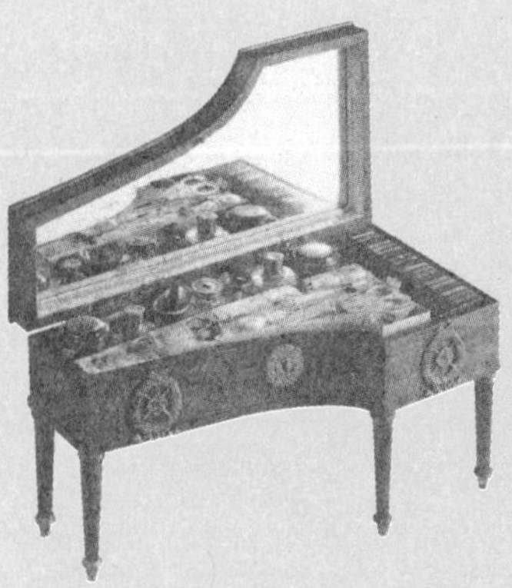

Gewinner des *Beauty-Award 1997/1998*, Ausbildung zum Farb- und Stilberater, Schminkkurse, Modelagen, Pinsel, Nagelpflege, Aromatherapie, Zubehör.

Beauty-Vital-Residenz
Helga Dolezal
Seestraße 37
7100 Neusiedl/See
Tel.: 0 21 67/24 39–0
Fax: 0 21 67/24 39–26
Visagisten-Seminare, Frisur- und Makeup-Beratung, Gesichts-Modelagen nach *Maria Galland*, Laser-Scanner-Gesichtslifting, Farb- und Stilberatung, Molke-Schönheitsbäder.

1. Österreichische Permanent Make-up Schule E. Gaube
Schwimmschulkai 108
8010 Graz
Tel.: 03 16/68 24 70
Fax: 03 16/68 24 70–4

Schweiz

Maskenbildner-Schule
Colorline B. Erni
Bleichemattstraße 15
5000 Aarau
Tel.: 0 62/8 23 04 20
Visagisten- und Maskenbildnerausbildung.

New Colorline
Visagistenschule
Charlotte Steiner
Lagerstraße 20
5606 Dintikon
Tel.: 0 56/6 24 44 00
Fax: 0 56/6 2444 01
Ausbildung zu Visagismus, Makeup-Art, Camouflage.

MakeUp Atelier
Nuno Styling GmbH
Augustinergasse 12
8001 Zürich
Tel.: 01/2 11 11 60
Fax: 01/2 11 11 67
Professionelle Visagistenausbildung mit Fachleuten von *Makeup for Ever*, Paris.

Internationale Kunstschule Maske/Make-up und Coiffureschule Joachim Freitag
Hegibachstraße 79
8032 Zürich
Tel.: 01/4 22 66 32
Fax: 01/3 81 48 73
Ausbildung für Visagisten und Maskenbildnerei.

Schminktische

Deutschland

BACO
Bauer & Co. GmbH
Film-, Fernseh- und Messeausstattungen
Servicetelefon: 01 72/3 00 90 30
Internet: www.baco-rent.de
Verleih von Schminktischen und Spiegeln mit Geschäften u. a. in
04356 Leipzig, Bergweg 7
Tel.: 03 41/5 26 33 0
Fax: 03 41/5 26 33 22
10717 Berlin
Uhlandstraße 83/84
Tel.: 0 30/8 73 49 48
Fax: 0 30/8 73 51 46

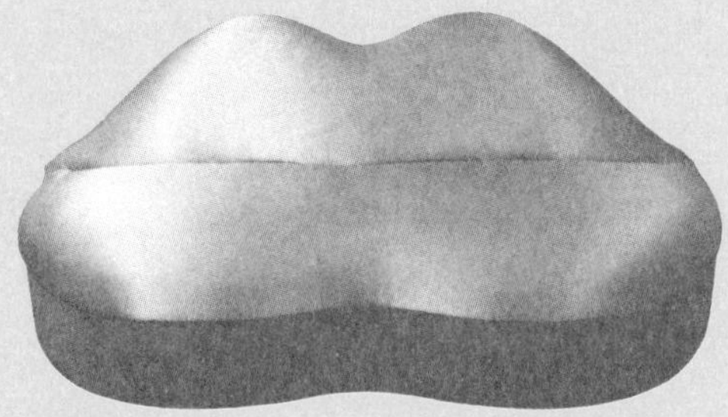

30916 Isernhagen
Tischlerstraße 5
Tel.: 0 51 36/88 67 0
Fax: 0 51 36/88 67 19
85652 Ottersberg bei München
Melchior-Huber-Straße 25
Tel.: 0 81 21/97 35 30
Fax: 0 81 21/97 35 32

Drechsler Designermöbel
Hauptstraße 12
96364 Marktrodach
Tel.: 0 92 61/5 27 28
Fax: 0 92 61/5 27 21
Internet: www.frankenline.com
Unter anderem Schminktische aus Aluminium, hochglanzpoliert, mit verspiegelten Ablagen und runden Spiegeln.

Grossbritannien

Pine Direct
Railway Sidings, Smallshaw Lane
Rosegrove, Burnley BB11 5SQ
Tel.: 0 12 82/45 04 44
Internet: www.pine-direct.com
Viktorianische und edwardianische Schminktische und originalgetreue Nachbildungen.

Pugh's Farm Antiques
Monkton EX14 9QH
Tel.: 0 14 04/4 28 60
Fax: 0 14 04/4 77 92
Internet: www.pughs-antiques-export.com
Zweigstelle eines US-amerikanischen Importeurs: antike, edwardianische Schminktische, mit Marmoroberfläche, aus Mahagony.

Jeffery Hammond Antiques
Shaftesbury House
38 Broad Street
Leominster HR6 8BS
Tel. + Fax: 0 15 68/61 48 76
Internet:
www.entrpreneurs.net
Unter anderem Regency-Mahagony-Schminktische aus dem 19. Jahrhundert.

Österreich

»Der Schminktisch«
Friedrich Prause
Hauptstraße 160
9210 Pörtschach
Tel.: 0 42 72/39 99
Fax: 0 42 72/3 99 93
Internet:
www.fenghshui-prause.com
Tischlerei für Feng-Shui-Möbel, Seminare in Deutschland und Österreich.

Theaterschminke und Accessoires

Deutschland

Einzelhandel Pappnase & Co.
Theater-, Artistik, Spiel- und Geschenkartikel GmbH
Von-Essen-Straße 76
22081 Hamburg
Tel.: 0 40/29 81 04–10
Fax: 0 40/29 81 04–20
Internet: www.pappnase-co.de
Ladengeschäfte in:
Grindelallee 92
20146 Hamburg
Tel.: 0 40/44 97 39
Leipziger Straße 6
60487 Frankfurt
Tel.: 0 69/70 94 93
Rosenheimer Straße 5
81667 München (im Gasteig)
Tel.: 0 89/4 48 17 71

Jot Jelunge
Händelstraße 31
50674 Köln
Tel.: 02 21/24 98 91
Internet: www.jotjelunge.de
Faschingskostüme und -accessoires, darunter Karnevals- und Theaterschminke der Firmen *Kryolan* und *Jofrika*; Latexapplikationen, z.B. zur Simulation von Schußwunden.

Luftikus
Warendorfer Straße 5
48145 Münster
Tel.: 02 51/4 76 15
Fax: 02 51/4 68 83
Internet: www.luftikus.de
»Kreative Vielfalt zur Verbesserung des Daseins«: Spezialisiert auf *Kryolan*-Theaterschminke, Schmink- und Stoppelschwämme, Trainingspinsel, Nasenkitt, Maskenbildner-Fibel für Anfänger.

Schminktopf
Reiche & Wilberg GbR
Tullastraße 38
79108 Freiburg
Tel.: 07 61/50 04 33
Fax: 07 61/50 04 46
Internet:
www.schminktopf. deu.net
Großhändler für *Grimas*- und *Temtu*-Schminke, Fake-Tattoos für Maskenbildner, Body-Painting, Beauty-Makeups, Kurse und Workshops.

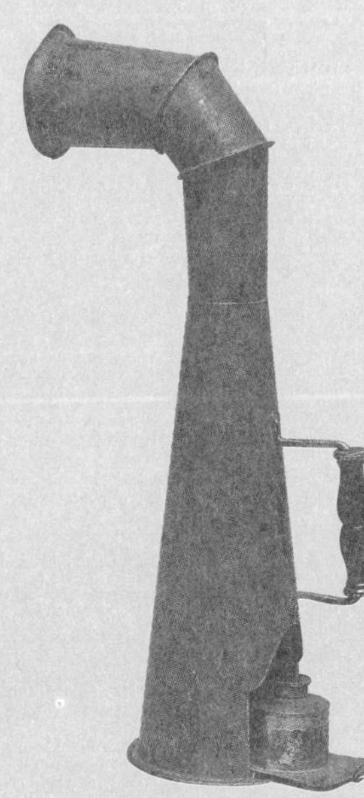

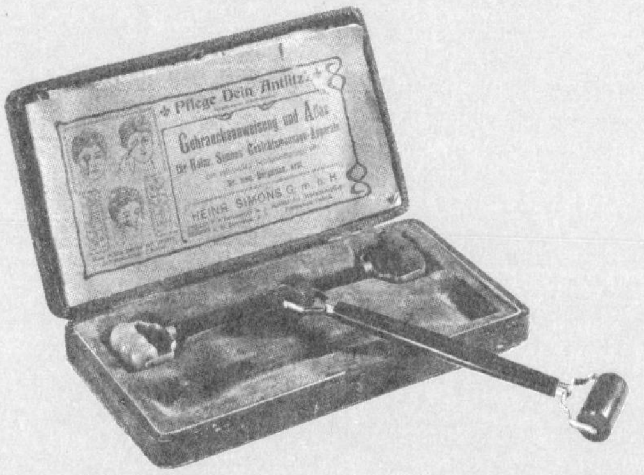

Cinyburg
Lindwurmstraße 16
80337 München
Tel.: 0 89/53 44 12
Führendes Fachgeschäft seit 1945; alles für den Fasching: Schminke, Perücken, Kostüme, Schmuck, Verkauf und Verleih.

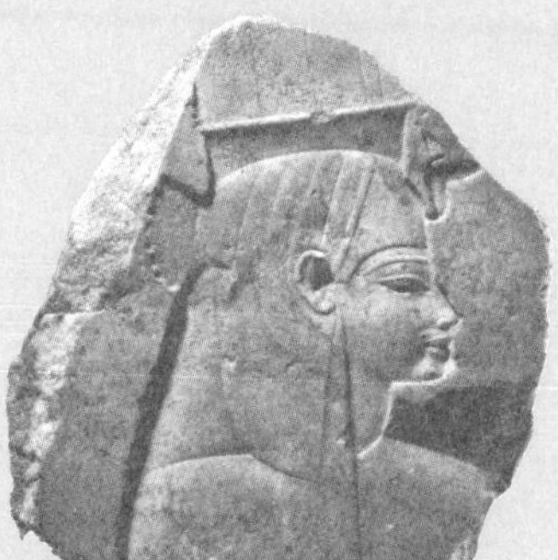

Grossbritannien

Sreenface Limited
20 und 24 Powis Terrace
Notting Hill Gate
London W11 1JH
Tel.: 0 20/2 21 82 89
Fax: 0 20/7 92 93 57
48 Monmouth Street
Covent Garden
London WC2 9EP
Tel.: 0 20/8 36 39 55
Fax: 0 20/8 36 39 44
Internet: www.screenface.com
Transportable Schminkkoffer und -spiegel, Theaterblut, Bärte, Theater-Makeup-Bücher, Schminke für Theater, Kino, Fernsehen.

Schweiz

Theatercoiffeur Haar-M.
M. & M. Furrer
Langstraße 195
8005 Zürich
Tel.: 01/2 71 51 15
Fax: 01/2 72 52 12
Internet: www.haar-m.ch/haarm.htn

Alles rund um den Kopf für Theater, Film, Fotografie, Werbung, Perücken, Theaterschminke, Maskenmaterialien.

Sammlungen und Museen

Deutschland

Deutsches Hygiene-Museum
Postfach 12 01 62
Lingnerplatz 1
01069 Dresden
Tel.: 03 51/48 46-3 04
Fax: 03 51/48 46-5 88
Internet: www.dhmd.de
1912 vom *Odol*-Fabrikanten Karl August Lingner gegründet. Themenschwerpunkte: Mensch, Körper, Gesundheit, soziales Leben, Umwelt. Seit 1995 *Schwarzkopf*-Sammlung als Dauerleihgabe.

Technikcenter
Zschortauer Straße, Halle 4
04129 Leipzig
Tel.: 03 41/9 08 10 74
Fax: 03 41/5 64 64 44
E-mail: tcl@www.uni-leipzig.de
Ständige Ausstellung zur Leipziger Industrie- und Technikgeschichte, u.a. Kosmetik in Eigenherstellung.

Leichner Kosmetik GmbH
Paul-Lincke-Ufer 39/40
10999 Berlin
Tel.: 0 30/7 44 79 73
Fax: 0 30/7 44 79 75
Fabrikverkauf von Theaterschminke und Produkten der Haut- und Schönheitspflege, nach alten Rezepten hergestellt. Ausgestellt werden viele alte Produkte, Puderdosen, Fettstifte, alte Preislisten aus den 1920er und 30er Jahren.

Sammlung Schwarzkopf
Von-Wedderkop-Straße 2
Herrenhaus
23847 Steinhorst/Lauenburg
Tel.: 0 45 36/84 22
Kulturgeschichte der Haar- und Schönheitspflege, zum Teil 3000 Jahre alte Exponate. Thema ist das sich wandelnde Schönheitsideal der einzelnen Epochen, zur Zeit als Dauerleihgabe im Deutschen Hygiene-Museum, Dresden, zu sehen.

4711-Museum
Muelhens-Archiv
Glockengasse 4711/Ecke
Schwertnergasse 1
50667 Köln
Tel. + Fax: 02 21/2 57 39 11
Internet: www.cologneweb.com/4711.htm
Geschichte des Eau de Cologne und des Hauses *4711*.

Wella-Museum
Berliner Allee 65
64295 Darmstadt
Tel.: 0 61 51/3 40
Fax: 0 61 51/34 64 59
Darstellung der Geschichte der Kosmetik und des Friseurberufes; allerlei Kurioses aus dem Randbereich der Körper- und Schönheitspflege, seltene Bücher, Lithographien und Urkunden zum Thema.

Frankreich

Lancôme
Internet: www.lancome.com
Bebilderte Internet-Galerie über die Geschichte unvergesslicher Parfüms aus dem Hause *Lancôme*, Parfüms aus den letzten 55 Jahren.

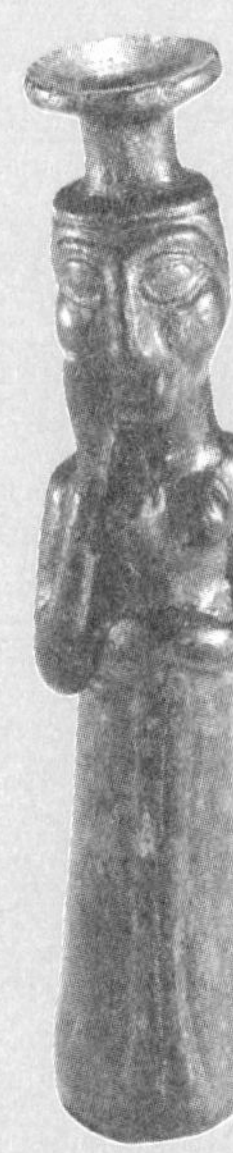

Musée de Parfumerie
Fragonard
9 rue Scribe
75009 Paris
Tel.: 01/47 42 04 56
Kunstvolle Utensilien aus der Geschichte der Kosmetik und des Parfums von Ägypten bis heute, Parfümerie am Boulevard des Capucines.

Publikumsmesse

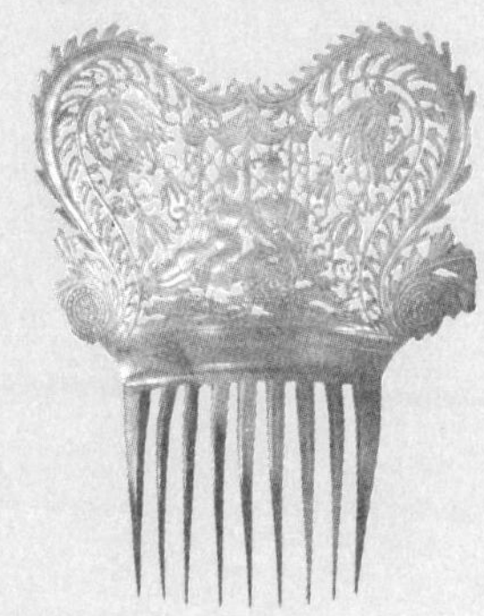

Schweiz

MEDNAT
Salon international des médecines naturelles, du mieux-vivre, de la santé et de la prévention
Beaulieu, Centre de congrès et d'expositions
Case postale 89
1000 Lausanne 22
Tel.: 0 21/6 43 21 11
Fax: 0 21/6 43 37 11
Internet:
www.beaulieu-comptoir.ch
Natürliche Ernährung, Naturheilmittel und -kosmetik, Thermal- und Thalassotherapie, Geobiologie, Fachliteratur, jährlich Ende März.

Quellen und Literatur

Farideh Akashe-Böhme (Hrg.): *Reflexionen vor dem Spiegel.* Gender Studies. Vom Unterschied der Geschlechter, 1992

Aleida Assmann: *Erinnerungsräume.* Formen und Wandlungen des kulturellen Gedächtnisses, C.H. Beck Verlag, München, 1999

Max von Boehn: *Die Mode.* Eine Kulturgeschichte vom Mittelalter bis zum Barock, München, 1982

Fernand Braudel: *Sozialgeschichte des 15.-18. Jahrhunderts.* Der Alltag, München, 1985

Susan Brownmiller: *Weiblichkeit.* Frankfurt am Main, 1987

Verena Burhenne: *Make-up – Aus der Geschichte der dekorativen Kosmetik.* Katalog, Münster 1998

Jacob Burckhardt: *Die Kultur der Renaissance in Italien,* Wien o.J.

Alexandra Cavelius/Sascha Wuillemet: *Bodypainting-Henna, Tattoos, Piercing & Co.* Weltbild Verlag, Augsburg, 1999

Egon Friedell: *Kulturgeschichte Griechenlands,* 1949

Egon Friedell: *Kulturgeschichte Ägyptens und des alten Orients,* 1947

Sabine Gieske (Hrg): *Lippenstift.* Ein kulturhistorischer Streifzug über den Mund, Marburg, 1996

Willy Haas: *Die Belle Epoque.* Verlag Kurt Desch, München, 1967

Das Herrenhaus Steinhorst und die Sammlung Schwarzkopf, Karl Wachholtz Verlag, Neumünster, 1979

Berthold Hinz: *Aphrodite, Geschichte einer abendländischen Passion,* Hanser Verlag, München/Wien, 1998

Barbara Hofmann (Hg): *Marlene Dietrich – die Privatsammlung.* Katalog, Frankfurt am Main, 1993

Christoph Wilhelm Hufeland: *Die Kunst das menschliche Leben zu verlängern,* Jena 1797. Bearbeitet für die heutige Zeit. Hrg. von K.E. Rotschuh, Stuttgart, 1975

Maria Jedding-Gesterling/Georg Brutscher Hg.: *Die Frisur.* Eine Kulturgeschichte der Haarmode von der Antike bis zur Gegenwart, Karl Wachholtz Verlag Neumünster/Hans Schwarzkopf GmbH, Hamburg, 1988

Hermann Klencke: *Kosmetik oder menschliche Verschönerungskunst auf Grundlage rationeller Gesundheitslehre.* Eine Volksschrift, Leipzig, 1869

Reinhard Klopfleisch/Egmont R. Koch/Armin Maywald: *Mit Haut und Haaren.* Ein kritischer Kosmetik-Ratgeber. Mit einem Vorwort von Antje Huber, Bundesministerin a.D. Köln, 1987

René König: *Menschheit auf dem Laufsteg.* Die Mode im Zivilisationsprozeß, Frankfurt am Main/Berlin, 1988

Horst Lachmann: *Eva, Kleopatra und Du.* Verlag Neues Leben, Berlin, 1957

Renate Lohse: *Nofretete und Kleopatra.* Kleine Geschichte der Schminkkunst. In: Mannequin-Magazin. Hg. vom Bundesverband Deutscher Mannequins und Dressmen, Nr. 3, November/Dezember 1986, S. 40-50

Thomas Mann: *Joseph und seine Brüder.* Zit. nach: Bd. I-III. Aufbau Verlag, Berlin und Weimar, 1972

Otto Neubert: *Tut-Ench-Amun – Gott in goldenen Särgen,* Gustav Lübbe Verlag, Bergisch Gladbach, 1977

Nofret – die Schöne. Katalog. Exponate aus dem Museum Kairo. Verlag Philipp von Zabern, Mainz, 1986 .

Mary Quandt: *Das große Make-up-Buch,* Mosaik Verlag, München, 1997

Eugene Rimmel: *Das Buch des Parfüms,* Hesse und Becker Verlag, Dreieich, 1985

Bernhard Rosenkranz, Helmut Merschmann, Annegret Haaf: *Die Kosten der Schönheit.* Stiftung Verbraucherinstitut, Berlin, 1999

Werner Ross: *Lou Andreas-Salomé.* Weggefährtin von Nietzsche, Rilke, Freud, Goldmann Verlag, München, 1997

Helena Rubinstein: *Das Geheimnis Schön zu sein,* Scherz Verlag, Bern/München, 1966

Karl Ferdinand Schaedler: *Masken der Welt.* Sammlerstücke aus fünf Jahrtausenden, Wilhelm Heyne Verlag, München, 1999

Thassilo von Scheffer: *Homer und seine Zeit.* Bd. I. Verlag Karl König, Wien und Leipzig, 1925

Hannelore Schlaffer: *Schönheit.* Über Sitten und Unsitten unserer Zeit, München, 1996

C.H.Theodor Schreger dem Jüngeren: *Die weibliche Schönheitspflege für jegliches Alter und Lebensverhältnis.* Kosmetisches Taschenbuch für Damen zur gesundheitsmäßigen Schönheitspflege ihres Körpers durchs ganze Leben und in allen Lebensverhältnissen, Nürnberg, 1811

Wolfgang Schuller: *Frauen in der römischen Geschichte,* Universitätsverlag, Konstanz

Peter H. Schulze: *Frauen im alten Ägypten.* Selbständigkeit und Gleichberechtigung im häuslichen und öffentlichen Leben, Lübbe Verlag, Bergisch Gladbach

Hans Schwarzkopf (Hg): *Sehnsucht nach Vollkommenheit.* Argon Verlag, Berlin, 1995

Sen-nefer, Die Grabkammern des Bürgermeisters von Theben. Dokumentation. Verlag Philipp von Zabern

Alfons Silbermann: *Der Deutschen Badezimmer.* Eine soziologische Studie. Verlag Wissenschaft und Politik, Köln, 1991

Cornelius Stetter: *Denn alles steht seit Ewigkeit geschrieben – die geheime Medizin der Pharaonen,* Quintessenz Verlag

Wilhelm Treue: *Illustrierte Kulturgeschichte des Alltags,* München, 1952

Johann Bartholomäus Trommsdorff: *Kallopistria, oder die Kunst der Toilette für die elegante Welt,* Erfurt, 1805

Marga Weber: *Antike Badekultur,* C.H.Beck Verlag, München, 1996

Karl Weinholt: *Die deutschen Frauen im Mittelalter,* Amsterdam, 1968

Heinz Weyhbrecht/Liselotte Enderlein: *Kosmetik heute: Grundriß der theoretischen und praktischen Kosmetik,* Stuttgart, 1980

Karin Wieland: *Die Offizierstochter.* Marlene Dietrich aus Berlin. In: Ursula Breymayer, Bernd Ulrich, Karin Wieland (Hg.). *Willensmenschen.* Über deutsche Offiziere, Fischer Taschenbuch Verlag, Frankfurt am Main, 1999

Malu Wila, Almut Zimmermann: *Handbuch zur Schminkkunst und Schönheitspflege,* DuMont Verlag, Köln, 1985

Naomi Wolf: *Der Mythos Schönheit,* Rowohlt Verlag, Reinbek, 1991

Dieter Wundram: *Kosmetik.* Chemie auf Haut und Haaren. Hrg.: Katalyse. Institut für angewandte Umweltforschung. Hamburg, 1988/89

K.A. Zwierlein: *Der Arzt für Liebhaberinnen der Schönheit.* Neue ganz umgearbeitete Auflage, Heidelberg, 1789

Register

Kursive Ziffern verweisen auf Abbildungen

Bildnachweis

Ägyptisches Museum, Berlin: 15 oben rechts, 17 oben links, 18, 20 unten, 23 außen rechts.
Archiv für Kunst und Geschichte, Berlin: 19 oben, 23 oben, 31, 42–43, 45 links, 48, 50 oben, 54–55, 64 außen links, 120-121, 139, 168-169 oben.
Avon Archiv: 140, 141.
Blumenfeld, Yorrick: Umschlagmotiv, 58.
Deutsches Institut für Filmkunde e.V., Frankfurt: 26 Mitte, 99.
»Die Dame«, September 1926: 133 oben rechts.
dpa Bildarchiv, Hamburg: 164, 165, 166 oben links, unten, 167.
Eau de Cologne Fabrik Farina Gegenüber, Köln: 83 links.
»Elegante Welt«, Nr. 10, 1939: 138 links.
»Elegante Welt«, Nr. 32, 1914: 130 links, rechts, 131.
Filmbild Fundus Robert Fischer, München: 20 oben, 107 oben, 108 oben, 109–110, 111 unten, 112–114, 115 oben, unten, 116–117.
Guerlain: 151 oben links, oben rechts, 152 oben, 156.
Helena Rubenstein: 26 oben, Mitte, unten rechts.
Hirmer Fotoarchiv, München: 12 oben.
Horst P. Horst: 133 unten.
Katz, Dietmar: Reproduktion des Umschlagmotivs.
Kiepe, Günter / Naturbild, Okapia, Frankfurt: 10 Mitte.
Kodak, Stuttgart: 11 rechts, 14–15 oben, 15 rechts, 21.
Lancôme: 2–5, 17 oben rechts, 27, 126 unten links, 127 oben, 128 unten, 132 unten, 149, 155, 157, 159, 160, 161 links oben, 172, 173, 174.
Leichner Archiv, Berlin: 87, 90, 91 unten, 92, 93 oben links, oben rechts, 94 oben, unten, 95, 96 oben, unten, 97, 98, 105 oben, unten, 129, 133 oben links, 135, , 137 unten rechts, 148.
Liepe, Jürgen, Berlin: 16 oben.
die maske, Köln (Make-up art: Bernd Bauer, Photography: Sabine Kühne): 6 unten, 170–171.
Mauritius Bildagentur/Pigneter: 169 unten.
Muelhens GmbH&Co.KG, Köln: 82 links, 83 rechts, 138 oben, rechts.
Museum für Kunst und Gewerbe, Hamburg: 161 oben rechts.
Museum of London: 79 links.
Otto-Dix-Stiftung, Vaduz: 134.
Preußischer Kulturbesitz, Berlin: 14 links, 44, 53.
Schwarzkopf-Archiv, aus: »Die Frisur«: 37, 38 oben Mitte, 51 rechts, 61–62, 77 rechts, 81 oben links, rechts, 123 oben, 124 links, 137 oben rechts.
Schwarzkopf-Archiv, aus: »Herrenhaus Steinhorst ...«: 36 links, 45 unten rechts, 49 oben, unten, 51 links, 59 rechts, 60 oben, 70, 71 links, 76 unten, 77 links, 80 links, 124 oben rechts, unten rechts.
Schwarzkopf-Sammlung aus: »Sehnsucht nach Vollkommenheit«: 8–9, 10 oben, 12 rechts, 16 links, rechts, 22 ganz oben, oben, Mitte, 24–25, 26 links, Mitte, rechts, 32 links, Mitte, 33 oben, 34 oben, rechts, 35 oben, rechts, 36 rechts, 38 oben links, oben rechts, 39, 40-41, 45 oben rechts, links, unten rechts, 46 oben links, oben rechts, 46–47 unten, 49 Mitte, 50 unten, 56-57, S. 59 links, 60 unten, 63 oben, unten, 64 Mitte, rechts, 65, 66, 66–67, 67 oben, 68 links, 69 links, rechts, 71 Mitte, rechts, 72–73, 74, 76 oben links, oben rechts, 78, 79 oben rechts, 80 rechts, 81 unten links, 84–85, 118–119, 122, 123 unten, 132 oben, 162–163.
Stiftung Deutsche Kinemathek – Marlene Dietrich Collection, Berlin: 7, 101–102, 104.
The Body Shop: 175.
Ullal, Jay: 6 links.
Ullstein Bilderdienst, Berlin: 100 oben, 106, 136, 137 links.
Ullstein Bilderdienst, Hamburg: 144–145.
Verlag Otto Mayer, Ravensburg, aus »Das Maskenmachen und Schminken«: 88 oben rechts, mitte, unten links, unten rechts, 89, 91 oben.
Wella-Archiv, Darmstadt, aus: »Kosmetik und Kulturgeschichte«: 13, 67 rechts, 125.
Weltbild Verlag, aus »Bodypainting«, 168 unten.
Yves Saint Laurent /Foto: Fouli Elia © Scoop / Elle Nffl 1028: 23 rechts.
Yves Saint Laurent: 1, 143, 146, 147, 151 unten, 152 unten, 153, 154, 158, 166 oben rechts.

Danksagung

Dass das aufwendige Projekt als Buch realisiert werden konnte, verdanke ich der unermüdlichen kritischen Anregung meines Mannes, Willi Jasper, und nicht zuletzt der hilfreichen Unterstützung meiner Lektorin, Nicola T. Stuart vom Gerstenberg Verlag – sowie dem großartigen Design von Gabrielle Pfaff.

Weiterhin möchte ich mich für die freundliche und hilfsbereite Unterstützung bei den folgenden Personen bedanken:

Gaby Krüger und Beate Fischer (Hans-Schwarzkopf-Museum, Hamburg)
Sigrid Schwab (Wella-Museum, Darmstadt)
Kathrin Sandhage (Leichner Kosmetik, Berlin)
Gabriella Schnitzler und Claudia Hermanns (Guerlain Paris und Wiesbaden)
Karin Tourniaire, Annette Kreuls und Kerstin Simmer (Lancôme Paris und Bonn)
Karin S. Hansmann-Kamber und Heinz Baumgürtel (Yves Saint Laurent, München)
Liane Alban, (Estée Lauder)
Nicola Noack (Helena Rubinstein, Erkrath)
Karin von Rienen (Muelhens, Köln)
Bernd Bauer und Sabine Kühne (die maske, Köln)
Christoph A. Lehmann (Haarmann & Reimer, Holzminden)
Ursula Brühl (Elisabeth Arden)
Caroline Loughrey (Avon Cosmetics, München)
sowie dem Forschungslabor L'Oréal und der Stiftung Verbraucherinstitut, Berlin.

Die Deutsche Bibliothek – CIP-Einheitsaufnahme
Ein Titelsatz für diese Publikation ist bei
Der Deutschen Bibliothek erhältlich.

Copyright © 2000 Gerstenberg Verlag, Hildesheim
Alle Rechte vorbehalten.
Gestaltung und Satz: Gabrielle Pfaff, Berlin
Satz aus der FF Scala und FF Scala Sans
Lithografie: Bildpunkt, Berlin
Druck und Bindung: Canale, Turin
Printed in Italy
ISBN 3-8067-2866-6